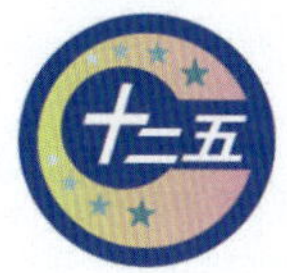

全国中医药行业高等教育"十二五"规划教材
全国高等中医药院校规划教材（第九版）

中西医结合皮肤性病学

（新世纪第二版）

（供中西医临床医学专业用）

主　审　温　海（中国人民解放军第二军医大学）
主　编　陈德宇（泸州医学院）
副主编　李　斌（上海中医药大学）
　　　　杨志波（湖南中医药大学）
　　　　陈达灿（广州中医药大学）

中国中医药出版社
·北　京·

图书在版编目（CIP）数据

中西医结合皮肤性病学/陈德宇主编．—2 版．—北京：中国中医药出版社，2012.8（2019.7重印）

全国中医药行业高等教育“十二五”规划教材

ISBN 978－7－5132－0917－5

Ⅰ.①中…　Ⅱ.①陈…　Ⅲ.①皮肤病－中西医结合－诊疗－中医药院校－教材②性病－中西医结合－诊疗－中医药院校－教材　Ⅳ.①R75

中国版本图书馆 CIP 数据核字（2012）第 108503 号

中 国 中 医 药 出 版 社 出 版
北京经济技术开发区科创十三街 31 号院二区 8 号楼
邮政编码　100176
传真　010 64405750
赵县文教彩印厂印刷
各地新华书店经销
*
开本 787×1092　1/16　印张 28.75　字数 638 千字
2012 年 8 月第 2 版　2019 年 7 月第 5 次印刷
书　号　ISBN 978－7－5132－0917－5
*
定价　96.00 元
网址　www.cptcm.com

如有印装质量问题请与本社出版部调换（010 64405510）

社长热线　010 64405720
购书热线　010 64065415　010 64065413
微信服务号　zgzyycbs
书店网址　csln.net/qksd/
官方微博　http://e.weibo.com/cptcm

全国中医药行业高等教育"十二五"规划教材
全国高等中医药院校规划教材(第九版)
专家指导委员会

全国中医药行业高等教育“十二五”规划教材
全国高等中医药院校规划教材（第九版）

《中西医结合皮肤性病学》编委会

主　审　温　海（中国人民解放军第二军医大学）
主　编　陈德宇（泸州医学院）
副主编　李　斌（上海中医药大学）
杨志波（湖南中医药大学）
陈达灿（广州中医药大学）
编　委（以姓氏笔画为序）
马拴全（陕西中医学院）
王玉玺（黑龙江中医药大学）
王香兰（西安交通大学医学院）
皮先明（湖北中医药大学）
吕新翔（内蒙古医科大学）
刘焕强（河北医科大学中医学院）
杨文信（泸州医学院）
何　威（中国人民解放军第三军医大学）
何　黎（昆明医学院）
张广中（首都医科大学）
张虹亚（安徽中医学院）
周　盟（广西中医药大学）
徐云升（温州医学院）
徐武清（宁夏医科大学中医学院）
郭红卫（广东医学院）
黄　莺（成都中医药大学）
眭维耻（川北医学院）
燕华玲（青海医学院）
魏跃钢（南京中医药大学）
秘　书　许　飏（泸州医学院）

前　言

“全国中医药行业高等教育‘十二五’规划教材”（以下简称：“十二五”行规教材）是为贯彻落实《国家中长期教育改革和发展规划纲要（2010—2020）》《教育部关于“十二五”普通高等教育本科教材建设的若干意见》和《中医药事业发展“十二五”规划》的精神，依据行业人才培养和需求，以及全国各高等中医药院校教育教学改革新发展，在国家中医药管理局人事教育司的主持下，由国家中医药管理局教材办公室、全国中医药高等教育学会教材建设研究会，采用“政府指导，学会主办，院校联办，出版社协办”的运作机制，在总结历版中医药行业教材的成功经验，特别是新世纪全国高等中医药院校规划教材成功经验的基础上，统一规划、统一设计、全国公开招标、专家委员会严格遴选主编、各院校专家积极参与编写的行业规划教材。鉴于由中医药行业主管部门主持编写的“全国高等中医药院校教材”（六版以前称“统编教材”），进入2000年后，已陆续出版第七版、第八版行规教材，故本套“十二五”行规教材为第九版。

本套教材坚持以育人为本，重视发挥教材在人才培养中的基础性作用，充分展现我国中医药教育、医疗、保健、科研、产业、文化等方面取得的新成就，力争成为符合教育规律和中医药人才成长规律，并具有科学性、先进性、适用性的优秀教材。

本套教材具有以下主要特色：

1. 坚持采用“政府指导，学会主办，院校联办，出版社协办”的运作机制

2001年，在规划全国中医药行业高等教育“十五”规划教材时，国家中医药管理局制定了“政府指导，学会主办，院校联办，出版社协办”的运作机制。经过两版教材的实践，证明该运作机制科学、合理、高效，符合新时期教育部关于高等教育教材建设的精神，是适应新形势下高水平中医药人才培养的教材建设机制，能够有效解决中医药事业人才培养日益紧迫的需求。因此，本套教材坚持采用这个运作机制。

2. 整体规划，优化结构，强化特色

“‘十二五’行规教材”，对高等中医药院校3个层次（研究生、七年制、五年制）、多个专业（全覆盖目前各中医药院校所设置专业）的必修课程进行了全面规划。在数量上较“十五”（第七版）、“十一五”（第八版）明显增加，专业门类齐全，能满足各院校教学需求。特别是在“十五”“十一五”优秀教材基础上，进一步优化教材结构，强化特色，重点建设主干基础课程、专业核心课程，增加实验实践类教材，推出部分数字化教材。

3. 公开招标，专家评议，健全主编遴选制度

本套教材坚持公开招标、公平竞争、公正遴选主编的原则。国家中医药管理局教材办公室和全国中医药高等教育学会教材建设研究会，制订了主编遴选评分标准，排除各种可能影响公正的因素。经过专家评审委员会严格评议，遴选出一批教学名师、教学一线资深教师担任主编。实行主编负责制，强化主编在教材中的责任感和使命感，为教材质量提供保证。

4. 进一步发挥高等中医药院校在教材建设中的主体作用

各高等中医药院校既是教材编写的主体，又是教材的主要使用单位。“‘十二五’行规教材”，得到各院校积极支持，教学名师、优秀学科带头人、一线优秀教师积极参加，凡被选中参编的教师都以高涨的热情、高度负责、严肃认真的态度完成了本套教材的编写任务。

5. 继续发挥教材在执业医师和职称考试中的标杆作用

我国实行中医、中西医结合执业医师资格考试认证准入制度，以及全国中医药行业职称考试制度。2004 年，国家中医药管理局组织全国专家，对“十五”（第七版）中医药行业规划教材，进行了严格的审议、评估和论证，认为“十五”行业规划教材，较历版教材的质量都有显著提高，与时俱进，故决定以此作为中医、中西医结合执业医师考试和职称考试的蓝本教材。“十五”（第七版）行规教材、“十一五”（第八版）行规教材，均在 2004 年以后的历年上述考试中发挥了权威标杆作用。“十二五”（第九版）行业规划教材，已经并继续在行业的各种考试中发挥标杆作用。

6. 分批进行，注重质量

为保证教材质量，“十二五”行规教材采取分批启动方式。第一批于 2011 年 4 月，启动了中医学、中药学、针灸推拿学、中西医临床医学、护理学、针刀医学 6 个本科专业 112 种规划教材，于 2012 年陆续出版，已全面进入各院校教学中。2013 年 11 月，启动了第二批“‘十二五’行规教材”，包括：研究生教材、中医学专业骨伤方向教材（七年制、五年制共用）、卫生事业管理类专业教材、中西医临床医学专业基础类教材、非计算机专业用计算机教材，共 64 种。

7. 锤炼精品，改革创新

“‘十二五’行规教材”着力提高教材质量，锤炼精品，在继承与发扬、传统与现代、理论与实践的结合上体现了中医药教材的特色；学科定位更准确，理论阐述更系统，概念表述更为规范，结构设计更为合理；教材的科学性、继承性、先进性、启发性、教学适应性较前八版有不同程度提高。同时紧密结合学科专业发展和教育教学改革，更新内容，丰富形式，不断完善，将各学科的新知识、新技术、新成果写入教材，形成“十二五”期间反映时代特点、与时俱进的教材体系，确保优质教材进课堂。为提高中医药高等教育教学质量和人才培养质量提供有力保障。同时，“十二五”行规教材还特别注重教材内容在传授知识的同时，传授获取知识和创造知识的方法。

综上所述，“十二五”行规教材由国家中医药管理局宏观指导，全国中医药高等教育学会教材建设研究会倾力主办，全国各高等中医药院校高水平专家联合编写，中国中医药出版社积极协办，整个运作机制协调有序，环环紧扣，为整套教材质量的提高提供了保障，打造“十二五”期间全国高等中医药教育的主流教材，使其成为提高中医药高等教育教学质量和人才培养质量最权威的教材体系。

“十二五”行规教材在继承的基础上进行了改革和创新，但在探索的过程中，难免有不足之处，敬请各教学单位、教学人员及广大学生在使用中发现问题及时提出，以便在重印或再版时予以修正，使教材质量不断提升。

国家中医药管理局教材办公室

全国中医药高等教育学会教材建设研究会

中国中医药出版社

2014 年 12 月

编写说明

皮肤性病学是临床医学中主要研究发生在皮肤、黏膜及其与皮肤黏膜有关疾病的学科；它包括了皮肤病学和性病学。中西医结合皮肤性病学是在我国既有中医、又有西医的历史条件下产生的，“继承祖国医学遗产，学好现代医学科学，为广大人民服务”，创造有中国特色的皮肤性病学，是我国皮肤科学工作者努力的方向。

《中西医结合皮肤性病学》规划教材于2005年10月首次编写出版，历经7年，现已成为国内皮肤科领域较权威的中西医结合临床专业教材之一。本书为适应我国高等医药院校中西医结合教育发展的需要，在第一版的基础上编写的“十二五”规划教材。

本书内容分为三篇三十七章。第一篇总论介绍了中西医结合皮肤性病学史、皮肤的解剖学和组织学、中西医对皮肤生理功能的认识、皮肤性病的病因病机和组织病理学、皮肤性病与免疫、皮肤性病的临床表现和诊断、皮肤性病的防治及皮肤的保健和美容等。第二篇为皮肤病学各论，根据本科教学大纲要求，编写重点放在了常见病、多发病及严重威胁人民健康的皮肤病。第三篇为性病学各论，性病学是研究性传播疾病的科学，结合我国国情介绍了8种性传播疾病，其中原“非淋菌性尿道炎”这一病名作为诊断已不确切，故改为“生殖道衣原体感染”。其各论内容包括各种皮肤病、性传播疾病的概述、病因病机、临床表现、诊断要点和鉴别诊断、治疗、预防与调摄。最后附中西医常用方剂和处方及主要参考和推荐阅读书目。

本书编写内容体现了中西医结合的特点，突出“三基”、“五性”的编写要求，与全国执业医师考试合拍，力争使我国中西医结合皮肤病性病的诊疗做到规范化。

本书的编委会由全国22所高等医学院校和中医药院校的23名教授组成。中国中西医结合学会皮肤性病学专业委员会主任委员、第二军医大学温海教授为本书的主审；秦万章教授亲临审稿会对本版教材编写提出了指导思想。上海中医药大学、第三军医大学和重庆市第一人民医院为本次编写教材承办了审稿和定稿会；广东医学院吴志华教授在新版教材图片提供方面作出了不懈努力，泸州医学院尹恩源、熊霞、杜宇、杨西群、钟桂书教授和廖勇梅博士及黎昌强、刘涛、张丰正、张岱权、徐基祥、杨春艳等皮肤科全体研究生及同仁为本书的材料整理、校对工作付出了艰辛劳动，在此对本书编写付出辛劳的同事们一并表示感谢。

由于本教材的编写存在一定的局限性，编委对相关知识的取舍标准难以完全统一等客观因素，故本书难免有不尽如人意之处。我们真诚希望使用《中西医结合皮肤性病学》的广大师生们对本书提出宝贵的意见和建议。

《中西医结合皮肤性病学》
编委会
2012年6月

目　录

第一篇　总论

第二篇　皮肤病学各论

第三篇 性病学各论

第一篇　总论

第一章　中西医结合皮肤性病学史

第一节　中医学在皮肤性病学方面的历史贡献

在中医学体系中，皮肤性病学属中医外科学的范畴。有关皮肤病学的文字记载，最早可以追溯到公元前14世纪的殷商时代，在当时盛行于世的甲骨文中就有了有关“疥”和“疕”的记载。据《周礼·天官冢宰第一》记载，当时医学界已有疾医、疡医、食医和兽医的分科，其中疡医即主要负责诊治包括皮肤病在内的中医外科疾病。此外，该书中还有“凡疮疡，以五毒攻之……”的记载，据考证这是世界上应用砷、汞制剂来治疗皮肤病和外科疾病最早的记载。

长沙马王堆出土的《五十二病方》约成书于战国晚期，是我国目前发现最早的一部方书，其中便有冻疮、疣、诸虫咬伤等皮肤病名的出现和应用葱熨治疗冻疮、以灸治疣的记载。我国现存较早的医学典籍《黄帝内经》全面地总结了秦汉以前的医学成就，被认为是中医学发展的基石，其中有关皮肤病的论述颇多。汉代名医张仲景所著的《伤寒论》和《金匮要略》虽然主要论述外感疾病及内科杂病，但其中也有较多关于皮肤病及性病的描述。

至晋代，出现了我国现存的第一部中医外科学专著——《刘涓子鬼遗方》，书中有相当多的内容是论述皮肤病的，为中医皮肤病学的发展作出了重要贡献。其中关于使用水银膏治疗“疥癣恶疮”等皮肤病的记载，比其他国家要早六百余年。隋代巢元方的《诸病源候论》和唐代孙思邈的《备急千金要方》中对皮肤病的病因病机、症状及治疗更是有了比较全面的论述。《诸病源候论》50卷中有15卷涉及皮肤病，列述了成人皮肤病百余种、小儿皮肤病四十余种。书中对瘾疹、风瘙痒等多种皮肤病的病因病机、症状及疗法均有详细的记述。而宋代的大型方书《太平圣惠方》、《圣济总录》等还记载了许多慢性皮肤病的生活调摄和食补方法。

明清时期是中医学发展的鼎盛时期，中医皮肤病学的理论和临床也在这一时期得到了进一步的完善和提高，其中以汪机所著的《外科理例》、陈实功所著的《外科正宗》和陈司成所著的《霉疮秘录》的影响和贡献最大。《外科理例》比较全面地论述了皮肤疮疡的证治方法，提出“外治必本于内，知乎内，以求乎外”，强调外病内治。《外科正宗》全书共4卷，论述的病种有一百多个，有将近一半是属于皮肤病的范畴，其中“奶癣”的病名最早即见于此书。《霉疮秘录》是我国最早的关于梅毒的专著，该书明确指出梅毒始于16世纪初期，由西方经广东传入我国。该书首创使用雄黄、丹砂等砷、汞制剂治疗梅毒的方法，比欧洲要早三百多年。清代对皮肤病的论述最多和最为详细的要数吴谦编撰的《医宗金鉴·外科心法要诀》和高秉钧的《疡科心得集》。例如《医宗金鉴·外科心法要诀》提出梅毒感染有“气化”和“精化”的不同，气化相当于间接传染，精化相当于性接触传染。此外，在这一时期还先后出现了有关麻风病的三部主要著作，包括明代沈之问的《解围元薮》、薛己的《疠疡机要》和清代肖晓亭的《疯门全书》，这三部著作充分反映了当时中国防治麻风病所积累的丰富经验及其独具的特色，将人类防治麻风病的理论和实践推到了一个新水平。

新中国成立以来，中医事业得到了党和政府的重视，中医皮肤性病学也因此而得到较快的发展并逐渐从中医外科学中分化出来。从1960年开始，原上海中医学院、原广州中医学院、原成都中医学院等中医院校先后7版主编了包含有中医皮肤性病学的高等院校统编教材《中医外科学》。

第二节　西医皮肤性病学发展简史

早在公元前1600年，埃及的历史文献“Ebers Papyrus”中即有不少有关皮肤病的记载。西方医学奠基者、希腊的Hippocrates在公元前400年前即提出皮肤病分两类：一类为局部性的，另一类是全身性疾病的局部表现。大约公元30年，罗马的Celsus即强调皮肤病的形态学，他对皮肤病的描述是前人所不及的。世界上第一本皮肤病学的专著则出现于1576年，由Mercurialis编写。这一时期可以认为是西方皮肤性病学的起源时期。

到了18、19世纪，皮肤性病学在欧洲得到了较大的发展。法国的Lorry（1726～1783年）继承了Hippocrates的理论，强调病因和发病机制，他根据生理、病理及病因对皮肤病进行分类，使每一种皮肤病的病名、症状、病因及其与其他组织或器官的关系更为明确，为皮肤病学的发展奠定了坚实的基础。而英国的R. Willan（1757～1812年）则出版了第一本皮肤病学教科书。19世纪中叶，医学院校开始出现于德国，这一时期出版了历史上第一本皮肤病图谱，第一次开展了皮肤的组织病理学研究，Unna（1850～1929年）编写的《皮肤组织病理学》成为了世界名著。借助于显微镜技术的发展，Schoenlein于1839年发现了黄癣菌，Neisser于1879年发现了淋球菌，10年后Ducrey发现了软下疳的病原体杜克雷嗜血杆菌。这一时期，欧洲皮肤性病学人才济济，出版了许多著作及杂志，成立了学会，举办了各种学术会议，使皮肤性病学的最新成就得到较快的交流和传播，促进了皮肤性病学的快速发展。

20世纪早期，F. Schaudinn和E. Hoffmann发现了梅毒螺旋体，而A. Wassermann发明了梅毒血清补体结合试验。在第一次世界大战前，召开了多次皮肤科学国际会议，在伦敦、巴黎、维也纳、柏林、纽约等城市先后出版了多种文字的皮肤科学杂志。第二次世界大战期间，许多皮肤科学者来到了北美，促进了美国、加拿大等国的皮肤科学发展。第二次世界大战之后召开的多次国际会议则将抗生素、糖皮质激素、抗代谢药、维A酸、白介素、光化学疗法（PUVA）、单克隆抗体等学科最新进展介绍到了世界各地。1954年，美国学者S. Rothman所著的《皮肤的生理和生化学》问世后产生了深远的影响，该著作使大家认识到想解决皮肤病的防治问题还需要从皮肤的生理、生化等基础学科方面去研究和了解皮肤病的病因学及发病机制。近年来，皮肤病学中的新发现、新创造、新技术层出不穷，如T细胞亚群、单克隆抗体、朗格汉斯细胞的免疫作用，表皮细胞培养系统的应用，角蛋白和胶原基因的转化，天疱疮和类天疱疮抗原的特性等，可谓不胜枚举。

第三节　中西医结合皮肤性病学发展概况

早在明清时期，西方医学就逐渐开始传入我国。清代以来，有一部分医家认为西方医学和我国中医学各有长短，必须吸收西医所长，为我所用，沟通中、西医学。他们或以西医的解剖学、生理学等知识印证中医的古典医理，或以中医的有关论述印证西医的有关知识。这一思潮被称为中西医汇通思想，其代表人物有王学权、王士雄、唐宗海、朱沛文、恽铁樵、张锡纯和杨则民等人，史称“汇通派”。

中华人民共和国成立以后，在党和政府的倡导和领导之下，开展了有方针政策保障、有组织计划的中西医结合研究，并取得了举世瞩目的成就，在中国医学界形成了西医、中医、中西医结合三支医疗技术力量，为我国的医疗卫生事业作出了突出的贡献。而“中西医结合”这一概念，是1956年毛泽东主席关于“把中医中药的知识和西医西药的知识结合起来，创造中国统一的新医学、新药学”的讲话后，逐步在我国医学界出现的。

我国皮肤性病学科的中西医结合之路亦肇始于20世纪50年代。早期的研究模式主要表现为验证和探究中药加西药治疗某种疾病的疗效水平方面。如在防治麻风、头癣等传染性皮肤病方面，我国皮肤科学界的前辈医家就采用了中西医结合的方法，取得了很好的效果。如根据中医扶正祛邪的理论，采用中药扶正培本配合砜类药物治疗麻风病，大大减轻了西药的毒副反应，使麻风病人能够遵从医嘱足程、足量地服用抗麻风药物，这样就大大加快了防治工作的速度。在防治头癣中除了外用雄黄和铜绿等中药外，内服中药茵陈亦大大提高了灰黄霉素的抗真菌效用，而且可减少其用量，降低了毒副反应的发生。其他如在湿疹、白癜风、脱发、带状疱疹、慢性荨麻疹等病的治疗方面，中、西药结合运用也有很好的疗效。

随着整个中西医结合学术研究的进一步发展，到了20世纪70年代，中西医结合皮肤性病学科的研究逐渐发展形成了将中医辨证和西医辨病相结合的模式。在明确西医学诊断的基础上按照中医理论体系进行辨证，进而作出分型或分期诊断。辨病与辨证相结合，吸取中西医学之长，既重视局部的病理损害，又重视疾病过程中的整体反应与动态变化，对原有的西医与中医诊断都有补充和发展。到了20世纪80年代，不单在治疗常见病、多发病方面总结出了一些中西医结合的诊治规律，而且对一些疑难病、危重病如天疱疮、系统性红斑狼疮、剥脱性皮炎、皮肌炎等也逐渐探索出了一些中西医结合的诊治规律，在不同病期阶段采用有侧重的中、西药物有机结合治疗取得了良好疗效。特别是在减少糖皮质类固醇激素的用量和减轻其副作用及并发症等方面找到了一些中医辨治规律，不仅提高了这些疾病的抢救成功率，而且还在稳定病情和延长疾病缓解时间、改善患者生活质量方面发挥了积极作用。

从20世纪80年代后期开始，皮肤性病学科的中西医结合研究发展逐渐转入了以临床为导向的基础研究方面，广泛采用现代科学的诊断技术、检测手段与中医的“证”相结合（证包括病因、病机、标、本等），进行同病异治、异病同治及辨证微观化实质规律的研究。中医发展的实践证明，要突出中医特点就要深入开展辨证论治的研究。由于历史条件的限制，中医的“四诊”只能限于感官直觉的观察。而西医学诊断皮肤病，不仅依靠皮疹、体征和病史资料，还要结合许多物理、化学、组织病理、免疫学检查和细胞因子测定等现代新技术手段的帮助。因而要在当代新形势情况下提高辨证论治的水平，必须将辨证引向微观化，这是中西医结合新的发展方向。

新中国成立以来，相继出版了多部高水平的中西医结合皮肤性病学专著，其中最具代表性的有：《实用皮肤科学》（刘辅仁、张志礼，1984年），《中西医结合皮肤病学》（边天羽、愈锡纯，1987年），《皮肤病研究》（秦万章，1990年），《中国中西医结合临床全书》中的“皮肤科学”（张志礼、边天羽，1996年），全国高校协编教材《中西医结合皮肤性病学》（陈德宇，2003年）等。上述专著的出版对我国中西医结合皮肤性病学的发展起到了积极的推动作用，也为全国高等医药院校规划教材《中西医结合皮肤性病学》（第一版）的编写奠定了基础。在教学方面，一些大专院校正陆续招收中西医结合临床皮肤性病学方向的本科生、硕士及博士研究生，为中西医结合皮肤性病学的发展培养了大批后备人才。

尽管皮肤性病学在我国有着悠久的发展历史，可是在上世纪50年代之前，学科的发展一直较为缓慢。广大皮肤性病学工作者经过近半个世纪的努力，该学科的发展已经取得了长足的进步，尤其是中西医结合皮肤性病学在学术研究、学科建设、教材建设及人才培养等方面所取得的成就为该学科的发展奠定了坚实的基础。

第二章　皮肤的基本结构

皮肤（skin）是机体的外部保护层，也是身体的最大器官。人体皮肤的发生，表皮（口腔黏膜在内）及其附属器（只限于上皮部分）和神经系统（包括中枢神经和周围神经），都是由外胚层分化而来的；真皮结缔组织则发生于中胚层（图2－1）。

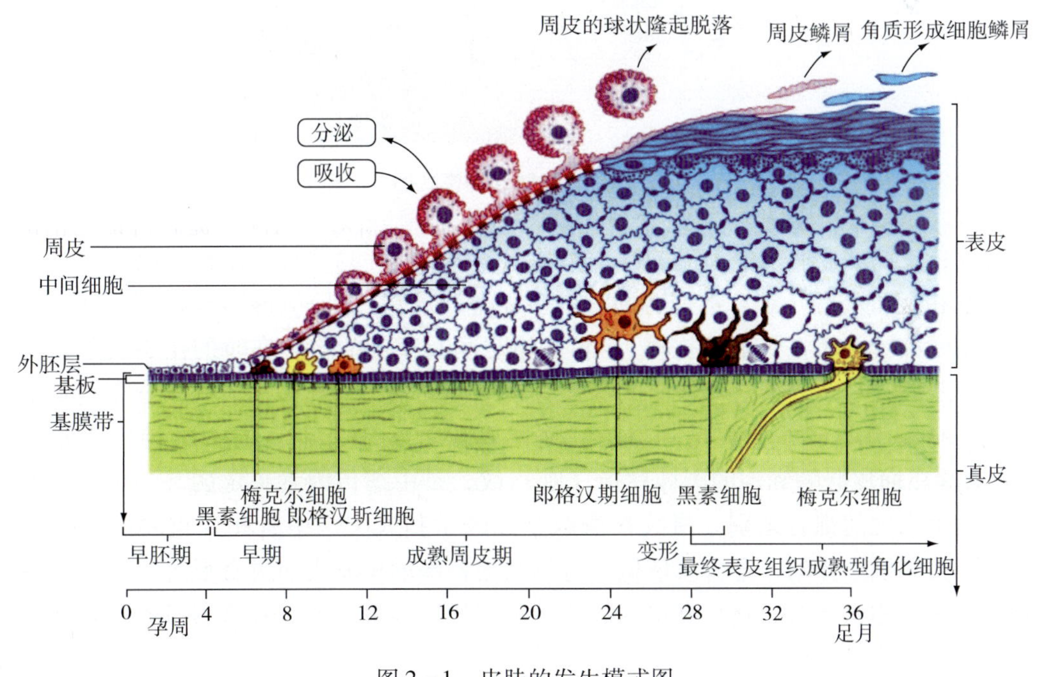

图2－1　皮肤的发生模式图

第一节　皮肤的解剖学

皮肤与外界环境直接接触，是解剖学和生理学上的重要边界器官。皮肤的结构较复杂并高度特化，是人体重要的屏障（图2－2），可防止外界的刺激损伤体内组织，阻挡异物和微生物侵入，阻止体液外渗。皮肤占成人体重的16%，面积为1.2～2.2m^2，其厚度为0.5～4.0mm。

皮肤由表皮、真皮和皮下组织三部分构成。其间含有神经、血管、淋巴管、皮肤附属器（毛发、甲、汗腺、皮脂腺）及肌肉，并借皮下组织与深部的深筋膜、腱膜或骨膜相连。皮肤的毛发、指（趾）甲、皮脂腺和汗腺等结构是胚胎发生时由表皮衍生的附属器官。皮肤的机械张力、角化程度、毛发和毛囊的大小及数目、腺体的类型和数量、色素化的程度、血管与神经的分布，在人体各部有相当差别，并随着年龄发生变化。

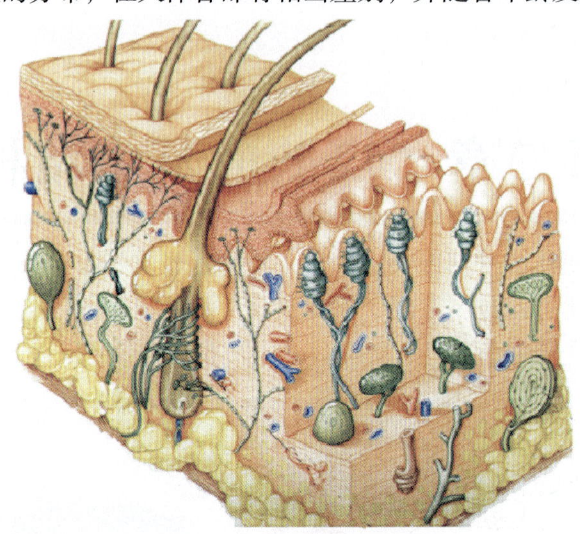

图 2－2 皮肤结构模式图

皮纹：皮肤表面有明显易见的沟、嵴和粗、细纹路，这些标志统称皮纹。

手掌和足跖及指（趾）的屈侧面有许多细嵴和浅沟，呈平行排列构成特殊的图形。隆起的细嵴称乳头嵴（又名摩擦嵴），各条嵴之间有窄细的沟。在嵴的正中线上，汗腺按一定的距离开口于表面。每条嵴的深面有一个真皮乳头，乳头的形状和分布决定了嵴的样式，嵴和沟增加了手和足的握力。嵴的真皮乳头中有丰富的触觉神经末梢。指（趾）末端屈面皮肤嵴和沟的图样称指（趾）纹，是由遗传因素决定的，一生中固定不变，且每个人之间都有差别。指纹在法医学、医学和人类学中有相当重要的用途和意义，常作为鉴别个体的一个可靠依据。身体其他各部的皮肤表面也有形态、大小不同的线状皱纹网，称张力线，它与真皮内的结缔组织的纤维束有关。外科切口若平行于张力线，则愈后瘢痕组织较小；若横断于张力线，则瘢痕较大。四肢的皮肤张力线一般呈纵行排列，躯干和颈部的则呈横行排列。此外，在关节处的皮肤，特别是手掌、跖底和指（趾）外皮肤有明显的褶痕，称屈痕，手术切口应避免横断它。

皮肤的解剖学类型：一般将皮肤分为有毛薄皮肤和无毛厚皮肤两型。有毛薄皮肤（图 2－3）被覆身体大部分；无毛厚皮肤位于手掌、足跖和指（趾）的屈侧面。这两型皮肤的表皮和真皮的厚度、毛和皮脂腺的有无，都有显著的不同。厚皮肤具有摩擦嵴，能耐受机械性的摩擦，便于运动和手工操作，有较大的结构强度和众多的汗腺以散热，并有丰富的感觉神经末梢。薄皮肤则主要承担皮肤的一般功能。口唇、肛门、阴道和尿道口等黏膜皮肤移行区的皮肤都另有各自的特点，不属上述两型皮肤。

皮肤的更新：皮肤表皮厚度不一，眼睑处最薄约 0.04mm；手掌最厚，可达 1.6mm

(图2-4)。表皮的生长保持动态平衡,维持皮肤一定的厚度。表皮更新所需的时间因身体部位、表皮厚度、受摩擦的程度、环境温度、时间、激素变化和年龄等因素有相当差别。厚皮肤更新时间为45~75天,薄皮肤更新时间为28~56天。在银屑病等某些皮肤病时,表皮细胞更新特别快,可短到7~8天,甚至3~4天,这使得浅层细胞未能正常角化,使皮肤失去正常的屏障作用。

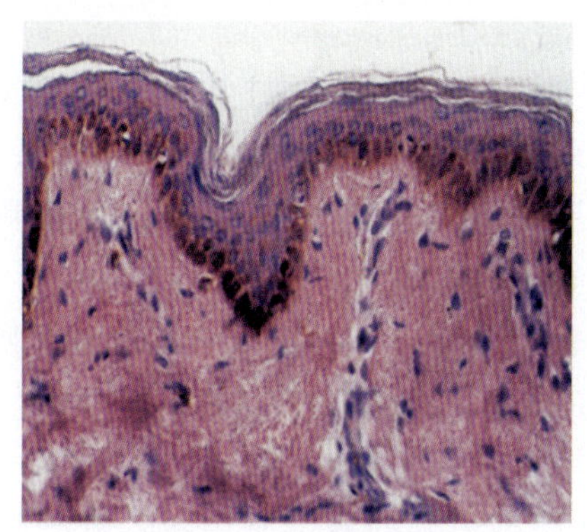
图2-3 薄皮肤表皮

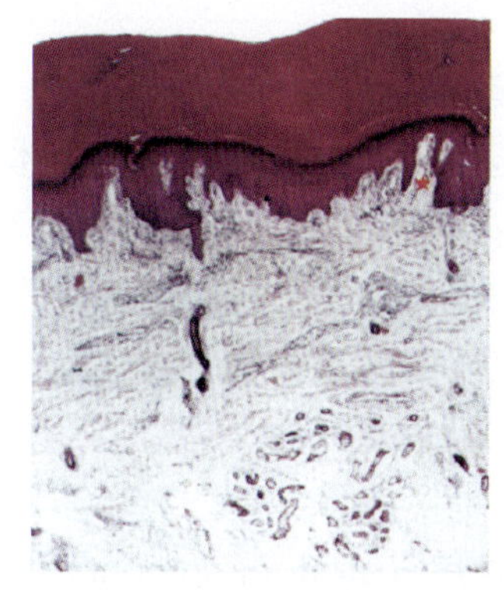
图2-4 厚皮肤结构切片图

表皮细胞的角蛋白,称软角蛋白;而毛发和指(趾)甲的表皮细胞产生的角蛋白比其他皮肤的角蛋白更坚硬,称硬角蛋白。表皮角化层的厚度受局部环境因素的影响,尤其是摩擦,可使整个表皮和角化层变厚。经常受压和摩擦的部位,常发生角化垫,如脚上的鸡眼、手掌的胼胝、指垫等。长期日晒和其他刺激因素也可致皮肤增厚。

面部皮肤的运动:面部表情肌的一端止于皮肤,属于皮肌;同时咀嚼肌在一定程度上也参与了表情。面部肌肉的收缩与舒展,皮肤随之运动。肌肉在衰老的过程中,逐渐失去了弹性而萎缩,皮肤失去依托而形成皱纹。讲话时经常眉飞色舞、爱皱眉头、常眯眼等都会使肌肉收缩频繁,加速了面部皱纹的产生。

皮肤的分泌:皮肤内含皮脂腺,分泌皮脂于皮肤表面,形成一层保护膜,对皮肤起到了良好保护作用,防止水和某些寄生虫进入皮肤。皮脂分泌过多会致腺导管阻塞,局部损伤和发炎,发生痤疮。皮脂的多少受年龄、发育阶段及性激素等多种因素的影响。出生时皮脂腺发育较好,但不久开始退缩;青春期时受性激素影响,再次发育,分泌增多,成年后保持成熟状态;女性绝经后、男性70岁以后皮脂腺减少,分泌量减少。

第二节 皮肤的组织学

皮肤的表皮来源于外胚层,为上皮组织;真皮来源于中胚层,为结缔组织。

一、表皮

表皮(epidermis)是皮肤的浅层,由角化的复层扁平上皮构成。人体各部位的表皮厚薄不一,手掌和足底最厚为0.8~1.5mm,其他部位厚0.7~1.2mm。表皮细胞分为两大类,一类为角质形成细胞(keratinocyte),是表皮的主要细胞,约占80%;另一类为非角质形成细胞，因细胞胞体发出许多树枝状突起，又有学者将其称为树枝状细胞，散在于角质形成细胞之间，包括黑素细胞、朗格汉斯细胞和梅克尔细胞。

（一）表皮的分层和角化

厚表皮的结构较典型，从基底到表面可分为基底层、棘层、颗粒层、透明层、角质层5层。

1. 基底层（stratum basal） 附着于基底膜上，由一层矮柱状的角质形成细胞组成。细胞胞质有丰富的游离核糖体和散在或成束的角蛋白丝（keratin filament），属中间丝，具有很强的张力，又称张力丝。核上方胞质中含有从黑素细胞获得的黑素颗粒。角质形成细胞与基膜之间以半桥粒方式连接，相邻细胞则以桥粒连接。

基底层细胞是表皮的干细胞，通过不断分裂增殖形成的部分子细胞脱离基膜，向上迁移分化为表皮其他各层的细胞。此层在表皮的不断更新和创伤修复中具有重要的作用。

2. 棘层（stratum spinosum） 由4～10层多边形的棘细胞组成。棘细胞体积较大，表面有许多短小的棘状突起，相邻细胞的突起镶嵌，并以大量桥粒相连（图2－5）。细胞胞质中有丰富的细胞器，具有旺盛的合成功能。合成的角蛋白形成较粗的角蛋白丝束，从核周放射状延伸至桥粒内侧，使细胞膜增厚。细胞内还有一种含脂质的分泌颗粒，称板层颗粒（lamellar granule）（图2－6），分布于细胞周边，并以胞吐方式将脂质排放到细胞间隙，形成膜状物。

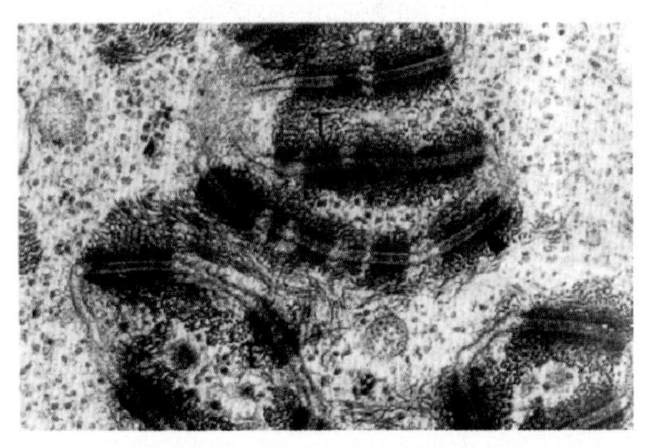

图2－5 棘细胞超微结构，示细胞桥粒连接

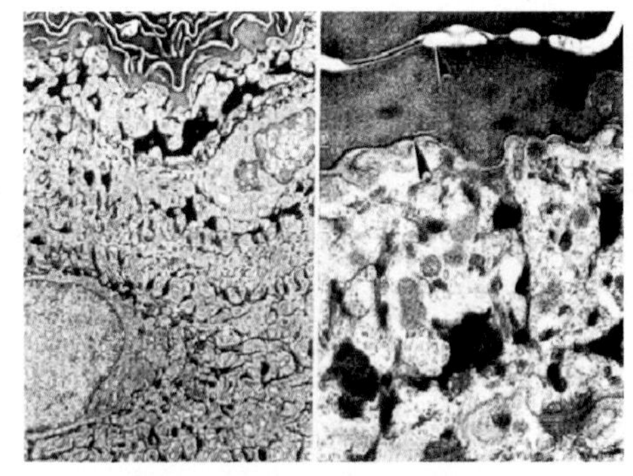

图2－6 棘细胞超微结构

3. 颗粒层（stratum granulosum） 由3～5层梭形细胞组成。细胞的核与细胞器将在此层溶解。特征是胞质内出现许多形状不规则、强嗜碱性的透明角质颗粒。这类颗粒无膜包裹，呈致密均质状，角蛋白丝常伸入其中。颗粒来源尚不清楚，主要成分为富含组氨酸的蛋白质。

4. 透明层（stratum lucidum）（图2－7） 由2～3层扁平细胞组成。细胞界限不清，核和细胞器均已消失，胞质强嗜酸性，折光度高。细胞的超微结构与角质层相似。人体大部分皮肤缺乏透明层。

5. 角质层（stratum corneum）（图2－8） 由多层扁平的角质细胞组成。细胞完全角化，变得干硬，光镜下呈嗜酸性的均质状。电镜下，细胞内充满密集粗大的角蛋白丝束和均质状物质，后者主要为透明角质颗粒所含的富有组氨酸的蛋白质。细胞膜内因有一层外皮蛋白而坚固。细胞间隙充满由脂质构成的膜状物。角质层浅表细胞之间的桥粒已消失，细胞连接松散，细胞成片脱落后成为皮屑。

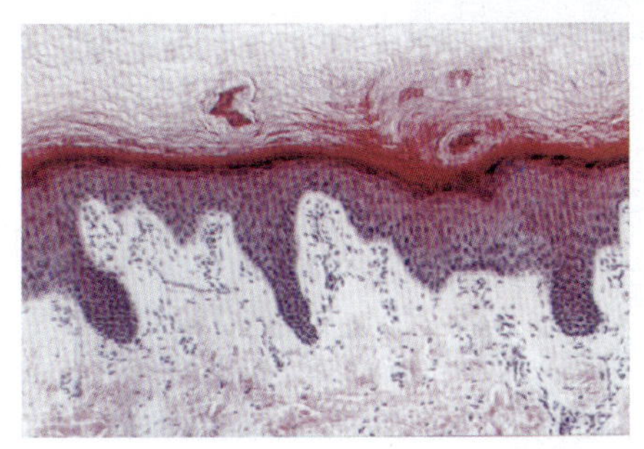

图2－7　皮肤透明层

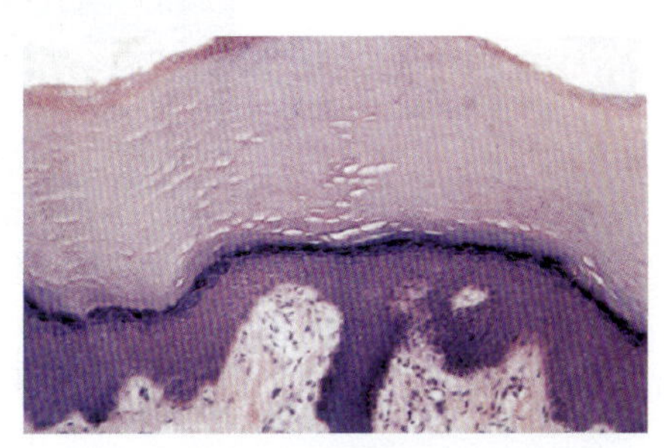

图2－8　皮肤角质层

表皮由基底层到角质层的结构变化，反映了角质形成细胞增殖、迁移、逐渐分化为角质细胞，然后脱落的过程。这一过程约为45天，与此伴随的是角蛋白的合成和量与质的变化过程（图2－9）。细胞之间的桥粒连接在细胞移动过程中可以分离并重新形成。细胞移动时间异常可导致一些皮肤病的发生，如银屑病，此病细胞移动速度大大加快，这使得细胞的角质化不完全。干硬坚固的角质层细胞赋予表皮对多种物理和化学性刺激有一定程度的耐受力。细胞间隙中的脂质膜状物，可阻止外界物质透过表皮和防止组织液外渗。

相对于厚表皮，薄表皮的结构从基底到表面分为基底层、棘层、颗粒层、角质层4层，而没有透明层。

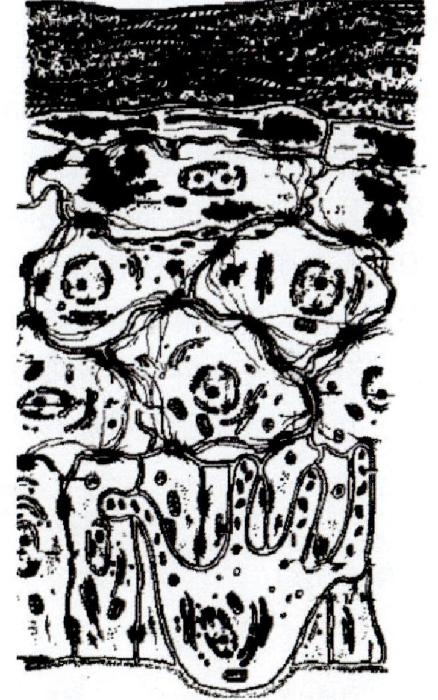

图2－9　表皮细胞分化过程

（二）非角质形成细胞

1. 黑素细胞（melanocyte）（图2－10）　是生成黑色素的细胞。细胞胞体分散存在于基底细胞之间，其突起伸入基底层细胞和棘细胞之间。黑素细胞与角质形成细胞之间无桥粒连接，细胞胞质中含特征性黑素小体（melanosome），为含酪氨酸酶的细胞器。黑素小体含有酪氨酸酶，它能将酪氨酸转化为黑色素。当黑素小体充满黑色素后，改称黑素颗粒。黑素颗粒迁移到细胞突起末端，然后转移到角质形成细胞的胞质中，因此黑素细胞中黑素颗粒很少，而角质形成细胞反而较多。一个黑素细胞与其相邻的若干个角质形成细胞密切配合，向其输送黑素颗粒，形成表皮黑素单位或表皮黑素单元（epidermal melanin unit）。黑色素能吸收紫外线，保护皮肤免受紫外线的辐射损伤；紫外线可刺激酪氨酸酶的活性，促进黑色素的合成。黑色素是决定皮肤和毛发颜色的重要因素。人种间的黑素细胞数量无明显差异，皮肤色彩的差异决定于黑素细胞合成黑色素的能力与黑素颗粒的数量、大小和分布。黑种人的黑素颗粒多而大，分布于表皮全层；白种人的黑素颗粒少而小，主要分布于基底层；黄种人介于二者之间。黑色素合成异常可导致白化病。

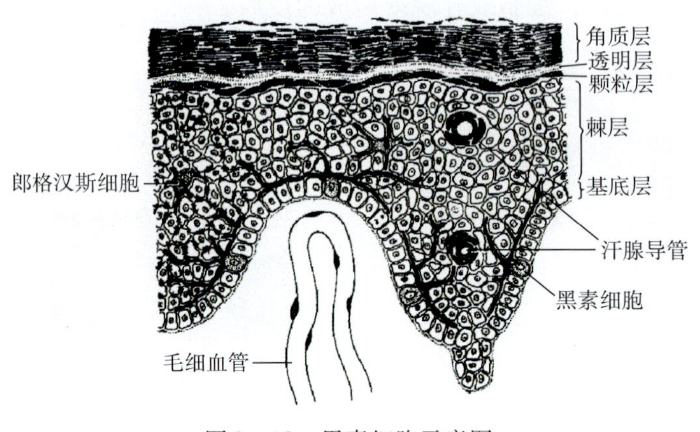

图2－10 黑素细胞示意图

2. 郎格汉斯细胞（Langerhans cell） 具有树枝状突起，散在于棘层浅部（图2－11）。电镜下，细胞胞质内有特征性的伯贝克颗粒（Birbeck granule）（图2－12）。颗粒呈杆状，其一端或中间部可有透明的膨大，颗粒参与了抗原的处理。朗格汉斯细胞能捕获皮肤中抗原物质，经处理后形成抗原肽－MHC分子复合物分布于细胞表面，随后细胞游走出表皮，进入毛细淋巴管，随淋巴流迁至淋巴结，将抗原提呈给皮肤和局部淋巴组织的T细胞，引发免疫应答。因此郎格汉斯细胞是一种抗原提呈细胞，在对抗侵入皮肤的病原微生物、监视癌变细胞及排斥移植的异体组织中起重要作用。

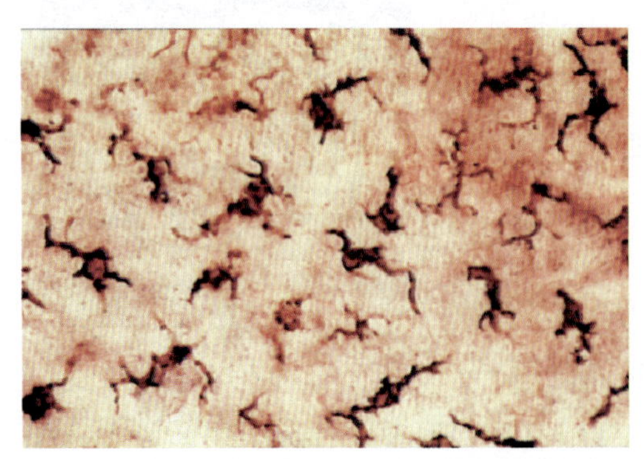

图2－11 特殊染色示朗格汉斯细胞

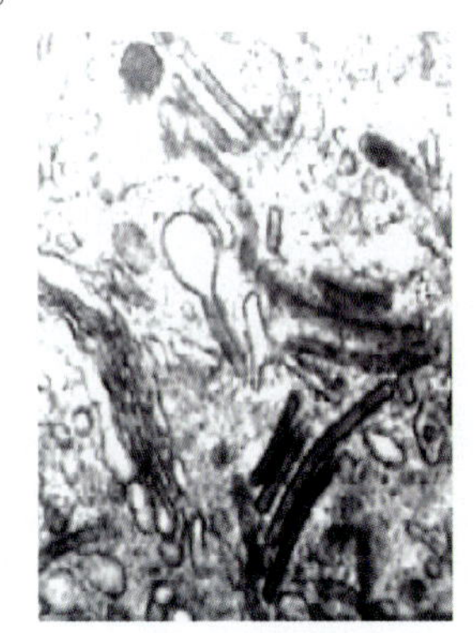

图2－12 伯贝克颗粒超微结构

3. 梅克尔细胞（Merkel cell）（图2－13） 位于基底层。细胞呈扁平状，有短指状突起伸入角质形成细胞之间。电镜下，其基底部胞质内含许多致密核心的小泡，细胞基底面有与感觉神经细胞末梢一起形成类似突触的结构。梅克尔细胞数量少，且多分布于指（趾）尖、口腔、生殖器等皮肤，据推测它是一种能接受机械性刺激的感觉细胞。

表皮与真皮之间为基底膜带，它通过半桥粒和其他固定蛋白质如层黏蛋白、基底膜糖蛋白及Ⅳ型胶原等与真皮相连。这些蛋白和位于表皮及真皮交界处的其他蛋白在疾病

（如类天疱疮和大疱性表皮松解症）的发生中起着重要的作用。

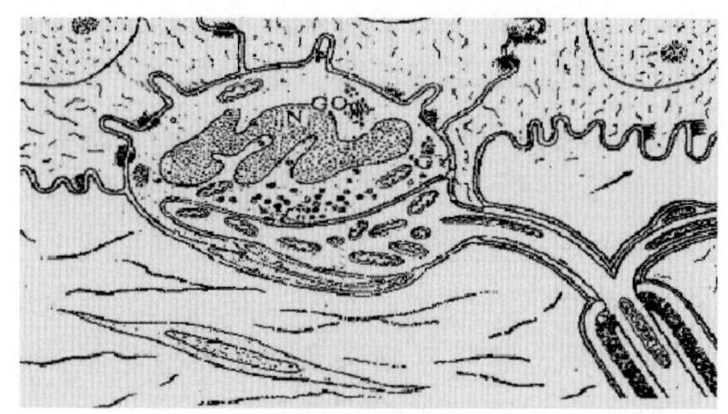

图 2－13　梅克尔细胞模式图

二、真皮

真皮（dermis）由结缔组织构成，位于表皮下方，对表皮起支持作用。身体各部真皮厚度不等，一般为 1～2mm。真皮分为乳头层和网状层两层（图 2－14）。

1. 乳头层（papillary layer）　是紧靠表皮的薄层疏松结缔组织。此层向表皮突出形成真皮乳头，使表皮与真皮的连接面扩大，有利于二者的牢固连接和表皮从真皮组织液中获得营养。乳头层含丰富的毛细血管和游离神经末梢，在手指等部位的真皮乳头内含较多的触觉小体。

2. 网状层（reticular layer）　为乳头层下方的致密结缔组织，内有粗大的胶原纤维束交织成网，并有较丰富的弹性纤维，赋予皮肤较大的弹性。弹性蛋白的异常将导致皮肤的皱纹和松弛病的发生。

真皮内含有皮肤的附属器官及丰富的血管、淋巴管和神经。真皮的深层还有环层小体等特殊感觉神经末梢。

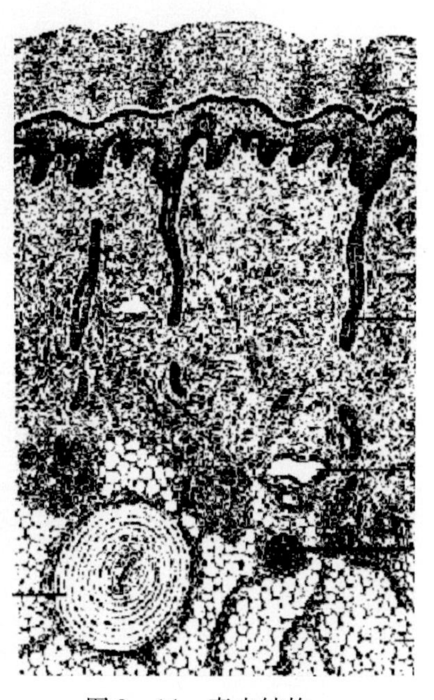

图 2－14　真皮结构

三、皮下组织

皮下组织（hypodermis）位于真皮下方。它由疏松结缔组织和脂肪组织构成，将皮肤与深部组织相连，并使皮肤具有一定的活动度。皮下组织具有缓冲、保温、能量储存、美容等作用，其中脂肪组织的数量在不同的个体、性别、年龄，同一个体的不同部位都有较大的差别。

四、皮肤的附属器

1. 毛（hair）（图 2－15，图 2－16）　除手掌、足底、包皮和小阴唇内表面等处皮肤外，身体全身覆盖有毛。大多数哺乳动物，毛对体温的调节起重要作用。在人类，毛还是重要的触觉器，在两性吸引和兴奋中也发挥重要作用。不同部位的毛的粗细、长短、疏密和颜色有很大差异，但基本结构相同。毛分为毛干、毛根、毛球三部分。露在皮肤外的为毛干；埋在皮肤内的为毛根；包在毛根外面的上皮和结缔组织形成的鞘为毛囊（图2－17）；毛根和毛囊下端膨大形成毛球，毛球底面凹陷有结缔组织突入其中形成毛乳头，内含丰富的毛细血管和神经末梢。毛球是毛和毛囊的生长点，毛乳头对毛的生长起诱导和营养作用。毛囊有丰富的神经末梢，是灵敏的触觉感受器。在毛根与皮肤表面呈钝角的一侧有一束平滑肌，连接毛囊和真皮，称竖毛肌，受交感神经支配，遇冷和感情冲动时收缩，使毛竖立，皮肤呈现鹅皮状丘疹。

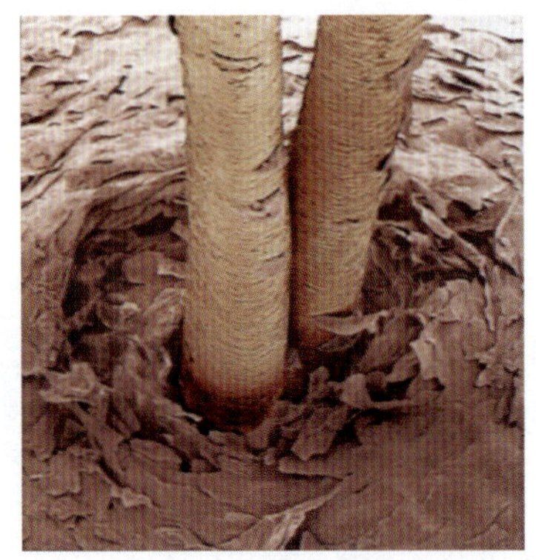

图2－15 毛发扫描电镜图

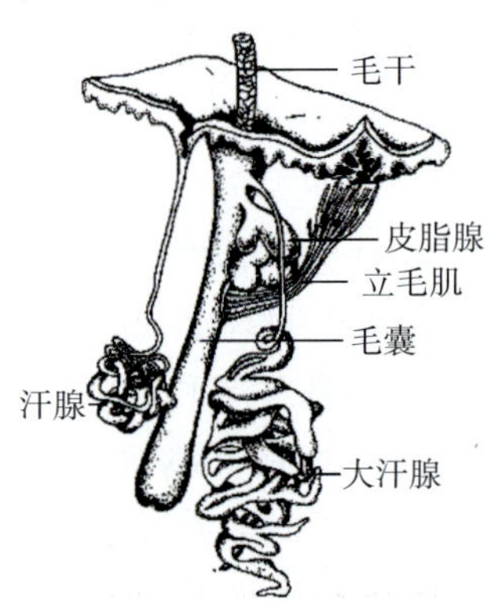

图2－16 皮肤附属器模式图

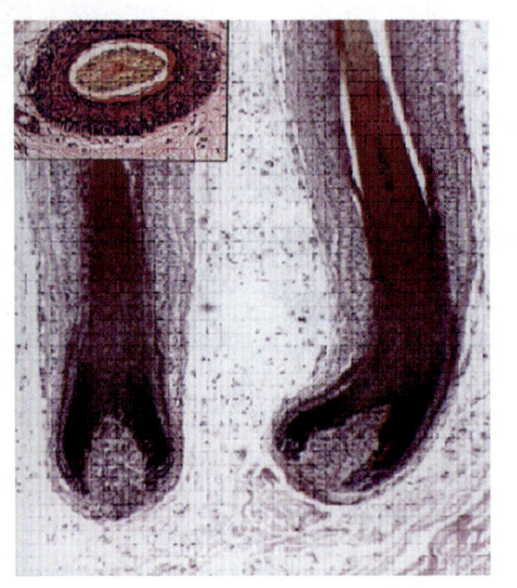

图2－17 示毛球和毛乳头

毛干和毛根由排列规则的角化上皮细胞组成，细胞内充满角蛋白并含有数量不等的黑素颗粒。毛囊分为包裹毛根的上皮根鞘（内层），与表皮相续，结构也与表皮相似；外层为结缔组织鞘。毛根、上皮根鞘与毛球部下部相连。毛球的上皮细胞为干细胞，称毛母质，它们不断增殖分化并向上移动形成毛根和上皮根鞘的细胞。毛母质细胞之间散在的黑素细胞可将形成的黑素颗粒转送到毛根的上皮细胞中。毛的颜色由毛干中黑素小体的密度决定。白毛不含黑素小体，灰毛黑素小体较少，红毛则含有与黑毛不同的黑素小体，表现在化学性质和结构上的差别。

毛的生长具有周期性，分为生长期、退行期、休止期三个阶段。身体各部位的毛生长周期长短不等。头发的生长周期为3～10年，其他部位的毛生长周期只有数月。生长中的毛其毛球膨大，毛乳头血流丰富，毛母质细胞增殖旺盛。静止期的毛球和毛乳头变小萎缩，毛母质细胞停止增殖，毛根与毛球、毛囊连接不牢。在旧毛囊脱落之前，于毛囊基部形成新的毛球和毛乳头，并形成新毛，将旧毛推出。毛的生长受多种因素影响，其中性激素的影响最明显。不同种族的人其毛的数量和形状有明显的差别，白种人毛最多，黄种人毛最少，黑种人介于二者之间；黄种人毛为直形，黑种人毛为卷曲形，白种人有以上几种毛形；生理性多毛在亚洲女性中少见，而常见于地中海、中东、印度和非洲女性。

2. 皮脂腺（sebaceous gland）（图2－18）　主要分布于面部、头部、后背中央和会阴处，手掌和足底缺乏。皮脂腺多位于毛囊与竖毛肌之间，为泡状腺。分泌部由一个或多个囊状的腺泡构成，其周边部是一层体积较小的干细胞，它们不断分裂增殖，一部分保留在原位作为干细胞存在，一部分细胞则迁往腺泡中心，同时，胞质中脂滴逐渐增多。腺泡中心的呈多边形，体积较大，胞质中充满脂滴，细胞核固缩。在近导管处，腺细胞解体成为皮脂，经粗而短的导管排入毛囊上部或直接排到皮肤表面，形成一层保护膜，帮助皮肤防水，防止寄生虫穿入皮肤，并形成身体的一种特殊的气味，新生儿识别母亲与此有关。皮脂腺在青春期分泌活跃，雄激素促进皮脂腺分泌，雌激素则抑制其分泌。皮脂含有甘油三酯、蜡酯，其功能是保护和润滑皮肤，抑制皮肤菌群和真菌生长。皮脂腺集中的地方是寻常痤疮、酒渣鼻好发的部位。

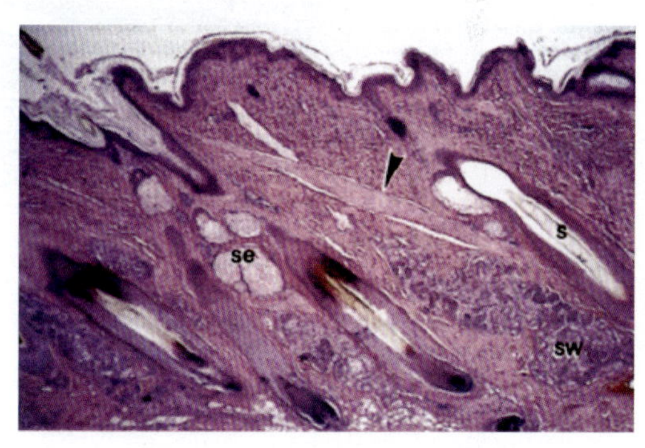

图2－18　示皮脂腺和竖毛肌

3. 汗腺（sweat gland）　分为小汗腺和大汗腺两种。

（1）小汗腺：遍布全身皮肤内，手掌和足底尤多。小汗腺为单管腺，分泌部盘曲成团，位于真皮深层和皮下组织中（图2－19）。腺细胞为一层锥体形细胞，外方为一层不连续的梭形细胞——肌上皮细胞包绕，其收缩有助于排除分泌物。导管上皮由两层立方细胞围成。导管进入表皮后呈螺旋形走行，开口于皮肤表面的汗孔。腺细胞分泌的汗液，除大量水分外，还有钠、钾、氯、乳酸盐和尿素。汗腺的分泌受胆碱能神经和激素的控制。汗腺分泌是机体散热、调节体液平衡的主要方式，且有湿润皮肤和排泄废物的作用。

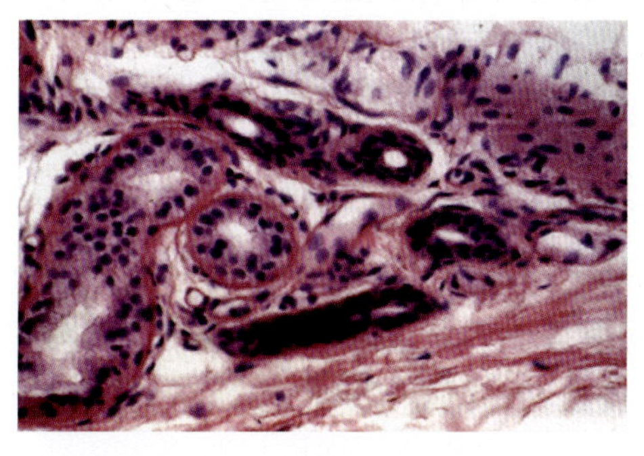
图2－19　示小汗腺的分泌部

（2）大汗腺：又称顶泌汗腺，多集中于腋窝、乳晕、乳头、肛门、外阴、眼睑和外耳。其分泌部较粗、管腔大，盘曲成团，导管开口于毛囊上端。大汗腺分泌受性激素影响，在青春期分泌旺盛。分泌物为黏稠的乳状液，含蛋白质、脂类，被细菌分解后产生特殊气味，形成狐臭。

4. 指（趾）甲（图2-20） 由甲体及其周围和下方的组织构成。甲体由多层连接牢固的角质细胞构成；甲体近端埋在皮肤内，称甲根；甲体下面的复层扁平上皮和真皮构成甲床；甲体周缘的皮肤为甲襞；甲体与甲襞之间的沟称甲沟。甲根附着处的甲床上皮为甲母质，该部位细胞增殖活跃，是甲体的生长区。生长区的末端部分形成甲半月。指甲每天生长约0.1mm，夏天比冬天生长快。疾病、营养状况、环境和生活习惯的改变可使指甲发生凹沟或不平。

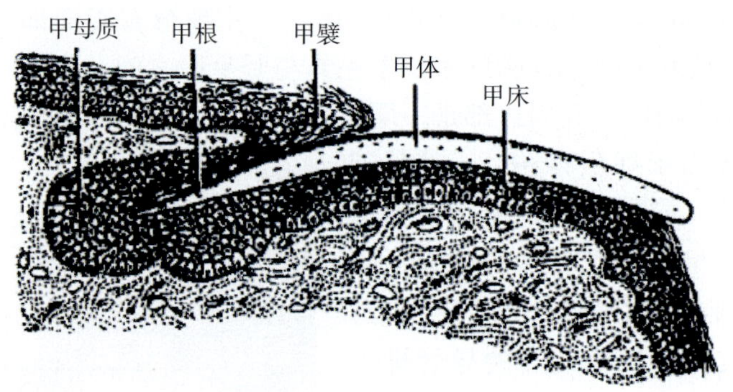

图2-20 指甲结构示意图

五、皮肤的血管、淋巴管和神经

（一）皮肤的血管

皮肤的血管主要有三个丛。①深部血管丛；②真皮下血管丛，供给腺体、毛囊、神经和肌的血液；③乳头下血管丛，它借助纵行的交通支与真皮及皮下组织深部动静脉汇合。在指（趾）、耳郭、鼻尖等处的真皮有较多动静脉吻合，称为血管球。血管球的扩张或收缩可以改变由动脉经血管球直接回流静脉或进入毛细血管的血流，从而调节体温。

（二）皮肤的淋巴管

皮肤的毛细淋巴管的盲端起源于真皮乳头的结缔组织间隙。毛细淋巴管在乳头下层和真皮深部汇合成浅、深淋巴网，经皮下组织流向淋巴结。皮肤中的组织液、游走细胞、病理产物、细菌、肿瘤细胞等均易进入淋巴管到达淋巴结。

（三）皮肤的神经

1. 皮肤的感觉神经

（1）游离神经末梢，主要分布于表皮下和毛囊周围。

（2）末梢膨大的游离神经末梢，如与梅克尔细胞接触的神经盘、Ruffini小体。

（3）有囊包裹的神经末梢（图2－21，图2－22），如Meissner小体、Vatter－Pacini小体、Krasuse小体。

皮肤的感觉有触、痛、热、冷、压觉，这些感觉，特别是前4种常呈点状分布。有学者认为，不同的感觉是由不同的神经末梢传导的，如Messener小体和Merkel感觉器主要感受触觉；Vatter－Pacini小体与压觉感受有关；痛觉与游离神经末梢传导有关。但许多研究表明即使只有游离神经末梢而无任何特殊神经末梢结构的部位，仍然有触、痛、冷、热等感觉。

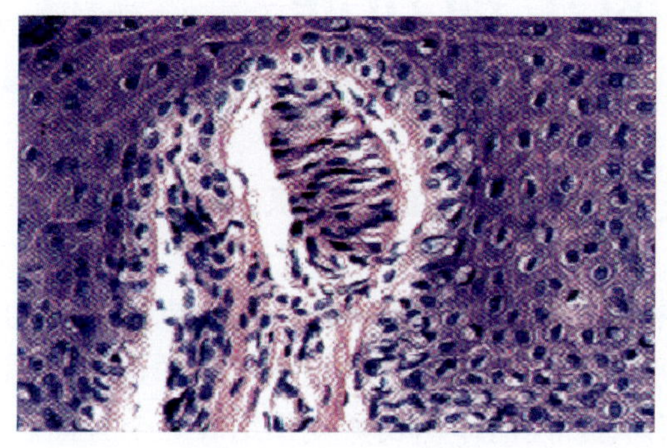

图2－21　触觉小体

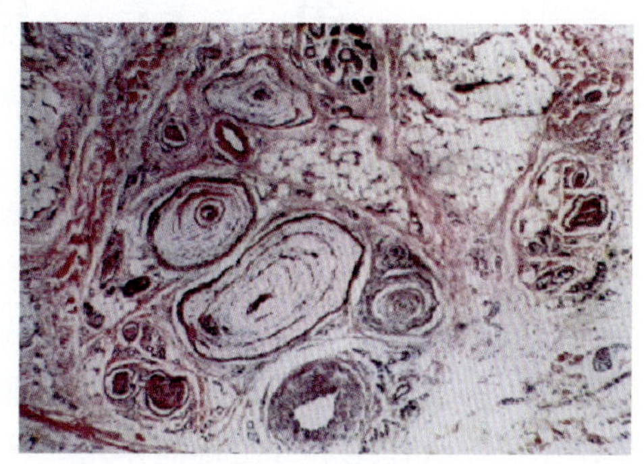

图2－22　环层小体

2. 皮肤的运动神经　面神经支配面部的骨骼肌；交感神经的肾上腺素能神经支配皮肤的竖毛肌和血管、血管球、汗腺的肌上皮细胞；交感神经的胆碱能神经支配小汗腺的分泌。

第三章 皮肤的生理功能

第一节 西医对皮肤生理功能的认识

皮肤是人体与外环境直接接触和抵御外界有害因素侵入的第一道防线。皮肤生理功能是否正常，对机体的健康起着十分重要的作用。皮肤的生理功能有屏障保护作用、感觉作用、吸收作用、分泌排泄作用、体温调节作用、代谢作用及免疫作用等 7 个方面。

一、皮肤的屏障保护作用

在正常人体，皮肤的屏障作用主要表现在两个方面：一方面可防止体内水分、电解质和其他物质的丧失，另一方面可以阻止外环境中机械的、物理的、化学的以及生物的有害刺激或不需要的物质的入侵，从而保护机体内环境的稳定，保护体内各组织和器官免受侵袭。

1. 对机械性损伤的保护 人体全身均有皮肤覆盖。表皮、真皮及皮下组织共同形成一个坚韧、柔软而具有一定张力和弹性的整体。表皮棘层细胞间的桥粒、皮肤真皮层内互相交织的胶原纤维和弹力纤维是皮肤上述物理特征的物质基础。另外真皮下较厚的、疏松的脂肪层，也对外力起到缓冲和保护作用。皮肤对机械性损伤的防护能力随身体部位、年龄、性别、环境的不同而有差异，在一定强度内，皮肤对外界的各种机械性刺激，如摩擦、牵拉、碰撞等有一定的保护能力。当外界刺激太强烈时，还可以通过保护性的神经反射动作，回避对机体的损伤。一旦造成损伤也能通过再生而进行修复。

2. 对物理性损伤的防护 正常皮肤对某些物理性的有害刺激，如紫外线、电、磁等具有一定的屏蔽和保护作用。人体皮肤对光有吸收和反射的能力，在日光中，紫外线占能量的 2% ~3%，长时间的照射会引起皮肤的损伤。特别是短波紫外线（波长 180 ~280nm）和中波紫外线（波长 320 ~400nm）产生的生物效应更明显，光化学反应和氧自由基的产生是紫外线导致皮肤细胞损伤的主要原因。皮肤表面的脂质、角质层、棘层细胞、基底细胞和汗腺都能吸收和反射一部分紫外线，而黑素细胞所产生的黑色素是人体防卫紫外线的主要屏障，其作用机制是阻止短波紫外线的进入及清除紫外线进入人体后产生的自由基。即人体在受紫外线照射后可产生更多的黑色素并传递给角质形成细胞，从而进一步增强皮肤对紫外线照射的防护能力。因此，有色人种对紫外线照射的耐受能力远高于白种人。皮肤是电的不良导体，皮肤对电流的防护能力与电压的高低及皮肤角质层含水量的多少等因素有关。

3. 对化学性刺激的防护 研究证明角质层是防止各种化学物质进入体内的主要屏障。由于表皮的角质层及脂膜有较强的斥水性，故可以较好地防止水溶性物质、有害气体及其他有害物质的侵入，在透入物质的浓度较低时，单位时间单位面积内物质的通透率与其浓度成正比。部分因素如长时间浸泡、频繁使用肥皂等可损害机体对化学性刺激的防护作用。正常人体皮肤表面偏酸性，其 pH 值为 5.5 ~ 7.0，不同部位的 pH 值有差异。皮肤对酸碱有一定的缓冲作用。

4. 对生物性损害的防护 在正常皮肤表面寄生着多种微生物，主要寄生于角质层、汗管口、毛囊皮脂腺口的漏斗部等部位。机体皮肤对生物性损害的防护作用主要表现在以下几方面：首先致密的角质层和角质形成细胞间通过桥粒结构紧密排列，能机械性地阻碍直径为200nm 的细菌以及直径约为其1/2 的病毒的进入。由真皮成分组成分子筛结构也能使入侵的细菌局限，防止感染扩散。其次皮肤干燥和偏酸性的环境也不利于微生物的繁殖、生长。另外皮肤角质层的代谢脱落也有利于皮肤寄生微生物的清除。

5. 防止体内营养物质的丢失 在正常状态下，皮肤除了汗腺、皮脂腺的分泌和排泄，角质层水分蒸发外，营养物质及电解质等都不能通过皮肤角质层而丢失。这主要与皮肤角质层特殊的半通透膜的特性有关。在正常成人，由于角质层深层和浅层存在含水量的浓度梯度，在 24 小时内有 240 ~ 480ml 的水分可通过弥散方式丢失。一旦角质层丧失，水分的丢失将达到 10 倍以上。因烧伤等原因导致表皮丧失后，皮肤的屏障作用完全消失，营养物质、电解质和水分会大量流失。

二、皮肤的感觉功能

皮肤是人体最大的感觉器官，在正常人体内分布着感觉神经和运动神经，其神经末梢和特殊感受器广泛分布于全身，将环境的种种变化和各类刺激传导到神经中枢，引起相应的神经反射，以维护机体的健康。

1. 皮肤感觉的分类 皮肤感觉通常可分为单一感觉和复合感觉两大类，单一感觉是指神经末梢或特殊的小体感受器接受身体内外单一性的刺激而产生的感觉，如冷觉、温觉、触觉、痛觉、痒觉等。而对形体、定位和图形等复杂形状或刺激的感觉则需要多种不同的感受器或神经末梢共同感知，并由大脑皮层综合整理而形成，所以称之为复合感觉。

2. 皮肤感觉的传导 皮肤分布着约 100 万个传入神经，大部分位于面部及四肢，背部较少。神经纤维的粗细及有无髓鞘是影响神经传导功能的主要因素。直径为 0.2 ~ 1.5μm 的无髓细纤维（C 纤维），主要传导痛觉、温度觉和病理性痒觉；直径为 1 ~ 5μm 的有髓纤维（Aδ 纤维），传导痛觉、温度觉和生理性痒觉；直径为 10 ~ 14μm 的有髓纤维（Aβ 纤维），主要传导振动觉和触觉；稍细的有髓纤维（Aγ 纤维），主要传导压觉和触觉。

3. 几种常见的皮肤感觉 ①触觉和压觉：触觉是微弱的机械刺激兴奋了皮肤浅在

的触觉感受器引起的感觉；压觉是较强的机械刺激使深部组织变形而引起的感觉。②痒觉和痛觉：瘙痒是一种在皮肤或黏膜出现的引起搔抓欲望的不愉快的感觉，痒觉发生的机制比较复杂，迄今为止在组织学上尚未发现特殊的痒觉感受器；痛觉是由有可能损伤或已造成皮肤损伤的各种性质的刺激所引起，一般认为痛觉的感受器是游离神经末梢。痒觉和痛觉是人类在进化过程中产生的一种保护性反应机制，使身体从有可能刺激身体引起损伤处撤离。③冷觉和热觉：冷觉一般认为是皮肤内的 Krause 小体（又称皮肤黏膜感受器）所传导；热觉主要由 Kuffini 小体传导，有人认为皮肤血管球上的游离神经末梢也参与其中。

三、皮肤的吸收作用

人体皮肤有吸收外界物质的能力，称为经皮吸收。其途径主要有三：①通过皮肤毛囊皮脂腺或汗管；②透过角质层细胞间隙；③渗透表皮细胞本身。其中以角质层细胞途径为主。

影响皮肤吸收功能的因素有以下几种。①被吸收物质的理化性质：各种接触皮肤的固体、液体、微量气体均可能被皮肤吸收，如单纯水溶性物质葡萄糖等不易被吸收，对电解质的吸收亦不明显，对脂溶性物质如维生素 A 以及油脂类物质如凡士林吸收效果好，对外用药软膏与硬膏的吸收优于粉剂、水溶液等。②角质层水合程度：其水合程度越高，吸收则越强。③皮肤的结构和部位：其吸收强度依次为：阴囊 > 面额 > 大腿内侧 > 上臂屈侧 > 前臂 > 掌跖。

四、皮肤的体温调节作用

相对稳定的体温是机体进行新陈代谢和正常生命活动时的必要条件，皮肤对体温的调节，从两个方面发挥作用：一是作为感受器感知外环境的温度变化并及时传至体温调节中枢；二是作为效应器，通过辐射、对流、传导、蒸发及皮肤血流的改变对机体温度进行调节。

1. 辐射 辐射是机体与受热物体不直接接触，而以热射线的形式将热量传于外界较冷物质的一种散热方式。在外环境温度为 25℃时，辐射散热占全部散热的 60% 左右。机体与外环境温差越大，或机体有效辐射面积越大，辐射所散热量越多。

2. 传导 传导散热是机体利用温度差将热量传于其直接接触的物体的散热方式，如衣服、被褥等。但由于皮肤是热的不良导体，所以传导散热所占比例不大。

3. 对流 对流散热是指机体通过气体或液体来交换热量的一种方式。空气的流动有利于对流散热，在寒冷的环境中，约有 15% 的热量是通过热的对流散失的。

4. 蒸发 正常情况下，成人每日均有 500 ~ 600ml 的水分从皮肤和呼吸道丢失，同时带走热量，称为蒸发。当外界温度等于或超过皮肤温度时，蒸发成为主要的散热形式。人体蒸发散热有两种形式：一是不感蒸发，即在环境温度较低时，水分从皮肤和呼吸道不断渗出而蒸发掉。另一种是有感蒸发，即出汗。汗液的蒸发在体温调节中有显著效果，在干燥高温环境中尤为明显。

5. 皮肤血流的改变 皮肤微循环对体温调节有重要作用，成人在安静状态下血液储量占全身血液量的8%～10%。在炎热环境下，交感神经紧张度降低，皮肤小动脉舒张，动-静脉吻合支开放，皮肤血流量也急剧增加，较多的体热被带到体表，提高了皮肤温度，增加了散热作用。相反，在寒冷环境中，交感神经紧张度增强，皮肤血管收缩，皮肤血流减少，散热也大量减少。

五、皮肤的分泌和排泄功能

皮肤的分泌和排泄功能主要通过汗腺和皮脂腺进行。

1. 汗腺 根据形态和生理功能的不同，汗腺可分为小汗腺和大汗腺两种。

（1）小汗腺：除口唇、甲床、龟头、包皮内层、阴蒂外，小汗腺分布于全身皮肤。小汗腺的活动受感觉神经的支配，主要是胆碱能纤维。神经末梢释放出乙酰胆碱，并作用于腺体的细胞分泌出汗液。小汗腺汗液含水分为99.0%～99.5%，固体占0.5%～1.0%，从多到少依次为：钠、氯、钾、尿素、蛋白质等有机盐和无机盐，其pH值一般在4.5～5.5之间，若持续出汗时pH值可增加到7.0。小汗腺的分泌受体内外温度、精神因素、食物药物等的影响，通过汗液的排泄，可调节体温，柔化和酸化皮肤表面，排泄某些有害物质，促进机体的新陈代谢。

（2）大汗腺（顶泌汗腺）：大汗腺主要分布于腋窝、乳头、会阴部等处，到青春期腺体长大，在情绪激动和性刺激时分泌增多。研究证明，人体大汗腺可受局部或系统应用肾上腺素或去甲肾上腺素的刺激而发生变化。其分泌液的成分分固体和液体两部分，液体主要为水分，固体则包括铁、脂质、荧光物质等。新分泌的顶泌汗腺液是一种黏稠的奶样无味液体，但被细菌酵解可产生臭味；个别人的顶泌汗腺可分泌一些有色物质，使局部皮肤或衣服染色，所以顶泌汗腺分泌物可以带臭味或颜色。

2. 皮脂腺 在胚胎学上，皮脂腺与毛囊、大汗腺均由毛胚芽分化而来，除掌跖没有，足背、手背较少外，皮脂腺分布全身。皮脂腺的分泌和排泄产物称为皮脂，皮脂是多种脂类的混合物，其中主要含有角鲨烯、蜡酯、甘油三酯及胆固醇酯等。皮脂的分泌一方面可以在表皮形成皮脂膜，润泽皮肤；另一方面脂膜中的游离脂肪酸对某些病原微生物的生长也起到抑制作用。皮脂腺的分泌受各种激素（如雄激素、孕激素、雌激素、糖皮质激素、垂体激素等）的调节，其中雄激素可加快皮脂腺细胞的分裂，使其体积增大，皮脂合成增加，皮脂分泌过多可导致痤疮、脂溢性皮炎等的发生。

六、皮肤的代谢功能

皮肤的代谢功能保证着机体能量平衡，是维持机体各组织的器官功能的基础，水、电解质、糖、蛋白、脂类及维生素等物质的营养代谢也是保障皮肤正常生理机能的物质基础。

1. 水、电解质的代谢 皮肤是人体水和电解质重要的存储库之一。整个皮肤含水量占整个人体含水量的18%～20%。随着年龄的增加，皮肤含水量渐次减少，女性皮肤含水量略高于男性。

水是维持正常生命活动的重要物质，成人体液总量约占体重的60%，机体一旦丧失水分达20%，就无法维持生命。以水分为主的细胞外液是机体物质代谢必不可少的，细胞必须从组织间隙摄取营养，而营养物质只有溶于水才能被吸收，同时通过组织间隙又将代谢的中间产物进行运输和清除。另外，水分对机体的体温调节功能起着非常重要的作用。

钠、氯、钾、钙、镁、磷、铜、锌等电解质大部分贮存于皮下组织内。其中，氯和钠在皮内的含量较其他组织较高，电解质不仅是构成机体骨骼支架的成分，而且对调节渗透压、维持酸碱平衡、蛋白质和色素的代谢等均起着重要作用。

2. 糖代谢 皮肤中糖类物质主要为糖原、葡萄糖和黏多糖等。糖类是体内最主要的供能物质，在体内消化后主要以葡萄糖的形式被吸收。皮肤中葡萄糖的含量为600～810mg/L，相当于血糖量的40%～75%，表皮中含量最高。

皮肤中糖的主要功能是提供能量，也可作为黏多糖、脂质、糖原、核酸和蛋白质等生物合成的底物。皮肤中葡萄糖的分解有两种方式，即有氧氧化和无氧糖酵解两种，其中无氧糖酵解较其他组织为快。

人体表皮细胞具有合成糖原的能力，创伤后4小时，即可在表皮基底细胞内检出糖原，8～16小时达到峰值。皮肤中糖原的含量与年龄有关，胎儿期最高，成人期最低。

3. 蛋白质 蛋白质是生命最重要的物质基础，表皮蛋白一般分为三大类，即纤维性、非纤维性蛋白和球蛋白。纤维性蛋白是组成角蛋白的重要成分，非纤维性蛋白参与了除角化过程以外的所有其他细胞功能，球蛋白是细胞核内核蛋白的主要成分。蛋白质也参与能量代谢，但不是它的主要功能。

4. 脂类代谢 人体皮肤脂类占皮肤总重量的3.5%～6%，最高可达10%。包括脂肪和类脂质（磷脂、糖脂、胆固醇和类固醇等），前者储存于皮下，参与能量代谢，同时具有保温、保护、滑润和缓冲衬垫的作用；后者则对细胞膜的结构和功能，角质细胞的成熟、角化，维生素D的合成均有重大作用。表皮中最丰富的必需脂肪酸是亚油酸和花生四烯酸，它们的主要功能是参与皮肤屏障功能的建设和作为一些活性物质的前体。

5. 黑色素代谢 正常的皮肤颜色由4种生物色素构成，即褐色的黑素、黄色的胡萝卜素、红色的氧合血红蛋白和蓝色的还氧血红蛋白。其中黑素起主要作用，黑素是由黑素细胞产生的。黑素细胞能合成黑素并将其输送给相连的角质形成细胞。一个黑素细胞可与邻近的10～36个角质形成细胞连接，组成在功能和结构上相互联系的表皮黑素单位（epidermal melanin unit），其数目因部位不同而各异。黑素是一种高分子量的生物色素，已知有三种不同的黑素，即真黑素、褐黑素和神经黑素。皮肤色素的调节受基因、激素及紫外线照射等因素的影响。

七、皮肤的免疫功能

皮肤是有着独特免疫作用的组织器官，其免疫作用是由皮肤免疫系统来完成的。完整的皮肤免疫系统是由细胞成分（朗格汉斯细胞、角质形成细胞、淋巴细胞、内皮细胞、肥大细胞、巨噬细胞及真皮成纤维细胞）和分子成分（细胞因子、免疫球蛋白、补体、神经肽）两部分组成；概括起来皮肤免疫系统对机体起防御、自稳、免疫监视三方面的重要作用。

第二节　中医对皮肤生理功能的认识

中医学认为："五体"即皮、肉、筋、骨、脉。皮即皮肤，它被覆在体表，通过经络与内在脏腑相联系，并同脏腑在生理、病理上有密切联系。同时，作为"五体"的一部分，皮肤在结构和功能上有其相对的独立性。

一、皮肤的结构

中医学认为，覆盖于体表的皮包括皮肤、腠理、汗孔、毛发、爪甲等部分。

1. 皮肤　皮肤，身体之表也，如《杂病源流犀烛》所述："皮也者，所以包涵肌肉，防卫筋骨者也。"可见，在中医学中，对皮肤的结构和功能已经有了较清楚的认识。

2. 腠理　腠理是指皮下肌肉之间的空隙和皮肤的纹理。腠指皮下肌肉之间的空隙，又称肌腠，而理则指皮肤的纹理。唐代王冰在注释《素问·皮部论》时指出："腠理，皆谓皮空即纹理也。"皮肤与肌肉通过腠理以沟通、联系。同时，腠理也是气血、津液的中转站，使皮肤得以濡养。《金匮要略·脏腑经络先后病脉证》说："腠者是三焦通会元真之处，为血气所注。"故腠理也是外邪入侵人体的门户。

3. 汗孔　皮肤上有许多汗孔，是汗液排泄的孔道。汗孔的开阖与腠理的疏密关系密切，腠理密则汗孔闭，体表无汗；腠理疏则汗孔开，汗外泄。而在正常情况下，卫气充斥于腠理之中，并控制和调节腠理的开阖，如《灵枢·本脏》云："卫气者，所以温分肉，充皮肤，肥腠理，司开阖者也。"在病理状态下，汗孔亦是外邪入侵的通道之一。

4. 毛发和爪甲　《杂病源流犀烛》说："毛发也者，所以为一身之仪表也。"毛发包括头发、毫毛等。爪，手足甲也。无论是毛发还是爪甲，均与气血的盛衰、脏腑的强弱关系密切，故毛发、爪甲是机体重要的外征。

二、皮肤的生理功能

1. 卫气固表　皮肤是人体最外层的器官，也是外邪入侵人体的第一道屏障，皮肤、腠理覆于表，卫气贯其中，卫气强则腠理密、肌肤紧，外邪不得而入；卫气弱则腠理疏、毛孔开，邪气乘虚而入，导致疾病的发生。故《灵枢·百病始生》曰："是故虚邪之中人也，始于肌肤，皮肤缓则腠理开，开则邪从毛发入，入则抵深。"

2. 调节体温，代谢津液　人的正常生理功能是阴阳保持协调平衡的结果，机体的阴阳平衡是通过五脏、六腑、五体协调、平衡来进行调节，皮肤、腠理、毛孔亦起着重要作用。当内热或外热郁于肌腠则腠理疏、汗孔开，同时热郁肌肤，灼津为汗，热随汗出；相反，寒袭肌表，则腠理密、汗孔闭，卫气得以温煦肌表，从而保证机体阴阳得以平衡。

3. 呼吸功能　肺合皮毛，主呼吸，所以毛孔的开阖亦有助于肺气的升降和宣泄。

中医学把汗孔称作“气门”，即汗孔不仅排泄由津液所化之汗液，实际上也是随着肺的宣发和肃降进行着体内外的气体交换，所以，唐容川在《医经精义》中指出，皮毛亦有“宣肺气”的作用。

三、皮肤与气血、脏腑、经络的关系

（一）皮肤与气血的关系

气血是维持皮肤正常生理功能的基础，气是构成人体和维持人体生命活动的最基本物质，也是脏腑功能活动的能力，包括元气、宗气、营气、卫气等四种，其生理功能是固表、充身、泽毛。血是脉管内流动着的红色液体，源于先天之精和后天食物之精华，有润肤、濡毛、泽甲之功能。

（二）皮肤与脏腑的关系

在中医学中，人体是一个完整的整体，皮肤的生理和病理变化与五脏、六腑紧密联系。故《洞天奥旨》指出：“有诸中必现于外……况疮疡之毒，皆生脏腑。”

1. 皮肤与肺 皮肤与肺的关系十分密切，《素问·阴阳应象大论》曰：“肺主皮毛。”主要表现在以下方面：①肺输布津气，营养肌肤。《素问·经脉别论》指出：“食气入胃，浊气归心，淫精于脉，脉气流经，经气归于肺，肺朝百脉，输精于皮毛。”正是由于肺的输布、精的濡养，毛发肌肤才得以润泽。②宣发卫气，卫外固表。卫气运行，赖于肺的宣发。卫气具有三个方面的作用，一是温养肌肤；二是抵御外邪；三是调节毛孔的开阖。③皮肤感邪，常传于肺。正是由于肺合皮毛，一旦外邪入侵，常传于肺。

2. 皮肤与心 心主血脉，其华在面。血液在心气的推动之下，通过经脉运行于周身皮肤，皮肤得到血液的营养，才能保持其润泽柔韧的特性。心气亏、心血不足则肌肤失养，心气旺盛则面色光泽红润，心气不足则面色㿠白无华，心血瘀阻则面色晦暗。

“诸痛痒疮，皆属于心”（《素问·至真要大论》），皮肤脉络失疏则痛，皮肤脉络血液不充则痒。

3. 皮肤与脾 脾主运化，主肌肉，为后天之本、气血生化之源，脾气健运、气血充足则肤韧肌坚。脾主湿而恶湿，脾气健运，水湿化为津液，输布正常，肌肤润泽。脾统血，脾气充盛统摄有权，血不溢出脉外。

4. 皮肤与肝 肝藏血、主筋，其华在爪。肝血充足，筋强力壮，爪甲坚韧光泽；肝血虚弱，筋弱无力，爪甲软薄，枯而色夭，甚至变形、脆裂。

5. 皮肤与肾 卫气“循皮肤之中，分肉之间”，卫气和津液在维持皮肤正常生理活动中起重要作用，而卫气和津液的化生和输布与肾息息相关。“卫出下焦”，卫气根源于肾，肾为元气之本，寓真阳存命门火，为人体阳气之根，对各脏腑组织包括皮肤起着温煦化生作用，故卫气温煦功能禀受于肾。其次，卫气运行始于足少阴，肾气充盛则卫气“温分肉、充皮肤、肥腠理、司开阖”功能正常。

《灵枢·本脏》篇说："肾合三焦膀胱，三焦膀胱者，腠理毫毛其应也。"《素问·逆调论》说"肾者水脏，主津液"。在肾中阳气的熏蒸之下，分别清浊，清者为津敷布润养皮肤黏膜，浊者通过皮肤和膀胱，以汗、尿的形式排出体外。肾气虚，津液化源不足，则皮肤黏膜失润而干萎。肾主藏精，其华在发，发为血之余，为肾之外候。发的生长与脱落、润泽与枯槁，均与肾的精气盛衰有关。肾精充沛，毛发光泽；肾气虚衰，毛发变白而脱落。

（三）皮肤与经络的关系

经络是皮肤与气血、脏腑联系的纽带和通道，气血津液的输布，荣气、卫气的滋养和温煦均有赖于经络的通畅。

第四章 皮肤性病病因病理学

第一节 中医病因病机

一、病因

病因是导致机体发病的原因或诱因的总称。皮肤性病种类繁多，致病因素和病变机制也非常复杂，其常见的病因有六淫、毒邪、虫、疫疠、饮食、外伤、体质、七情、瘀血、痰饮等。

（一）六淫

六淫，即风、寒、暑、湿、燥、火六种病邪的总称。正常情况下，它们是自然界随着季节时令气候而变化的“六气”。在六气发生太过或不及或反常（非其时有其气）的情况下，或人体正气不足、卫表不固时，六气就作为致病因素，侵犯人体，发生疾病，此时六气就称为六淫。

1. 风邪 风为六淫之首，百病之长。很多皮肤性病的发病与风邪有关。人体腠理不密，卫外不固，风邪乘虚侵入人体，郁于皮肤之间，内不得疏通，外不得表解，使营卫不和，气血运行失常，肌肤失于濡养而致病。风邪可直接致病，亦可与寒、热、湿、燥邪相合致病。风邪的性质及致病特点如下：

（1）风性趋上，其性轻扬、开泄。风为春之主气，具有升发、向上、向外的特点。因此，风邪引起的皮肤病常侵犯人体的头面及肢体上部，并使皮毛腠理开泄，出现汗出、恶风等症状。《素问·太阴阳明论》言“伤于风者，上先受之”，如油风、白屑风。

（2）风善行而数变，故发病常无定处，游走不定，骤起骤消，瘙痒无度，其肿宣浮，如瘾疹、赤白游风、风毒肿。

（3）风为阳邪，其性燥烈。阳邪易于化火化热，热盛伤阴，阴虚血燥，肌肤失养。故风邪致皮肤病可表现为皮肤粗糙、脱屑，甚至皲裂，瘙痒不止，多为干性，如白疕、鹅掌风等。

（4）风为百病之长，常合并其他邪气侵袭人体，如风寒所致的瘾疹、风热引起的发热疮以及风湿热三邪相搏所引起的湿疮等。

（5）风常无形。与风有关的某些皮肤病，如痒风初起皮肤表面往往没有皮疹，仅觉瘙痒而已。

2. 寒邪　寒为冬天的主气，故寒邪致病多见于冬季或病情冬季加重。寒邪的性质及致病特点如下：

（1）寒为阴邪，易伤阳气。如寒邪外束，卫阳受损，可出现恶寒、无汗、头痛、四肢发凉；寒邪入里，伤及脾胃可致脘腹冷痛、呕吐、腹泻；伤及肾可见手足厥冷、恶寒、精神委靡、下利清谷、脉微细；伤及肺可见鼻塞、咳嗽、咯痰清稀。

（2）寒性收引。寒邪入于腠理皮毛，毛窍收缩，卫阳闭束，皮损颜色呈现苍白、青黯或紫绀，局部温度偏低，如冻疮。

（3）寒性凝滞，主痛。凝滞，即凝结、阻滞不通之意。寒邪致病往往会使经脉气血凝结、阻滞，故皮损感觉可有麻木或疼痛，一般受冷则剧，得热则缓，如手足逆冷症。

（4）寒邪常与风邪或湿邪兼夹致病。前者常见寒冷性瘾疹；后者可因寒湿凝滞，出现皮肤苍白、青紫，经脉阻塞不通，不通则痛，甚至足趾发黑坏死、脱落，如脱疽；寒湿下注，流窜经络，气不运血，血凝不化，阻塞经络，如寒湿郁滞型小腿结节之瓜藤缠。

3. 暑邪　暑为夏季的主气，乃火热之气所化，暑邪有明显的季节性。暑邪的性质和致病特点如下：

（1）暑为阳邪，其性炎热。感受暑邪，蕴结肌肤，热胜肉腐，常出现暑疖等，并伴有发热、面赤、心烦、脉洪大等。

（2）暑性升散，易伤津耗气。感受暑邪后常见口渴思饮、便干溲赤、气短乏力等。

（3）暑多夹湿。感受暑湿之邪，湿热蕴结肌肤，易导致痱子、黄水疮等，常伴有胸闷、恶心、食欲不振、四肢困倦等。

4. 湿邪　湿邪性质及致病特点如下：

（1）湿为阴邪，其性黏滞。湿邪所致皮肤性病多缠绵难愈，病程较长，如湿疮。

（2）湿性重浊、趋下，“伤于湿者，下先受之”。故湿邪致病多见于会阴、下肢等部位，如脚湿气、肾囊风等。

（3）湿与热结。湿热相合或湿郁日久化热，形成湿热之邪，蕴结肌肤，多发生疱疹、渗液、糜烂等，如黄水疮、湿疮等。

（4）湿邪合并其他邪气致病，如寒湿、风湿等，且湿邪入体，可以热化或寒化，以致病情复杂多变。如湿邪与寒邪相合，则伴有四肢乏力，一身肌肉疼痛，四肢受凉则肢端发冷、苍白或紫暗，苔薄白，脉迟等症状。另外，外湿与内湿相合致病，除出现皮损表现，常伴有胸闷、纳差、肢体沉重、苔白腻，脉濡缓等症状。

5. 燥邪　燥邪是秋季的主气。燥有温凉之分，初秋尚热而少雨，易成温燥；深秋天凉，易成凉燥。燥邪性质及致病特点如下：

（1）燥邪其气清肃，其性燥烈，易伤津液。燥邪引起的皮肤病多表现为皮肤干燥、枯皱皲裂、毛发不荣等，如皲裂疮、白疕静止期等。常伴有口鼻干燥、目涩、干咳无痰、尿少、便干、舌苔白燥、脉细数等全身症状。

（2）燥易生风。燥邪袭表，肺津不布，气血不足，肌肤失养，或燥邪化风，风胜则痒，故燥邪致病常伴有皮肤瘙痒，如痒风、慢性湿疮等。

6. 火邪 火为阳邪，为夏季之主气。火为热之甚，热为火之渐，火热同源而异名，是具有相同性质的病邪。火与热甚皆可以化为毒邪。火热之邪可由直接感受温热邪气引起，也可由风、寒、暑、湿、燥五邪入里化热化火而成，或由脏腑功能失调和情志过激所变化而生。火（热）邪的性质及致病特点如下。

（1）火为阳邪，其性炎上。故其病常见于人体上部，如抱头火丹、肺风粉刺、热疮等病。

（2）火邪易消灼阴津。火热之邪内侵，易耗气伤津、伤阴，而致阴液亏损。

（3）迫血妄行。火热邪气侵犯血脉，轻则可扩张血脉，加速血行，甚则可灼伤脉络，迫血妄行，引起皮肤发斑及各种出血疾病，如葡萄疫。

（4）火为阳性，其发病暴速，蔓延也快，如流火、蛇串疮等皮肤病。

（5）实火之证多起病急、病程短，临床表现为面红目赤、心烦、发热、口渴饮冷、便秘尿赤、舌红苔黄、脉数有力等；虚火之证则起病缓慢、病程长，临床表现为两颧潮红、五心烦热或骨蒸潮热、心烦失眠、口燥咽干、手足心热、舌光红少津、脉细数等。

六淫发病多与季节气候有关，如春多风病、夏多暑（火）病、长夏多湿病、秋多燥病、冬多寒病。六淫既可单独致病，也可以两种或三种邪气同时侵犯人体而发病，如风热、风寒、风湿、湿热、风湿热、风寒湿等。地理环境亦可使六淫外证出现差异，如《湿热赘言》曰："西北风高土燥，风寒之为病居多，东南地卑水湿，湿热之伤人独甚。"皮肤疾病也是如此，北方多风寒，寒邪阻于经脉者多；南方多湿热，湿热蕴于肌肤的多见。这是地域上的差别。六淫在发病过程中既可互相影响，又可在一定条件下互相转化，如寒邪入里可化热、暑湿日久可化燥伤阴、热邪可化内风、风邪可化燥等，从而造成六淫所致疾病表现的复杂性和多变性。

（二）毒

毒，又称毒邪，是指对人体有明显伤害性的病邪，是一种比六淫病邪损害性更强的致病因素。

毒邪致病在临床上具有如下特征：①发病急骤，来势凶猛，症状剧烈，呈进行性加重。②传变迅速，侵袭经络，易于恶化，病情危重，险象环生，易陷营血，内攻脏腑，引发严重的全身症状。③继发性毒邪，多从火化，有明显兼火兼热的特征。④毒邪好入血分，极易败血伤阴，伤血成瘀，灼津为痰，故毒邪致病多夹痰夹瘀。⑤毒邪致病，病情顽固，反复发作，疾病缠绵难愈，不易根治。⑥有些毒邪具有一定的传染性或流行性，中医称为"秽毒"。

（三）虫

虫是瘙痒性皮肤性病常见病因，中医认为"湿热生虫"、"虫生湿热"、"以痒为虫"，或用虫来形容皮肤病的瘙痒——"痒如虫行"，而皮损中实非有虫。虫邪所致皮肤病有如下几种：

1. 虫直接致病 毒虫咬伤及由此引起的皮炎，如疥疮、谷痒症等。

2. 虫毒致病 由虫的毒素、刺毒毛以及分泌物刺激皮肤所致，如蚊、蠓叮咬，黄蜂、蝎、蜈蚣蜇伤后，由虫的毒素侵入人体造成炎症或过敏，皮肤引发红斑、风团、丘疹或局部潮红，自觉肿痛、灼痛或瘙痒，如虫咬伤、水疥、射工伤等。

3. 寄生虫 如虱、蜱、蛔虫、绦虫、蛲虫、钩虫、血吸虫等寄生于人体不同部位，其虫体或分泌物、排泄物在肠道可使脾胃运化失常、生湿生热，蕴积肌肤可引发过敏性皮肤病，如蛔虫引发的瘾疹、蛲虫诱发的谷道痒、血吸虫引起的流火及象皮腿等。

虫的证候以瘙痒为最，凡有皮损瘙痒，状如虫行，患处有红斑、风团、瘀斑、丘疹、水疱、结节、脓疱、渗液，遇热加重，传染性强，或伴有灼热、疼痛，或伴有纳呆、腹痛、腹泻或面有虫斑等，均可辨为虫证。

（四）疫疠

疫疠是一种具有强烈传染性的病邪，又称"戾气"、"疠气"、"异气"、"毒气"等，是外来致病因素之一。其传染途径或从口鼻而入，或自皮肤接触而发，因毒气暴烈，机体无法御卫，轻则害及肌肤，重则可致脏腑功能失调。

疫疠致病具有发病急骤、病情重笃、症状相似、容易流行、传染性强等特点。如与天行时气有关的麻疹、天花、疫喉痧、风痧和称为大风苛毒的麻风等。接触疫死牲畜，性烈鸱张，可引发疫疔。

（五）外伤

外伤相当于物理性、化学性、机械性、放射性的致病因素。如水火烫伤、强酸强碱灼伤、雷击电灼烧伤、放射线灼伤、低温冻伤等，这些致病因素可直接伤害皮肤，造成局部的红斑、水疱、糜烂、渗液、坏死、溃疡等。外伤跌仆可造成局部的气血凝滞，出现皮下瘀斑、肿胀；刃伤刺伤可使皮破流血，引发静脉炎和流注；如经皮肤破损处染毒，或瘙痒性皮肤病搔抓染毒，可继发皮肤化脓性感染如疖、痈、疔、疮、丹毒等；长途跋涉、掌跖部经常压迫摩擦，可引发鸡眼、脚垫等。

（六）饮食所伤

饮食所伤是常见的致病原因，包括饥饱失常、饮食偏嗜、饮食不洁等。

1. 饥饱失常 饮食不节或暴饮暴食，或恣食生冷，均可损伤脾胃。脾运不健，湿自内生，外发肌肤，是湿疮、蛇串疮等湿邪引发皮肤病的病机。如聚湿生痰、痰瘀互结，可生痰核，引起肉瘤等慢性结节性疾病。

2. 饮食偏嗜 贪嗜膏粱厚味、鱼虾海鲜、肥甘辛辣、醇酒炙煿，生湿生热，外发肌肤，可引起红斑、丘疹等红斑鳞屑性皮肤病；湿热上蒸，熏于颜面，可引发肺风粉刺、酒渣鼻、面游风等；如湿热化毒，尚可引发疖、痈、疔、疮等。嗜食精米白面，厌吃蔬菜水果，常可致维生素含量不足，而导致维生素缺乏症：如维生素 A 缺乏，可致蟾皮病；维生素 B_1 不足，可引发脚气病、多发性周围神经炎；维生素 B_2 缺乏，易引起阴囊炎、舌炎、唇炎、口角炎及口腔溃疡；维生素 C 缺乏，血管壁脆性增加，易发生皮肤紫癜。

3. 饮食不洁 易感染肠道寄生虫病，如蛔虫可诱发瘾疹；禀性不耐者，过食腥荤发物、鱼虾蟹贝类或饮酒，可引发过敏性皮肤病，如瘾疹、湿疮、酒性红斑等，并可使原有的皮损症状加重。

（七）体质

体质，又称身体素质，是人体在禀受先天遗传的基础上，在生长发育过程中形成的一种身体特性。泛指人体正气的盛衰，包括气血的盈虚、脏腑功能的强弱，还包括对某些疾病的易感性和发病的倾向性。

禀赋系秉承于父母（先天）的生理和病理特性。张景岳云“夫禀赋为胎元之本，精气之受于父母是也”（《类经·疾病类》），相当于西医学所说的遗传素质。《灵枢·寿夭刚柔》篇曰：“人之生也，有刚有柔，有弱有强，有短有长，有阴有阳。”禀赋在体质形成过程中起着决定性作用，人的个体差异，就是由遗传素质而决定的。许多皮肤性病都与胎禀遗传有关，在禀受父母身体素质的同时，把某些疾病也承受下来，例如蛇皮身、鸟啄疮、雀斑、白疕、红蝴蝶疮等。

禀赋不耐是一种致病的体质因素，属个体差异。这种体质的人，如果接触或嗅到某种气味（漆、花粉等）或进食某些食品蔬菜（如鱼虾、海鲜、泥螺、灰菜、红花草等）复经日晒，或接触、进食、注射某些药物，就会使毒热入营，外走肌肤，发生超常反应，引起皮肤焮肿、风团、红斑、丘疹、水疱、发热、瘙痒，抓破糜烂、流滋。这种不同于常人的反应与西医学的机体敏感性差异（俗称过敏性体质）是一致的，这就是禀赋不耐，常易罹患变态反应性疾病。

（八）七情内伤

七情，是指人的七种情志活动，即喜、怒、忧、思、悲、恐、惊，属于正常生理的精神活动，并不致病。如果长期的精神刺激，或突然受到强烈的精神创伤，超过人体生理活动所能调节的范围，就会引起体内阴阳、气血、脏腑功能的失调，从而引发疾病。

七情与脏腑功能关系密切。七情的异常变化，可引起脏腑功能紊乱，《素问·阴阳应象大论》说“怒伤肝”、“喜伤心”、“忧伤肺”、“思伤脾”、“恐伤肾”。七情的变化通过影响脏腑的气机，造成气机失常而致病，如《素问·举痛论》说：“怒则气上，喜则气缓，悲则气消，恐则气下……思则气结。”许多皮肤性病的发生、发展或加重都与情志过激有关，诸多瘙痒性皮肤性病与气郁等气机紊乱有关。如气郁化火而致的“火郁”之证，《医宗金鉴·外科心法要诀》说“粟疮作痒，属心火内郁”，此病相当于“丘疹性湿疹”。如心神不宁，烦忧不安，心火内生，火热伏于营血，外发肌肤而出现红斑、丘疹、鳞屑等，可见于牛皮癣、白疕。如突然遭受强烈的精神刺激，大怒伤肝，肝风内动，风动发落，可致油风。肝气郁结，气滞血瘀，血不荣于面可生蝴蝶斑；肝郁化火，发于胸胁，可致缠腰火丹。思虑太过，伤脾碍运，水湿内停常可引发湿疮、水疱类皮肤病。

（九）瘀血、痰凝

瘀血和痰凝是脏腑功能失调的继发性病理产物，但反过来又作为致病因素导致其他皮肤性病的发生。

瘀血是指血液运行不畅或局部的气血凝滞，是皮肤性病的重要致病原因。凡外感六淫、内伤七情都可致脏腑功能失调，气机不畅。气为血帅，气行则血行，气滞则血瘀，临床上常见有气虚不运、气滞不行、寒客经脉、热与血结及外伤等几种原因而成气虚血瘀、气滞血瘀、寒凝血瘀、热结血瘀及外伤血瘀等几种类型。其特点是：局部皮肤色暗、紫红、青紫、瘀斑、瘀点、肥厚、毛细血管扩张、肌肤甲错，瘀血凝聚可出现结节、斑块、肿块、瘢痕、局部刺痛固定不移，或伴瘙痒、肢体麻木等症状，舌紫或有瘀点、瘀斑，舌下静脉怒张，脉弦或涩或结代。血瘀证候多见于慢性皮肤病，如瘤痣、疣赘、蟹足肿、脱发、白疕、裙边疮、酒渣鼻、血瘤、皮痹、瓜藤缠、葡萄疫、蛇皮身、风瘙痒、瘾疹等。

痰凝多指有形之痰凝聚肌肤。肝气郁结，脾虚生湿，聚湿为痰，痰气交阻或痰瘀相结，凝聚于皮肉经络之间，而成痰凝，具有起病缓慢、病程较长、早期症状多不明显等特点。因痰阻之部位不同而症状各异，痰阻少阳、阳明之经，可病瘰疬；痰凝肌肤，可发为躯干或肢体皮下结节、肿块，如皮肤的肿瘤、囊肿性疾病，常见脂瘤、肉瘤、气瘤、粟丘疹、皮样囊肿、黏液囊肿等。

瘀血和痰凝虽属不同病因，但二者互相影响，瘀血可致痰凝，痰凝亦可生瘀血，且二者常相合为病，引发皮肤结节、肿块，故常相提并论。

二、病机

病机是疾病发生、发展、变化与转归的机理，是机体受邪后内在的病理变化，这种变化与患者正气的强弱和致病因素——邪气的盛衰有直接关系。皮肤性病虽然表现在外表局部，但与全身有密切联系，皮肤的症状是全身疾病在局部的表现，脏腑功能失调可以反映于体表而发生皮肤病，即“有诸内者必形诸外”。同时，各种致病因素往往是先造成营卫、气血不和，脏腑功能失调，经络失疏，而后才引起皮肤的病理改变，即所谓“必先受于内，然后发于外”。疾病的发展全过程是邪正相争的过程，也就是阴阳失调的过程，具体为：正邪消长、阴阳失衡、营卫不和、脏腑失调、气血失和、经络失疏。

（一）正邪消长

正邪相争存在于多数疾病的始终，其表现形式为正邪消长。它决定疾病的发展与转归，同时也决定了疾病的性质，在证候上反映疾病虚实的变化。

1. 疾病的发生 疾病的发生必须存在正气不足和邪气外侵两个要素，正气为本，邪气为标。正气决定了疾病是否发生。《灵枢·百病始生》篇说："风雨寒热，不得虚，邪不能独伤人。卒然逢疾风暴雨而不病者，盖无虚，故邪不能独伤人。此必因虚邪之风与其身形，两虚相得，乃客其形。"就是说，脏腑功能正常，气血充盛，营卫和调，卫外固密，阴平阳秘，即使有外感六淫、内伤七情、饮食劳倦，人体能够自身调节，驱邪外出，而不致发病。只有在人体正气相对虚弱、卫外不固、抗邪无力的情况下，邪气方能乘虚而入，使人致病。这正体现了"正气存内，邪不可干"和"邪之所凑，其气必虚"的道理。当然邪气入侵，也是发生疾病的重要条件，在一定的条件下甚至起着决定性作用，如疫疠毒邪、水火外伤等，即使正气充盈，亦能致病。

2. 疾病的发展变化 "邪气盛则实，精气夺则虚"，邪气侵袭人体，邪气偏盛，正气相对不足，邪胜正负，由外入内，使脏腑功能失调，经络滞塞，气血壅结，致生皮肤疾患。但由于邪正斗争纷繁复杂，疾病的性质、部位、病因、轻重有所不同，加之患者治疗、调养各异，其发展变化亦不尽相同。

（1）邪盛正实：多见于急性皮肤性病。当机体感邪太盛而正气尚足（邪正俱实）时，邪毒炽盛，邪正交争，在临床上出现一系列反应较强烈的证候。如热毒证或气血两燔，炎症反应比较剧烈，常见的皮肤损害有炎性鲜红斑、丘疹、肿胀、水疱、血疱、糜烂、渗液、灼热、疼痛，可伴有壮热、烦渴、舌红、苔黄、脉数等阳实证候。由于正气不虚，抗病能力尚强，或经适当治疗、调养，可较快康复。如感邪过盛或内伤邪毒，正不胜邪，或治疗不当，邪气内陷，毒入营血，内攻脏腑，正气衰败，则病情进一步恶化，如红蝴蝶疮、肌痹、中药毒等。

（2）邪盛正虚：多见于亚急性皮肤性病。元气不足，病气有余。多有先天不足，后天失调，体质虚弱，抗病力低下，邪气入侵，不能驱邪外出，凝滞积留体内而致病。证候有实有虚，虚实夹杂，皮疹的炎性反应比急性期轻，斑疹、丘疹紫暗，少有糜烂渗液，或有结痂、鳞屑，在临床上可出现一系列阴虚、阳虚证候。如红斑狼疮急性期过后，可出现倦怠乏力、食少、神疲、畏寒肢冷、舌淡苔薄、脉细或弦；如重感外邪，或劳累失治，邪正交争又复加剧，则可致急性发作。

（3）邪正相持：多见于慢性皮肤性病。病程日久，正气渐虚，邪气已衰，邪正势均力敌。因长期正邪斗争，消耗正气，机体阴阳、气血、津液均不同程度受损，临床表现多无明显变化，皮疹炎症反应已不明显，因皮肤失养而干燥、脱屑、粗糙、角化、肥厚、苔藓样变、皲裂、色素沉着；或血瘀、痰凝、气结而发生结节、肿块、增殖性病变。因正气已虚，邪气深固，不能驱邪速去，故病程长，是疾病向愈或恶化的转折，全身症状亦以虚象为主。

（4）邪去正虚：多为疾病恢复期。重症皮肤性病后期，邪正相争，或经适当治疗，邪毒渐衰，或邪被驱出，而正气大伤。临床上常因正气虚弱或感邪性质、轻重不同而有偏阴、偏阳、偏气、偏血之异，或以某一脏腑或几个脏腑偏虚为主，或气血双虚，或阴伤胃败或气阴两虚，或脾肾阳虚或阴虚内热等。如正气衰竭，或脏腑功能已败，邪去正不复，阴竭、阳脱，则预后堪忧。

3. 疾病的转归 皮肤性病的转归与患者体质的强弱、感邪的性质、受邪的轻重、伤及的脏腑、治疗的时机和方法以及调摄护理等诸多因素有密切关系。如人的正气尚盛，治疗适时或邪去正复，则疾病向愈。如毒邪深重，入营伤血，内攻脏腑，治疗不及时或不得当，导致正气衰败，症状凶险，阴阳离决而死亡。

（二）阴阳失衡

阴阳失衡是人体在各种致病因素的作用下，疾病发生发展过程中，机体阴阳消长，失去相对平衡，形成阴不制阳、阳不制阴的病理变化，也是脏腑失调、气血失和、经络失疏、营卫不和以及表里出入、上下升降等气机失常的概括。各种致病因素只有导致人体阴阳失衡，才能发生皮肤性病。《素问·阴阳应象大论》说“阴阳者，天地之道也，万物之纲纪，变化之父母，生杀之本始”，所以阴阳是自然界一切事物包括皮肤性病发生、发展、变化的基础，是疾病的本源。人体抗病机能的正气，与致病因素的邪气，以及它们之间的相互作用、相互斗争的情况，都可用阴阳来概括说明。病邪有阴邪、阳邪之分，正气包括阴精与阳气，气血可分阴阳，脏腑亦分阴阳。阳邪致病而成阳实之热证，可使阳偏盛而阴伤；阴邪致病而成寒实之证，使阴偏盛而阳伤。阳气虚不能制阴，则出现阳虚阴盛的虚寒证；阴液亏虚不能制阳，则出现阴虚阳亢的虚热证。此即“阳胜则阴病，阴胜则阳病，阳胜则热，阴胜则寒”和“阴损及阳，阳损及阴”的道理。

综上所述，无论是外感六淫、时邪，还是内伤七情、饮食劳倦等，作用于人体后，最终导致人体阴阳失去相对平衡方能致病，阴阳失衡具体表现在脏腑失调、气血失和、经络失疏，故阴阳失衡是皮肤性病病机的总纲。调理阴阳偏颇，就是皮肤性病的治疗总则，而扶正祛邪、调整脏腑、调理气血、疏通经络是皮肤性病治疗的基本方法。

（三）营卫不和

卫属阳，营属阴，卫主外而营主内。营卫之气均来源于水谷精微。《素问·痹论》说：“荣者，水谷之精气也，和调于五脏，洒陈于六腑，乃能入于脉也，故循脉上下，贯五脏，络六腑也。卫者，水谷之悍气也，其气慓疾滑利，不能入于脉也，故循皮肤之中，分肉之间。”《灵枢·本脏》篇说：“卫气者，所以温分肉、充皮肤、肥腠理、司开阖者也。”卫气有捍卫体表的保护作用，营气有充盈于内的营养作用，正常人营卫调和，具有抵御外邪的能力，皮肤健康，外邪难侵。一旦因某种原因出现营卫不和，则发生病变。

营卫不和包括两方面内容：一为实证，即外感风、寒、湿、热之邪，阻于皮肤经络，而致营卫不和，邪不得外泄而发，如常见的痒疹、急性湿疹、急性皮炎等。一为虚中夹实，素体阳虚，卫表不固，腠理空虚，风邪乘虚而入侵，阻于皮肤之间，内不得通，外不得泄，而致营卫不和，气血运行失常，肌肤失养则发生皮肤风团、丘疹等皮损。风团好发于暴露部位，色白痒盛，遇冷吹风则皮疹增多而痒剧，常见如瘾疹。

（四）脏腑失调

人体是一个统一的整体，皮肤病虽发于外，多本于内，与脏腑功能有密切的关系。

脏腑内在的病变可以反映于体表而发生皮肤性病，而体表的毒邪通过经络的传导也可影响脏腑的功能，脏腑功能失调与皮肤性病的发展变化和转归密切相关。

1. 心 《素问·至真要大论》说："诸痛痒疮，皆属于心。"心主血脉，藏神，其华在面，开窍于舌。皮肤脉络失疏则痛，血液不充则痒，心的功能失调可引发多种皮肤性病。

（1）热邪内郁或心绪烦扰：情志化火，火从中生，多为实证；心阴不足而生内热，多为虚证。火热随血脉壅于肌肤，可见红斑、瘙痒、丘疹；心血不足、阴血虚弱、肌肤失养，亦可引起皮肤瘙痒，二者一实一虚不难鉴别。

（2）心火下移小肠：小便短赤，阴茎、龟头、包皮糜烂，可见中药毒等。

（3）心气虚衰，心阳不足：多由慢性消耗性疾病阴损及阳所致。阴伤不能荣养肌肤，则皮肤色素减退或夹有色斑、皮肤萎缩；心气不足，面色苍白无华；心阳不足，运血乏力，则心悸怔忡、胸闷、自汗、消瘦畏寒；心阳不足，不能助脾运湿，则心脾两虚，面部可现暗红色蝴蝶斑，或眼睑水肿性紫红斑，或四肢酸软乏力、失眠健忘、腹胀便溏，可见于红蝴蝶疮、皮痹、肌痹的心脏损害者。

2. 肺 肺主气，外合皮毛。《素问·阴阳应象大论》说："肺主皮毛。"

（1）肺气虚，则卫阳弱，肌腠营气不足，可致皮肤白斑，皮色灰暗、肿胀或萎缩、毳毛脱落，常伴少气懒言、神疲乏力，舌淡胖，苔薄白，脉沉细，可见于红蝴蝶疮肺损害。

（2）肺气不足，卫外失固，易受外邪。风寒、风热之邪侵袭而发病，如瘾疹的风寒、风热证。

（3）肺阴亏损，阴伤痰火凝聚，形成皮下肿块、结节、红斑、粟粒丘疹、紫暗不鲜、日久难消，常伴有颧红潮热、骨蒸盗汗，苔少舌干，脉细数。如鸦啗疮、颜面雀斑等。

（4）胃热上蒸，波及于肺，肺胃湿热，热与血相搏，上蒸于面，或上壅于口鼻，而生红色丘疹、脓疱、水疱。常见于面部的黄水疮、须疮、热疮、肺风粉刺、酒渣鼻等。

3. 肝 肝主疏泄、藏血。

（1）肝胆湿热：湿热蕴积于肝胆，或感受湿热毒邪，致疏泄失常。湿热壅塞胁肋，外发肌肤则肿胀、红斑、水疱、糜烂、渗液，伴灼热、瘙痒、疼痛；湿热下注则前阴红肿、糜烂，有脓性分泌物，伴有胁肋胀痛、口苦、纳呆、便秘或溏泄、小便短赤或带下黄浊，苔黄腻，脉弦滑数。常见蛇串疮、绣球风、阴蚀、火丹疮等。

（2）肝气郁结：情志不畅及阴血不足，肝失濡养皆可致肝气郁结。气郁则血滞，气血悖逆，不能荣于面，则面部鼻梁出现暗褐色斑片如蝴蝶，常伴有精神抑郁或急躁易怒、善太息、胸胁胀痛、月经不调、乳房胀痛，可见于蝴蝶斑。肝气郁结，气机紊乱，营血失和，血不养肤，可生白驳风。

（3）肝火上炎：肝郁化火，随经上攻，或兼风邪外侵，则颜面红斑、灼热、丘疹、水疱、疼痛剧烈、目涩疼痛，可见于头面丹毒及三叉神经眼支的蛇串疮。

（4）肝血亏虚：年老体衰，化源不足，或久病而致肝血不足。肝主筋，肝血不足，筋气不荣，筋脉失养，腠理失固，复感外邪，凝聚肌肤则发赘生物，或皮肤瘙痒、干燥、脱屑、颜色枯槁。常伴有头昏目眩、视物模糊、唇舌淡白、肢麻等症状。可见于多发性疣、风瘙痒。

（5）肝肾不足：肝藏血，肾藏精，肝肾同源，精血同源，血虚无以养肝，爪甲失荣，则指甲厚而干枯或脆裂；肾虚黑色上泛，则面色黧黑。常伴有眩晕、耳鸣、性机能衰弱。可见于蝴蝶斑、油风、黧黑斑等。

（6）肝肾阴虚：七情内伤或湿热久蕴，损及肝肾之阴，虚火内生，损伤血络。其皮损潮红或鲜红斑片，或有鳞屑，自觉轻度灼热、瘙痒感，多伴有眩晕、耳鸣、腰膝酸软、月经不调等。可见于鬼脸疮。

4. 脾 脾主运化，运化水谷精微和水湿。外主肌肉四肢，其华在唇，开窍于口。

（1）脾虚湿阻：饮食不节，久病或劳倦伤脾，脾失健运，水湿不行，停聚肌肤，可导致多种疱疹类皮肤病。湿邪流溢，则糜烂流滋，水肿或风团反复发作。湿阻中焦，则胸闷纳呆，脘腹胀满，可见于湿疮、风毒肿。

（2）脾虚痰阻："脾为生痰之源"，思虑伤脾，脾失健运，蕴湿生痰，痰入经络，留于肌腠之间，则成痰核。常见于表皮样囊肿、皮肤囊虫病、肉瘤、粉瘤。

（3）脾不统血：脾主统血，脾气虚衰，统摄无力，血液外溢肌肤，皮肤出现瘀点、紫斑。可见于血小板减少性紫癜、葡萄疫慢性期。

（4）脾胃湿热：感受湿邪，郁久化热；过食肥甘醇酒，酿成湿热；或脾湿胃热，蕴结肌肤，则生红斑、水疱、脓疱、糜烂、滋水，伴有瘙痒。湿遏热伏则发热不高；湿性重浊黏滞，阳气被困，则头重如裹、四肢困重、关节酸痛；湿热阻于中焦，则胸闷纳呆；湿热下迫则溲赤、便秘或便溏，苔黄腻，脉滑数，可见于湿疮、浸淫疮、黄水疮、四弯风、天疱疮等；湿热外壅于口唇，可致口周皮炎、热疮；湿热发于皮肤可致疥癣。

（5）阴伤胃败：重症皮肤性病后期，高热之后，因毒热犯胃，胃阴耗伤，津液亏耗，胃失濡养，则水疱结痂；皮肤失养则脱屑、干裂如酥皮；胃阴不足，津液亏损，故口干唇燥、口渴欲饮；阴虚生火，虚火上炎，则发口糜，低热不退，时有汗出，消瘦，舌红绛，苔光剥。常见于溻皮疮、中药毒、红丹疮、红蝴蝶疮后期。

5. 肾 肾藏精，主水，其华在发，为先天之本，元气之根。《素问·阴阳应象大论》说"皮毛生肾"，故皮肤毛发之疾患与肾有关。

（1）阴虚内热：病久体弱，阴液耗伤，内生虚火，红斑紫滞；若伴心火上亢，不能下交于肾，可致心肾不交；口腔黏膜受虚火之灼而发生溃疡，低热日晡稍重，面颊潮红，五心烦热，津少咽干，苔剥，可见于口疮、肌痹；肾阴不足，发失所养，毛发干枯脱落，可致脱发。

（2）脾肾阳虚：先天不足或久病耗伤阳气，或阴损及阳，或长期应用皮质类固醇激素，均可导致脾肾阳虚。肾主水液，司开阖。肾不制水，水湿流溢肌肤，则皮肤肿胀；肾阳不足，阳气不达四末，肢体失于温煦，则见肢端逆冷、皮肤青紫、手足汗多湿冷、面色萎黄、神疲倦怠、形寒肢冷；若阳虚生内寒，则腰膝冷痛、背凉；命门火衰则阳痿、月经不调、闭经、夜尿频；阳虚运化无力，脾不制水，肾不化气，水湿泛滥，则面浮肢肿、腹胀尿少；阳虚水谷不化则便溏，舌淡胖，脉弦细或濡细兼迟缓。可见于手足逆冷症、皮痹、红蝴蝶疮后期、肌痹后期、皮肤黏液水肿、硬肿病、白发。肾阳虚则不制水，肾之本色显露于外而现黑斑，如黧黑斑、蝴蝶斑等。

（五）气血失和

气血由脏腑而生，是人体生命活动的动力源泉。人体的生理、病理变化，均以气血为物质基础，气有推动、温煦、防御、固摄、统帅、气化等作用；血有营养、滋润脏腑、组织器官的作用，《难经·二十二难》所说："气主煦之，血主濡之"即此之谓也。皮肤性病的发生与否，与人体的气血盛衰有着密切的关系，《洞天奥旨》说："天地之六气，无岁不有，人身之五情，何时不发，乃有病，有不病者何也？盖气血旺，外邪不能感，气血衰而内正不能拒……"气血盛者，即使外感六淫邪毒、内伤七情也不一定发病，反之则易于发病；气血盛即使发病也容易康复。足以说明气血的盛衰关系到人体抗御病邪的能力，对皮肤病的发展、转归、预后都有决定的作用。人体气血相辅而行，周流不息，经络遍布人体无处不包，气血灌注人体亦无处不到，即如支络、孙络，亦有赖气血之温煦濡养。凡外因六淫、毒疠之所伤，内有营血、津液之亏损，使气血生成、运行功能失常，肌肤间气血运行受阻，阻滞于经络脉隧之中，造成经络不和，欲通而不能通，则皮肤痒如虫行，或皮肤出现斑疹等皮损，由此而引发了皮肤病。

1. 气虚 先天禀赋虚弱，后天失调，内脏功能减弱，或病久体弱所致。气虚固摄功能减弱，血不循经，溢于脉外，多以脾气虚为主，又称脾不统血，常见各种紫癜。气虚皮肤苍白、萎缩、冷感，多伴有倦怠乏力、少气懒言、四肢无力、眩晕自汗、舌淡、苔薄、脉细，可见于红蝴蝶疮、皮痹等。

2. 气滞 多由情志不舒，或感受外邪，肝胃二经的疏泄功能减弱，气滞则局部肿胀、斑块、疼痛，邪气入侵皮腠，气机不利，肌肤失荣，则可形成白斑，如白驳风；气郁而血行不畅，常可导致皮肤色素改变，如蝴蝶斑、皮肤异色病等。肝气郁滞常伴有胸胁胀痛、善太息、胸闷；胃肠气滞常出现痞满、腹胀、便秘等。

3. 血虚 多由失血过多或脾虚化源不足、生血障碍，或慢性消耗性疾病引起。可见面色不华，唇舌爪甲色淡，头晕目眩，视物昏花，神疲乏力，手足麻木，脉濡细；血不荣肤则肤色萎黄，肌肤干燥，瘙痒不止；血不养发则头发枯黄、脱落、发白，如油风等。

4. 血瘀 外伤、气滞、气虚、寒凝、血热等原因造成血液运行迟滞。瘀阻于肌肤，则面色黧黑，肌肤甲错，唇舌紫暗，皮肤色暗、青紫、紫红、瘀斑、瘀点，瘀久可出现结节、肿块，如瓜藤缠、硬红斑、蟹足肿等。瘀血阻滞，不通则痛，痛有定处。寒湿阻络、血瘀皮肤，肤失温煦，则皮肤肥厚、肿胀、僵硬，而成皮痹；血瘀于上，新血不生，血不养发，则头发脱落，日久难生，如油风；血瘀皮肤，肤失所养，风从内生，或血瘀生风，而成风团堆垒，色白、瘙痒，如瘾疹、风瘙痒；气滞血瘀，不通则痛，如蛇串疮后遗神经痛等。

5. 血热　素有血分蕴热，或外邪侵犯血分所致。血热灼伤脉络，迫血妄行，可出现紫斑、红斑、皮肤灼热，见于各类紫癜早期。肌表郁热、瘙痒，抓之色红成片，如瘾疹。热壅于经脉不散，皮肤红肿痒痛、红斑、肿块，如红斑性肢痛症、猫眼疮、瓜藤缠。血热煎熬津液，伤血伤阴，常出现皮色紫红、压之退色或不退色，可见于各种红皮病；血热生风，头皮发根失养，头发成片脱落，甚至发眉俱落，如油风、全秃、普秃等。

6. 血燥　久病脾胃虚弱，化源不足，以致血虚；外邪入侵，郁久化热，灼伤津液，或瘀血内结，新血不生，血失濡养；或失血过多，或年老气血衰弱都可形成血虚，由血虚再生风生燥。血虚肌肤失养，故皮肤干燥、粗糙、肥厚、脱屑、皲裂、瘙痒，不红不肿，指甲黄脆，毛发枯干、无光泽或脱落。伴有头晕目眩，面色苍白或萎黄，失眠，口燥咽干，大便秘结，舌光少津，脉细无力。可见于白疕静止期、白屑风、痒风、顽湿疡等。

7. 气滞血瘀　肝藏血，主疏泄，心主血脉，心肝功能失调，可由气机不畅导致血瘀。气滞血瘀，脉络不通，不通则痛，皮肤可出现瘀斑、瘀点、结节、斑块、肿块及色素沉着等。或胀痛或刺痛，固定不移，可见于瓜藤缠、股肿、血管炎、狐惑病、蛇串疮等。

8. 气血两虚　失血在先、气随血耗，或先有气虚、生血障碍，或久病气血耗伤而致气血双亏，皮肤干燥、结痂、脱屑，或肥厚、甲错，或风团色淡，或苔藓样变，伴有少气懒言、疲乏无力、形体消瘦、头晕失眠、肢体麻木，舌质淡胖，苔薄，脉濡细。可见于瘾疹、麻风、肌痹及各种慢性干燥性皮肤病如血风疮等。

（六）经络失疏

经络是气血运行的通道，具有沟通内外，联络脏腑、四肢、百骸、五官九窍、皮肉筋脉的功能。《灵枢·本脏》所说：“经脉者，所以行血气而营阴阳，濡筋骨，利关节是也。”脏腑化生的气血津液，通过经络运达体表，濡润、滋养皮肤。体表的毒邪，由外传里，影响脏腑；脏腑内在的病变，由里出表，外达肌肤，都是通过经络的传导而完成的。皮肤病的发生、传变与经络有密切的联系。十二经络在体表分布是有一定部位的，根据皮肤病的患病部位所属经络，而推测所属脏腑，如面部痤疮与胃经，酒渣鼻与肺经，耳部湿疹与肝胆经，口糜、唇炎与脾经，舌炎溃疡与心经，带状疱疹与肝胆经等有密切关系。局部经络阻塞，气血运行失疏，是皮肤病发病的重要机制。经络疏通与否，既受脏腑功能的调节，也受气血变化的影响。外感六淫毒邪，可以通过气血失和、脏腑功能失调而发生经络局部的失疏，从而引发皮肤病。经络某一局部有了弱点，常易造成局部的皮肤病，如外伤引起的头皮血肿，常可导致斑秃的发生，正是“最虚之处，便是容邪之地”。

脏腑功能失调所产生的内寒、内湿、内热等对经脉的影响尤为明显。如脏腑功能低下，内寒偏盛，卫阳不足，肤失温煦；寒性收敛凝滞，肤温降低，四肢不温，手足发凉，甚至紫绀。可见于皮痹、手足逆冷、寒冷性多形性红斑、冻疮。脾失健运或肾失气化，而生内湿可通过经脉外发肌肤，轻者发生水疱、大疱，重则湿邪郁阻经脉，湿聚为痰，而发生结节，可见于天疱疮、结节性红斑等。七情化火，内热偏盛，通过经络外发，体表络脉充盈，而出现皮肤红斑，可见于红蝴蝶疮、湿疮等多种皮肤疾病。

第二节 西医病因和组织病理

一、病因

皮肤性病的病因很繁杂，主要为体内和体外的致病因素及其相互作用，一般分为以下几类。

1. 先天性因素 指那些能够损害胎儿的有害因素。由先天性因素引起的疾病称为先天性疾病。如先天性梅毒，是患梅毒的孕妇体内的苍白螺旋体在妊娠4个月经胎盘侵入胎儿所致胎传梅毒。

2. 遗传性因素 遗传性因素直接致病主要为基因突变或染色体畸变。显性遗传性皮肤病有寻常型鱼鳞病、毛囊角化病、家族性良性天疱疮、神经纤维瘤、家族性血管性水肿；隐性遗传性皮肤病有着色性干皮病、白化病、早老症。

3. 免疫因素 在某些机体中免疫系统对一些抗原刺激发生异常强烈的反应，从而导致组织、细胞损伤和生理功能的障碍。如变态反应或超敏反应，如某些荨麻疹、血管性水肿、遗传过敏性皮炎、皮肤坏死性血管炎、变应性接触性皮炎、药物性皮炎、湿疹；又如自身免疫性疾病，如天疱疮、系统性红斑狼疮、硬皮病、皮肌炎、结节性多动脉炎等。

4. 生物性因素 包括细菌、病毒、真菌、立克次体、衣原体、支原体、寄生虫、节肢动物等，这类病因致病作用主要与病原及宿主免疫有关。

5. 理化因素 物理性因素有热损伤，如烧伤、热激红斑；冷损伤，如冻疮、冷性荨麻疹、小腿红绀症；光化性损伤，如晒斑、慢性光化性皮炎、多形性日光疹、放射性皮炎；皮肤机械损伤，如胼胝、褥疮、黑踵；异物反应，如文身、石蜡瘤、硅肉芽肿。化学性因素有药物、染料、化学原料、塑料等原料和制品引起的药物性皮炎、接触性皮炎。

6. 必需物质缺乏或代谢障碍、内分泌紊乱性因素 必需物质缺乏引起维生素A缺乏症、烟酸缺乏症；代谢障碍导致皮肤淀粉样变、黄瘤病、卟啉病；内分泌疾病包括垂体前叶分泌过多的生长激素而发生的肢端肥大症、甲亢所致的胫前黏液性水肿等。

7. 系统性疾病因素 系统性疾病可以在皮肤上表现出来，如肝病表现有蜘蛛痣、掌红斑，胰腺疾病于小腿内踝上部可见有结节性脂膜炎，糖尿病足部坏疽，恶性肿瘤的皮肤瘙痒、匐行性回状红斑，乳腺癌转移至皮肤的丹毒样癌等。

8. 精神、心理、社会因素 随着生物医学模式向生物－心理－社会医学模式的转变，精神、心理、社会因素引起的疾病越来越受到重视。如应激性疾病、变态人格、身心疾病等逐渐增多。生活中的应激反应引起或加重银屑病，神经精神因素可致性病恐惧症、多汗症、神经性皮炎、斑秃、咬甲癖、拔毛癖、寄生虫妄想等。

二、组织病理

（一）表皮的主要组织病理变化

1. 角化过度（hyperkeratosis） 人体不同解剖部位正常皮肤的角质层厚度存在着差异。角化过度是指与正常状态时相比，局部皮肤角质层厚度异常增加。角化过度可表现为绝对性角化过度或称真性角化过度，即角质层厚度较相同部位正常角质层显著增厚（图4－1），由角质产生过多或角质贮留而形成，可见于神经性皮炎、寻常型鱼鳞病、寻常疣和脂溢性角化病等。由完全角化的细胞构成的角化过度称为正角化过度（ortho-hyperkeratosis），其可分为网篮型、板层型和致密型三种形式。有时角化过度可合并角化不全。角化过度也可为相对性角化过度，即表皮萎缩而显得角质层厚度相对增加，如红斑狼疮皮损。

2. 毛囊角栓（follicular plug） 毛囊角栓表现为扩大的毛囊开口处角质显著增多呈栓塞状（图4－2），系毛囊漏斗部角化过度所致，可见于盘状红斑狼疮、痤疮、毛囊角化病、硬化性苔藓及毛发红糠疹等。

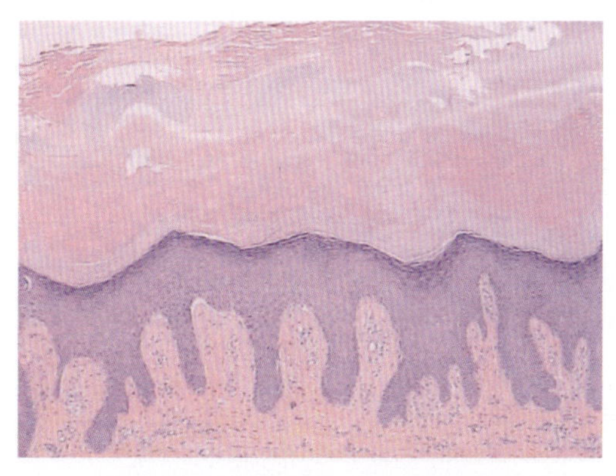

图4－1 角化过度（神经性皮炎）

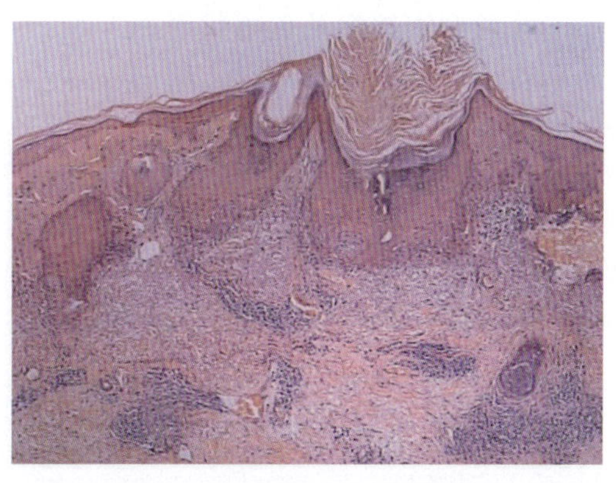

图4－2 毛囊角栓（红斑狼疮）

3. 角化不全（parakeratosis） 因角化过程不完全导致表皮角质层内残留着与皮肤表面平行的扁平、核固缩的细胞称为角化不全（图4－3）。其下方颗粒层常变薄或消失。角化不全可呈局灶性、连续性或融合性，也可在角质层的水平和（或）垂直方向上出现。角化不全多见于银屑病、脂溢性皮炎、玫瑰糠疹及毛发红糠疹等。

4. 角化不良（dyskeratosis） 表皮、毛囊上皮或末端汗管的个别或小群角质形成细胞在未达到角质层即出现过早角化，称为角化不良（图4－4）。角化不良本质上为细胞凋亡现象，通常表现为表皮内个别细胞的核固缩深染、胞浆红染、细胞棘突消失。角化不良可呈圆体、谷粒、胶样小体等结构。角化不良既可见于毛囊角化病、家族性良性慢性天疱疮等良性皮肤病，也可见于日光性角化病、鲍温病、鳞状细胞癌及角化棘皮瘤等恶性表皮肿瘤。

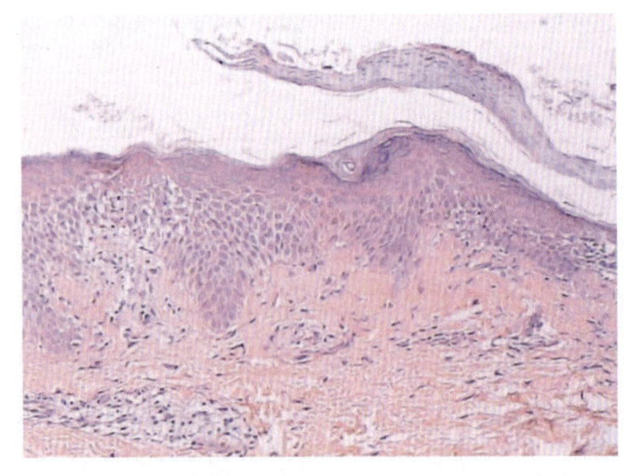

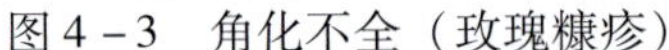

图4－3 角化不全（玫瑰糠疹）

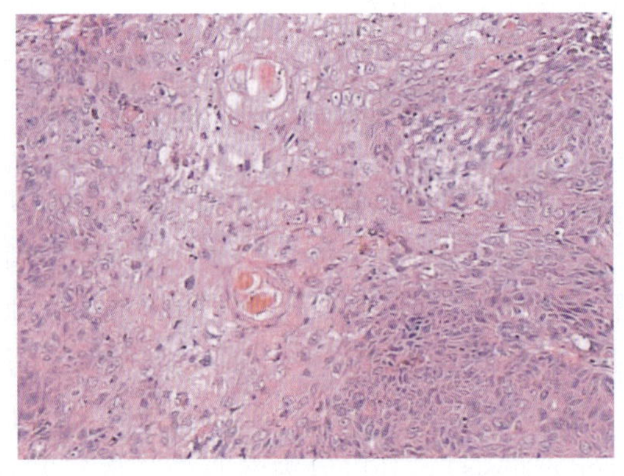

图4－4 角化不良（鲍温病）

5. 颗粒层增厚（hypergranulosis） 表皮颗粒层的厚度增加称为颗粒层增厚（图4－5），可表现为颗粒层细胞增生或肥大，多见于扁平苔藓、寻常疣及神经性皮炎等。颗粒层增厚常伴有正性角化过度。

6. 颗粒层减少（hypogranulosis） 指表皮颗粒层细胞减少甚至消失（图4－6），可见于寻常型银屑病及鱼鳞病等。

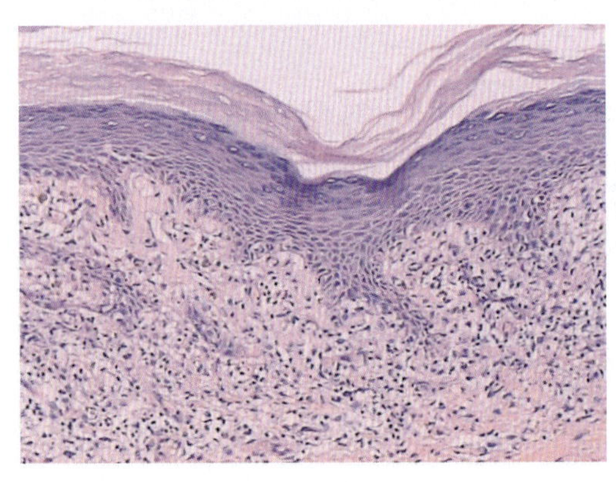

图4－5 颗粒层增厚（扁平苔藓）

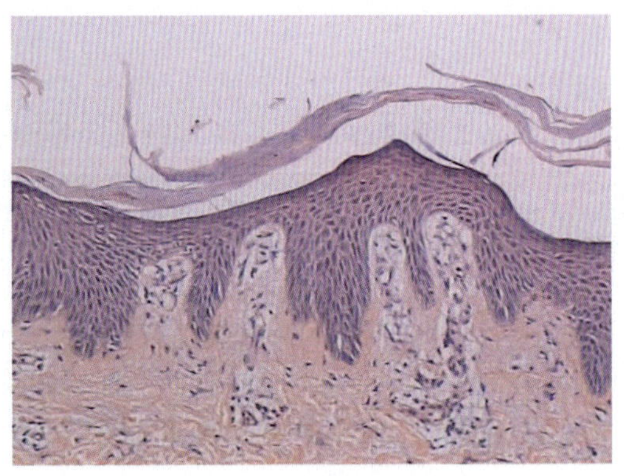

图4－6 颗粒层减少

7. 棘层肥厚（acanthosis） 指表皮棘细胞层厚度增加，常伴有表皮突增宽或向下延长（图4－7），由棘层细胞数目增多或棘层细胞体积增大所致，可见于慢性斑块型银屑病、慢性湿疹及神经性皮炎等。

8. 棘层松解（acantholysis） 指表皮棘层细胞因桥粒及张力丝变性或破坏，致棘层细胞间的黏合状态丧失，使得表皮棘层内出现裂隙、水疱甚至大疱（图4－8）。脱落在裂隙或疱腔内的角质形成细胞棘突消失、胞体增大、胞核肿胀、胞核周围胞浆淡染，此种变性的细胞被称为棘层松解细胞。棘层松解可见于各型天疱疮、家族性良性慢性类天疱疮、毛囊角化病、暂时性或复发性棘层松解性皮病等。

9. 乳头瘤样增生（papillomatous hyperplasia） 真皮乳头不规则向上延伸，使表皮的表面呈不规则波浪状起伏，称为乳头瘤样增生（图4－9），可伴有轻度角化过度、棘层肥厚和表皮突向下延伸。乳头瘤样增生常见于脂溢性角化病、尖锐湿疣、疣状痣、皮脂腺痣和黑棘皮病等。

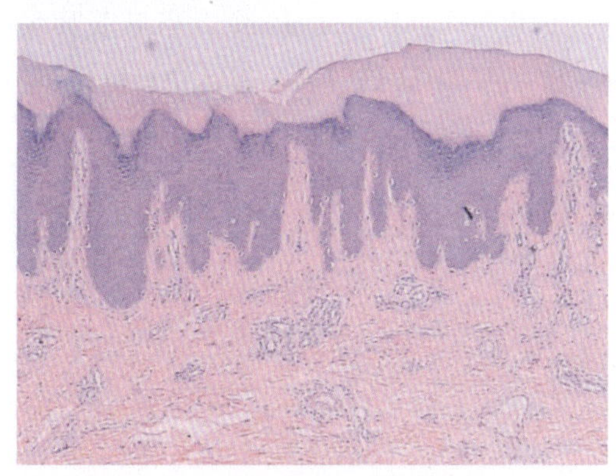

图 4-7 棘层肥厚（神经性皮炎）

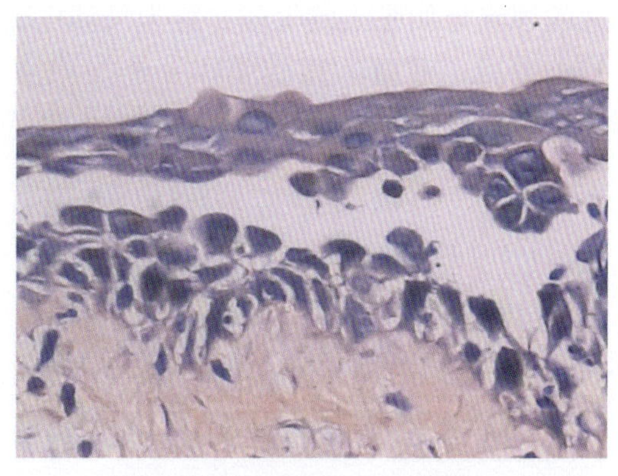

图 4-8 棘层松解（天疱疮）

10. 疣状增生（verrucous hyperplasia） 表皮角化过度、颗粒层增厚、棘层肥厚以及乳头瘤样增生等 4 种病变同时存在，使得表皮表面宛如山峰起伏，称为疣状增生（图 4-10），常见于疣状痣及寻常疣等。

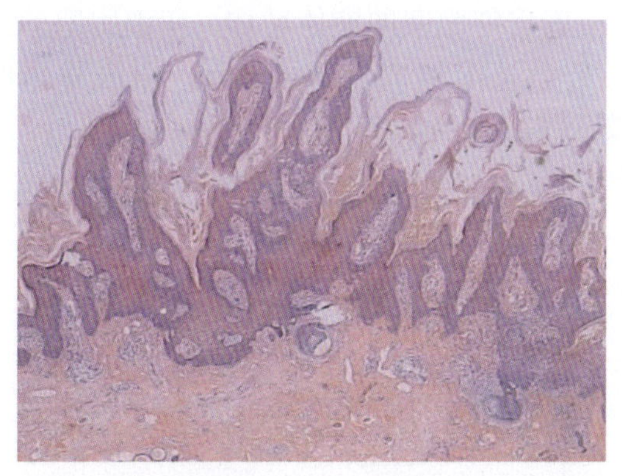

图 4-9 乳头瘤样增生

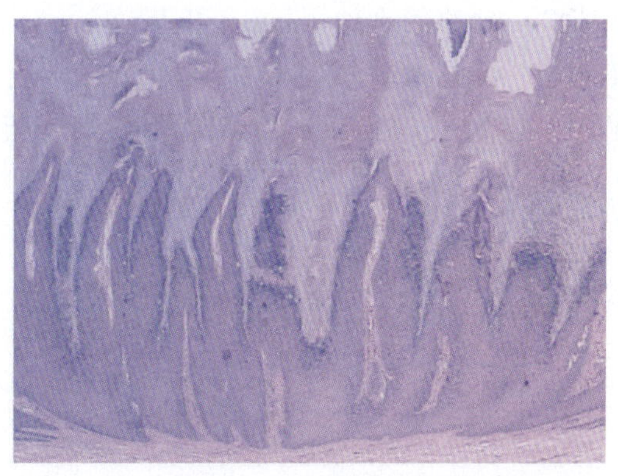

图 4-10 疣状增生

11. 假上皮瘤样增生（pseudoepitheliomatous hyperplasia） 指表皮显著棘层肥厚，表皮突向下显著延伸，甚至可深达汗腺水平。增生的鳞状细胞团块类似于鳞状细胞癌增生模式，但细胞分化良好，极少或无异形性（图 4-11）。因此，也称为假癌性增生（pseudocarcinomatous hyperplasia）。假上皮瘤样增生多见于慢性溃疡的边缘、慢性化脓性肉芽肿性病变，如着色真菌病或皮肤结核等。

12. 表皮萎缩（epidermal atrophy） 指表皮的厚度变薄（图 4-12），表皮突常不明显，甚至消失，以致表皮呈带状，主要由棘层细胞大小及层数减少所致。表皮变薄常见于红斑狼疮、硬皮病后期、老年皮肤、各种皮肤异色病、硬化性萎缩性苔藓及局部长期外用糖皮质激素。

13. 表皮水肿（edema of epidermis） 根据累及部位，表皮水肿分为以下两种形式，但二者有时可合并存在。

（1）细胞内水肿（intracellular edema）：指表皮的棘层细胞内发生水肿（图 4-

13），使得细胞体积变大、胞浆淡染，细胞核可固缩且偏于一侧。细胞内水肿严重时，肿大的细胞宛如胀大的气球，称为气球样变性（ballooning degeneration）。当显著肿胀的细胞破裂后，残留的细胞膜相互连接成网隔，称为网状变性（reticular degeneration）。多见于单纯或带状疱疹、水痘、多形红斑等。

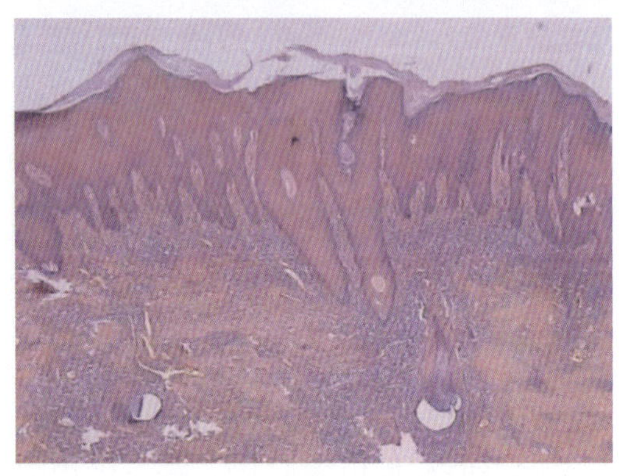

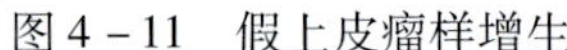
图4-11 假上皮瘤样增生

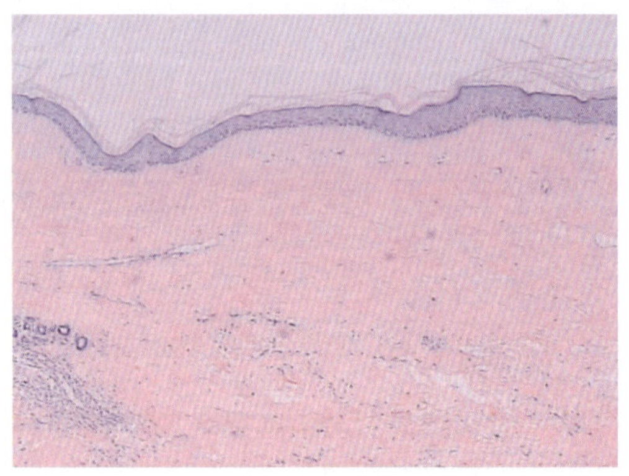

图4-12 表皮萎缩

（2）细胞间水肿（intercellular edema）：指表皮细胞间的液体增加，使细胞间的间隙变宽，细胞间桥被拉长，宛如海绵，故又称为海绵形成（spongiosis）或海绵水肿（图4-14），多见于湿疹、接触性皮炎、药疹等炎症性皮肤病。

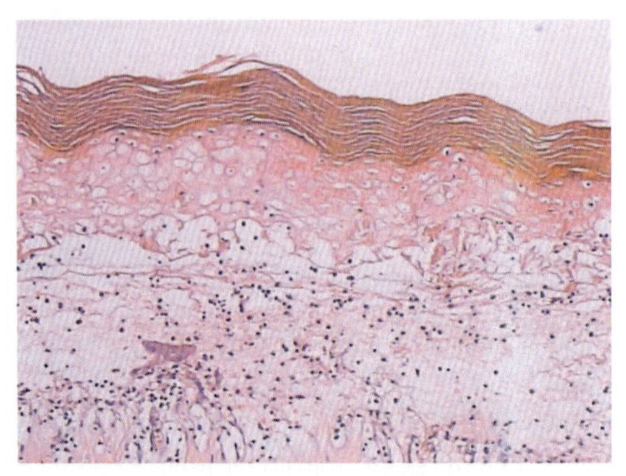

图4-13 表皮水肿（细胞内水肿）

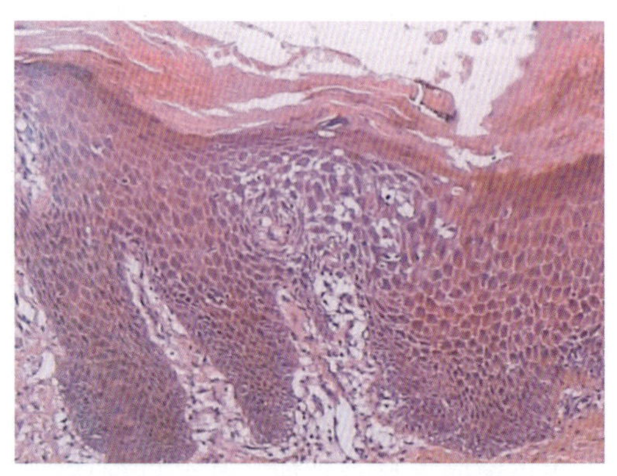

图4-14 表皮水肿（细胞间水肿）

14. 水疱（blister） 表皮内或表皮下形成含有液体的较大腔隙称为水疱（图4-15），可有单房性或多房性水疱之分。根据水疱在皮肤中的位置，可分为角层下水疱、表皮内水疱和表皮下水疱。角层下水疱可见于落叶型天疱疮，表皮内水疱可见于寻常型天疱疮，表皮下水疱可见于类天疱疮和多形红斑等。水疱可表现为海绵水肿型水疱，如湿疹，也可表现为棘层松解性水疱，见于寻常型天疱疮和家族性良性慢性类天疱疮。

15. 脓疱（pustule） 表皮内或表皮下形成含有中性粒细胞积聚的较大腔隙称为脓疱（图4-16）。与水疱类似，脓疱也可发生于角层下、表皮内和表皮下。脓疱常见于脓疱疮、脓疱型银屑病等。

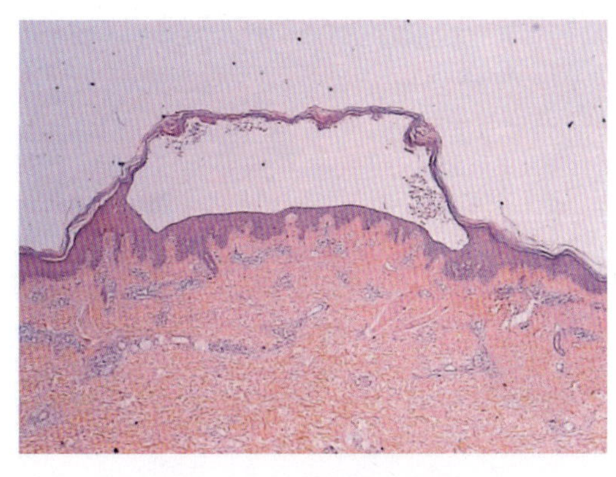

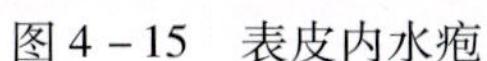

图4-15 表皮内水疱

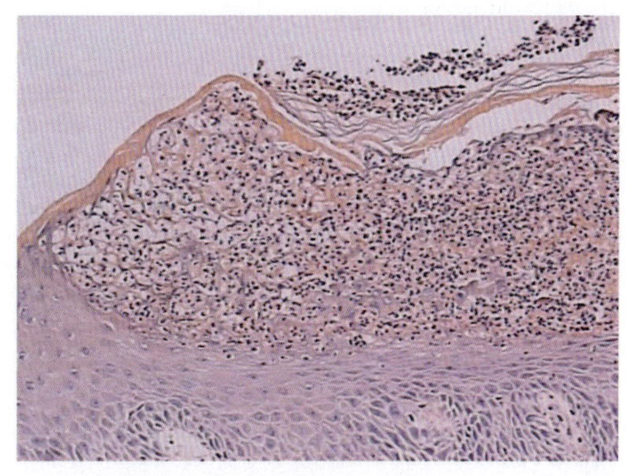

图4-16 脓疱

16. 微脓疡（microabscess） 表皮内、毛囊上皮内或真皮乳头内出现少量炎细胞的聚集称为微脓疡，可有以下类型：

（1）Munro微脓疡（Munro′s microabscesses）：指角质层的角化不全区或角层下中性粒细胞的少量聚集（图4-17），多见于寻常型银屑病。

（2）Pautrier微脓疡（Pautrier′s microabscesses）：棘细胞层下部出现3个或3个以上淋巴细胞或组织细胞的聚集，其周围可有透亮晕，而其外围表皮无明显海绵水肿（图4-18），主要见于蕈样肉芽肿和Sezary综合征。

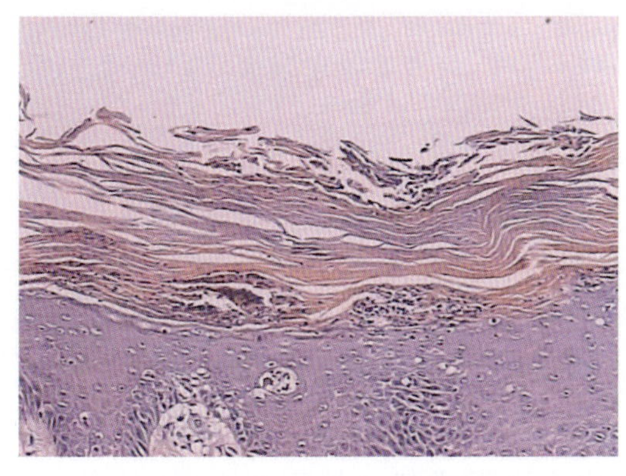

图4-17 Munro微脓疡

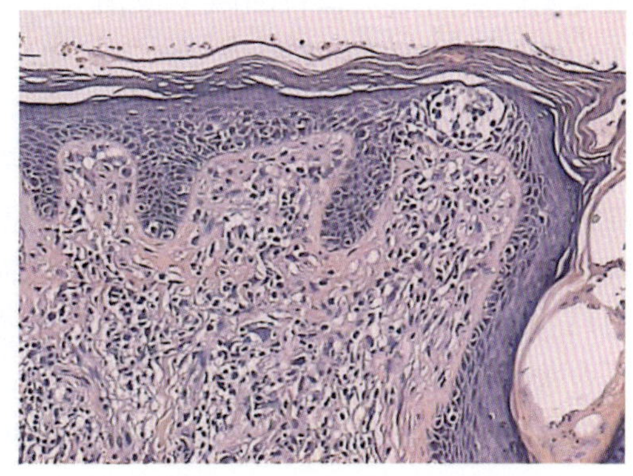

图4-18 Pautrier微脓疡

（3）Kogoj微脓疡（Kogoj′s microabscesses）：又称Kogoj海绵状脓疱（Kogoj′s spongiform pustule），指在颗粒层和棘细胞层上部的海绵水肿形成区的细胞间隙内存在着多数中性粒细胞（图4-19），多见于脓疱型银屑病、连续性肢端皮炎及疱疹样脓疱病等。

（4）乳头顶部微脓疡（microabscesses in papilla tips）：指在真皮乳头顶端及相邻的表皮内有灶性的密集的中性粒细胞和少量嗜酸性粒细胞聚集。

（5）嗜酸性微脓疡（eosinophilic microabscesses）：指在表皮内或毛囊上皮内出现嗜酸性粒细胞的聚集，常混杂有一定量的中性粒细胞，可见于嗜酸性脓疱性毛囊炎、增殖型天疱疮。

17. 细胞外渗（exocytosis） 指真皮内的炎症细胞外移入表皮或毛囊上皮，可见于皮炎、湿疹等炎症性皮肤病。

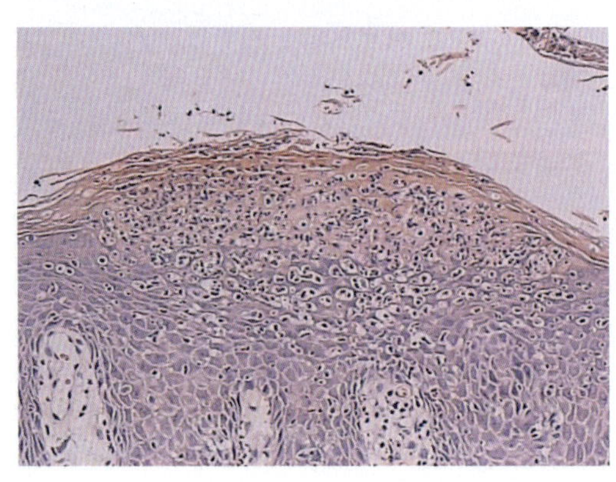

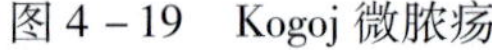

图4－19 Kogoj 微脓疡

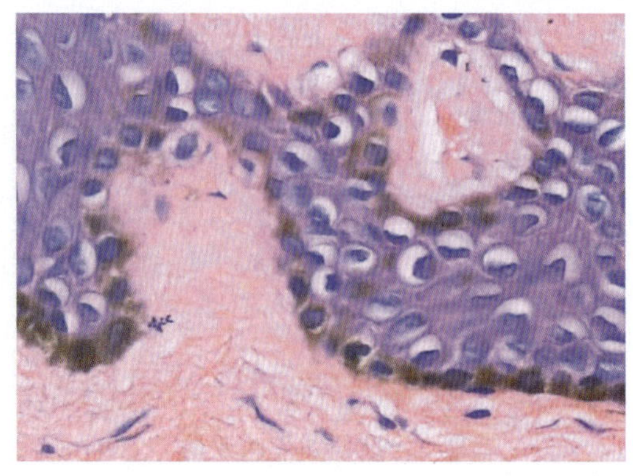

图4－20 色素增多

18. 亲表皮性（epidermotropism） 指在无或仅有轻微海绵水肿的表皮内有单个的单一核细胞存在，或有 Pautrier 微脓疡形成，或单一核细胞在表皮真皮交界处排列或呈列队样移入表皮，见于蕈样肉芽肿等皮肤 T 细胞淋巴瘤。

19. 色素增多（hyperpigmentation） 指表皮基底层及棘细胞层下部黑素颗粒增多，可见于雀斑、黄褐斑、黑变病、炎症后色素沉着及脂溢性角化病等（图4－20）。

20. 色素减少（hypopigmentation） 指表皮基底层内黑素颗粒的减少或消失，多见于白癜风、炎症后色素减退等。

21. 色素失禁（incontinence pigment） 表皮基底层细胞及黑素细胞受损后，黑素颗粒脱落入真皮浅层，或游离于组织间隙，或被组织细胞吞噬的现象称为色素失禁（图4－21），多见于扁平苔藓、红斑狼疮、黑变病、色素失禁症等。

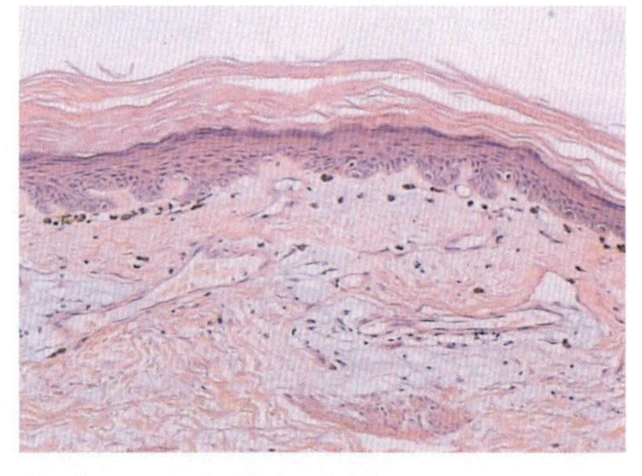

图4－21 色素失禁

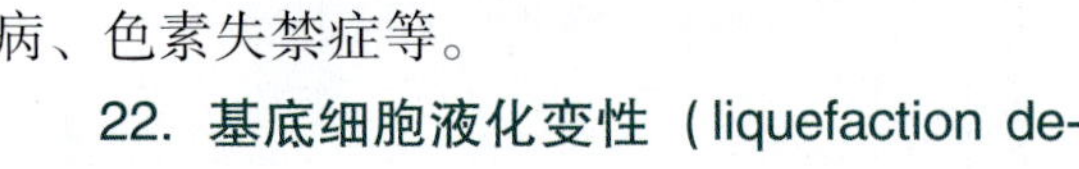

22. 基底细胞液化变性（liquefaction degeneration of basal cells） 指表皮基底细胞内空泡形成甚至基底细胞崩解消失（图4－22），表皮与真皮界限模糊，棘层细胞直接与真皮接触，严重时可导致表皮下裂隙或水疱形成。多见于扁平苔藓、红斑狼疮、苔藓样药疹、黑变病、色素失禁症、硬化性萎缩性苔藓等。

23. 鳞状涡（squamous addy） 指角质形成细胞排列成漩涡状（图4－23），无角化不良或不典型性，多见于刺激性脂溢性角化病。

24. 角囊肿（horn cyst） 指表皮细胞包绕大量角质而形成的囊性结构（图4－24），可见于毛发上皮瘤等。当明显增厚的角质堆积并沉陷于表皮内时，所表现的含有角质的囊腔，称为假性角囊肿（pseudohorn cyst），可见于脂溢性角化病（图4－25）。

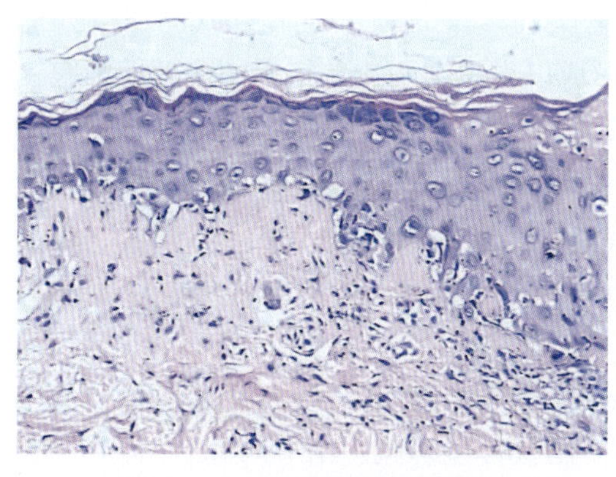

图 4－22　基底细胞液化变性

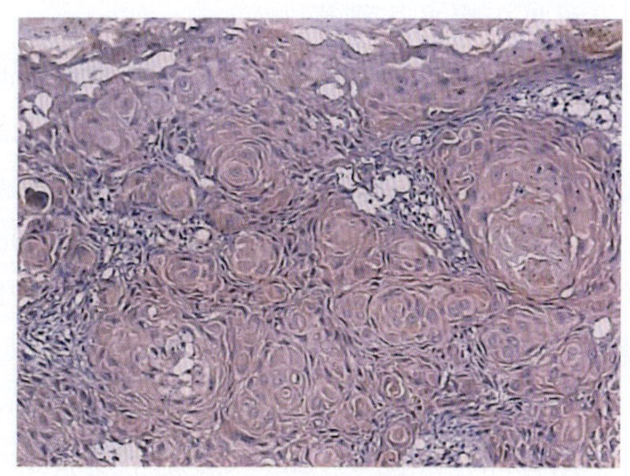

图 4－23　鳞状涡

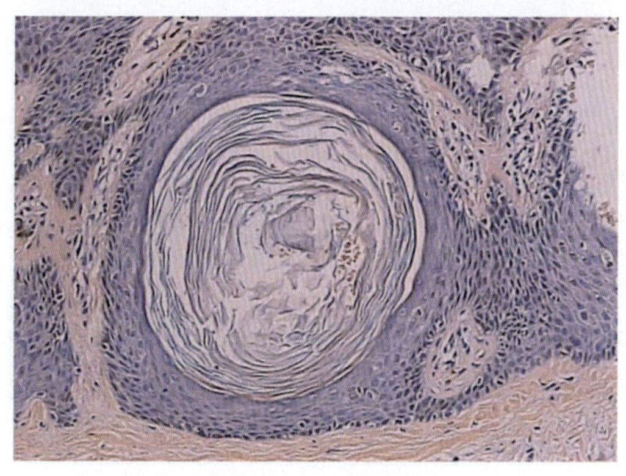

图 4－24　角囊肿

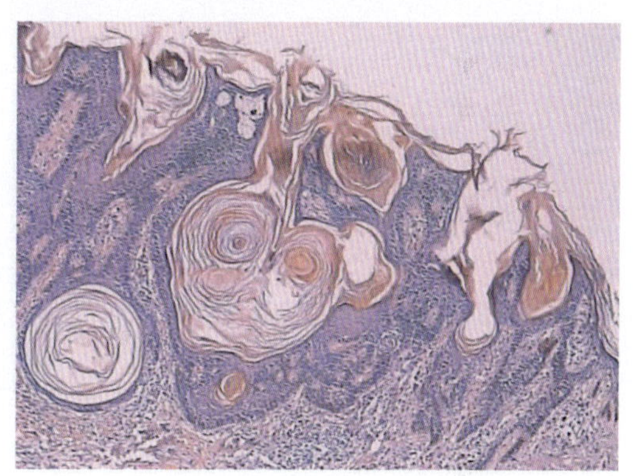

图 4－25　假性角囊肿

（二）真皮的主要组织病理变化

1. 炎症（inflammation）　急性炎症主要以中性粒细胞浸润为主，慢性炎症多以淋巴细胞和（或）组织细胞浸润为主，也可见有浆细胞。有时炎性浸润细胞中有较多或大量嗜酸性粒细胞，可见于过敏性皮肤病如虫咬皮炎，另可见于嗜酸性粒细胞增多性皮肤病。炎症细胞的浸润方式可表现为以下几种形式：

（1）血管周围浸润：炎症细胞集中在血管周围，且浸润细胞愈近血管愈密。

（2）灶状浸润：炎症细胞呈小团块状聚焦，境界清楚。

（3）弥漫性浸润：炎症细胞呈弥漫性分布，边界不清。

（4）袖套状浸润：在梅毒血管周围及麻风神经周围浸润，分布似袖套状。

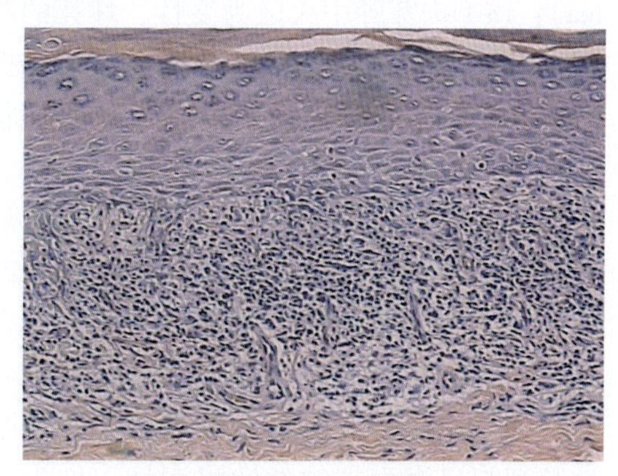

图 4－26　炎症带状浸润

（5）带状浸润：炎症细胞在表皮下呈带状密集浸润（图 4－26），上界模糊，下界清楚，可见于扁平苔藓等。

2. 肉芽肿（granuloma） 指炎症局部形成以组织细胞或其衍生的病理性细胞（如上皮样细胞、巨细胞）为主的结节样病灶。除组织细胞外，尚可见淋巴细胞、成纤维细胞及新生胶原纤维存在，属于慢性增殖性炎症。特异性肉芽肿主要分为以下几种形式：

（1）结核性肉芽肿（tuberculous granuloma）：表现为中央有干酪样坏死区、以上皮样细胞浸润为主的结节状病灶，可间杂有 Langhans 巨细胞，其外围为淋巴细胞浸润区（图 4－27）。多见于皮肤结核。

（2）结核样肉芽肿（tuberculoid granuloma）：其结构与结核性肉芽肿类似，但中央无干酪样坏死（图 4－28）。多见于皮肤结核、结核样型麻风、结节病等。

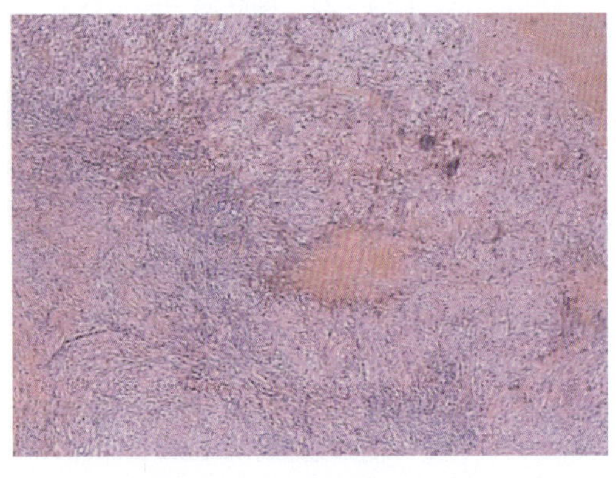

图 4－27 结核性肉芽肿

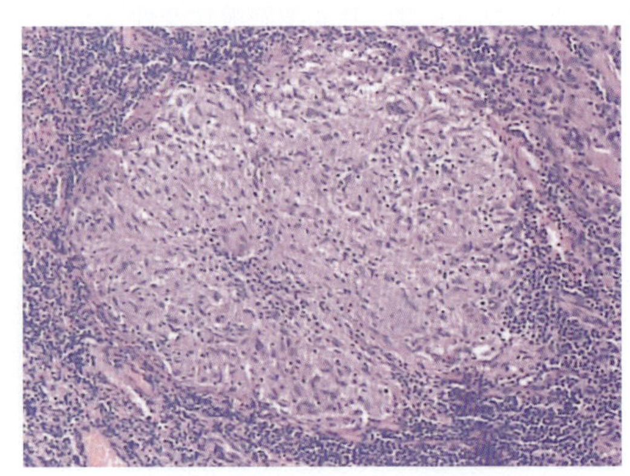

图 4－28 结核样肉芽肿

（3）异物性肉芽肿（foreign body granuloma）：因异物引起，主要由浸润的大量组织细胞和较多的异物巨细胞构成的结节状病灶。在异物巨细胞内常可见到吞噬的异物。多见于铍肉芽肿、油性肉芽肿等。

（4）上皮样细胞肉芽肿（epithelioid cell granuloma）：指仅由浸润的大量上皮样细胞形成的境界清楚的结节状病灶，周围少有或无淋巴细胞浸润，也称为裸结节（naked tubercle），见于结节病。

（5）栅栏状肉芽肿（palisaded granuloma）：该型肉芽肿中央区为变性、坏死的胶原区，周围浸润的组织细胞和多核巨细胞呈栅栏状或放射状排列（图 4－29）。常见于环状肉芽肿、类风湿结节和类脂质渐进性坏死等。

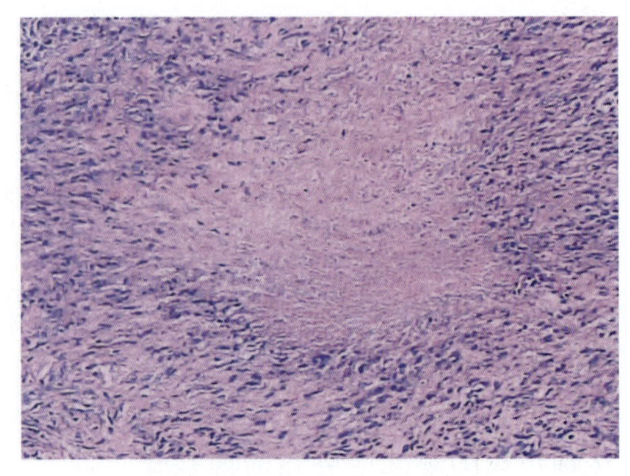

图 4－29 栅栏状肉芽肿

（6）化脓性肉芽肿：在肉芽肿性病灶内有大量中性粒细胞浸润时，称为化脓性肉芽肿，多见于深部真菌病，病灶内有时可查见真菌菌丝或孢子，如孢子丝菌病、毛霉病等。

（7）其他：有时将分别以浆细胞或嗜酸性粒细胞浸润为主的炎性浸润灶，称为浆细胞肉芽肿或嗜酸性粒细胞肉芽肿。

3. 血管炎（vasculitis）　血管炎常表现为血管损伤，伴有血管壁及血管周围的炎症细胞浸润（图4－30），可表现为内皮细胞肿胀、血管壁纤维素沉积、血管壁及周围炎症细胞浸润，通常可见到红细胞外溢、嗜酸性及中性粒细胞渗出，严重者可见核碎裂现象，即所谓“核尘”。常见于持久性隆起红斑、急性痘疮样苔藓糠疹、过敏性紫癜及变应性血管炎。

4. 变性（degeneration）　细胞或间质内出现正常物质含量增加或出现异常物质的积聚，称为变性。

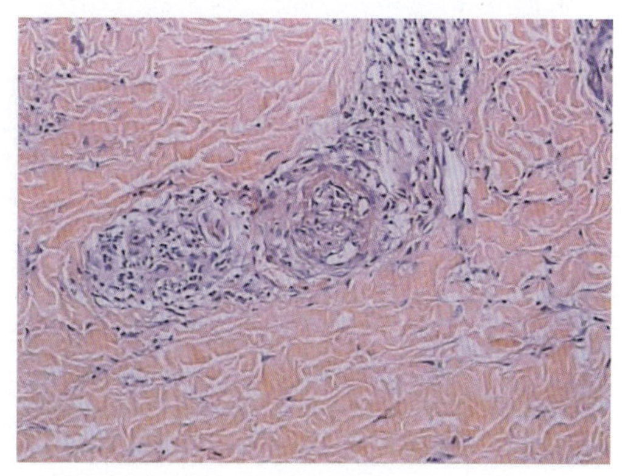
图4－30　血管炎

（1）透明变性（hyaline degeneration）：指在细胞内或间质中出现半透明、均质、无结构的物质，又称为玻璃样变性（glassy degeneration）。HE染色时呈淡红色，PAS染色阳性且耐淀粉酶，主要成分为糖蛋白。可见于类脂质蛋白沉积症、圆柱瘤、节段透明性血管炎等。

（2）纤维蛋白样变性（fibrinoid degeneration）：也称为纤维素沉积，表现为边界不清的颗粒状或小块状的无结构物质，HE染色时呈强嗜酸性着色，折光性强，颇像纤维素。多发生于胶原纤维及小血管壁，可见于变应性血管炎等。

（3）黏液变性（mucinous degeneration）：指胶原纤维基质内出现黏液样物质沉积，表现为胶原纤维束间隙增宽，在HE染色时不易辨认，但在阿新蓝或甲苯胺蓝染色时呈浅蓝色、无结构性物质的沉积。可见于各种皮肤黏蛋白沉积症。

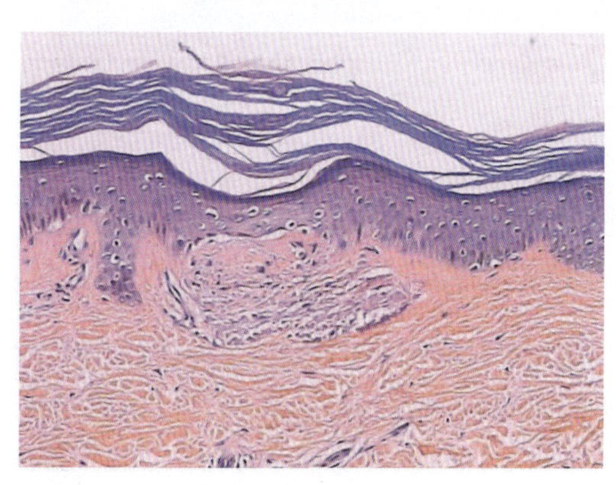
图4－31　淀粉样变性

（4）淀粉样变性（amyloidosis）：指在组织内或血管壁出现一种呈淀粉样化学反应的无结构、半透明的物质沉积（图4－31）。HE染色时呈均匀一致的淡红色团块，刚果红染色呈棕红色，结晶紫染色呈紫红色异染性。常见于皮肤淀粉样变。

（5）弹力纤维变性（degeneration of elastic fibers）：指弹力纤维断裂、破碎，聚集成团或卷曲，或呈无定形、颗粒状、粗细不均，或呈嗜碱性变，需弹力纤维染色方能证实。多见于弹力纤维假黄瘤、皮肤松弛症等。

（6）嗜碱性变性（basophilic degeneration）：指HE染色时真皮上部结缔组织失去正常状态时的嗜酸性外观，而呈嗜碱性着色（图4－32），常表现为不规则排列的嗜碱性纤维。多见于光化性肉芽肿、日光性弹力纤维病等。

（7）均质化（homogenization）：指HE染色时真皮结缔组织呈淡染、无定形、均匀一致的变化（图 4－33），可见于硬化性萎缩性苔藓、慢性放射性皮炎等。

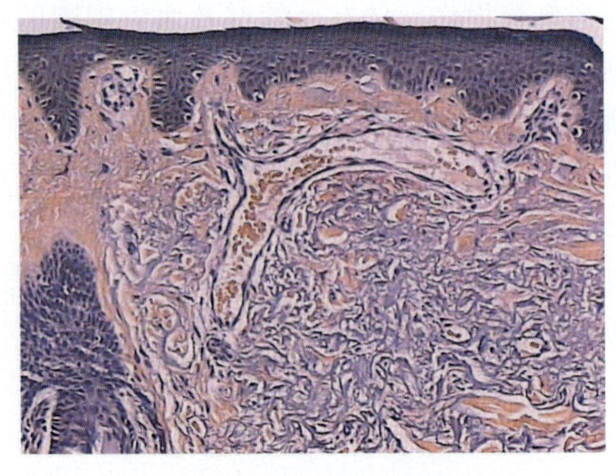

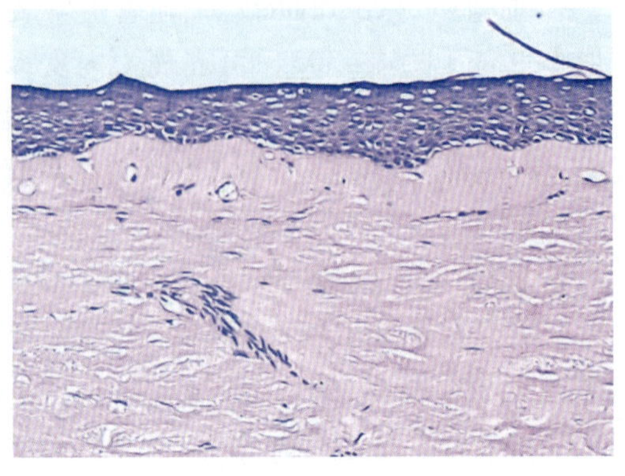

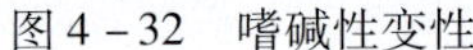

图 4－32　嗜碱性变性　　　　图 4－33　均质化

（8）色素沉着（pigment deposition）：指真皮内出现黑色素以外的其他色素（含铁血黄素、外源性染料等）的沉积，可见于色素性紫癜性皮病、文身、银沉积症等。

（9）脂质沉积（fatty deposition）：指细胞内或细胞间质中有脂质成分沉积。当细胞内出现脂质沉积时，细胞可呈泡沫状外观（图 4－34），如黄瘤。

（10）钙沉积（calcinosis）：指真皮内有无定形、强嗜碱性、致密的颗粒状或大块状物质沉积（图 4－35），主要见于各类钙质沉着症。

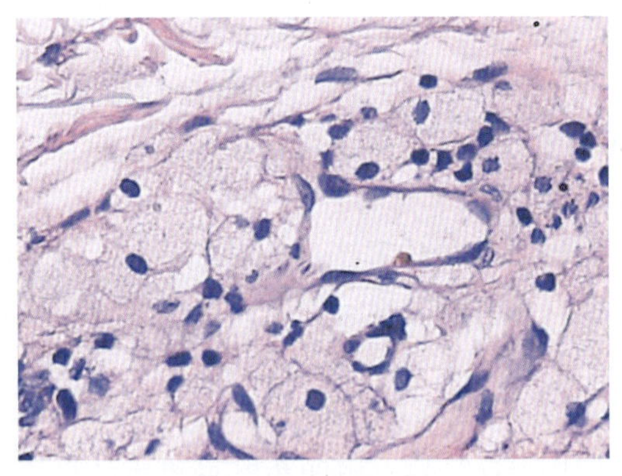

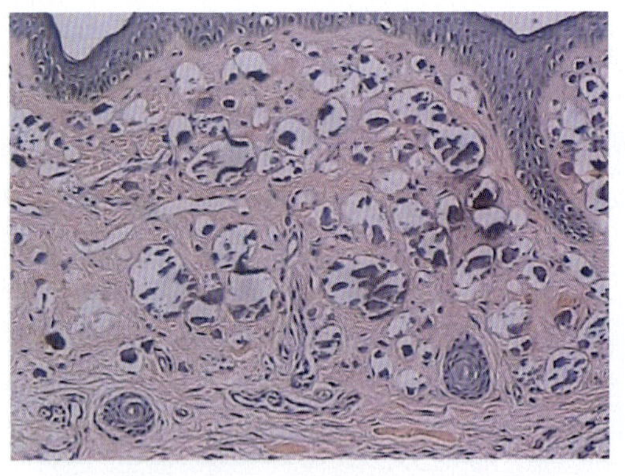

图 4－34　脂质沉积　　　　图 4－35　钙沉积

5. 坏死（necrosis）　坏死指机体的某一部分组织或细胞的死亡，其特征为细胞核和细胞浆的溶解。因此，在 HE 染色时，坏死部位呈现一片均质、无结构的淡红色区域。在皮肤病理中还可见到另外两种特殊类型的坏死：

（1）干酪样坏死（caseation）：指组织坏死后，局部结构完全破坏，HE 染色时呈无定形、颗粒状、嗜伊红染色（图 4－36）；因其中含有大量类脂质，临床上外观呈乳酪样。多见于结核和晚期梅毒，也可见于结核样型麻风的神经损害。

（2）渐进性坏死（necrobiosis）：表现为一种不完全的坏死。坏死区正常结构轮廓尚存，但丧失了正常着色能力，呈淡嗜伊红染色，炎症反应不明显，在其边缘可见呈栅栏状排列的组织细胞、上皮样细胞及成纤维细胞（图 4－37）。多见于环状肉芽肿、类脂质渐进性坏死等。

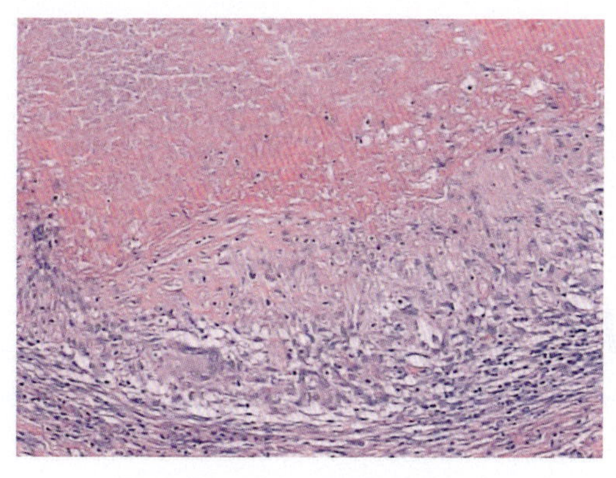

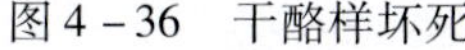

图 4－36　干酪样坏死

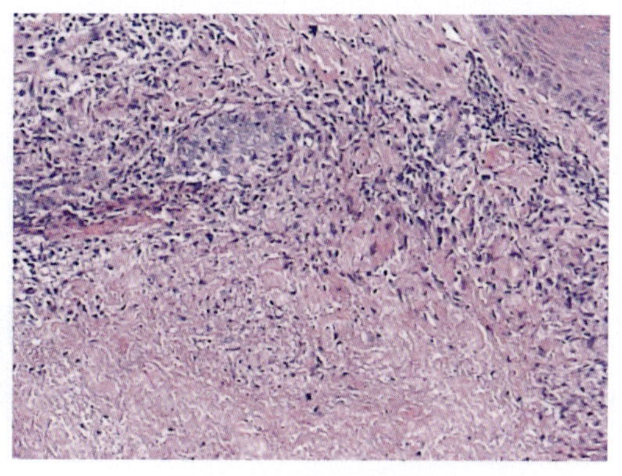

图 4－37　渐进性坏死

6. 真皮萎缩（dermal atrophy）　指真皮厚度的变薄，常表现为纤维成分减少，皮肤附属器萎缩或消失。多见于萎缩性慢性肢端皮炎、斑状萎缩等。

7. 血管变化（vascular change）　包括血管扩张、充血、闭塞、血栓形成、出血、血管密度增加、内皮细胞增生等。

8. 肉芽组织（granulation tissue）　肉芽组织由丰富的增生的成纤维细胞、与皮面垂直走向的新生毛细血管、疏松且水肿的间质所构成，并可含有一定程度炎症细胞浸润，可见于皮肤溃疡中。

（三）皮下组织的主要组织病理变化

1. 脂膜炎（panniculitis）　脂膜炎是指皮下脂肪组织出现不同程度的炎症、变性及坏死，可分为间隔性与小叶性两种类型，前者指炎症反应主要发生于脂肪小叶间隔区（图 4－38），如结节性红斑；后者指炎症反应主要累及脂肪小叶本身（图 4－39），可见于狼疮性脂膜炎。

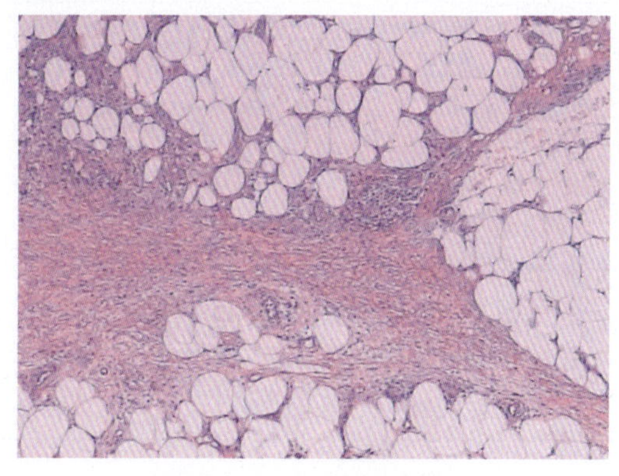

图 4－38　间隔性脂膜炎

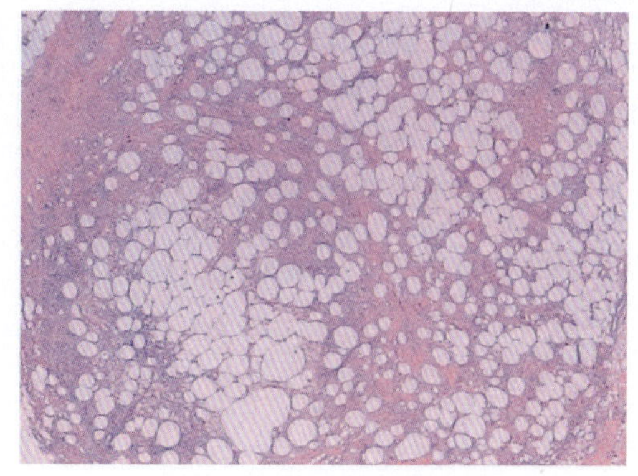

图 4－39　小叶性脂膜炎

2. 脂肪坏死（fat necrosis）　指脂肪细胞出现坏死，可呈无核细胞，或细胞结构完全溶解。脂肪坏死后释出的脂质被组织细胞所吞噬，可形成泡沫细胞。

第五章　皮肤性病与免疫

第一节　皮肤免疫系统及功能

皮肤不仅是抵御外来物质的天然屏障，也是一个主要的免疫器官，它在机体固有及获得性免疫反应中起重要作用。皮肤的表皮细胞和免疫细胞良好协调完成免疫监控功能，对外伤、毒素、感染等应激时产生免疫应答，维持自身免疫耐受，防止和抑制超敏反应与自身免疫反应。

一、皮肤免疫系统及其功能

皮肤免疫系统（skin immune system，SIS）包括角质形成细胞、朗格汉斯细胞、T细胞和B细胞、肥大细胞、内皮细胞和成纤维细胞等细胞成分。体液成分主要有抗微生物肽、纤维蛋白溶酶、花生四烯酸、神经肽、补体、免疫球蛋白和细胞因子等（表5－1）。皮肤免疫系统的三大功能，即防御功能、自稳功能和免疫监视功能（图5－1，图5－2）。

表5－1　皮肤免疫系统的组成

细胞成分	分子成分
角质形成细胞	抗微生物肽
树突状细胞	补体成分
朗格汉斯细胞	免疫球蛋白
巨噬细胞	细胞因子
粒细胞	纤维蛋白溶酶
肥大细胞	花生四烯酸
内皮细胞	神经肽
T淋巴细胞	—

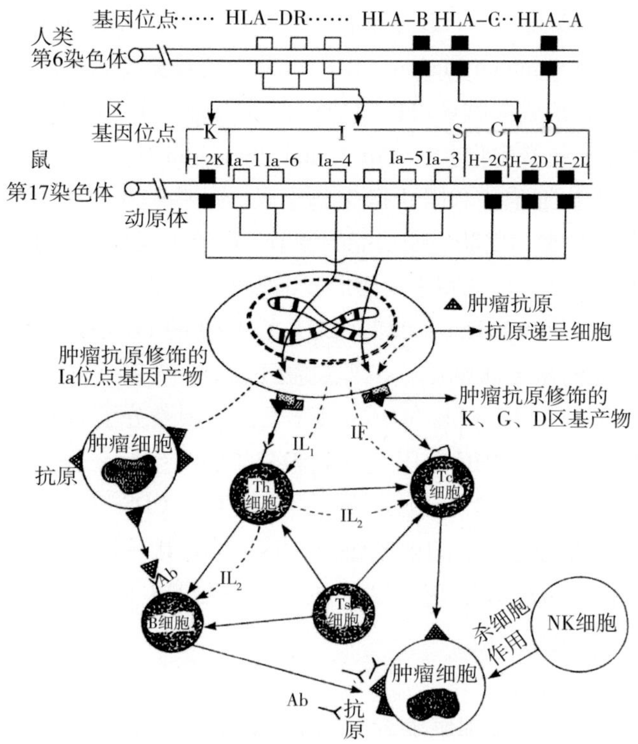

图 5－1　皮肤免疫监视功能图解

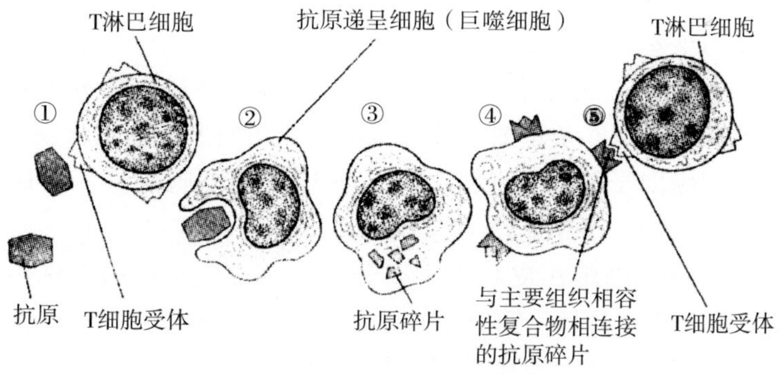

图 5－2　T 淋巴细胞识别抗原

二、皮肤免疫作用的主要成分及其功能

1. 角质形成细胞（keratinocyte，KC）　角质形成细胞被认为是第一线免疫前哨细胞，能够快速有效地感受应激并产生相应应答。

角质形成细胞参与免疫应答的主要机制是通过产生细胞因子和对细胞因子产生应答来实现的。微生物初次侵袭，角质形成细胞通过模式识别受体（pattern recognition receptors，PRRs）识别保守的微生物分子结构、病原相关分子模式（pathogen－associated molecular patterns，PAMPs），主要的模式识别受体是 Toll 样受体（Toll－like receptors，TLRs），TLR－1、TLR－2、TLR－4、TLR－5、TLR－6 表达于角质形成细胞表面，TLR－3 和 TLR－9 表达于角质形成细胞核内体（endosomes），TLR 激活核因子 kB（uclear factor kappa B，NF－kB）和干扰素调节因子（interferon regulatory factor，IRF），从而诱导免疫和炎症基因 TNF、IFN－1 的表达，消灭微生物。角质形成细胞还可以生成促炎症细胞因子 IL－1、IL－18、IL－6、IL－17、IL－22 等细胞因子，抗微生物肽（AMP）如 cathelicidin IL－37、防御素（defensins）和 S100 家族蛋白破坏微生物细胞壁和阻止微生物生长。一些趋化因子 CXCL9、CXCL10、CXCL11、CCL27 和 CCL20 也参与皮肤免疫功能的调节。已有人发现，即使是一种相对轻微的刺激，如脂质渗透屏障的破坏，也能刺激角质形成细胞生成细胞因子。

2. 朗格汉斯细胞（Langerhans cell，LC） 皮肤的 LC 是骨髓祖细胞经血流迁移到表皮的具有抗原递呈的的树突状细胞。抗原刺激下，LC 被激活由皮肤迁移到局部淋巴结分化成熟，表达高水平的 MHC－Ⅰ与 MHC－Ⅱ分子，共刺激分子 CD40、CD80、CD86 及一些细胞因子受体。LC 表达的 MHC 分子与共刺激分子和 T 细胞，表面相应受体结合，将抗原递呈给 T 细胞包括天然 T 细胞、抗原特异的 $CD4^+$T 及 $CD8^+$T 细胞，诱导 T 细胞增生，因此可以将 LC 看为皮肤免疫系统的前哨细胞。LC 分泌 IL－1、IL－6、IL－12、IL－15、IL－18 调节免疫活动。当 LC 分泌 IL－12 为主时，激发 Th1 型免疫反应；当 LC 分泌 IL－10 为主时，激发 Th2 型免疫反应。

3. 真皮的免疫活性细胞

（1）*血管内皮细胞*：内皮细胞能介导和控制血浆与间质间的跨内皮细胞的物质交换，维持内稳态，参与防御反应和抗原提呈。正常真皮中血管内皮细胞仅低水平表达 ICAM－1、VCAM－1 和 E－selectin，炎症时表达升高，趋化淋巴细胞归巢到炎症部分，是白细胞渗出活动的重要标志。

（2）*真皮成纤维细胞*：成纤维细胞与角质形成细胞通过生物分子互相作用，对维持皮肤免疫系统的自稳状态非常重要。成纤维细胞在角质形成细胞分泌的细胞因子作用下可产生大量次级细胞因子，放大免疫效应，而成纤维细胞能分泌角质形成细胞生长因子。

（3）*淋巴细胞*：淋巴细胞在皮肤中主要分布在真皮乳头内的毛细血管后小静脉周围，T 淋巴细胞具有亲表皮特性。研究发现，循环淋巴细胞迁移至皮肤组织是 T 细胞与血管内皮细胞相互作用下，通过黏附分子、植物血凝蛋白及其他因子参与实现的。正常皮肤内多为 $CD8^+$T 细胞，$CD4^+$T 细胞很少；多为 Tα/β 细胞，但也有少量 Tγ/β 细胞。

（4）*肥大细胞、巨噬细胞、真皮树突细胞*（dermal dendrocyte）、*面纱细胞*（veiled cell）：肥大细胞表面附有 FcεRI，因而能结合 IgE，在皮肤变态反应中发挥作用。巨噬细胞的吞噬作用比 LC 强，也能处理并递呈抗原，但刺激 T 细胞的作用比 LC 弱得多。真皮内还有其他树枝状细胞，其表面标志与 LC 有所不同，统称为真皮树突细胞，可能是表皮内 LC 的前身。面纱细胞是摄取抗原后进入淋巴管内的 LC（可能还有真皮树突细胞）。

4. 经皮排出的功能 侵入真皮内的异物或在真皮内变性物质均可经表皮及毛囊排出，这种现象称“经皮排出”。经皮排出的途径有 3 条：即经表皮性、经毛囊性及经汗管性。其排出方式有：经细胞间或细胞内排出；间断性块状排出；表皮穿通，即连续性块状排出。排除异物是机体的重要免疫功能之一，经皮排出是皮肤免疫功能的重要表现。

第二节 皮肤免疫的病理反应

一、超敏反应

超敏反应（hypersensitivity）是指机体对某些抗原初次应答后，再次接受相同抗原刺激时，发生的一种以机体生理功能紊乱或组织细胞损伤为主的特异性免疫应答。目前多数人将超敏反应和变态反应两词互相通用。1963 年 Coombs 和 Gell 根据反应速度、发病机理和临床特点将超大型敏反应分为Ⅰ、Ⅱ、Ⅲ和Ⅳ型。Ⅰ、Ⅱ、Ⅲ超敏反应为抗体介导的，可由血清被动转移；而Ⅳ型超敏反应为 T 细胞介导，可由细胞被动转移。目前提出从Ⅱ型中分出Ⅴ型，是Ⅱ型的特殊型，为抗体依赖细胞介导的细胞毒作用（antibody - dependent cell - mediated cytotoxicity，ADCMC），此型少见。以下简单介绍与皮肤病关系密切的Ⅰ～Ⅳ型超敏反应，见表 5 - 2。

表 5 - 2 超敏反应的分型

型别	参加成分	发病机制	病种举例
Ⅰ型（速发型）	IgE、IgG	①IgE 等吸附于肥大细胞表面 ②抗原与 IgE 结合 ③释放活性物质 ④作用于效应器官	过敏性休克，支气管哮喘，过敏性鼻炎，食物、药物超敏反应
Ⅱ型（细胞毒型）	IgG、IgM（补体 ±）	①抗体与抗原或半抗原结合 ②补体参与引起细胞溶解或损伤 ③补体不参与，为巨噬细胞吞噬	自身免疫性溶血性贫血、天疱疮、类天疱疮、血小板减少性紫癜
Ⅲ型（免疫复合物型）	IgG、IgM（补体 +）	①抗原抗体相结合后，免疫复合物沉积于基底膜或其他组织间隙 ②激活补体，吸引中性粒细胞释放酶，引起炎症反应	系统性红斑狼疮、盘状红斑狼疮、血清病、类风湿性关节炎、变应性血管炎等
Ⅳ型（迟发型）	Th1 细胞、Th2 细胞、细胞毒性 T 细胞	抗原使细胞致敏后，再次接触抗原，直接杀伤靶细胞，或产生各种淋巴因子，引起组织损伤	接触性皮炎、同种组织移植排斥反应、某些自身免疫性疾病

二、自身免疫

1. 人体组织的抗原性 人体组织具有抗原性，皮肤的各种成分均可成为抗原，如角质层抗原、棘层抗原（包括天疱疮抗原、血型抗原和组织相容性抗原）、基底膜抗原、细胞质抗原、郎格汉斯细胞膜抗原、基底细胞抗原等，但正常机体内存在天然或自身免疫耐受（immunologic tolerance）对自身抗原保持免疫耐受状态。

2. 自身免疫 一旦自身免疫耐受机制受到破坏，机体就把自身某些成分识别为抗原，从而形成自身抗体或致敏淋巴细胞，该过程叫做自身免疫反应（亦称自身变态反应）。

3. 自身免疫与自身免疫疾病 自身免疫反应不等于自身免疫疾病，也不一定引起免疫性疾病。正常人血清中也存在多种数量的针对自身成分的抗体，但不足以破坏自身正常成分，当自身免疫反应达到一定强度以致能破坏自身正常结构并引起临床症状时，就称为自身免疫疾病。与皮肤抗原有关的自身免疫疾病见表5－3。

表5－3 与皮肤抗原有关的自身免疫疾病

皮肤抗原	自身抗体	主要的自身免疫疾病
表皮成分		
角质层抗原	IgG	正常人、银屑病
棘层抗原	IgG	天疱疮
细胞浆抗原	IgG	SLE、恶性肿瘤等
核成分		
DNA、DNP	IgG、IgM	SLE
RNA、RNP、ENA	IgG、IgM	PSS、MCTD、SLE
黑素细胞抗原	IgG	恶性黑色素瘤
基底膜抗原	IgG	类天疱疮、大疱性表皮松解症
真皮成分		
胶原纤维抗原	IgG	硬皮病、疱疹样皮炎

三、免疫缺陷

免疫系统诸因素中任何一方面缺乏或功能不全所导致的免疫应答和免疫功能障碍称为免疫缺陷（immunodeficiency），由此而发生的疾病称为免疫缺陷病。可分为原发性免疫缺陷与继发性免疫缺陷两大类，亦可分为特异性免疫缺陷病（如慢性肉芽肿病，遗传性血管神经性水肿）和非特异性免疫缺陷病（如 Wiskott－Aldrich 综合征，亦称湿疹－血小板减少－反复感染综合征，毛细血管扩张性运动失调症等）。原发性免疫缺陷大部分是先天遗传的，又可分为细胞性原发性免疫缺陷病（如先天性无胸腺症、慢性皮肤黏膜念珠菌病等）和体液性原发性免疫缺陷病（如特发性迟发性免疫球蛋白缺乏症等）。免疫缺陷病中，当前最严重的、危害性最大的是艾滋病（获得性免疫缺陷综合征）。

四、补体系统与皮肤病

1. 补体系统 是由血浆酶、调控因子与能使细胞溶解的蛋白质构成的级联反应系统，这些物质主要由肝脏合成，它不可逆地改变生物膜的结构，引起细胞死亡并完成一系列与抗体防御机制有关的特殊功能。补体系统由补体固有成分、补体调节蛋白和补体受体三个部分组成，补体可通过经典途径和旁路途径被激活（图5－3）。

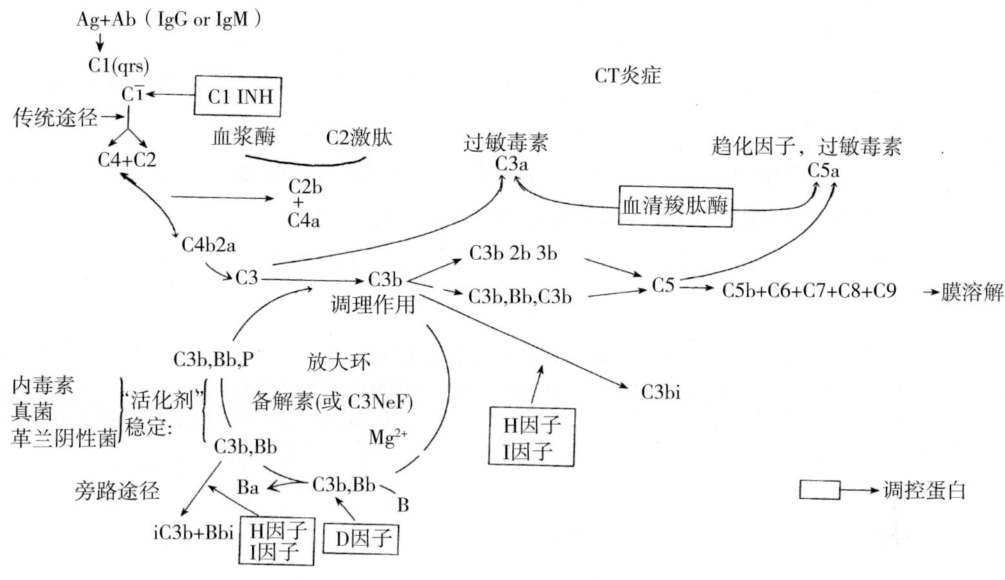

图 5－3　人体补体系统活化途径示意图

2. 与补体有关的皮肤病　血浆中补体缺乏或功能不全可出现一些相关的疾病，如 C1 抑制剂（C1 inhibitor，C1INA）可作为 C1r 和 C1s 的假底物而被 C1s 裂解，故可防止补体在无抗体存在时的构象改变所引起的低速率自发活化作用。遗传性血管性水肿患者，C1 抑制剂功能不全或缺乏，容易引起 C1 活化而出现荨麻疹和全身性水肿。另外，补体水平异常与临床疾病也有一定联系，SLE 除血清总补体溶血活性 CH50 下降，常伴有 C3、C4 下降而 C5 和 C9 正常。

（1）遗传性血管神经性水肿（hereditary angioneurotic edema）：其主要原因是补体系统的酯酶抑制物－C1 抑制物先天性缺乏，导致 C1 的异常活化并从 C2 分解出激肽（C－Kinin），该激肽可使血管通透性升高，引起组织水肿。

（2）系统性红斑狼疮：C1q、C2、C4 的缺陷引起经典途径活化受阻，自身抗体形成的循环免疫复合物不能被有效清除。而红细胞表面补体受体 CR1 表达减少亦可导致循环免疫复合物清除障碍，从而使其沉积在血管壁。C7、C8 的缺陷可引起膜攻击复合物不能形成，循环免疫复合物不能清除。

（3）皮肤感染：C1r、C1s、C2、C3 和备解素、D 因子的缺陷可引起膜攻击复合物不能形成，不能有效地溶解外来微生物，C3 缺乏可致吞噬细胞的吞噬，杀菌作用明显减弱，结果可导致严重的感染。

（4）中性粒细胞破碎性血管炎：大多数病例在病变活动期血清总补体水平低于正常，C1、C2、C3、C4 水平下降。此外，早期皮损的直接免疫荧光检查可见血管壁上有 C3 及免疫球蛋白的沉积。它们对中性粒细胞有趋化作用，造成炎性浸润。

（5）银屑病：银屑病患者血清中 C3a 和 C4a 含量明显高于正常人，C4a 浓度的增高比 C3a 更加显著。在银屑病患者鳞屑和角层亦发现多量的 C3a、C4a、C5a 的存在。

五、HLA与皮肤病

1. 概念 人体白细胞表面像其他有核细胞一样，存在一种抗原，称为白细胞抗原（human leucocyte antigen，HLA），亦称组织相容性抗原，由人类主要组织相容性复合体（MHC）所编码。该类抗原决定了不同个体之间的移植物能否存活，而且在抗原提呈与加工、免疫调节及细胞毒性T淋巴细胞杀伤效应中均发挥重要作用。

2. 相关疾病 某些皮肤病的发生率与一些特殊型别的HLA检出率有较密切的关系（表5－4）。

表5－4 HLA与皮肤病相关性

疾病	HLA	病人（%）	对照（%）
Reiter病	B27	79	9.4
寻常型银屑病	Cw6	87	33.1
干燥综合征	DR3	78	26.3
疱疹样皮炎	DR3	85	26.3
SLE	DR2	67	26.3
PSS	DR4	59	25.8
天疱疮	R27	87	32.1

分析HLA与疾病的相关性，不仅有助于了解遗传因素在发病中的作用，而且对疾病的诊断和鉴别诊断以及优生优育都有一定意义，例如Reiter病（关节－尿道－结膜炎综合征），79%的患者可检出HLA－B27，而对照组为9.4%。若以相对危险率表示，具有B27抗原的人群患Reiter病的危险性是常人的37倍。因此在可疑病例检出HLA－B27对诊断Reiter病有一定帮助。在好发本病的家庭中，通过羊膜穿刺获取细胞，检出抗原者，意味着其个体有可能发生本病。

第六章　皮肤性病的临床表现及诊断

第一节　皮肤性病的临床表现

皮肤性病的临床表现是皮肤病和性病在发生、发展过程中所产生的症状和体征。在皮肤科习惯上将症状和体征（皮肤损害）又分称为自觉症状和他觉症状。

一、症状

症状或自觉症状，是患者自己能感受到的不适或影响生活质量的感觉。症状的轻重与皮肤病、性病的性质、严重程度以及患者自身的感受能力有关。其主要包括瘙痒、疼痛、灼热、麻木及蚁走感等。

（一）瘙痒

瘙痒(itch，简称痒)是一种可诱发搔抓或摩擦的皮肤感觉，是皮肤性病常见的主观症状。瘙痒可轻可重，可阵发性、间断性或持续性，亦可局限性、泛发性或全身性。产生剧烈瘙痒的皮肤病有神经性皮炎、湿疹、荨麻疹、疥疮及皮肤瘙痒症等；某些恶性肿瘤（如恶性淋巴瘤）、甲状腺功能亢进、糖尿病、慢性肾衰竭以及某些肝、胆和造血系统疾病等亦常伴有剧烈瘙痒。

中医认为痒是因风、湿、热、虫之邪客于肌表，引起腠理气血不和，郁而生微热所致；或由血虚风燥，肤失濡养，内生虚热而发。由于原因不同，故痒的临床表现各异。分为：①风痒：痒无定处，走窜不定，遍体作痒，抓破血溢，随破随收；因风性上行，故尤以头面为多，皮损呈干性，舌红或淡红，苔薄，脉浮。如瘙痒症、瘾疹等。②热痒：皮疹色红或肿胀，焮红灼热作痒，遇热加重，痒痛相间，舌红，苔黄，脉数。如毛囊炎、脓疱疮、丹毒。③湿痒：浸淫成片，滋水淋漓，缠绵难愈；其因为湿性趋下，故以会阴、下肢多见，舌质淡红或红，苔腻或黄腻，脉濡。如急性湿疮。④虫淫：浸淫蔓延，状若虫行皮中，奇痒难忍，夜间尤甚。如疥疮、手足癣。⑤血虚：皮肤干燥，脱屑，日久则皮肤肥厚，瘙痒，日轻夜重，舌淡或有齿痕，脉细。如摄领疮、慢性湿疮。

（二）疼痛

疼痛（pain）是由疾病或创伤所致的感觉苦楚，为辨别伤害机体刺激强度的感觉。

其性质、程度及持续时间常因不同的疾病或创伤而异，伴有疼痛的皮肤性病主要有带状疱疹、丹毒、结节性红斑、红斑肢痛症、生殖器疱疹、淋菌性尿道炎等。

中医认为疼痛是由多种因素导致气血凝滞、阻塞不通而成。一般多由寒邪、热邪、风邪、湿邪、气滞、血瘀等引起。①寒邪所致者，皮肤苍白或紫暗，皮温不高，痛而畏冷，遇热则减，如冻疮。②热邪所致者，痛而焮红灼热，遇热加剧，得冷痛解，如丹毒。③风邪所致者，痛无定处，走注甚速，遇风则剧，如行痹。④湿邪所致者，痛而酸胀，肢体沉重，按之可现凹性水肿或糜烂流滋，如臁疮。⑤气滞所致者，胀痛难忍，常随情志变化而变化，喜缓怒甚，如乳癖。⑥瘀血所致者，初起隐痛、胀痛，痛处多固定不移，皮色不变或暗褐，继而皮色转青紫而肿胀，如结节性红斑等。

（三）灼热

灼热（sensation of burning，burning）系患者自觉患处局部或全身皮温升高的感觉。多见于急性皮肤病、性病，如刺激性接触性皮炎等。中医认为灼热多由热邪蕴结，或火邪炽盛，炙灼肌肤所致。

（四）麻木

麻木（numbness）是指由于神经末梢受损，感觉减退或丧失各种知觉的状态。最常见的皮肤病，如麻风。中医认为麻木是气血不运，或湿痰瘀血阻络，导致经脉失养；或气血凝滞，经脉不通所致。又谓之“气虚则麻，血虚则木”。

（五）蚁走感

蚁走感（formication）即皮肤内外有物爬行的感觉。多见于疥疮、虱病等动物性皮肤病，或面部激素依赖性皮炎。中医认为蚁走感是由虫淫为患或气血失和所致。

二、体征

体征又称他觉症状，是指可用视觉或触觉检查到的客观临床表现。在皮肤性病的体征中，皮肤损害是最主要的体征。可以看得见或摸得着的皮肤及黏膜病变称为皮肤损害，常简称为“皮损”。皮肤损害分为原发损害和继发损害两大类。

（一）原发损害

原发损害（primary lesions）是皮肤病及性病病理变化直接产生的最初损害，或者说，是指皮肤病特有病理过程所产生的第一结果。

1. 斑疹（macule） 为局限性仅有皮肤颜色改变的与皮面相平的损害（图6－1）。直径大于2cm者称斑片。斑疹可分为4种。

（1）红斑：由毛细血管扩张、增多或充血引起。有炎症性红斑如丹毒；非炎症性红斑如鲜红斑痣。中医认为红斑多由热邪所致。红斑稀疏者为热轻，密集者为热重；红而带紫者为热毒炽盛；压之退色者多属血热；压之不退色者多为血瘀。

（2）出血斑：是由血液外渗至真皮组织所致，压之不退色。皮损开始呈鲜红色，

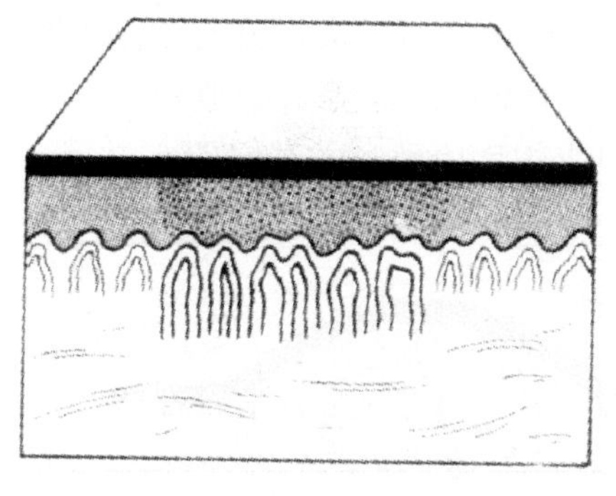

图6-1 斑疹

渐变为紫蓝色及黄褐色，经1~2周可消退，直径小于2mm者称瘀点，大于2mm者称瘀斑。中医认为出血斑总由血热或血瘀所致：①由于血分热盛，迫血妄行，溢于脉络，积于皮下而发。②由脾不统血，溢于脉外；或寒邪外来，气滞血瘀而成。

（3）色素沉着斑：为表皮或真皮内色素增多所致，呈黑色或褐色。人为性皮肤内注入外源性色素称文身。如黄褐斑是肝肾不足、气血瘀滞所致。

（4）色素减退斑或色素脱失斑：由皮肤色素减少或缺失所致，前者如白色糠疹，后者如白癜风。中医认为白斑是由气血凝滞或血虚所致。

2. 丘疹（papule） 是指高起于皮面的局限性实质性损害，其直径一般小于1cm，病变常位于表皮或真皮上部。丘疹呈圆形、类圆形或多角形，表现为尖顶、平顶或圆顶，可有鳞屑，呈不同颜色（图6-2）。丘疹可相互融合，形成斑块；丘疹表面发生水疱或脓疱者称丘疱疹或丘脓疱疹；介于斑疹与丘疹之间稍隆起者称斑丘疹。中医认为丘疹多为风热、血热所致。

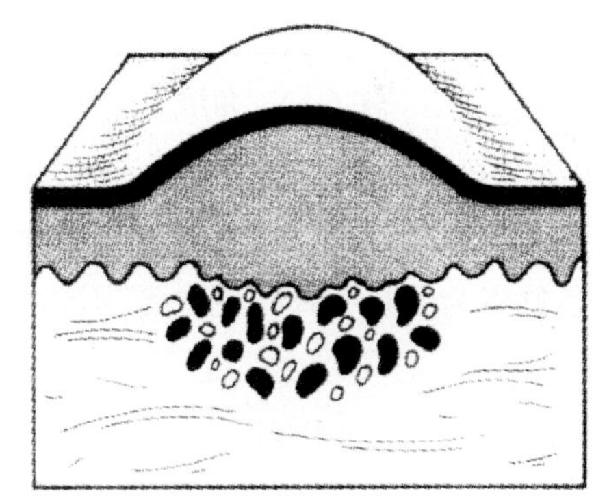

图6-2 丘疹

3. 斑块（plaque） 为较大的或多数丘疹融合而成的高起于皮面的实质性损害，直径大于1cm者。皮疹呈圆形或不规则形，大小不一。常见于睑黄疣、肥厚性扁平苔藓、盘状红斑狼疮及银屑病。中医认为斑块与丘疹相同，多为血热、风热，或血瘀引起。

4. 水疱（vesicle）和大疱（bulla） 为高出皮面的内含液体的局限性腔隙性损害；直径小于1cm者称为小疱，大于1cm者称为大疱。疱内的液体多为浆液，呈淡黄色；疱液含有血液时呈红色，称血疱。按病变位置可分为表皮内水疱、表皮下水疱及角层下水疱。表皮内水疱壁薄易破裂，多为松弛性；表皮下水疱壁厚，多为张力性水疱（图6-3~图6-5）。水疱和大疱常发于红斑之上，多由湿热或热毒所致。

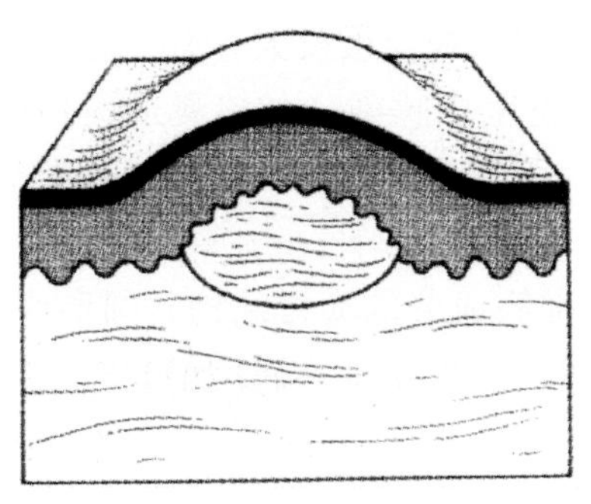

图6-3 表皮下水疱

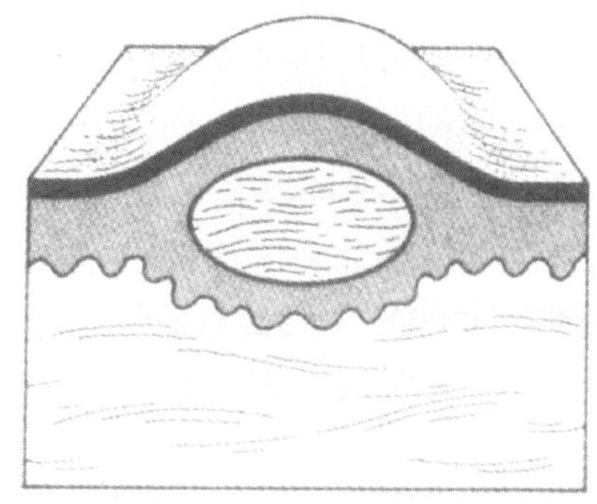

图6-4 表皮内水疱

5. 脓疱（pustule） 含有脓液的疱称为脓疱。脓疱大小不等，周围常有红晕，疱液混浊，可黏稠或稀薄，多位于毛囊口及汗腺口部位（图6－6）。脓疱破溃形成糜烂面，脓液干涸，形成脓痂。中医认为脓疱多因湿热或热毒炽盛所致，如脓疱疮。

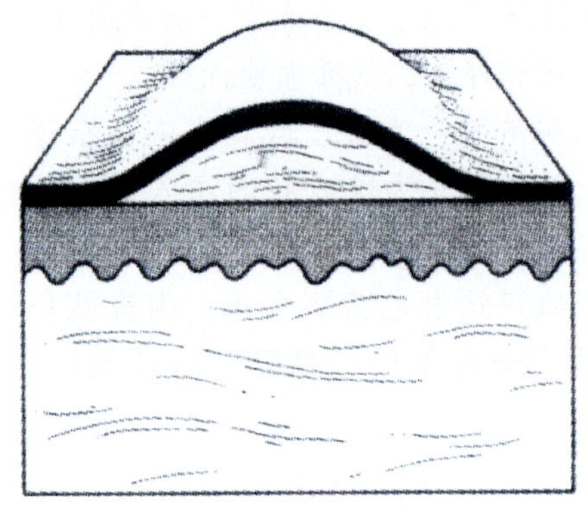

图6－5 角层下水疱

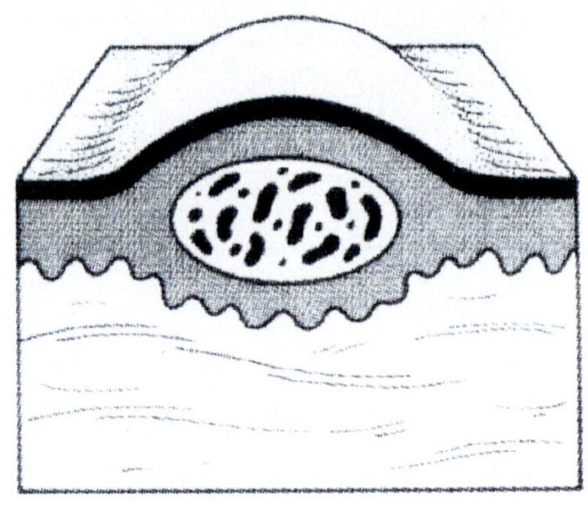

图6－6 脓疱

6. 风团（wheal） 为真皮浅层水肿引起的暂时性局限性隆起性损害（图6－7）。其特点是时隐时现，此起彼伏，伴有瘙痒。风团大小不等，形态各异。中医认为，风团色红者为风热所致，色白者为风寒所致。

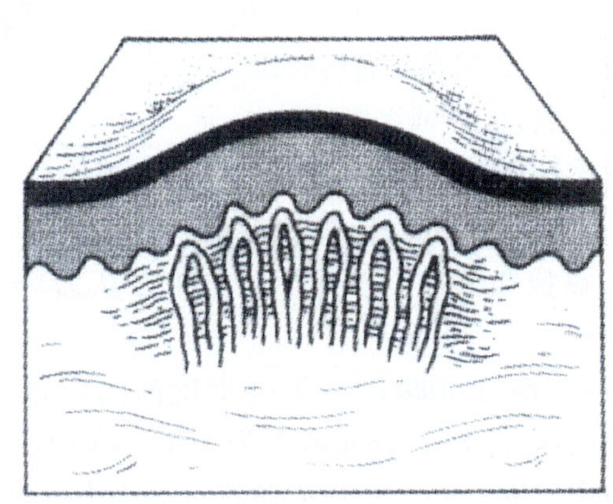

图6－7 风团

7. 结节（nodule） 为可触及的圆形或类圆形局限性实质性损害，可高出皮面或不高出皮面，病变可深达真皮或皮下组织。皮损一般粟粒至樱桃大，有一定硬度，可由真皮及皮下组织的炎性浸润（如结节性黄色瘤）、寄生虫感染（如猪囊虫病）或肿瘤等引起。肿块（tumor 或 mass）为较大的结节，其直径大于2cm者。中医认为结节多为气血凝滞所致，如结节性多形红斑。

8. 囊肿（cyst） 为含有液体或黏稠物质和细胞成分的囊样结构，圆形或卵圆形，触之有弹性感。常见者有表皮囊肿、皮脂腺囊肿等。中医辨证多属痰湿。

（二）继发损害

继发损害（secondary lesion）系由原发损害演变或因搔抓、烫洗及治疗不当所致的皮肤损害。

1. **鳞屑（scale）**　系指脱落或即将脱落的表皮角质层。表现为大小、厚薄及形态不一的干燥碎片，有的呈糠秕状（如花斑癣、白色糠疹），有大片状（剥脱性皮炎）、淡黄色油腻性（脂溢性皮炎），或多层银白色鳞屑（银屑病）（图6－8）。中医认为鳞屑在急性病后见之，多为余热未清；慢性病见之，多为血虚生风生燥，或肝肾不足、皮肤失养所致。

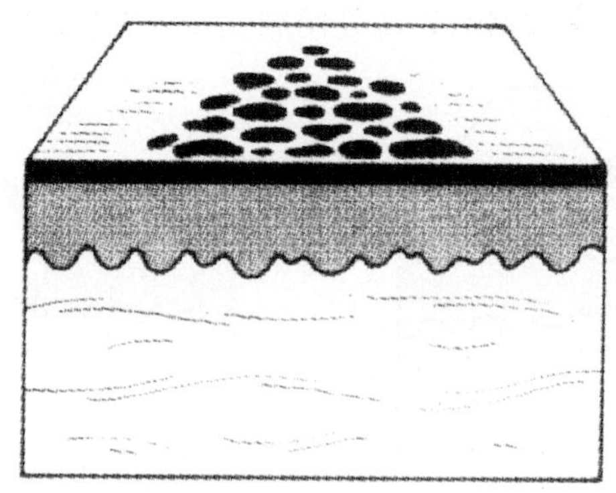

图6－8　鳞屑

2. **糜烂（erosion）**　系指皮肤表皮或黏膜上皮的浅在性缺损，露出红色湿润面。多由水疱或脓疱破溃所致，愈后不留疤痕（图6－9）。中医认为糜烂多属湿热为患。

3. **浸渍（maceration）**　系指皮肤角质层吸收较多水分后出现的皮肤松软、发白，起皱的状态。为皮肤长期浸水或受潮湿所致。常发生在指（趾）缝等皱褶部位，浸渍处如受摩擦，则可发生表皮脱落形成糜烂。中医认为浸渍多由湿邪所致。

4. **溃疡（ulcer）**　是指皮肤或黏膜的深达真皮以下的局限性缺损。其形态大小、深浅随病情而异，愈后有疤痕形成（图6－10）。中医辨证溃疡多为热盛肉腐而成。急性溃疡伴红肿热痛、脓液稠厚者为热毒所致；慢性溃疡脓液稀薄者由寒湿或气血亏虚引起。

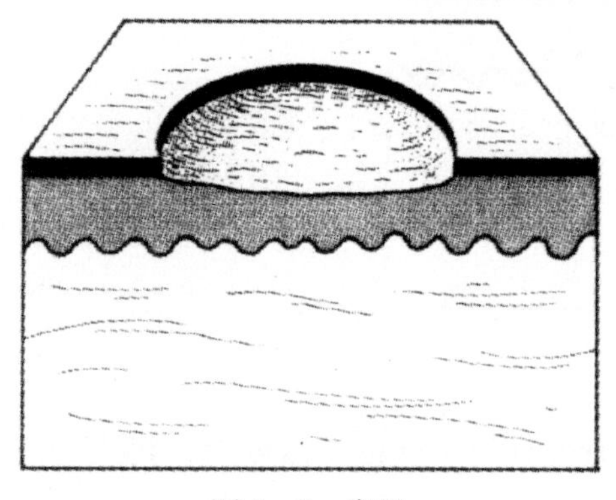

图6－9　糜烂

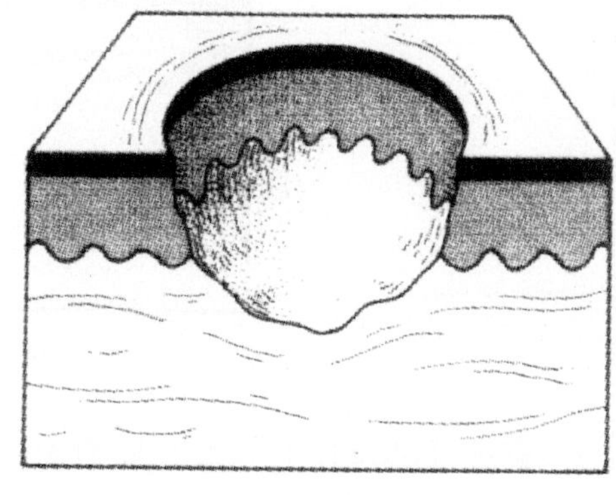

图6－10　溃疡

5. **痂（crust）**　也称结痂，系指皮损表面的浆液、脓液、血液及脱落组织等干涸而成的附着物（图6－11）。依据凝结物不同而分脓痂、浆（滋）痂及血痂。中医认为滋痂为湿热所致，脓痂为热毒未清，血痂与血热或血燥有关。

6. 抓痕（scratch marks，excoriation） 为搔抓或摩擦所致的表皮或真皮浅层点线状缺损，常伴血痂。中医辨证抓痕多由风盛或内热所致。

7. 皲裂（fissure） 亦称裂隙，系皮肤的线条状裂口。深度可达真皮，并伴有疼痛或出血（图6－12）。多发生于掌跖、指（趾）关节部位以及口角、肛周等处。常由于局部皮肤干燥或慢性炎症等引起皮肤弹性减弱或消失，再加外力牵拉而成。中医认为，皲裂与寒、燥有关，"燥胜则干，寒胜则裂"，多由血虚风燥所致。

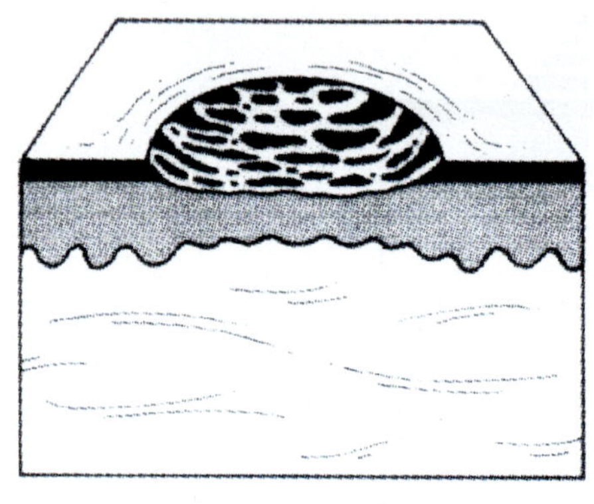

图6－11 痂

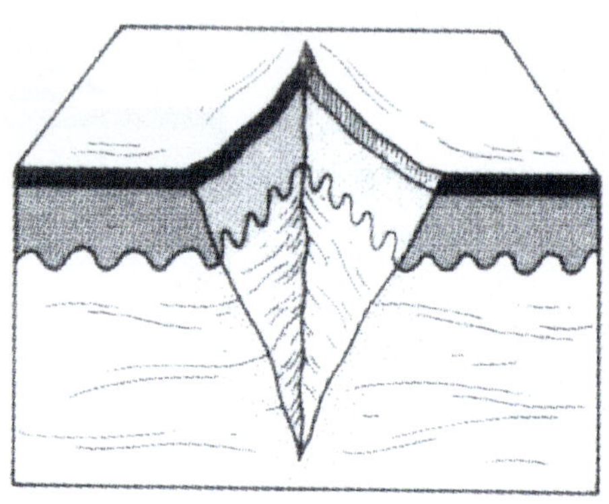

图6－12 裂隙

8. 瘢痕（scar） 为真皮或真皮以下组织缺损或破坏后，由新生结缔组织修复而形成的损害。表面光滑，无皮纹，亦无毛发等皮肤附属器。皮损缺乏弹性，增生明显而隆起者，称增生性瘢痕，如瘢痕疙瘩；局部凹陷，皮肤变薄，柔软而发亮者，为萎缩性瘢痕（图6－13），如盘状红斑狼疮。中医认为瘢痕多由瘀血凝结不化，或气血不和所致。

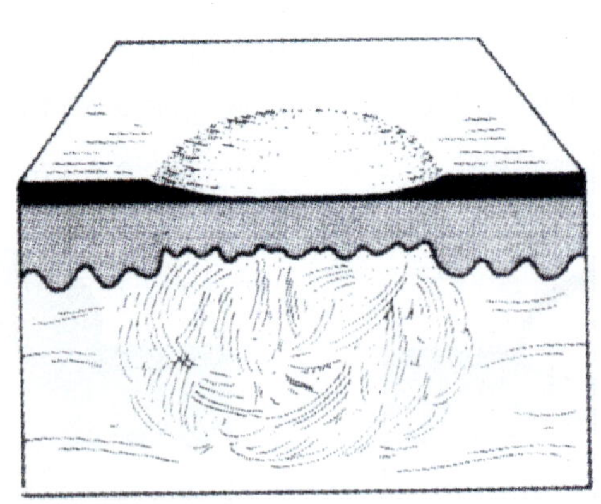

图6－13 瘢痕

9. 萎缩（atrophy） 是皮肤组织的一种退行性变所引起的皮肤变薄，可发生于表皮、真皮或皮下组织。①表皮萎缩：为局部表皮菲薄，呈半透明羊皮纸样，表面可有细皱纹，正常皮纹多消失。②真皮萎缩：为真皮结缔组织减少所致，常伴有皮肤附属器的萎缩。表现为局部皮肤凹陷、变薄，但皮纹正常。③皮下组织萎缩：主要由皮下脂肪组织减少所致。表现为局部皮纹正常，但凹陷明显。中医认为，萎缩是因气血不运，肌肤失养所致。

10. 苔藓样变（lichenification） 亦称苔藓化。表现为皮肤局限性浸润肥厚，皮沟加深，皮嵴突起，表面粗糙，似皮革样的表现（图 6－14）。是由于经常搔抓或摩擦使角质层及棘层增厚，真皮产生慢性炎症等改变所致。常见于神经性皮炎及慢性湿疹。中医认为苔藓样变多由血虚风燥、肌肤失养所致。

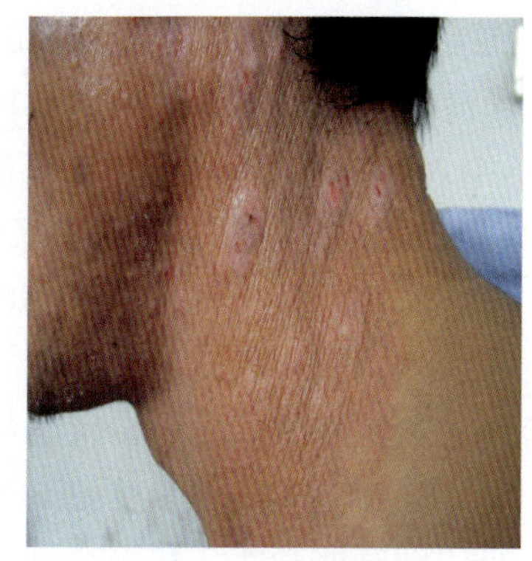

图 6－14 苔藓样变

原发损害和继发损害，两者是不能截然分开的。如色素沉着斑、黄褐斑的色素沉着斑是一种原发性损害，而固定性药疹的色素沉着斑则是由红斑或水疱演变而来的继发性损害；又如脓疱、脓疱性银屑病的脓疱是原发的，但湿疹或接触性皮炎继发感染时发生的脓疱则是继发损害。临床上应根据具体情况进行分析、决定其是原发损害还是继发损害。

三、中医辨证方法

中医对皮肤病及性病的认识，是从整体观念出发的，皮肤病及性病虽病在皮肤外表，但与整个机体关系密切。中医辨证是中医认识和治疗皮肤病和性病的前提。其辨证方法有多种，临床主要以八纲辨证为基础，但应与其他辨证方法有机结合起来。

（一）八纲辨证

八纲辨证即辨表里、寒热、虚实及阴阳，是中医辨证最基本的方法，也是其他辨证方法的基础。

1. 辨表里 表里系指疾病病位的内外和病势的深浅。它是一对相对的纲领，如外有疾属表，内有病属里；皮毛、肌腠、经络为外，脏腑骨髓为内。又如将躯壳和脏腑相对而言，躯壳为表，脏腑为里。而脏与腑相比，则腑属表，脏属里。可见表里是一个相对的概念。

（1）表证：系六淫邪气经皮毛、口鼻侵入时所产生，具有起病急、病程短、病势浅等特点。外邪袭表、卫气不和、正邪相争，表现为发热、恶寒、有汗或无汗、头身及四肢关节酸痛、鼻塞流涕、咽喉痒痛、舌苔薄白、脉浮等。按其外邪性质及机体的反应，又将表证分为表寒和表热、表虚和表实。

（2）里证：系疾病深入于里的证候。里证是与表证相对而言。凡病邪由表入里，累及脏腑、气血及骨髓者均属里证。常表现为壮热、口渴、烦躁、谵语、神昏、气粗、便秘、小便短赤、舌苔黄或白厚腻、脉沉等。

表里辨证以察知病情轻重、深浅及变化趋势，表证病浅而轻，里证病深而重，辨表里是采用汗法或攻里治法的依据。

2. 辨寒热 寒热系辨别疾病性质的两个纲领。张景岳认为“寒热乃阴阳之化也”，其反映了机体阴阳的盛衰。阴盛或阳虚表现寒证证候，阳盛或阴虚表现为热证证候。

（1）寒证：系由寒邪入侵或阴盛阳虚所致的证候。“阴盛则寒”、“阳虚则内寒”，其表现为恶寒喜暖、肢冷踡卧、面色皖白、口淡不渴、喜热饮食、皮疹色淡或青紫、痰涕清稀、大便稀溏、小便清长、舌质淡、苔白而滑、脉迟或紧。

（2）热证：系由热邪、阳盛阴虚、人体机能活动亢进所致的证候。“阳盛则热”、“阴虚则内热”，其表现为恶热喜冷、口渴饮凉、面红目赤、烦躁不宁、吐血衄血、皮疹色红、烦热、脓疱、瘀斑、痰涕黄稠、大便秘结、小便短赤、舌红苔黄而干燥、脉数。

寒热辨证以指导临床治疗，即“寒者热之”、“热者寒之”。

3. 辨虚实 虚实系正气强弱和病邪盛衰的状况。虚指正气不足，实反映邪气盛实，即“邪气盛则实，精气夺则虚”。

（1）虚证：系指正气不足的表现。其包括阴、阳、气、血、精（津）及脏腑各种不同的虚损。在此仅介绍阴虚和阳虚两大类。①阴虚：证见五心烦热、消瘦颧红、潮热盗汗、口咽干燥、舌红少苔、脉细数。②阳虚：证见面色苍白、精神委靡、形寒肢冷、神疲乏力、心悸气短、大便滑脱、小便失禁、舌胖嫩、脉沉迟无力。

（2）实证：系指邪气盛实的表现。多由外邪侵入机体和内脏功能失调致使痰饮、水湿、瘀血等停留体内引起。常表现为发热面赤、声高气粗、胸闷烦躁、腹痛拒按、大便秘结、里急后重、小便不利或短赤、舌质苍老、舌苔厚腻、脉实有力。

虚实辨证以别邪正盛衰，为实证宜攻、虚证宜补的治法提供依据。

4. 辨阴阳 阴阳是八纲辨证的总纲。阴阳用以概括其他六纲，即表、热、实证属阳，里、寒、虚为阴，故有“二纲六要”之称。《素问·阴阳应象大论》云：“善诊者，察色按脉，先别阴阳。”在中医诊断上，可根据临床证候将疾病分为阴阳两个方面，如多将虚寒证称阴证、实热证称阳证。

（1）阴证：指符合阴之属性的证候。即里证、寒证及虚证均可概属于阴证范畴。其表现为：面色暗淡、形寒肢冷、精神不振、倦怠无力、语声低怯、肤色苍白或紫暗、小便清长、舌淡胖嫩、脉沉迟或细弱。

（2）阳证：即符合阳的属性的证候，称为阳证。表、热、实证概属阳证范畴。多表现为：面色偏红、发热神烦、躁动不安、语声粗浊、呼吸气粗、喘促痰鸣、肌肤灼热、皮疹色红、口干喜饮、大便秘结、小便短赤、舌质红、苔黄、脉浮数洪大或滑实有力。

阴阳辨证以探究疾病的属性及变化规律，是对病证进行综合概括的方法。明代医家张景岳云：“凡诊脉施治，必先审阴阳，乃为医道之纲领”。治之得当，阴阳平衡，疾病得以痊愈。

（二）脏腑辨证

脏腑辨证是指以中医脏腑学说为基础，依据脏腑表现于外的生理、病理现象进行辨证的方法。内脏与皮肤的关系极为密切，《类经》云：“藏居于内，形居于外，故曰藏象。”

1. 心病辨证　心为神之居、血之主、脉之宗，在五行属火。《素问·灵兰秘典论》谓之“君主之官”。故心病多表现在神志和血脉方面。可表现为心悸烦热、口舌糜烂、口干少津、失眠健忘、吐血衄血、皮肤灼热、红疹血痂、舌红苔黄、脉数等。如天疱疮、红斑狼疮性脑病及红皮病。

心与小肠相表里，因心热下移小肠表现出心烦口渴、口舌生疮、小便赤涩、尿血等小肠里热炽盛的证候。

2. 肺病辨证　肺主气，司呼吸，外合皮毛，开窍于鼻，在五行属金，可见肺与皮肤的关系密切。肺病常有口干咽燥、咳嗽无痰、气喘无力、胸痛咯血、鼻红脂多、皮肤粗糙或干燥脱屑、苔薄少津、脉浮细而数等，如痤疮、酒渣鼻、毛周角化病、寒冷性荨麻疹等。

肺与大肠相表里，可致大肠传导功能失常，主要表现有便秘、腹泻、腹痛及肛周灼热瘙痒等。

3. 肝病辨证　肝主疏泄，主藏血，开窍于目，在五行属木。肝的阴血不足、筋失所养可出现手足震颤、肢体麻木、屈伸不利、皮肤瘙痒或干燥脱屑；肝经湿热尚致胸胁满闷疼痛、口苦不欲饮、红斑灼热、糜烂渗液等。常见皮肤病有带状疱疹、阴囊湿疹、鱼鳞病及皮肤瘙痒症等。

足厥阴肝经与足少阳胆经相互络属于肝胆之间，而互为表里。湿热常同时蕴结于肝胆，称为肝胆湿热证；湿热亦可随经下注，如睾丸肿痛、外阴瘙痒、湿疹等。

4. 脾病辨证　脾主运化，升清，统摄血液，在五行属土，具有喜燥恶湿的特性。《素问·至真要大论》曰“诸湿肿满，皆属于脾”，所谓脾虚生湿。脾病证候常表现为腹胀纳少、食不消化、肢体困重、周身浮肿、丘疹水疱、糜烂渗液、皮下痰核、泄泻便溏、舌淡、苔腻、脉沉缓，如湿疹、黏液性水肿、腺性唇炎及皮肌炎等。

胃病以受纳腐熟功能障碍、主气上逆为主要病变。其常见证候有胃寒证、胃热证、食滞胃脘证及胃阴不足证等。

4. 肾病辨证　肾藏精，主骨生髓，在体为骨，其华在发，在五行属水，为先天之本。肾病多表现为腰膝酸软而痛、阳痿遗精、耳聋耳鸣、牙齿动摇、发白早脱、面色㿠白或黧黑、动则喘息、肢凉浮肿、舌淡苔白、脉沉弱；肾阴虚证者为潮热盗汗、五心烦热、咽干颧红、舌红少津、脉细数。见于阿狄森氏病、黑变病、白发及系统性红斑狼疮等。

肾与膀胱相表里，膀胱病多与肾的气化功能有关。常见的证候有膀胱虚寒证和膀胱湿热证。后者由湿热下注膀胱所致，可表现为尿频、尿急、尿痛、小便淋漓或脓血、舌苔黄腻、脉数。《素问·宣明五气篇》云：“膀胱不利为癃，不约为遗尿。”淋病即属此范畴。

（三）三焦辨证

三焦辨证是清代医家吴鞠通依据《黄帝内经》三焦所属部位的概念，在卫气营血辨证的基础上所创的温病三焦辨证法则。因为温热病中的三焦辨证方法重点针对的是湿热，故三焦分证是根据湿邪的特点、湿热伤人的重点脏腑部位及先后次序，将其划分为初、中、末三个阶段，即上焦湿热、中焦湿热及下焦湿热。

1. 上焦湿热证 上焦湿热证系指湿热病邪所致的手太阴肺经和手厥阴心包经的证候。证见微恶风寒、身热出汗或无汗身重着、口渴或不渴而咳、神疲乏力、嗜睡少言、不思饮食、舌苔白腻、脉濡；邪入心包者，可见舌謇肢厥、神昏谵语。

2. 中焦湿热证 中焦湿热证系指湿热病邪中伤足阳明胃经和足太阴脾经的证候。证见头胀身重、面色淡黄、胸腔闷胀、身热不扬、不饥不食、大便不爽或溏泄、尿短而黄、苔黄腻、脉细而濡数等太阴湿热证候；阳明燥热证候则表现为面目俱赤、呼吸俱粗、身热腹满、口燥咽干、唇裂口焦、便秘、苔黄或黑、脉沉涩。

3. 下焦湿热证 下焦湿热证系指湿热病邪久羁中焦，传入下焦所致的下焦湿热证候。病位在大肠和膀胱，以小便、大便方面表现的症状突出。症状可分为湿滞膀胱和湿滞大肠两方面。湿滞膀胱，则小便不利、脘腹痞闷、头痛头昏、神疲乏力、大便不爽、苔白或黄腻、脉濡；湿滞大肠，则大便不爽、小腹结满、头胀乏力、脘闷不适、舌苔灰黄、脉濡。皮肤性病下焦湿热时，一般中、上焦症状较轻。

（四）经络辨证

《灵枢·卫气》篇曰："能别阴阳十二经者，知病之所生。"皮肤性病的经络辨证主要依据疾病所患部位和按经络在人体的循行分布，以推求疾病属何经络进行辨证。

1. 发生于人体上部者多为三阳经受病，多因风热、风温引起。如发生于面部者属足阳明胃经，耳旁患病属足少阳胆经，头顶者属足太阳膀胱经，鼻部患病与手太阴肺经有关，眼部患病属足厥阴肝经，口唇部患病属足太阴脾经，舌部患病属手少阴心经。

2. 皮损发生于人体中部，即腰背、胁肋部，多属肝经和胆经受病，多为气郁、火郁或肝胆湿热所致。乳房属胃经，乳头为肝经所主，腹部正中属任脉，背部正中属督脉。

3. 下部患病多由湿热或寒湿所致，因湿性趋下之故。臀部内侧属足三阴经，外侧属足三阳经。腿部内侧属足三阴经，外侧属足三阳经。皮损发生于阴部者与肝、肾二经有关。

（五）卫气营血辨证

卫气营血辨证是清代医家叶天士运用于外感温热病的辨证方法。其将湿热病概括为卫、气、营、血四类不同的证候，并表示病变发展过程中浅深轻重的四个阶段。这种辨证方法在皮肤性病中多用于一些全身症状较重的疾病。

1. 卫分证 卫分证系指风热或湿热病邪侵犯肌表，卫气功能失常所表现的证候。多因风邪犯卫、营卫不和或卫气不固、外风易袭引起。卫分证主表，病在肺与皮毛。证见发热、微恶风寒、汗出、口微渴、咽痛、鼻塞、皮疹色红、局部灼痒或肿痛、舌红、苔薄白或薄黄、脉浮数。常见于荨麻疹、重症多形红斑发病初期及急性化脓性疮疡早期。

2. 气分证　气分证系风热、热毒病邪内入脏腑，正盛邪实，正邪剧争，阳热亢盛所表现的证候。气分证主里，病在胸膈、肺、胃、肠、胆等脏腑。证见发热、不恶寒反恶热、口渴饮凉、汗出气粗、心烦口渴、皮肤红肿热痛明显、皮疹红、小便黄赤、大便秘结、舌红苔黄、脉洪数。常见于急性疮疡发展阶段、变应性接触性皮炎等。

3. 营分证　营分证系湿热病邪内陷，传入营分，营阴受损，心神被扰所表现的证候。营分证是邪热入血的轻浅阶段，病在心营及包络。证见高热稽留不退、身热夜甚、口干但渴不甚、皮肤潮红肿胀、大疱或脓疱、心烦不寐、神昏谵语、大便秘结、舌质红绛、苔黄燥、脉细数。多见于天疱疮、剥脱性皮炎及感染性荨麻疹等。

4. 血分证　血分证系邪热不解入于血分，血热扰心，热炽甚极或迫血妄行所表现的证候。血分证是卫气营血病变的最后阶段和病情发展过程中最为深重的阶段。可见于系统性红斑狼疮、皮肌炎、重症药疹、重症多形红斑及紫癜等。此证分为血分实热证和血分虚热证。

（1）血分实热证：多因营分证病邪不解传入血分，亦有由气分邪热直入血分者，其病位偏重于心、肝二经。证见烦热躁扰、昏狂谵妄、皮肤紫斑、吐血、衄血、便血、尿血、舌质深绛或紫、脉细数或弦数。

（2）血分虚热证：由血分实热证演变而来，亦可从营分证候转变或迁延而成。其病位常偏重于肾、肝二经。证见持续低热、暮热朝凉、身热面赤、五心烦热、热退无汗、心烦不寐、肢体干瘦、口干咽燥、舌红少津、脉虚而细。

（六）辨性质

临床将皮肤性病的性质分为急性和慢性两大类。急性者大多为实，慢性者以虚证为主。准确辨证皮肤性病的性质，对皮肤病的内、外治疗有着重要的指导意义。

1. 辨急性皮肤性病　急性者发病急骤，皮损表现为红斑、丘疹、水疱、脓疱、糜烂及渗液。发病原因多为风、湿、热、虫、毒。以实证为主。其与肺、脾、心的关系最为密切。

2. 辨慢性皮肤性病　慢性者发病缓慢，皮损表现为苔藓样变、色素沉着、皲裂、鳞屑等，或伴有毛发脱落、指（趾）甲改变。发病原因多为血瘀或营血不足、肝肾亏损、冲任失调。以虚证为主。其与肝、肾二脏的关系最为密切。

第二节　皮肤性病的诊断

皮肤病、性病的诊断与其他临床学科一样，也必须在系统的病史、全面的体格检查和必要的实验室检查的基础上进行综合分析，才能作出正确的诊断。

一、病史

询问病史时应仔细而耐心，态度和蔼。病史包括如下内容。

（一）一般项目

一般项目包括姓名、性别、年龄、籍贯、种族、职业及婚姻等。

（二）主诉

主诉即患者就诊的原因，包括皮损部位、性质、自觉症状及病期。

（三）现病史

1. 可能的病因或诱因，如食物、药物、接触物及感染等。
2. 初发皮疹的部位、形态、类型、大小、数目以及发生的次序、进展速度和演变情况等。
3. 全身和局部的自觉症状及其程度。
4. 病情与季节、气候、饮食、环境、职业及精神状态等有无关系。
5. 诊治经过、疗效及不良反应等。
6. 结合中医内容进行问诊。

（四）既往史

既往史是指患者曾患过何种疾病，尤其是和现有皮肤病、性病有关的疾病。有无各系统疾病，有无食物、药物、化学药品及对动、植物等过敏史，其治疗情况，疗效及不良反应等。

（五）个人史

个人史包括出生地与长期居住地、生活及饮食习惯、烟酒嗜好、职业、婚姻情况和月经、妊娠和生育史、不洁性交史及涉外婚姻史等。

（六）家族史

家族史是指家族中有无类似疾患与变态反应性疾患，有无性病、癌肿及传染病疾患的患者。

二、体格检查

（一）全身检查

有的皮肤病、性病常伴有内脏或全身性疾患，故应注意有无全身症状。全身检查要求基本同内科检查。

（二）皮肤黏膜检查

为了准确地反应皮肤、黏膜的损害，应注意如下事项：①应在充足的自然光线下检查，因为人工光线或强烈的日光均可影响皮损的观察效果；②诊室温度适宜，过冷可引起毛细血管收缩，使红斑颜色变淡或发生手足紫绀，甚至使患者受寒而致病。检查皮损时，除检查患者主诉部位及有关部位外，还需对全身皮肤、黏膜或指（趾）甲、毛发等皮肤附属器进行全面检查（图6－15）。某些皮损需从不同角度和距离进行观察，才能发现其真实形态。检查皮损常需视诊与触诊并用，有些皮损还需采用某些特殊的检查方法，如玻片压诊法及皮肤划痕试验等。

1. 视诊

（1）部位与分布：皮损的部位与分布常是诊断皮肤病、性病的重要依据之一，也是在检查时应先注意的问题。如皮损是暴露部位还是遮盖部位，是伸侧、屈侧或间擦部位，还是多汗、多皮脂或与黏膜交接部位，是全身性、泛发性、播散性还是局限性，是对称性、双侧性还是单侧性，是否沿神经、血管分布等。

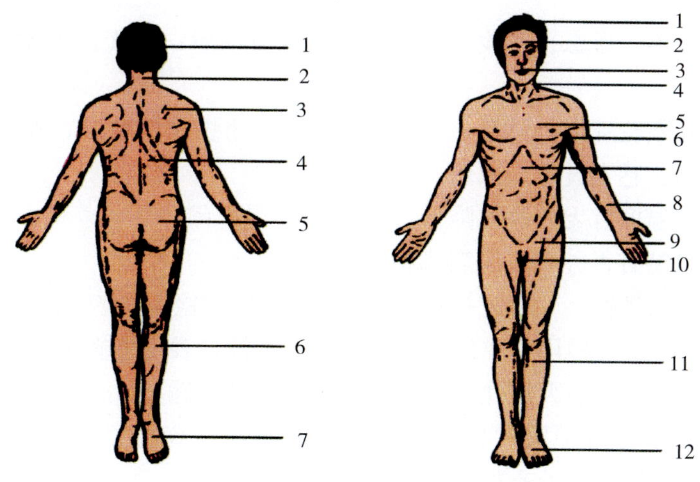

图6－15 全身各部位常见皮肤病

左：1. 头部：脂溢性皮炎、斑秃等。2. 颈部：慢性单纯性苔藓、毛囊炎等。3. 肩部：脂溢性皮炎、痈等。4. 躯干：带状疱疹等。5. 臀部：股癣、疖等。6. 腿部：静脉曲张、湿疹、结节性红斑等。7. 足底：足癣、胼胝、鸡眼、疣等。

右：1. 头部：脂溢性皮炎、银屑病、头癣、斑秃、普秃、湿疹等。2. 面部：痤疮、扁平疣、雀斑、黄褐斑、红斑狼疮、酒渣鼻等。3. 唇：单纯疱疹、固定型药疹、血管性水肿等。4. 颈部：慢性单纯性苔藓、接触性皮炎、疖等。5. 乳房：间擦疹、湿疹、Paget 病等。6. 腋窝：臭汗症、多汗症、疥疮、脂溢性皮炎等。7. 躯干：花斑癣、玫瑰糠疹、银屑病、带状疱疹、药疹等。8. 前臂和手：湿疹、汗疱疹、接触性皮炎、手癣、冻疮等。9. 腹股沟：股癣、湿疹、疥疮等。10. 生殖器：疥疮、阴虱、固定型药疹、各种性传播疾病等。11. 下肢：湿疹、结节性红斑、硬红斑。12. 足背：疣、足癣、湿疹等。

（2）性质：应明确属何种皮损，是原发损害还是继发损害；是单一皮损还是多种皮损，如为多种皮损则又以何种为主；并注意新旧损害的发展过程。

（3）排列：为散在或融合，孤立或群集，呈线状、带状、弧形或不规则形排列，单侧分布还是对称分布等。

（4）形状：为圆形、椭圆形、环形、弧形、地图形、多角形或不规则形等。

（5）颜色：正常皮色或红、蓝、黑、白色等；尤应注意其色调，例如淡红、鲜红、紫红或银白、灰白及灰黑色等。

（6）大小及数目：皮损大小常用直径多少厘米、多少毫米或用实物对比描述，如针头、绿豆、黄豆、鸡蛋或手掌大小等。皮损数目少者应以具体数字表示；皮损数目多时，可用较多或甚多等来说明。

（7）表面与基底：如表面与光滑、粗糙、湿润、干燥、隆起或凹陷，或呈乳头状、半球状、菜花状和脐窝状，有无鳞屑或痂等。基部的宽窄，是否有蒂等。

（8）边缘与界限：清楚、比较清楚或模糊，整齐或不整齐等。

（9）其他：如溃疡的深浅，是否呈潜蚀状；水疱的大小，是张力性还是松弛性，疱壁厚薄以及是否易破，疱液是澄清、混浊还是血性等。

2. 触诊

（1）皮损的大小、形态、深浅、硬度、弹性及波动感；有无浸润增厚、萎缩变薄、松弛、凹陷等。

（2）皮损的界限轮廓是否清楚，与周围及其皮下组织是否粘连、固定或可以推动。

（3）有无触痛、感觉过敏或减弱。

（4）局部皮肤温度有无升高或降低。

（5）表浅淋巴结有否肿大、触痛或粘连。

（6）棘层细胞松解征，又称尼氏征（Nikolsky sign）检查，表现为：①用手指推压水疱，可使疱壁移动；②稍用力在外观正常皮肤上推擦，表皮即剥离。此征在天疱疮及某些大疱性皮肤病、性病如大疱性表皮松解型药疹中呈阳性。

3. 舌诊和脉诊 结合中医“四诊”的内容收集与疾病相关的资料，尤其是舌诊、脉诊的应用，对中医辨证论治有重要意义。

（1）舌诊：包括观察舌质、舌苔和舌的形态等三个方面的变化。舌为心之苗，苔为胃气之反应。因此，脏腑气血之虚实、病邪深浅、津液盈亏，均在舌质和舌苔上表现出来。如舌质红，在皮肤病急性期见之多属热证，慢性疾病见之多属阴虚。舌绛为邪热入于营分，如天疱疮、感染性荨麻疹、红皮病。舌质淡而白者，一般为气血两虚；如果淡白而胖，多属阳虚，多见于慢性皮肤病。舌胖嫩而舌边伴有齿痕，多属气虚、阳虚，系统性红斑狼疮后期或应用长期大剂量糖皮质激素之后，常能见到此种舌质形态。舌光如镜，舌质红绛，伴有口糜，为病久阴伤胃虚，或应用大量抗生素之后，亦能见到此种舌质。青紫舌，多属瘀血征象，常见于瘀血流注。白苔，见于皮肤病兼有表证，或属脾胃有湿，或属寒证。黄苔多为邪热蕴结。腻苔，多为湿重，白腻为寒湿，黄腻为湿热。黑苔者，又有寒热之分，苔黑而燥为热极，苔黑而润为阳虚寒盛。在望舌苔时，需注意因服药或由饮食而染色的假苔，尤其是舌苔与病证不相符合的时候。

（2）脉诊：皮肤性病的发生与发展和全身脏腑气血等有着密切的关系，它虽有局部皮损表现可进行辨证，但脏腑气血的盛衰以及病邪的性质、病位的深浅等亦可反映于脉象，在“望”、“闻”、“问”三诊的基础上，若结合脉诊可详细辨识病情的变化。现将与皮肤性病有关的常见的脉象归纳如下：

①浮脉：轻取即得，重按稍减，举之泛泛而有余。主表证或虚证。脉浮有力，为风寒、风热在表，或为风热邪毒客于上部；脉浮无力为气血不足。

②沉脉：轻取不应，重按始得。主里证。脉沉而有力为里实，无力为里虚。

③迟脉：脉来迟缓，一息不足四至（相当于脉率每分钟60次以下）。主寒证。脉迟而有力为实寒，无力为虚寒。

④数脉：脉来一息五至以上（相当于脉率每分钟90次以上）。主热证。数而有力为实热，无力为虚热。

⑤滑脉：往来流利，如珠走盘，应指圆滑。主痰饮、食滞和实热。

⑥涩脉：往来艰涩不畅，如轻刀刮竹。主伤精、血少、气滞血瘀等。

⑦洪脉：洪脉极大，状若波涛汹涌，来盛去衰。主病为气分热盛。

⑧细脉：脉细如线，应指明显。主气血两虚、诸虚劳损，又主湿病。

以上脉象可单见，亦可兼见。切脉时还须辨明有力与无力、有余与不足，方可得出正确的诊断。

三、其他临床检查

（一）皮肤划痕试验

采用尖圆钝器划压皮肤后，如果局部有条索状风团出现，即皮肤划痕（图6-16）。反应过程可出现三联反应：①划后15秒钟在划过处发生红色线条；②16～45秒钟可在红色线条两侧出现红晕（为轴索反应致使小动脉扩张引起）；③划后1～3分钟在划处发生条状风团。出现三联反应者为皮肤划痕试验阳性，可见于某些荨麻疹及皮肤划痕症病人。

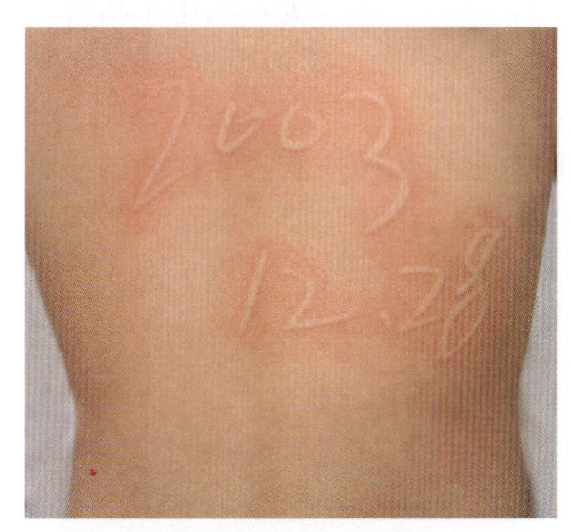

图6-16　皮肤划痕症

（二）玻片压诊

用玻片用力压在皮疹上10～20秒时，观察受压皮疹。以区别毛细血管扩张、炎性红斑、寻常狼疮、色素脱失斑与贫血痣。如寻常狼疮结节压诊时呈现特有的苹果酱色，有诊断价值。

（三）鳞屑刮除法

该法可用以了解皮损的表面性质，如寻常型银屑病刮除鳞屑后可见特征性薄膜现象和点状出血、花斑糠疹轻刮后可出现糠秕样鳞屑。

（四）棘层细胞松解征

本征又称尼氏征（Nikolsky sign）检查。表现为：①用手指推压水疱，可使疱壁移动。②稍用力在外观正常皮肤上推擦，表皮即剥离。此征在天疱疮及某些大疱性疾病如大疱性表皮松解型药疹中呈阳性。

（五）滤过紫外线检查

滤过紫外线检查（Wood灯检查）即用通过含氧化镍的石英玻璃过滤后所获得的长波紫外线，照射某些皮肤病、性病的皮损或其他排泄物。观察其是否出现荧光或出现何种颜色的荧光，为某些皮肤病、性病的诊断和鉴别诊断提供依据。如白癣的病发呈亮绿色荧光、黄癣呈暗绿色荧光、黑癣无荧光、红癣呈珊瑚红色荧光、基底细胞癌则无荧光等。

第三节　实验室检查

一、皮肤组织病理检查

当临床诊断有困难时，需做组织病理检查，不仅有助于诊断，而且有助于分型。

（一）皮损的选择

1. 通常选择成熟而未经治疗的典型损害，同时带一部分损害周围的正常皮肤，以便与病变组织作对比。

2. 水疱、脓疱或需寻找病原体的损害，应切取早期损害；水疱或脓疱应完整切取。

3. 如系较大的损害，应取其活动性的边缘；如同时存在几种皮肤病、性病的损害时，应分别取其皮损做检查。

（二）取材方法

有外科手术法及钻孔法2种。

1. 外科手术法　常规消毒皮肤和局部麻醉后，按无菌操作法，用手术刀沿皮纹方向作长1cm、宽0.3～0.5cm的梭形切口，刀锋沿皮面垂直，切取标本应深达皮下组织，底部与表面宽度一致。切忌钳夹所取组织，以免造成人为的组织变化，切取的标本应平放在吸水纸上，以防标本卷曲，或立即放入盛有10%甲醛液或95%酒精的小瓶中固定后送病理检查。

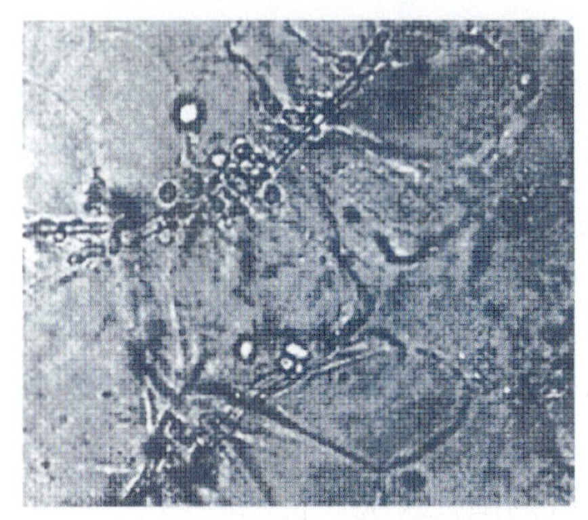

图6－17　真菌检查（示菌丝和孢子）

2. 钻孔法　用于皮损较小无须刀切或刀切困难者。消毒局麻后，以左手固定并绷紧局部皮肤，右手持皮肤组织钻孔器钻孔，达到一定深度后，用有齿镊小心提起组织，取小弯剪从其根部剪下，即可固定送检。压迫创口止血，撒布少许碘仿，加压包扎。颜面部用此法时，应缝合创口。

二、真菌检查

真菌检查对皮肤真菌病的诊断具有重要意义。常用的有直接镜检和真菌培养。

1. 标本的采集 浅部真菌病常采取鳞屑、菌痂、毛发和甲屑等标本。取材时应选择未治疗和病灶边缘的新损害。病甲应先刮除甲板表层及游离缘的病变组织，然后取其深层的甲屑。深部真菌病，根据病情采取脓液、痰、尿、粪、口腔和阴道分泌物以及各种穿刺液、病变组织等，应以无菌操作方法采取标本。

2. 直接镜检 将采取的标本置于载玻片上，通常滴上 1～2 滴 10%～20% 氢氧化钾溶液以溶解角质，盖上盖玻片，放置数分钟或在火焰上微加温以加速角质溶解，然后轻轻压紧盖玻片，驱除空气泡，吸去周围溢液，以免沾污盖玻片而妨碍镜检。有些标本（如脑脊液检查隐球菌）需滴 1 滴印度墨水使之混匀后加盖玻片后镜检。某些深部真菌病需用革兰、瑞特或姬姆萨等染色后镜检。如一次检查为阴性，应重复检查，必要时作真菌培养（图 6－17）。

3. 真菌培养 主要用于确定菌种，也可用作辅助直接镜检的检查结果。常用的培养方法有常规培养、大培养和微量培养 3 种。常规培养一般用试管培养，在无菌条件下将标本接种于沙博氏培养基斜面上。一般每一斜面接种 2～3 处，每份病材接种 2～3 管。浅部真菌在 25℃室温下培养，一般 1 周左右即开始生长，观察 2～3 周；深部真菌在 37℃下培养，观察 3～4 周。

三、皮肤试验

1. 斑贴试验（patch test） 是测定机体迟发型接触性变态反应的一种诊断方法。根据受试物的性质配制成适当浓度的浸液、溶液、软膏或用原物作试剂。

方法：取 4 层 1cm×1cm 大小的纱布用试剂浸湿，或将受试物置于纱布上，然后贴于前臂屈侧或背部，其上用一稍大的玻璃纸覆盖，用橡皮膏固定边缘。24～48 小时取下试物并查看结果。试验后一旦出现痒、痛或炎症反应时，应立即取下试物并用清水洗净及作适当处理，必要时可观察 4～5 天评价试验结果，则更为可靠。如同时作多个不同试验物时，每 2 个之间的距离至少为 4cm。试验时必须设对照组。

结果判定：①阴性反应：为受试部位无任何反应。②阳性反应："±"为可疑，皮肤出现痒或轻微发红；"+"为弱阳性，皮肤出现单纯红斑、瘙痒；"++"为中等阳性，皮肤出现水肿性红斑、丘疹；"+++"为强阳性，皮肤出现显著红肿伴丘疹或水疱。

临床意义：阳性反应表示患者对试验物过敏，也可能是由于原发性刺激或其他因素所致的阳性反应，但后者一旦将试物除去，反应可很快消失，而过敏所致者在试物除去后 24～48 小时内，反应一般是增强而不是减弱。阴性反应则表示患者对试验物无敏感性。此外，因斑贴试验与实际接触时的情况不同，或操作技术不当等均可出现假阴性反应。

注意事项：配制试验物质时应注意与原致病物相一致，但浓度必须由低到高，以免引起强烈反应。禁用原发性刺激物作斑贴试验。急性皮炎未消退前不应作斑贴试验。对试验结果可疑时，应重复试验。

2. 划破试验（scratch test） 该试验主要用于测试速发型变态反应的变应原，对于高度敏感的患者，有一定危险性。

方法：在前臂屈侧皮肤以75%酒精消毒后，用消毒注射针在皮上划1cm的长痕，以不出血为度，然后滴试剂1滴于其上，再用针柄轻轻擦压一下；在对侧相应部位作对照试验，20分钟后，用消毒蒸馏水洗净划痕上受试物，观察反应变化。

结果判定：①阴性反应：与对照试验相同。②阳性反应："±"为可疑，皮肤出现水肿性红斑或风团，直径小于0.5cm；"+"为弱阳性，皮肤出现风团有红晕，直径为0.5cm；"++"为中等阳性，皮肤出现风团，有明显红晕，直径为0.5～1cm；"+++"为强阳性，皮肤出现风团，有红晕及伪足，直径大于1cm。

临床意义：用于检测Ⅰ型变态反应的过敏原，如荨麻疹及遗传过敏性皮炎等的致病因素。阳性反应表示患者对该试验物过敏，但应注意假阳性反应。

注意事项：抗组胺类药物可减弱试验反应，需在停药后48小时再进行测试。有高度变应性病史（如过敏性休克）者禁止施行本试验。试验前应准备0.1%肾上腺素以备抢救可能出现的过敏性休克。

3. 皮内试验（intracutaneous test） 原理同划破试验。主要用于测试速发型变态反应。反应结果较划破试验阳性率高，较准确，但偶可发生过敏性休克。一般先以低稀释度的试剂开始，用0.1ml的稀释液在前臂屈侧皮内注射。通常于30分钟内出现反应，如出现风团及红晕为即刻反应阳性；6～48小时后才出现反应并有浸润性结节，为迟发型反应阳性。如为阴性而仍有可疑时，可增强试物浓度重复试验。

临床意义：①速发型反应：注射后20～30分钟，局部出现直径1～1.5cm的红斑或风团为阳性。②迟发型反应：注射后6小时开始出现红斑或风团，至24小时达最高峰，或24～48小时或更长时间后开始出现此种反应。麻风菌素的迟发反应可达21天。③阴性反应局部无变化，与阴性对照一致。

注意事项：对试物高度敏感或曾有过严重反应者，不宜做此试验，因其危险性较划破试验更大。试验前应准备好抢救过敏性休克的各种治疗措施，试验后30分钟内严密观察全身反应，特别注意过敏性休克的发生。

四、疥螨检查

1. 针挑法 首先用蓝墨水滴于皮损处寻找隧道。选用6号注射针头，在隧道末端虫点处，距离虫点底部1mm，垂直于隧道长轴进针，直至虫点底部，并绕过虫体，然后放平针杆（5°～10°角），稍加转动，疥虫即落入针口孔槽内，缓慢挑破皮肤出针。虫点多在水疱的边缘。

2. 刮片法 主要对丘疹内疥螨进行检查，用消毒外科刀片蘸少许矿物油寻找新发的炎性丘疹，平刮以刮取丘疹顶部的角质部分，至油滴内有细小血点为止。连刮6～7

个丘疹后，移至载玻片上，镜下可见幼虫、虫卵及虫粪。

五、细胞学诊断

细胞学诊断又称 Tzanck 涂片检查，最适用于疱疹性、病毒性皮肤病、性病和基底细胞癌皮损。在显微镜下，这些损害的细胞涂片检查，可较快地获得比较正确的诊断。外周血检测红斑狼疮细胞或 Sezary 细胞，对明确诊断也有帮助。如单纯疱疹、水痘－带状疱疹病毒感染，选择早期未破的水疱（不能取脓疱或痂皮），用解剖刀轻刮水疱底部，刮取后细胞镜检。将刮取物置于载玻片上，在空气中干燥，用 Giemsa 或 Wright 染色，见多核巨细胞。方法简单，易于掌握。

六、梅毒螺旋体检查

1. 梅毒螺旋体暗视野显微镜检查 检查者戴手套，用无菌生理盐水棉拭子拭去皮损（硬下疳、溃疡、扁平湿疣及湿丘疹等）表面污物，或用消毒钝刀轻轻除去痂皮，轻刮皮损表面并轻施压力至出现渗液而无出血为度。用盖玻片蘸取少量渗出液，覆盖于有生理盐水的载玻片上，盖上盖玻片，置于暗视野显微镜下，见长 5～20μm、有 6～12 个螺旋、运动活泼的螺旋体即为阳性（图 6－18）。

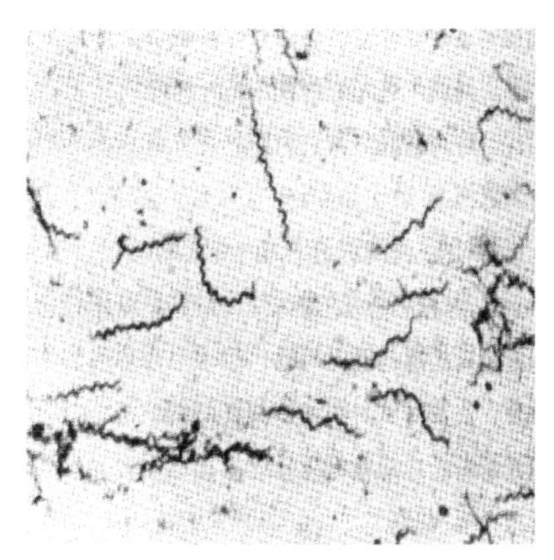

图 6－18 梅毒螺旋体

2. 螺旋体镀银染色法 螺旋体具有亲银性，硝酸银可使之染色而呈棕黑色。

方法：取材、涂片，空气中自然干燥，用罗氏固定液固定 1～2 分钟，无水酒精洗涤。滴媒染液 2～3 滴，酒精灯微加热至产生热蒸气为止，染 30 秒，水洗，最后滴加银染液，并加热产生蒸气，染 30 秒、水洗，自然干燥，置油镜下检查。阳性结果为淡棕色背景下，见染成棕黑色的螺旋体。

3. 螺旋体免疫荧光染色法

（1）*直接法*：将受检标本均匀涂布于载玻片上，自然干燥后用丙酮固定 10 分钟；另外，用可培养的非致病性螺旋体培养物进行吸收的抗（人抗兔）梅毒螺旋体血清与 FITC 结合，并以适当稀释的此血清涂于备有标本的载玻片上，37℃孵育 30 分钟。彻底清洗，缓冲甘油封固，荧光显微镜镜检。

（2）*间接法*：标本制定及固定同直接法。加经吸收的抗血清，37℃孵育 30 分钟，彻底冲洗；加 FITC 结合的抗人（或兔）Ig，孵育 30 分钟，彻底冲洗；缓冲甘油封固，待检。发现呈亮绿色荧光的梅毒螺旋体为阳性，可确诊梅毒。

七、淋球菌检查

1. 直接涂片检查 取脓性分泌物涂片、干燥、固定、革兰染色，可见革兰阴性细胞内双球菌（图 6－19）。女性患者需取宫颈分泌物作培养。

2. 培养 取男性尿道口以上 2～4cm 及女性宫颈 2～4cm 处分泌物，接种于 T－M、NYG 培养基培养，24～48 小时后挑取菌落作革兰染色、氧化酶试验及糖发酵试验等鉴定，并作药敏试验测最小抑菌浓度以及 β－内酰胺酶检测。

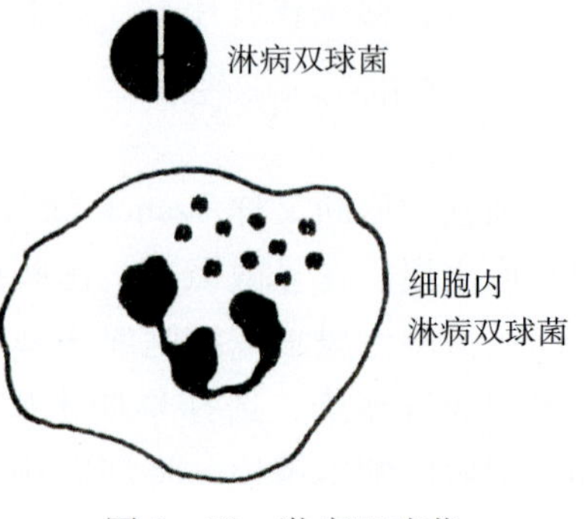

图 6－19 淋病双球菌

第七章 皮肤性病的预防和治疗

皮肤性病危害患者身心健康，影响生存质量和生活质量。其预防和治疗是我们学习皮肤病及性病学的重要内容，也是值得大家进一步学习和研究的课题。

第一节 皮肤性病的预防

中医古籍《黄帝内经》记载“圣人不治已病，治未病”，我国卫生工作方针之一是“预防为主”，可见积极做好疾病预防工作，能有效减少皮肤性病的发生和流行。皮肤性病的预防要树立全面、整体的观念，防止重治轻防、重局部轻整体的倾向，通过有效预防达到提高人民健康水平的目的。

一、一般预防措施

（一）增强体质，预防皮肤病

中医认为“邪之所凑，其气必虚”，应培固正气，避免外邪。既要避免外邪对人体的侵袭，又要增强人体正气来抗御外邪。中医历来注重宏观和微观、整体和局部的结合，认为皮肤病不仅是局部或全身浅表的病变，还是内脏疾患在局部或全身皮肤的反映。如糖尿病患者可发生皮肤瘙痒症、念珠菌病等，心理精神因素可引起多汗症、斑秃、神经性皮炎等。而局部或全身浅表的病变，往往可反映全身状况。如带状疱疹、白念珠菌感染的发生，多数与全身免疫功能低下者有关。故在皮肤性病预防中要重视整体预防的作用。

（二）皮肤的清洁卫生

培养良好的卫生习惯，在预防皮肤病方面起着重要作用。皮肤是保护人体的第一道防线，外来的各种机械性、物理性、化学性和生物性（如细菌、病毒、真菌、虫类等）刺激，均可引起皮肤病。对不同性质的皮肤如干性、中性、油性及敏感性皮肤等应分别采用不同的清洁方法和保护措施。

（三）重视心理精神因素

随着社会的进步和科学技术的迅速发展及人们生活节奏的加快，精神紧张、情绪抑郁等也可导致心身疾病的发生，如神经性皮炎、斑秃等。医务人员应主动关心病人，消除病人的思想顾虑和悲观情绪，以保证良好的生活规律和乐观向上的精神面貌。

二、皮肤性病的预防原则

（一）感染性皮肤病的预防

大多数感染性皮肤病如疥疮、真菌病、麻风、皮肤细菌感染等是可以预防的。首先应避免与传染源接触，切断传染途径，其次对患者和带菌者要积极采取有效措施，包括早期诊断和早期治疗，并做好消毒隔离工作。

（二）非感染性皮肤病的预防

非感染性皮肤病的预防要积极寻找和消除病因，若病因不明确者，避免其诱发因素也可使其病情缓解。对瘙痒性皮肤病应告诫病人不宜搔抓及外用刺激性药物，勿用热水烫洗，避免饮酒，忌食辛辣刺激性饮食。职业性皮肤病应调查工作中接触何种致病的因素，脱离环境或改进生产劳动条件。对皮肤肿瘤，要避免过度的暴晒和接触有害致癌物质，以避免皮肤肿瘤的发生和恶变。

（三）性传播疾病的预防

性传播疾病的预防最重要的是控制好传染源，切断传播途径。性病绝大多数是由性接触传染的，除了对患者进行治疗外，同时对其性伴侣也应给予追踪，并予恰当检查处治。在社会上应树立良好的生活作风，洁身自爱，从而达到减少传染源和预防性病之目的。

第二节　皮肤性病的治疗

皮肤性病的治疗应做到审证求因、辨证施治，中医治疗和西医治疗有机地结合起来。中医认为“有诸内者必形诸外”、“治外必本诸内”，虽然皮肤性病表现在体表，却往往是脏腑疾病的表现；反之皮肤局部病变，也可导致内脏病变发生。治疗皮肤性病需要有整体观念，并根据患者实际情况进行合理性和个体化治疗。

一、药物治疗

（一）药物内治

1. 中医辨证治疗

（1）祛风法

①疏风散寒：用于风寒证。证见恶寒甚而热轻，无汗，口不渴，皮疹色淡或白，遇冷即发；苔白，脉浮紧。如寒冷性多形红斑及风寒型荨麻疹等。方用桂枝麻黄各半汤加减。常用药物有桂枝、麻黄、细辛、羌活、苏叶及防风等。

②疏风清热：用于风热证。证见皮疹色红或红肿焮痛；发热，微恶寒，口渴，无汗或有汗不畅，小便黄；舌苔薄白或黄，脉浮数。如玫瑰糠疹、风热型荨麻疹等。方用消风散、银翘散加减。常用药物有金银花、连翘、荆芥、防风、桑叶、菊花、赤芍、浮萍及蝉蜕等。

③祛风胜湿：用于风湿浸淫证。证见皮肤发红，丘疹，水疱，糜烂，渗液；或轻度浸润肥厚，鳞屑；自觉瘙痒，伴有口干、咽痛；舌质淡红，苔薄黄，脉濡或数。如湿疹、丘疹性荨麻疹及扁平苔藓等。方用消风散加减。常用药物有防风、荆芥、蝉蜕、苦参、茯苓、泽泻、牛蒡子、石膏、苍术、知母及木通等。

④平肝息风：用于血虚肝旺、肝风内生证，由肝失血养、血虚生风及肝风内生，或年老气血不足、肌肤失养所致。证见皮疹色淡，干燥脱屑或增厚皲裂；自觉肌肤隐隐作痒；舌质淡，苔白，脉细或弦。如阴囊神经性皮炎、会阴瘙痒症及慢性荨麻疹。治宜养血平肝、息风止痒，方用当归饮子、天麻钩藤饮加减。常用药物有天麻、钩藤、石决明、山栀子、黄芩、牡蛎、当归、鸡子黄及白芍等。

（2）清热法

①清热解毒：用于实火热毒之证。证见皮损局部焮热发红或红肿热痛；恶寒发热，口渴口苦，便秘，尿黄；舌红，苔黄，脉数。如丹毒、疖病、毒热内蕴型梅毒、性病横痃初期、接触性皮炎等。方用五味消毒饮或黄连解毒汤加减。常用药物有金银花、野菊花、蒲公英、黄柏、黄连、黄芩、栀子及大青叶等。

②清热凉血：用于血热证或毒入营血者。证见局部焮红灼热，红斑或紫红斑，条状风团；口渴饮冷，高热烦躁，便干尿黄；舌质红绛，苔黄，脉数。如系统性红斑狼疮急性期、过敏性紫癜、剥脱性皮炎及人工性荨麻疹等。可选用清营汤、犀角地黄汤加减。常用药物有生地黄、犀牛角、牡丹皮、赤芍、紫草、青蒿、地龙等。

（3）祛湿法

①健脾化湿：用于脾虚湿阻证。证见皮疹色淡不鲜，糜烂，渗液；纳差，便溏；舌淡，苔白腻，脉濡细等。如亚急性湿疹、慢性淋病等。可选用参苓白术散、除湿胃苓汤加减。常用药物有党参、白术、苍术、淮山药、茯苓、猪苓、厚朴、佩兰、藿香及生薏苡仁。

②清热利湿：用于湿热证。证见红斑或焮红成片，丘疹，水疱，糜烂，渗液；口渴不欲饮，小便短赤或灼痛溢脓；舌苔黄腻，脉数。如带状疱疹、生殖器疱疹、急性湿疹、滴虫性阴道炎、念珠菌性阴道炎及淋病等。方用龙胆泻肝汤、二妙散、萆薢渗湿汤加减。常用药物有龙胆草、山栀子、黄芩、竹叶、滑石、通草、萆薢、薏苡仁、黄柏、苍术、泽泻及车前子等。

（4）润燥法

①养血润燥：用于血虚风燥证。证见皮疹色淡，干燥脱屑，增厚粗糙，皲裂或毛发枯槁脱落；头晕目眩，心悸失眠，口眼干燥；舌质淡，苔白或净，脉细无力。如神经性皮炎、慢性湿疹、静止期银屑病及干燥综合征等。方用当归饮子、养血润肤饮加减。常用药物有熟地黄、当归、女贞子、白芍、何首乌、胡麻及鸡血藤等。

②凉血润燥：用于血热风燥证。证见斑片状或点状皮疹，疹色鲜红或淡红色，干燥有鳞屑；可伴口干心烦，大便干燥，小便黄少；舌质红，苔黄少，脉滑数。如血热生风生燥所致的银屑病、风热疮等。治宜凉血润燥，方用凉血消风散等。常用药物有生地黄、赤芍、牡丹皮、丹参、槐花、白茅根、紫草、当归、生石膏等。

（5）行气法

疏肝理气：用于肝郁气滞证。证见面颊部色素沉着斑，对称分布；胸胁满闷，乳房胀痛，性情急躁易怒；舌苔薄白，脉弦滑。如黄褐斑。治宜疏肝解郁、行气活血。方用柴胡疏肝散加减或逍遥散。常用药物有柴胡、香附、郁金、当归、白芍、丹参、厚朴、牡丹皮及栀子等。

（6）活血法

①活血化瘀：用于经络阻遏、气滞血瘀之证。证见皮疹紫红，瘀斑，局部肿胀，结节；或疼痛如针刺，有定处，拒按；唇舌爪甲紫暗，脉涩。如红斑狼疮、结节性红斑、血管炎性皮肤病及性病横痃的慢性期等。治宜活血化瘀，方用桃红四物汤、仙方活命饮加减。常用药物有赤芍、牡丹皮、桃仁、红花、三棱、莪术、川芎、水蛭及山楂等。

②活血软坚：用于瘀阻结块证。证见皮损坚硬，皮色淡红或发白；自觉可伴痛痒；舌、脉可无明显异常。如瘢痕疙瘩等。治宜活血软坚，方用活血散瘀汤加减。常用药物有当归尾、赤芍、桃仁、大黄、川芎、苏木、牡丹皮、枳壳、瓜蒌仁及槟榔等。

（7）祛痰法

①解郁化痰：用于气郁夹痰证或气滞痰凝证。证见结块坚实，皮色，不痛或微痛；伴有胸闷憋气，两胁作痛或乳房胀痛，性情急躁；舌苔白或腻，脉滑或弦而虚。如瘰疬。宜解郁化痰，方用逍遥散合二陈汤。常用药物有白芍、当归、柴胡、白术、茯苓、半夏、陈皮、南星、白芥子、夏枯草、昆布、海藻、贝母等。

②疏风化痰：用于风热痰毒证。证见皮疹初起色白肿胀，形如鸡卵，逐步红肿化脓；自觉灼热疼痛；伴有咽喉肿痛，口干，恶风发热，便秘溲赤；舌苔薄腻，脉滑数。如颈痈、结块肿痛。治宜疏风清热、化痰消肿。方用牛蒡解肌汤合二陈汤。常用药物有牛蒡子、薄荷、荆芥、连翘、栀子、牡丹皮、石斛、玄参、夏枯草、陈皮、半夏等。

（8）补益法

①益气固表：用于表虚卫气不固证。证见皮疹色淡，遇冷即发风团，反复发作；气短懒言，声低倦怠，自汗怕冷；舌质淡，苔薄白，脉细无力。如慢性荨麻疹。可选用玉屏风散加味。常用药物有黄芪、党参、白术、防风、牡蛎、麻黄及五味子等。

②滋阴降火：用于肝肾不足和阴虚火旺证。证见皮疹潮红或疮疡弥漫，脓液淋漓；潮热盗汗，虚烦不眠，两颧红赤，腰膝酸软，耳鸣目眩，口咽干燥；舌质红，苔少或光剥，脉细数。如红斑狼疮（阴虚型）、皮肤结核。方用知柏地黄丸、大补阴九加减。常用药物有生地黄、黄柏、知母、玄参、麦冬、女贞子、鳖甲及枸杞子等。

（9）温通法

①温补肾阳：用于肾阳虚证。肾阳不足，阳气不能外达于肢末。证见面色皖白，精神委靡不振，形寒肢冷，肢端紫绀，自汗；舌质淡胖，苔白，脉沉细或虚。如皮肌炎、

肾病综合征、肿块软而弥漫的性病横痃；还常见于长期大量使用激素治疗后的天疱疮、红斑狼疮患者。治宜温补肾阳，可选用肾气丸、真武汤加减。常用药物有肉桂、附子、仙茅、仙灵脾、肉苁蓉、补骨脂及菟丝子等。

②温阳通络：用于寒湿阻络或寒凝皮痹证。系风寒湿邪阻于经络，阳气不能外达，寒凝阻络所致。证见皮疹苍白，或青紫，皮温偏低，或皮肤硬化，蜡样光泽，皱纹消失，肢端冰冷，麻木或疼痛；小便清长；苔白，脉沉或涩。如雷诺现象、冷球蛋白血症及寒湿阻滞型皮痹。治宜温阳通络除痹，方用黄芪桂枝五物汤、阳和汤或当归四逆汤加减。常用药物有桂枝、熟地黄、黄芪、细辛、威灵仙、红花、鸡血藤、干姜、鹿角胶、秦艽及当归等。

2. 西医治疗

（1）抗组胺药（antihistamine drugs）：组胺是最早发现的参与炎症和过敏反应的化学介质，主要作用于靶细胞两种受体，即 H_1 及 H_2 受体。H_1 受体主要分布在皮肤、黏膜、血管及脑组织，H_2 受体主要分布于消化道，皮肤微小血管有 H_1、H_2 两种受体存在。抗组胺药根据竞争受体的不同，可分为 H_1 受体拮抗剂和 H_2 受体拮抗剂两大类。

①H_1 受体拮抗剂：H_1 受体拮抗剂大都有与组胺相同的乙基胺结构，即—CH_2—CH_2—N<，能与组胺争夺受体。此类药物可阻断组胺对毛细血管扩张及通透性增加所致的红斑、风团，消除组胺引起的支气管、胃肠道平滑肌痉挛、呼吸道分泌物增加、血压下降等作用。根据药物能否透过血脑屏障而引起镇静嗜睡作用，又将 H_1 受体拮抗剂分为第一代和第二代。

第一代 H_1 受体拮抗剂：此类药物除了抗组胺作用外，还有镇静、抗胆碱能活性、局部麻醉、止吐等作用，少数药物则有中枢兴奋和抗 5 - 羟色胺作用。这类药物口服后经胃肠吸收，30 分钟即可起效，1 ~ 2 小时达高峰，持续 4 ~ 6 小时，有的能持续较长时间，24 小时内经肾脏完全排泄。第一代 H_1 受体拮抗剂的分类、用法及不良反应见表 7 - 1。

表 7 - 1 第一代 H_1 受体拮抗剂

药名	剂量及用法	不良反应
氯苯那敏（扑尔敏）（chlorpheniramine）	4 ~ 8mg，每日 3 次；5 ~ 10mg，肌注；儿童：每日 0.35mg/kg	嗜睡、心悸、胸闷、烦躁、痰液黏稠、咽喉干燥，适用于儿童
苯海拉明（diphenhydramine）	25 ~ 50mg，每日 3 次；20mg，肌注，每日 1 ~ 2 次；儿童：每日 1 ~ 2mg/kg	嗜睡作用强，口干、头晕，青光眼者慎用，长期应用可致贫血
赛庚啶（cyproheptadine）	2 ~ 4mg，每日 2 ~ 3 次	明显嗜睡、口干、光敏性、低血压、头痛、失眠、尿潴留、体重增加，青光眼者禁用
去氯羟嗪（克敏嗪）（decloxizine）	25 ~ 50mg，每日 3 次	嗜睡、口干，可致畸
异丙嗪（非那根）（promethazine）	12.5 ~ 25mg，每日 1 ~ 3 次，25 ~ 50mg，肌注或静滴，每日 1 次；儿童：每次 0.5 ~ 1mg/kg，每日 1 ~ 3 次	嗜睡作用强，青光眼，可致中枢兴奋作用，肝肾功能减退者慎用

续表

药名	剂量及用法	不良反应
酮替芬 (ketotifen)	1mg，每日2次；儿童：每日0.05mg/kg	疲倦、嗜睡、头晕、恶心、口干、头晕、体重增加
多塞平 (doxepin)	25mg，每日2~3次或25mg睡前1次	嗜睡、口干、视物模糊、体重增加，孕妇及儿童慎用

表7-2 第二代 H_1 受体拮抗剂

药名	持续时间（小时）	用量及用法	不良反应
特非那定 (terfenadine)	12~24	60mg，每日2次； 3~5岁：10mg，每日2次； 6~12岁：30mg，每日2次	忌与唑类抗真菌药或大环内酯类抗生素合用，室性心律失常
氯雷他定 (loratadine)	18~24	10mg，每日1次； 儿童：体重>30kg，10mg/次；体重<30kg，5mg/次	婴幼儿、孕妇、哺乳期妇女慎用
地氯雷他定 (desloratadine)	24	5mg，每日1次	恶心、头晕、头痛、口干
西替利嗪 (cetirizine)	24	10mg，每日1次	婴幼儿、孕妇、哺乳期妇女慎用
咪唑斯汀 (mizolastine)	24	10mg，每日1次	几乎无嗜睡，轻度困倦，严重心脏病患者、婴幼儿、孕妇禁用
美喹他嗪（波丽玛朗） (mequitazine)	18	5mg，每日2次	困倦、口渴、胃肠不适，青光眼、前列腺肥大者禁用

第二代 H_1 受体拮抗剂：这类药物不易透过血脑屏障，对中枢神经系统影响较小，不产生或仅有轻微嗜睡作用；抗胆碱能作用很小或无。作用时间较长，口服后很快吸收，多在肝脏内代谢，由肾或消化道排泄。第二代 H_1 受体拮抗剂的分类、用法及不良反应见表7-2。

适应证：皮肤黏膜的变态反应性及非变态反应性疾病如荨麻疹、血管性水肿、药疹、湿疹、接触性皮炎、虫咬皮炎、神经性皮炎、各种原因所致的皮肤瘙痒等。

不良反应：发生率及程度因选用的药物和个体差异而不同。中枢抑制作用包括嗜睡、头晕、乏力、注意力不集中、共济失调，主要见于第一代 H_1 受体拮抗剂；对高空作业人员、驾驶员和精细工作者慎用或禁用。抗胆碱能作用包括黏膜干燥、排尿困难、心动过速、视力模糊、瞳孔散大等，对青光眼、前列腺肥大、急性支气管哮喘、严重心脏疾病等患者应忌用。胃肠道反应可有厌食、恶心、呕吐、上腹不适。血液系统偶可发生溶血性贫血、粒细胞缺乏及血小板减少症。有致畸作用故对早期妊娠妇女应禁用。其他如过敏反应、暂时性低血压、针刺及麻木感等少见的不良反应。

②H_2 受体拮抗剂：这类药物能阻断组胺与该受体结合，从而对抗组胺的血管扩张、

血压下降和胃液分泌增多等作用，尚有抗雄激素作用。西咪替丁还可通过阻断T淋巴细胞表面H_2受体而减少组胺诱导抑制因子（histamine - induced suppressor factor）产生，逆转组胺的免疫抑制作用，以细胞免疫功能增强达到抗病毒作用。H_2受体拮抗剂分类、用法及不良反应见表7-3。

表7-3 H_2受体拮抗剂

药名	剂量及用法	注意事项（不良反应）
西咪替丁（甲氰咪呱）(cimetidine)	0.2g，每日4次	头痛、胃肠道反应、肝损害等，男性不能长期大量应用，孕妇及哺乳期妇女慎用。
雷尼替丁 (ranitidine)	150mg，每日2次	孕妇、小儿禁用
法莫替丁 (famotidine)	20mg，每日2次	无抗雄激素作用，孕妇、小儿禁用

适应证：慢性荨麻疹、皮肤划痕症、血管性水肿、痤疮、妇女多毛症、病毒疣及湿疹。

不良反应：头痛、眩晕，胃肠道反应，长期应用可引起血清转氨酶升高，男性乳房发育、阳痿、精子减少等。

（2）糖皮质激素（glucocorticoid）

①作用：具有抗过敏和抑制免疫作用、抗炎作用、抗毒作用、抗休克作用和抗肿瘤作用等。此外，还可抑制结缔组织中成纤维细胞的增生，抑制胶原的合成，防止瘢痕及粘连形成，影响创伤及切口的愈合。

②适应证：自身免疫性疾病如系统性红斑狼疮、皮肌炎、天疱疮、类天疱疮、结节性动脉周围炎、坏死性血管炎；过敏性疾病如急性荨麻疹、血管性水肿、过敏性休克、重型药物性皮炎及重型过敏性紫癜；重症多形红斑、重型银屑病、各型红皮病。

③常用制剂：常用糖皮质激素类制剂见表7-4。

表7-4 常用糖皮质激素

	药物名称	生物学半衰期（小时）	抗炎效价	等效剂量（mg）	片剂/针剂（mg）	成人用量（mg/日）
短效	氢化可的松 (hydrocortisone)	8~12	1	20	25~100	静滴100~400
中效	强的松（泼尼松）(prednisone)	12~36	4	5	5	口服10~60
	强的松龙（泼尼松龙）(prednisolone)	12~36	4	5	5~25（混悬）	口服10~60
	甲基强的松龙（甲泼尼龙）(methylprednisolone)	12~36	7	4	4/（20~40）	口服16~40

续表

	药物名称	生物学半衰期（小时）	抗炎效价	等效剂量（mg）	片剂/针剂（mg）	成人用量（mg/日）
长效	曲安西龙（triamcinolone）	12～36	5	4	4/50（混悬）	口服8～16
	地塞米松（dexamethasone）	36～54	30	0.75	0.75/(2.5～10)	口服1.5～9，静滴5～20
	倍他米松（betamethasone）	36～54	30	0.5	0.5	口服1～6

④应用方法及用药疗程：一般将疗程分为短程疗法、中程疗法和长程疗法。短程用药（不超过1个月）、中程用药（2～3个月）可分为治疗阶段和减量阶段，长程用药（4个月以上）可分为治疗、减量和维持3个阶段。对于需长期服药的病人，为减轻激素的不良反应，采用每日晨8时顿服，或采用隔日1次给药的方法（即两日总量隔日晨8时服），可减少对下丘脑－垂体－肾上腺（HPA）轴的抑制。

冲击疗法：即在短期内注入大剂量激素，以增强疗效，减少不良反应，降低维持量和延长症状缓减期。方法：甲泼尼龙240～1000mg，加入5%或10%葡萄糖液中静滴，3～12小时滴完，每日1次，连续3～5日为1疗程，用完后改口服泼尼松每日30～60mg。用药期间应密切观察，注意电解质平衡及心电图监护等。一般用于糖皮质激素常规治疗无效的病例，如重症系统性红斑狼疮。

⑤不良反应：长期应用糖皮质激素的不良反应有感染（包括细菌、病毒、真菌等）、高血压、糖尿病、胃十二指肠溃疡或穿孔、消化道出血、骨质疏松症、骨缺血性坏死、白内障、精神障碍、月经紊乱、低血钾、激素性肌病等，此外还可引起满月脸、痤疮、多毛和萎缩纹等。

⑥禁忌证：消化性溃疡、糖尿病、活动性结核病、骨质疏松、严重高血压病和心肾功能不全等。

（3）免疫抑制剂：皮肤科常用的有环磷酰胺、硫唑嘌呤、甲氨蝶呤、环孢素等。可单独使用，也可配合糖皮质激素使用，以减少其不良反应。此类药物毒副作用较大，如胃肠道反应、诱发感染和肿瘤、抑制骨髓功能、肝损害、不育和致畸等，故应慎重选用，严格掌握适应证，定期检查血象和肝功能等。

①环磷酰胺（cyclophosphamide，CTX）：属氮芥类烷化剂，该药进入体内后在肝微粒体细胞色素P450酶作用下，在体内形成活性产物（4－羟环磷酰胺和醛磷酰胺），与胞核发生交联而破坏DNA的结构，阻碍RNA和蛋白质的合成，对细胞生长、成熟和分化均有抑制作用，特别对B淋巴细胞的抑制作用更强，对体液免疫抑制明显。适用于自身免疫性疾病如红斑狼疮、皮肌炎、天疱疮，血管性疾病如变应性血管炎、Wegener肉芽肿病，皮肤肿瘤如蕈样肉芽肿等。用法与用量：口服常用量为每日50～200mg，静滴常用量为每日100～200mg，隔日1次，用药后4～6周才开始发生临床疗效。静脉冲击

疗法为每周1次，每次10～15mg/kg。治疗自身免疫性疾病总量6～8g，治疗肿瘤总量10～15g。为减少对膀胱黏膜毒性，应大量饮水。肝、肾功能损害者应当减量。

②硫唑嘌呤（azathioprine，AZP）：为抗代谢药物，在体内代谢形成6－巯基嘌呤，与次黄嘌呤核苷酸相似而取代之，即阻断与鸟嘌呤核苷酸结合，影响DNA和RNA的合成，对T淋巴细胞的抑制作用较大。适用于天疱疮、大疱性类天疱疮、红斑狼疮、皮肌炎、毛发红糠疹、扁平苔藓及皮肤恶性淋巴瘤等。用法：每日1～2mg/kg，维持量每日0.5mg/kg，12～16周无效即停用。

③甲氨蝶呤（methotrexate，MTX）：为抗叶酸代谢类药，能与二氢叶酸还原酶相结合，使二氢叶酸还原成四氢叶酸，干扰嘌呤和嘧啶核苷酸的生物合成，使DNA合成受阻，从而抑制淋巴细胞或上皮细胞的增生。适用于银屑病、毛发红糠疹、天疱疮、白塞病、蕈样肉芽肿等。MTX用药方法有：每周3次剂量方案，每12小时1次，每次2.5～5.0mg，连续3次；每周1次方案，每次剂量7.5～15mg，肌肉注射或口服，达血浓度峰值比3次连续给药高一些，但每周连续3次给药能保持较高的血液水平达36小时。根据疗效再考虑增减药量，70kg体重患者给药每周总量要在15mg以下（每次5mg，共3次）。对顽固型患者可以高于每周15mg，但不良反应也会增加，应定期检查肝功能和血常规。在累积量达到1.0～1.5g时停用MTX是最合理的停药时间。

④环孢素（cyclosporin）：又称环孢素A（cyclosporin A，CSA），是一种能选择性作用于T淋巴细胞的免疫抑制剂。主要用于器官移植，适用于严重的银屑病、自身免疫性疾病、白塞病、坏疽性脓皮病、全秃和普秃、特应性皮炎等。用法：每日3～10mg/kg。不良反应主要为肾毒性、高血压、头痛、恶心、呕吐等。肝肾功能不全者及孕妇禁用。

⑤麦考酚吗乙酯（Mycophenolate Mofetil，MMF）：也称霉酚酸酯或骁悉，是选择性的次黄嘌呤单核苷酸脱氢酶（IMPDH）抑制剂，可抑制鸟嘌呤核苷酸的经典合成途径。通过特异性抑制淋巴细胞IMPDH活性而抑制GMP的合成，耗竭细胞内GTP的储备，使GTP/ATP比例失调，核酸的合成被抑制，T淋巴细胞和B淋巴细胞的增殖被阻断，为一种新型高效免疫抑制剂。用于治疗寻常型天疱疮、大疱性类天疱疮、狼疮性肾炎、坏疽性脓皮病等。成人剂量每日0.5～2.5g，疗程为3～24个月。小儿剂量每日30mg/kg，分2次服。

（4）免疫调节剂（immuno－modulatory drug）：能增强机体的特异性和非特异性免疫反应，使不平衡的免疫反应趋于正常。常用的有卡介苗（Bacillus Calmette Guerin，BCG）、左旋咪唑（levamisole）、干扰素（Interferon，IFN）、胸腺素（thymosin）又称胸腺肽、转移因子（transfer factor）。

（5）维A酸类（retinoid）：维A酸类药是维生素A的衍生物。维A酸主要为人工合成，根据其分子结构的不同变化，已合成三代维A酸类药物。维A酸类药的药理作用为能调节上皮细胞和其他细胞的生长和分化，对恶性细胞生长有抑制作用，对黑素细胞能抑制酪氨酸活性减少黑色素的形成，对皮脂腺有抑制皮脂产生和影响皮脂腺上皮细胞分化的作用，能改善皮肤光老化、减轻皮肤皱纹和色素沉着，有增强体液免疫和细胞免疫作用等。

①第一代维A酸：主要为全反式维A酸和非芳香族人工合成衍生物如异维A酸、维胺酯。适用于囊肿性痤疮、掌跖角化病、鱼鳞病等。用法：异维A酸为每日0.5～1mg/kg，疗程16～20周；维胺酯为每日1.2～2.0mg/kg。外用剂型浓度0.025%～0.1%凝胶剂或霜剂。副作用有唇炎、结膜炎、皮肤黏膜干燥、血脂升高、胆固醇升高、高血钙、致畸作用等，服药期间及服药后4～8周应避孕。

②第二代维A酸：是单芳香族维A酸，常见药物有阿维A酯（依曲替酯，etretinate）、依曲替酸（acitretin）及维A酸乙酰胺的芳香族衍生物。其中阿维A酯应用最广，其作用原理是有抑制角化作用，促进白蛋白的生物合成。适用于严重银屑病如泛发性银屑病、脓疱型、红皮病型及关节病型银屑病、鱼鳞病和其他角化类皮肤病。用法：阿维A酯剂量为每日0.5～1mg/kg，维持量每日12.5～25mg；可与糖皮质激素联用，也可与PUVA联合治疗皮肤肿瘤，如鳞状细胞癌、基底细胞癌等。依曲替酸的适应证与阿维A酯相似，常用量为每日50～75mg。副作用为血脂增高、致畸作用等。

③第三代维A酸：为多芳香族维A酸，代表药物是芳维A酸乙酯（arotinoid）。适用于银屑病、鱼鳞病、毛囊角化病等。用法：口服剂量为每日0.02～0.1mg，晚餐时服，维持量为0.03mg，隔日1次。外用以阿达帕林或扎罗汀乳膏治疗痤疮日光性角化病、掌跖脓疱病等。

（6）其他类常用药物

①钙剂：可增加毛细血管的致密度，降低其通透性，有消炎、抗过敏作用。适用于急性湿疹、荨麻疹、药疹等。用法：10%葡萄糖酸钙或5%溴化钙溶液，每日10ml，静脉缓慢注射，注意脉搏，注射过快可引起心律不齐或停搏等危险。钙剂能增强洋地黄的作用，使之毒性增加，因此近期用洋地黄者禁用钙剂。

②普鲁卡因：采用盐酸普鲁卡因封闭可阻断神经传导的恶性刺激，恢复机体正常的防御和调节功能。适用于银屑病、湿疹及慢性单纯性苔藓等。用法：注射前需作皮试，成人用普鲁卡因4～8mg/kg，用生理盐水或5%葡萄糖液配成0.1%浓度，也可加维生素C 0.5g，静脉缓慢滴入，每日1次，10日为1疗程。局部封闭用0.25%～0.5%盐酸普鲁卡因注入病灶皮下，一般用量为10～20ml。

③氯喹（chloroquine）、羟氯喹（hydroxy chloroquine）：能降低皮肤对紫外线的敏感性，稳定溶酶体膜，抑制变性DNA与抗体结合，抑制细胞免疫和补体活性等，还有一定的抗炎、抗组胺、抗5－羟色胺和抗前列腺素作用。适用于红斑狼疮、多形性日光疹、扁平苔藓等。用法：氯喹每日0.25～0.5g；羟氯喹每日0.2～0.4g，症状控制后逐渐减量。副作用有胃肠道反应、白细胞减少、药疹、角膜色素沉着斑、视网膜黄斑区损害、肝肾损害等。羟氯喹较氯喹副作用小。长期服用者应定期查眼底、视力和肝肾功能。

④反应停（thalidomide）：原为一种镇静剂，常用于治疗麻风反应、多形性日光疹、盘状红斑狼疮、结节性痒疹等。用法：成人口服每日0.2～0.4g，有效后改为维持量，每日50～100mg。副作用为可致畸、引起周围神经炎，孕妇禁用。

⑤免疫球蛋白（immunoglobulin，Ig）：大剂量IVIg治疗多种自身免疫性疾病，如红斑狼疮合并严重感染、消化道出血、昏迷等危重并发症；系统性红斑狼疮合并妊娠；激

素或免疫抑制剂治疗无效的红斑狼疮、皮肌炎和多发性肌炎、天疱疮、重症多形性红斑、大疱性类天疱疮等。用法：每日 0.4g/kg，连用 3～5 日，必要时 2～4 周重复 1 次。副作用较小，少数患者有一过性头痛、背痛、恶心、低热等，多与滴速过快有关。

⑥特异性脱敏疗法：简称脱敏疗法，是用特异致敏原通过注射或其他途径小量多次接触患者后，提高了机体对致敏原的耐受能力，以消除患者的过敏状态而达到治疗目的。适用于Ⅰ型变态反应性疾病如慢性荨麻疹、支气管哮喘、变应性鼻炎等。禁忌证为非Ⅰ型变态反应病及高度敏感者。方法：首先要选择变应原，注射时从低浓度到高浓度，小剂量到大剂量，变应原浸液的起始稀释浓度根据病史和皮试结果而定。通常每 1 个浓度注射 10 次为 1 个疗程，第 1 次注射从 0.1ml 开始，逐渐递增至 1ml/次，1～2 次/周；下一个疗程脱敏液的浓度比原来脱敏液浓度增加 10 倍。维持剂量阶段，注射间隔时间逐渐延长，直到患者症状减轻或消失。不良反应为局部红肿、全身红斑、荨麻疹、血管性水肿、过敏性休克及心跳停止等，需要紧急处理。

（二）药物外治

皮肤性病的外治分为药物外治和非药物外治。药物外治尤为重要，是学习中西医结合皮肤性病学的重点。药物外治又称外用药疗法。学习着重在外用药的性能、剂型及外用治疗原则三个方面。

1. 外用药物的性能 也叫外用药物的性质。根据药物的药理作用主要分为如下的类型：

（1）清洁剂：对皮损处的分泌物、痂皮、脓液等起清除作用。常用的有生理盐水、3% 硼酸溶液、液状石蜡、植物油等。

（2）保护剂：具有减少摩擦、防止外界刺激、保护皮肤作用。常用的有氧化锌粉、炉甘石、滑石粉及植物油等。

（3）止痒剂：具有清凉止痒和麻痹神经末梢作用。常用的有 0.5%～5% 薄荷脑、1%～5% 樟脑、1% 麝香草酚、5% 苯唑卡因、1%～3% 达克罗宁等；此外，3% 异丙嗪和 3% 苯海拉明也可止痒，因可致敏故少用。

（4）抗变应性炎症剂：能降低毛细血管通透性，减少渗出，起抗变态反应性炎症及止痒作用。如 1% 氢化可的松、0.05% 地塞米松、0.025%～0.1% 曲安奈德、0.1% 丁酸氢化可的松、0.05% 卤米他松及 0.1% 戊酸倍他米松等。

（5）抗菌剂：具有抑菌和杀菌作用。如 5%～10% 硫黄、1%～2% 甲紫液、0.1% 小檗碱、0.02% 呋喃西林液、0.5%～1% 新霉素、0.5%～3% 红霉素及 2% 莫匹罗星。

（6）抗真菌剂：具有抑制真菌、杀灭真菌的作用。如 5%～10% 水杨酸、6%～12% 苯甲酸、10%～30% 冰醋酸、1%～3% 克霉唑、2%～3% 咪康唑、1% 特比萘芬、1% 联苯苄唑等。

（7）角质促成剂：增强血管收缩，减轻炎症浸润，促进角质恢复正常。常用的有 2%～5% 煤焦油、5%～10% 黑豆馏油、1%～3% 水杨酸、0.1%～0.5% 蒽林、3%～5% 硫黄等。

（8）角质松解剂：能松解角质，使角化过度的角质层细胞松解剥脱。如5%～10%水杨酸或乳酸、20%～40%尿素、30%冰醋酸、5%～10%乳酸、10%硫黄等。

（9）腐蚀剂：具有腐蚀作用，以清除破坏增生的肉芽组织及赘生物。如>20%水杨酸、50%三氯醋酸、纯苯酚、硝酸银棒、水晶膏、鸡眼膏、鸦胆子等。

（10）收敛剂：能消散皮损炎症、减少渗出，抑制皮脂腺及汗腺分泌，起收敛作用。常用的有0.2%～0.5%硝酸银、5%甲醛、2%明矾液、五倍子等。

此外，尚有抗病毒剂、抗肿瘤剂、遮光剂、脱色剂、外用维A酸（治疗痤疮、鱼鳞病）等。

2. 外用药物的剂型 系指药物配成的型式。不同的剂型具有不同的物理作用，并能使所含药物发挥较好的作用（表7－5）。

（1）西医常用外用药剂型：具体见表7－5。

表7－5 常用外用药剂型

剂型	药物组成	作用	适应证	用法	注意事项
溶液（solutions）	水溶性药物加入水中而成，如3%硼酸	散热、吸收、干燥、消炎、止痒、保护、清洁	急性皮炎伴大量糜烂渗液	多用作开放性冷湿敷	保持湿敷垫与皮损面接触及冷、湿度；每次冷湿敷的面积不能超过体表总面积的1/3
酊（醑）剂（tincturesandspiritus）	药物溶于不同浓度的酒精或白酒中所的药剂，如碘酊、樟脑醑、百部酊	杀菌、消炎、止痒、溶解皮脂	皮肤瘙痒症、神经性皮炎、皮肤癣菌病	外搽每日1～2次	不宜用于急性皮炎、糜烂、皲裂者
粉（散）剂（powders）	为细微干燥粉末，如扑粉、青黛散	保护、散热、吸湿、干燥、止痒	急性皮炎、无糜烂渗出者	每日外扑数次	不宜用于糜烂、渗液处及干燥皲裂的皮损
洗剂（lotions）	粉加水而成，粉不溶于水，如炉甘石洗剂、三黄洗剂	同粉剂，附着性好，散热作用更强	同粉剂	外搽每日4～6次	同粉剂、用前摇匀
糊剂（paste）	25%～50%药粉和油脂基质组成，如氧化锌糊剂	保护、吸湿、消炎、止痒、深透作用较弱	亚急性皮炎、湿疹或伴轻度糜烂、结痂、少许渗液者	外涂每日1～2次	毛发处不宜使用
软膏（ointment）	为药物和油脂基质组成（药粉<25%），如硫黄软膏、润肌膏	保护创面、防止干裂、作用深达，去除鳞屑，促肉芽生长	慢性湿疹、神经性慢性干燥清洁的溃疡	外涂每日1～2次	禁忌用于急性皮炎、湿疹

续表

剂型	药物组成	作用	适应证	用法	注意事项
油剂（oils）	药粉混合于植物油或经熬煎去渣而成，如40%氧锌化油、紫草油	润滑、保护、吸收、软化痂皮、清洁	亚急皮炎和湿疹伴少量渗液者	外搽每日1~2次	不适用于大量渗液的皮损
乳剂（emulsion）	为油与水乳化而成的剂型，脂为油包水型，霜为水包油型	护肤、润滑、消炎、止痒	亚急性、慢性皮肤炎症；皮肤瘙痒症	外涂每日2~3次	不宜用于溃疡面
硬膏（plasters）	药物和黏着性基质涂布在裱褙材料而成，如皮炎宁硬膏	保护皮肤、防止水分蒸发、软化角质而作用深达	慢性肥厚性局限性皮肤病	外贴每日1~2次	贴用前宜微加温
凝胶（gel）	药物加入高分子聚合物（丙二醇，聚乙二醇）而成，如他扎罗汀凝胶	护肤、润滑、消炎、止痒，优点是无油腻感	亚急性或慢性皮炎	外涂每日2次	急性皮炎和糜烂皮损慎用，有一定刺激性
气雾剂（aerosol）	药液和液化气体注入特制的容器内制成，如碱性成纤维细胞生长因子气雾剂	保护、减少摩擦、防止感染	感染性或变态反应性皮肤病	外喷每日2~3次	喷射应均匀

（2）中医特色外用剂型

①醋浸剂：醋浸剂系将单味或复方中药置于醋液中密封浸泡一定时间而成的醋溶液。具有解毒、杀虫、止痒等作用。适用于皮肤癣菌病。如藿黄浸剂，浸泡患处，每次30分钟，每日1次。

②药酒：药酒是将药物浸泡于75%乙醇或白酒中，7~30天后，滤去药渣制成的酒浸剂。作用与酊剂相同，具有清凉止痒、解毒杀虫、活血通络、散瘀止痛的作用。适用于无糜烂渗出的脚湿气、鹅掌风、体癣、神经性皮炎、硬皮病等。常用药物如复方土槿皮药酒、百部酒、红灵酒等。用法为用棉棒蘸药液，直接外涂皮损区，每天1~3次。凡急性炎症性皮肤病、皮破糜烂处及头面、会阴部皮肤薄嫩处禁用。

③散剂：散剂是将单味药或复方药物研成极细粉末的制剂。治疗作用同粉剂，具有保护、吸收、蒸发、干燥、止痒的作用。适用于无渗出的急性或亚急性的皮肤病。常用药物如青黛散、六一散、枯矾粉、滑石粉等，用时直接撒布于病变部位，用法为每天3~5次，扑患部。

④膏药：古称薄贴，系将药末加入到植物油、蜡、树胶中经高温熬炼成膏，摊于布或纸面而成。现已制成黏着力强、干净、效佳的胶布型膏药。膏药具有搜风止痒、活血止痛、软坚防裂作用。适用于神经性皮炎、慢性湿疹、皮痛等。如太乙膏。

⑤熏蒸剂：熏蒸可分为气蒸和烟熏二种。皮肤性病多采用气蒸。其具有温经通络、疏通气血、杀虫止痒作用。可用于神经性皮炎、疥疮、尖锐湿疣等。将药液煮沸，周围

用毛巾围住，利于蒸气熏蒸患处。如气熏疮药。

⑥箍围剂：箍围剂又称敷贴，是药粉和液体调成的糊状制剂。其具有箍集围聚、收缩疮毒的作用。用于肿疡初期，促其消散；如毒已结聚，促使疮形缩小，趋于局限，尽早成脓破溃，以致愈合。例如金黄散、玉露散药性寒凉，功能清热消肿、散瘀化痰，适用于红、肿、热、痛的一切阳证。又如回阳玉龙膏药性温热，功能温经活血、散寒化痰，适用于不红不热的一切阴证。

3. 外用药使用原则

（1）正确选择剂型：根据皮损的性质而定。①急性阶段：急性变应性接触性皮炎或急性湿疹伴糜烂和大量渗液者，宜用溶液作开放性冷湿敷。若急性炎症性皮损仅有红斑、丘疹、水疱，而无糜烂、渗液者，应选洗剂、粉剂外用。②亚急性阶段：亚急性炎症性皮疹渗出甚少者，选用糊剂或油剂。若皮损有干燥脱屑，甚至小片轻度增厚者，以选用乳剂为宜。③慢性阶段：慢性炎症性皮损，表现为浸润肥厚、苔藓样变者，应选用软膏、硬膏、乳剂及酊剂。④单纯性瘙痒而没有皮肤损害者，可选用酊剂、醑剂及乳剂。

（2）合理选择药物：①根据病因选择：如真菌感染选用抗真菌剂，细菌感染应选用抗菌剂。②根据病理变化：如角化不全选用角质促成剂，角化过度选用角质剥脱剂等。③根据自觉症状：如皮肤瘙痒者选用止痒剂。

（3）外治注意事项：①注意患者与医生的配合，应向病人详细说明药物使用方法。②应注意药物浓度，尤其是婴幼儿及身体皱褶部位及敏感皮肤，用药浓度宜适当低一点。③严格掌握药物的适应证、不良反应及禁忌证。若出现皮肤过敏、刺激或中毒反应，应立即停用并给予相应的处理。

二、物理疗法

物理疗法是利用各种物理因子，如声、光、电、水、热、低温、同位素等，并将其研制成各种仪器，用于治疗疾病的方法。

随着皮肤病治疗学的进一步研究，近年来对皮肤机能与外界环境之间的相互联系日益重视。物理治疗遵循机体内环境与外环境不断进行能量和信息交换这一生命活动基本原则，选择性作用于人体组织产生反射性应答，以获得预期的治疗效果。物理因子可直接作用于皮肤，收到良好的效果。故在皮肤科，物理治疗作为重要的治疗手段，应用甚广。现作一简要介绍。

（一）电疗法

1. 电解法　是利用直流电在人体局部组织内引起化学变化，即在阴极（电解针尖端）附近组织中产生氢氧化钠，破坏病变组织而达到治疗目的。适用于小赘生物、毛细血管扩张及局限性多毛症等。

2. 电灼法和干燥法　是用电压较高、电流强度较小的高频电烧毁病变组织的疗法。适用于寻常疣、化脓性肉芽肿、光线性角化病及其他皮肤赘生物等。

3. 电凝固术 是利用高频电流产生的热能，使蛋白质凝固的治病方法。这种高频电疗的电压比电干燥低，而电流强度则较大，电流通过组织时，产生热能使病变组织凝固性坏死。适用于范围较深损害的治疗。临床可用于稍大的疣、皮肤赘生物、化脓性肉芽肿及较小的皮肤肿瘤。

4. 电烙术 是利用电热丝对皮损进行烧烙破坏以治疗皮肤病的方法。适用于稍大的疣、化脓性肉芽肿、其他皮肤赘生物及较小的皮肤良性肿瘤。

5. 音频电疗法 音频电疗具有消炎、镇痛、消肿及促进结缔组织吸收、松解瘢痕粘连组织、促进毛发生长、促进汗液分泌、改善微循环、促进神经功能恢复等作用。皮肤科常用于治疗带状疱疹及后遗神经痛、局限性硬皮病、斑秃等。治疗时应缓慢调节电流，并注意避开心脏部位。

（二）微波疗法

用微波电流治病的方法称为微波治疗。微波电流的波长为1m～1mm，频率为300～300000MHz，对人体生物物理作用复杂，以非热和热效应为主。低能量的微波产热低，以非热效应为主，主要作用为增加局部血循环，加快局部代谢，降低感觉神经兴奋性，增加局部组织抵抗力；高能量的微波，可造成蛋白质凝固、坏死、炭化、气化。适用于尖锐湿疣、寻常疣、皮赘、汗管瘤、淋巴管瘤等的治疗。

（三）冷冻疗法

冷冻疗法是利用低温冷却或冻结作用于病变组织，使之发生坏死或诱发生物学效应，以达到治疗目的的方法。常用的制冷剂为液氮，因其有制冷温度最低、无毒、价格低廉、使用方便等优点。

1. 作用机理

（1）低温破坏作用：在液氮低温的迅速冷冻下，细胞内外冰晶形成，可对细胞产生机械性损伤，其中细胞内冰晶对细胞具有更大的致死性损害作用。同时，由于细胞内外水分结冰，使组织液中电解质浓度升高，致细胞中毒死亡。在冷冻后的融冻过程中，细胞间冰晶首先融化，吸收大量热量，使细胞内剩余水分结冰或二次晶化，形成更大的冰晶，造成更严重的损害。低温引起局部血循环障碍，微血管先收缩后扩张，血流滞缓，血栓形成，细胞缺血而死亡。

（2）冷冻免疫反应：冷冻致使广泛组织损伤后，损伤的组织可成为抗原刺激物或释放抗原物质而诱导产生抗体，从而激发冷冻免疫反应。其机制是：冷冻后患者总T细胞、T辅助细胞、T抑制细胞和HLA－DW细胞明显增加，产生多种细胞因子（IFN、IL－2、IL－6、IL－4和TNF），从而促进CTL分化，有利于机体识别并消除肿瘤细胞。

（3）麻醉作用：低温可降低末梢神经的敏感性。对于小而分散、浸润麻醉有困难的皮损，可行冷冻麻醉来配合其他疗法。

2. 治疗方法

（1）棉签法：用棉签浸蘸液氮后，迅速置于皮损处。仅适用于小范围的浅表损害如疣、斑秃等。

（2）接触法：用特制的治疗器械，按皮损的大小选用适当的冷冻头进行冷冻。适用于较深的、范围不大的皮损治疗。

（3）喷射法：由冷冻治疗器喷头喷至病变部位表面。适合于面积大，形状特殊和表面不平的皮损区。冻时，应注意避免损伤周围正常皮肤。

3. 适应证 适用范围较广，可用于诸多良性皮肤病。各种疣类，如寻常疣的治疗率可达95%以上；皮肤良性赘生性损害，如疣状痣、毛发上皮瘤、皮脂腺瘤、汗管角化症、脂溢性角化病、瘢痕疙瘩、血管瘤等；炎症增生性疾病，如囊肿性痤疮、结节性痒疹、肥厚性扁平苔藓、增殖性盘状红斑狼疮等。

4. 冻后反应及注意事项

（1）冻后反应：冷冻时，局部组织变白，数分钟后发红、肿胀，部分患者1～2天局部可发生水疱或大疱。如水疱破裂，局部可有渗出。一般1～2周干燥结痂。此后，痂皮逐渐脱落，可留色素沉着或色素脱失。一般可逐渐消退。有时有轻度的萎缩性瘢痕。

（2）注意事项：严重寒冷性荨麻疹、冷纤维蛋白血症不宜进行较大范围的冷冻治疗。治疗后应清洁、消毒治疗器械，因制冷剂为细菌和病毒良好的保存剂。创面结痂不要强行剥离，让其自动脱落；需重复治疗时，应在痂皮完全脱落后进行。

（四）光疗法

物理治疗中的光疗是指利用不同波长的人工光源治疗皮肤病的方法，包括红外光、紫外光和激光。

1. 红外线疗法 用红外线治疗疾病的方法。①红外线主要通过产生温热作用，引起一系列生物效应，促进局部血管扩张，改善血液循环，促进局部细胞代谢加强，加快细胞的修复功能，提高抗感染能力，具有抗菌消炎作用。②临床应用于各种炎症感染性皮肤病，如疖肿、汗腺炎、甲沟炎、慢性溃疡、静脉炎以及冻疮、寒冷性多形红斑、雷诺现象、带状疱疹等。③操作中注意防护，避免直接照射眼睛。

2. 紫外线疗法 用紫外线治疗皮肤疾患的方法称为紫外线疗法。常用于治疗的紫外线灯源有汞灯、金属卤素灯和紫外荧光灯，主要产生300～400nm波段的混合紫外线。生物学效应以中波紫外线（UVB）为主，称为UVB光疗。目前大多已采用特制的荧光灯管：有波长为290～320nm的UVB光疗、波长仅为311nm的窄波UVB（NB－UVB）光疗、波长为320～400nm的UVA光疗以及波长为340～400nm的UVA1光疗。

（1）适应证：①UVB光疗适用于玫瑰糠疹、毛囊炎、疖、痈、丹毒、化脓性汗腺炎、皮肤慢性溃疡、慢性湿疹、寻常性银屑病、掌跖脓疱病、副银屑病、带状疱疹、白癜风、尿毒症致皮肤瘙痒等。②NB－UVB光疗适用于银屑病、白癜风、特应性皮炎和湿疹等。③UVA光疗适用于多形性日光疹、痤疮、联用补骨脂素的光化学疗法等。④UVA1光疗适用于特应性皮炎、局限性硬皮病、色素性荨麻疹、蕈样肉芽肿等。

（2）注意事项及防护措施：①红斑反应：UVB照射剂量过大可致红斑反应，轻者出现红斑，有灼热感；重者疼痛，可出现水疱。可视红斑反应程度予以减量或暂停治疗，再次照射时宜减小剂量。②照射距离：治疗中应固定照射距离，以保证照射剂量的准确、可靠。③照射区域：每次照射应保持相同的照射区域，以免在疗程中不断增大剂量而使新包括入照射区域的皮肤发生严重的红斑反应。有时两个照射区域重叠时，照射剂量应适当减少。④防护措施：紫外线治疗时要戴护目镜，闭上眼睛。应穿短裤避免照射男性生殖器部位。

3. 光化学疗法 为口服或外用光敏剂后再以长波紫外线（UVA，波长 320 ~ 400nm）照射达到治疗目的，又称 PUVA 疗法。①应用光化学疗法具有促使皮肤色素加深、抑制皮肤接触过敏反应和迟发型超敏反应、减少中性粒细胞的趋化性和抑制肥大细胞脱颗粒等作用。②临床上主要适用于银屑病、掌跖脓疱病、副银屑病、蕈样肉芽肿、皮肤假性淋巴瘤、皮肤肥大细胞增生症、特应性皮炎、多形性日光疹、人工荨麻疹以及白癜风、秃发、硬肿病、硬皮病等。③注意事项及防护措施：口服 8 - MOP（一种光敏试剂）后 24 小时内要戴防护目镜；局部或全身照射戴防护目镜时应闭上眼睛；男性应穿短裤保护生殖器。口服 8 - MOP 如有胃肠道反应，可与牛奶等食物一并服下，也可分 2 次服。女性患者在治疗期间应避免妊娠。治疗期间应避免其他形式的紫外线如日光等照射。发生明显的光毒反应时应减少照射剂量或暂停治疗，再次照射时宜减小剂量。

4. 激光疗法 激光（laser）全称为受激辐射光频放大器。1960 年美国 Maiman 首先发现，并研制出第一台红宝石激光器。1963 年 Goldman 将其用于皮肤病的治疗。目前，激光已成为皮肤科常用的治疗手段之一。激光的产生包括 3 个组成部分，即激光工作物质、激发能源和光学谐振腔。

（1）激光的特性

①光谱单一：即激光是单一波长的光。在作用于组织时，可仅被细胞的某一分子或基团所吸收，因而有可能选择性地作用于与疾病发生有关的组织、细胞，使其发生破坏或功能改变而不影响周边组织。

②相干性好：在谐振中光波叠加而成为高能量的光。作用于机体可在极短的时间内使局部温度骤升数百摄氏度或更高，从而使组织凝固、炭化或汽化而达到治疗作用。

③方向性强：激光可聚焦成极细的平行发射光束，可作为光刀用于切割。

（2）激光的生物效应

①光热效应：低功率和高功率激光对生物组织均能产生热效应，从而起到凝固、汽化、切割作用。

②光化学效应：当激光照射时，组织吸收光子能量后发生的化学反应。

③压强效应：激光光能可转换成声能，产生高冲击力的冲击波对组织产生压强损伤，功率越高，损伤越大。激光刀就是利用该效应来发挥作用。

④电磁场效应：激光本身就是电磁波，有导致强磁场的作用，在细胞水平引起激励、振动、热和自由基效应，从而破坏组织。

⑤生物刺激效应：刺激引起兴奋反应或抑制反应。如低功率激光照射局部具有消炎、止痛、扩张血管、提高非特异性免疫功能和促进伤口愈合等作用。

（3）选择性光热理论：激光只在吸收点释放能量。机体各种组织的构成成分不同，对光有其特有吸收波长。当单一光波的激光作用于组织时，光能仅被吸收光谱含有该波长的分子吸收，从而选择性地作用于与发病有关的细胞或靶点（避开相邻的正常组织），达到治疗目的。

（4）皮肤科常用激光器及适应证

①氦氖激光：波长为632.8nm的可见光波段红色弱激光，其作用为改善微循环、增加皮肤通透性、促进组织再生和毛发生长，能调节细胞免疫功能，加快炎症吸收，减轻局部充血、水肿，具有镇痛、止痒等作用。主要用于多种原因所致的皮肤黏膜溃疡、创伤，带状疱疹、单纯疱疹等病毒感染及疖、慢性丹毒、甲沟炎等细菌感染和斑秃、全秃、冻疮、寒冷性多形红斑、局限性硬皮病等。

②连续式二氧化碳激光：波长为10600nm的红外波段激光，常用功率10～40W。主要用原光束或聚焦后产生热效应，导致组织凝固性坏死、碳化及汽化。用于各种皮肤良性赘生物的治疗，如寻常疣、尖锐湿疣；浅表性局限性的良性皮肤肿瘤，如脂溢性角化病、皮角、皮赘、疣状痣、皮脂腺痣、色素痣、血管角皮瘤、血管纤维瘤、蜘蛛痣、化脓性肉芽肿及寻常疣、尖锐湿疣等；浅表性局限性的恶性皮肤肿瘤，如基底细胞癌、鳞状细胞病、鲍温病、湿疹样癌、鲍温样丘疹病等。治疗中应严格无菌操作，并注意对眼的防护和止血。瘢痕体质者，原则上禁用。术后数天可能出现红肿、渗液、微痛，2～3周脱痂愈合。

③脉冲式二氧化碳（CO_2）激光：能量以脉冲形式输出，脉冲持续时间（脉宽）控制在皮肤组织热弛豫时间（TRT）内，以避免周围正常组织的热损伤。

适应证：面部或暴露部位的浅表性局限性良性皮肤肿瘤，如汗管瘤、毛发上皮瘤、睑黄瘤、丝状疣、色素痣、脂溢性角化病等；扁平疣；除皱和去除皮肤光老化；治疗痤疮、水痘、外伤等引起的凹陷性瘢痕。

禁忌证：治疗区域伴有感染灶者及原发病未控制者；伴有糖尿病、银屑病、结缔组织病等并发症者；瘢痕体质者若须做该项治疗，应征求患者同意。

④掺钕钇铝石榴石激光（脉冲掺钕钇铝石榴石激光和脉冲倍频掺钕钇铝石榴石激光）：掺钕钇铝石榴石激光（Nd∶YAG）波长为1064nm，为近红外线，功率为10～80W。在组织中以热效应为主，可穿透组织3～6mm。而倍频Nd∶YAG激光的波长为532nm，输出能量为1～22J/cm^2，频率为1～10Hz。脉冲时间为4～10纳秒，此类激光大多安装了Q开关装置。临床应用：波长532nm的倍频Nd∶YAG激光对表皮或真皮上层的浅在性色素性损害，如咖啡斑、雀斑、雀斑样痣、文身、毛细血管扩张症、效果较好。波长1064nm的Nd∶YAG激光对真皮的色素细胞、深在性的色素增加，如太田痣和深色颜料的文身效果较好。

⑤染料激光：有波长为585nm（黄色）和510nm（绿色）两种，前者为血红蛋白吸收峰之一，输出能量与脉冲时间都大，可破坏真皮毛细血管，不引起周围组织热损伤，用于治疗鲜红斑痣、毛细血管扩张、酒渣鼻、蜘蛛痣等。后者为黑色吸收峰，输出能量小，脉冲时间短，对周围组织不会造成热损伤，适于治疗雀斑、咖啡斑、脂溢性角

化病等损害表浅的色素性疾病。激光术后局部可出现紫癜、水肿、水疱，应注意防止感染以免产生皮肤坏死。痂脱落后避免日晒。术后 2 个月内可发生色素沉着，半年后会逐渐减退。

⑥光子嫩肤技术：是指利用连续波长的强脉冲光子进行在低能量密度下的非剥脱性、非侵入性嫩肤治疗，其使用光源为高功率氙灯，通过滤光器，筛选出连续波长的光（560～1200nm）用于治疗。

治疗原理：一是特定光谱的强脉冲光能穿透皮肤，被组织中的色素基团及其血管内的血红蛋白优先选择性吸收，在不破坏正常组织的前提下，使扩张的血管、色素基团、色素细胞等破坏、分解，从而达到治疗毛细血管扩张、色素斑的效果；二是强脉冲光作用于皮肤组织产生光热作用和光化学作用，使深部的胶原纤维和弹力纤维重新排列，并恢复弹性，使面部皮肤皱纹消除或减轻，毛孔缩小，起到皮肤年轻化的作用。

适应证：治疗多种皮肤色素性病变；治疗皮肤血管性病变；可改善早、中期光老化和衰老引起的皮肤质地改变。光子嫩肤与传统的换肤术（机械磨削、化学剥脱及激光）治疗相比有显著优势。

5. 水疗法　水疗是利用水的温度和清洁作用以及加入水中药物的作用而起到治疗皮肤病的效用。皮肤科常用的水疗法有淀粉浴、矿泉浴、人工海水浴、高锰酸钾浴、中药浴等。水疗有镇静、安抚、止痒作用，或改善皮肤微循环、提高代谢能力等起到保健防治疾病的功效。根据不同疾病的治疗需求，可选用全身或局部水浴。

注意事项：①不宜在空腹或饱餐后进行水浴，宜在餐后 1 小时左右进行。②年老体弱和有严重心脑血管疾病患者不宜用。③治疗用具应严格消毒，以防交叉感染。

6. 放射疗法　是用放射线治疗皮肤病的方法。皮肤科辐射源有浅层 X 线和放射性核素（如 ^{32}P、^{90}Sr），用于治疗顽固的慢性湿疹、血管瘤、瘢痕疙瘩、蕈样肉芽肿的肿瘤期、基底细胞癌等。但急性感染性皮肤病、白细胞减少症、孕妇等应禁用。鉴于新型治疗技术的不断涌现和放射性治疗副作用，该疗法在皮肤科的应用范围已逐渐缩小，尤其是对良性皮肤疾患的治疗应严格控制。

第八章　皮肤的保健和美容

皮肤的颜色、光泽、质地等特征能传递人体美的各种信息。随着人们生活水平和审美意识的不断提高，皮肤的保健和美容日益受到重视。

第一节　皮肤的保健

为保证皮肤的正常生理功能，延缓皮肤的衰老，皮肤的日常保健十分重要。

一、保持皮肤的清洁卫生

全身皮肤清洁，特别是面部皮肤清洁是皮肤保健的基础。养成良好的卫生习惯，及时消除附着于皮肤上的灰尘、污垢及各种微生物和化学物质，不仅可保持皮肤的清洁、光泽和湿润，还可避免鳞屑、皮脂、汗液、灰尘以及化妆物质等堵住毛囊口，防止病原体由毛囊和皮脂腺开口处进入体内引起皮肤病。清水是最好的清洁美容剂。面部皮肤清洁可针对不同情况采取不同的清洁措施，如用香皂洗脸、毛巾擦脸、油脂膏洗脸等。

二、合理使用护肤品

不同的种族、个体、性别、年龄，皮肤差异较大。根据皮脂腺的发达程度和皮脂腺分泌的多少，将皮肤分为油性、干性、中性和混合性等几种。此外，皮肤还随着工作环境、生活习惯、健康状况和季节的变化而不断变化。合理的营养和充足的水分是皮肤健美的基础。应根据皮肤的不同类型和季节合理选择护肤品进行保养。

1. 油性皮肤　皮脂分泌旺盛、毛孔粗大、易出汗、油腻，尤以上额、鼻翼周围、下颏和口周等面部中线部位较为明显，易患痤疮，年轻人居多。

油性皮肤的保养，首先要做到保持皮肤的清洁。每次洗脸时，以温水清洗为宜，选用中性面皂。洗脸时要用毛巾擦洗脸的各个部位，直至干净无污为止。然后用手指在脸部轻轻按摩。洗脸、按摩完毕后，外用水包油型乳剂（霜），如冷霜等保持面部肌肤的润嫩。油性皮肤患者应避免过多食用甜食和油腻食物。如果脸上出现了痤疮，要停止使用一切油性化妆品，最好保持自然皮肤状态。不要用手去挤压痤疮粉刺，否则会因毛孔扩大、细菌侵入而出现化脓感染。

2. 干性皮肤　皮脂分泌少，皮肤失去光泽和弹性，对日晒和风吹敏感，严重时脱屑。面部就像擦了一层粉，有紧绷和刺痛等不适感，用手触摸有干松的感觉。皮肤常年呈现粗糙状态，特别是冬天更加明显。在眼睛及嘴唇周围容易出现小皱纹。如果不加强保养，皱纹就会越来越明显。脸部轮廓也容易松弛，显得苍老。干性皮肤不易化妆，化妆物常因皮肤呈干性状态而脱落。

与油性皮肤相反，干性皮肤不易长痤疮，比较便于保养。定期的按摩和面膜护理是恢复皮肤弹性、保养干性皮肤的关键。干性皮肤不宜过多洗涤，宜选用中性面皂和清水洗面，外用油包水型乳剂（脂），如香脂等。如果经常补充适度的润滑油和水分，干性皮肤就会变成中性皮肤，趋向正常。老年人的皮肤萎缩、干燥，应少用肥皂，洗后用30%甘油和维生素 E 霜外用。

3. 中性（正常）皮肤 中性皮肤是指介于上述两型之间，皮脂及汗液分泌正常，表面平滑，皮肤细腻而富有弹性，有光泽、不起刺、不发黏的皮肤，多见于青春发育之前的少女。受季节的影响，中性皮肤到了夏季会趋向油脂型，冬季趋向干燥型。

中性皮肤可选用中性面皂洗面，大多数护肤品均适用。夏季洗脸后应用收敛剂使皮肤绷紧。在冬季和有冷、暖气设备的室内，可随身携带乳液，及时补充水分，防止皮肤干燥。

4. 混合型皮肤 见于大多数妇女。表现为面部 T 形区（前额、鼻部及下颏）呈多脂型表现，而两颊、眼周皮肤呈干燥型表现。

混合型皮肤 T 形区用水包油型乳剂，其余部位用油包水型乳剂。

5. 敏感型皮肤 皮肤脆弱、无光泽，脸颊易红，皮脂少，表皮薄，对多种香料敏感。敏感型皮肤受客观条件制约，对紫外线照射防御能力弱。因季节、气温的变化，容易出现湿疹、痤疮和接触性皮炎。敏感型皮肤多见于婴幼儿、部分成人和结缔组织疾病患者。

敏感型皮肤在使用护肤品时要格外注意，应以软水及中性面皂洗面，外用儿童护肤品。使用前必须先在胳膊上涂一小块做试验，如果出现红点或有瘙痒感时，应停止使用。

三、皮肤皱纹的形成和预防

面部皱纹是面部皮肤老化最突出的表现，而且皱纹的多少和深浅也标志着老化的程度。与皱纹形成直接有关的部分主要是真皮。皮肤的真皮层由胶原纤维及弹力纤维组成，因而富于弹性。真皮网状层里的胶原纤维通常结成束，纵横交错，与皮肤表面平行排列。而弹力纤维缠绕在胶原纤维束之间，其行走方向与胶原纤维相应。正由于这些纤维束排列方向不同，加上其牵引力的影响，在皮肤表面就形成了无数细小的皮纹。实际上，这些沟样皮纹即是未来潜在的皱纹。人到中老年，皮肤细胞含量减少，基质减少，脂肪细胞和含水量亦大大减少，加上紫外线长期照射，真皮成纤维细胞合成胶原纤维能力降低，弹性纤维变性，皮肤各层均有明显萎缩，整个皮肤干燥松弛，致使潜在皱纹变成为显性皱纹。最早出现的浅细皱纹常见有外眼角的“鱼尾纹”、额部的“抬头纹”及眉间纹。此外，面部有多组表情肌，其肌纤维直接伸入到真皮的网状层里。由于表情肌直接牵拉皮肤，所以就形成了像鼻唇沟那样的永久性明显皱纹。除了上述正常生理上的皮肤老化现象外，因病脱水、消瘦而致皮肤水分丧失，皮下脂肪消失，以及营养不良和长期风吹日晒等因素均可直接影响皮肤的性状而加深皱纹。根据老化皮肤损伤的程度和皱纹的深浅，皮肤老化可分为 3 度：Ⅰ度，表现为在肌肉活动时可见有表浅细微的皱纹，肌肉活动停止后，皱纹随之消失；Ⅱ度，为皮肤的中度损伤和老化，肌肉活动时皱纹较粗较深；肌肉活动停止后，皱纹仍然存在，但牵拉皱纹两侧皮肤时，皱纹仍可消失。Ⅲ度，皮肤表现为粗而深的皱纹，牵拉皱纹两侧皮肤时，皱纹也不会消失。

由此可见，人到中年后更应加强保养，避免面部长时间受到暴晒和风吹。冷水洗脸、面部按摩、蔬菜水果面膜皆有保养之功效。定期专业的皮肤护理，配合祛皱类护肤品及各种防早衰祛皱治疗如祛皱精华素的导入、骨胶膜保湿祛皱法、柔肤蜡膜祛皱法以及胚胎血清膜法等可延缓皮肤衰老和皱纹的形成。同时全身应用保健药品如羊胎素、祛皱胶原液以及基因类药物可起到内调外治的作用。此外，培养平和的情绪对护肤、防止过早出现皱纹亦颇重要。

四、色素沉着的预防

适量的紫外线照射是身体强健不可缺少的因素之一。但长时间户外活动则需用遮光的护肤品，避免紫外线对皮肤的灼伤和遗留色素沉着。为避免皮肤晒黑，最好用膏状底色厚厚地涂抹，这样才能遮挡日光的直接照射，同时擦用有遮光效果的护肤品，以保护皮肤不被晒黑。除了面部皮肤外，所有露出的部位，如肩、胸、手臂等都要涂遮光护肤品。防晒护肤品的效用一般为 2 ~ 3 小时。因此应勤擦，但必须把汗液和灰尘擦净后，方可涂抹防晒护肤品。

预防黄褐斑、雀斑的生长，除了注意防晒外，可多食含维生素 C 的蔬菜和水果。服用维生素 C、维生素 E、谷胱甘肽等药物可阻断酪氨酸酶的活性，减少色素的合成。使用含有果酸、曲酸、熊果苷等天然脱色剂的护肤品可减轻色素斑。此外，经常保持心情愉快也是预防雀斑的重要因素。过度的焦虑可引起内分泌紊乱和色素代谢异常而加重色素斑。

五、合理饮食起居，坚持运动健身，保持精神愉悦

食物和皮肤的关系甚为密切。在日常生活中，要注意选用有益于皮肤发育的食物，注意饮食的食用方式和营养价值。多吃水果和蔬菜，充分摄取动物蛋白质和维生素，减少脂肪和碳水化合物的摄入，避免暴食、偏食和挑食等不良习惯。饮酒和吸烟不利于皮肤的正常发育，过多吸烟或饮酒对皮肤都是有害的。睡眠对皮肤的健美具有举足轻重的作用。要保证足够的睡眠，保持生活起居的正常规律，避免精神紧张和焦虑。经常参加户外活动，加强体育锻炼，是增强营养、强身健体、延缓衰老的重要环节。

六、皮肤病的护理保健

皮肤的保健以防为主，防治结合。皮肤病的护理也是皮肤保健的重要方面。皮肤病

的护理质量对皮肤病的治疗效果和预后有重要影响。正确掌握护理的原则和技术，可以减轻病人的痛苦，使疾病较快地治愈。皮肤性病科疾病的护理除了与其他科疾病一样，必须树立整体观念，同时还具有本科疾病的一些特殊要求。

皮肤性病科多数病人虽然生活能自理，但精神负担较重，如性传播疾病、慢性湿疹、银屑病等患者。对这类患者要特别注意心理护理，告诉患者正确对待疾病，主动配合治疗，积极地与疾病作斗争。注意了解病人的生活习惯、工作状况和思想情况，不仅可以更好地发现有关病因，而且可以减少对疾病不利的精神因素出现。

第二节　皮肤的美容

美容是对人体不美因素的纠正、改善或美化的措施。皮肤的美容除皮肤的按摩、面膜、物理化学美容技术和中医中药美容技术外，还涉及美容整形手术、化妆和毛发、指甲等附属器的美容等诸多内容。以下就按摩、面膜、物理化学美容技术和中医美容作一概述。

一、按摩

按摩是适合于各类皮肤的一种效果极佳的美容体操。它可以促进皮肤的血液循环和新陈代谢，防止皮肤皱纹增多、肌肉松弛，调节皮脂腺的分泌功能。按摩尽量每天 1 次或隔日 1 次有规律地进行，否则收不到良好的效果。特别是寒冷的季节，如不坚持按时按摩，会破坏血液循环。

按摩时应注意：手指动作方向不能乱；不能使皮肤过于疲劳；手指按摩动作应轻柔，不可对皮肤强拉硬揉；化妆前不宜进行按摩，洗澡后、就寝前则是最佳按摩时间。取葡萄粒大小的按摩用护肤品，涂在面部，从脸的中心部位向外轻轻揉擦。切记不要与肌肉的方向相反，否则容易出现皱纹，按摩时用食指、中指和无名指在皮肤上有节奏地、均匀地、轻轻地做螺旋状按摩。按摩应顺着肌肉的走向。皱纹是横的，手指要纵向运动；皱纹是竖的，手指就要横向运动。在螺旋式按摩时从中心向外，去时用力，拉回时放松（图 8－1，图 8－2）。眼角处顺着肌肉的走向按摩，但不要用力。按摩后应用热毛巾擦掉护肤品。注意热毛巾的温度要适宜，不应过凉或过热。

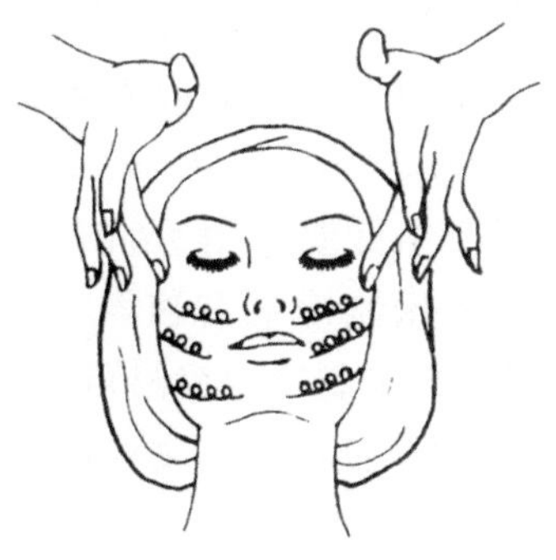

图 8－1　面部横向按摩

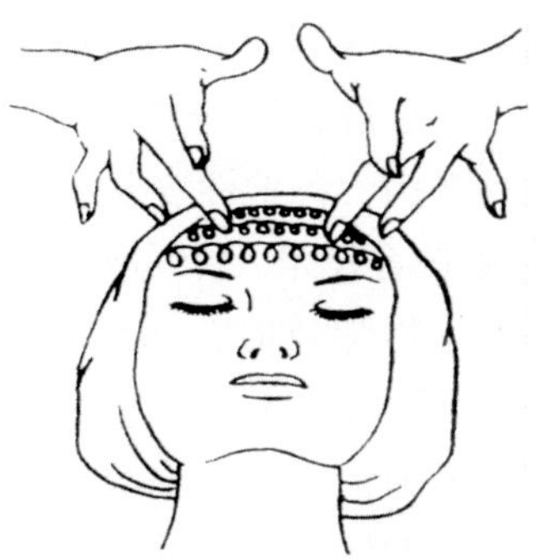

图 8－2　额部水平按摩

二、面膜和倒模

1. 面膜 也称涂肤，是利用皮肤的呼吸作用，以清洁和滋养皮肤为目的的一种美容方法。它可以吸收毛孔深处的污垢和过剩的油脂，使干燥的皮肤变得湿润，起到清洁皮肤、利于营养补给的重要作用。面膜比化妆节省时间，一周只要 1 ~2 次，特别适合那些由于工作忙碌无暇注意保养皮肤的人。涂肤剂分两种类型：一种是能揭下来的胶状涂肤剂；另一种是用水冲洗的膏状涂肤剂。被日光晒黑的皮肤，不要在当天进行涂肤，应隔一晚之后进行涂肤为宜。为增强涂肤效果，面部肌肉在规定时间内不要动，保持稳定，使精神与肉体都得到休息。涂肤须从脸颊的外侧及眼角等处开始。这些部位比面部中心的体温稍低，不易干燥。而鼻子的下方及周围可以不涂，以便于呼吸。在去掉涂肤剂时，胶状的可揭下，膏状的用湿毛巾把涂肤剂湿润，然后用温水洗去，再用清水洗净。涂肤后的皮肤易于吸收营养，可用适合自己皮肤的化妆水，使张开的毛孔复原，然后将乳液、营养型护肤品涂在皮肤上，不宜作其他化妆，以保证皮肤很好的休息。切忌在长疖疮或皮肤有炎症时涂肤。

2. 倒模 又称倒模面膜，是在颜面外搽药物配合按摩，再用医用石膏粉进行倒模处理的一种新疗法。倒模面膜以其特有的密封升温作用使外用药物和美容护肤用品能充分渗透吸收；石膏的迅速成型收缩，可使松弛的皮肤得以收紧，有助于减少皱纹。倒模面膜集药物、按摩和理疗于一体，适用于寻常痤疮、黄褐斑、皮脂溢出症、脂溢性皮炎、面部皱纹等，也可用于皮肤增白和皮肤保养。但面部有急性炎症、化脓性皮肤病和面癣者，应禁止使用。

三、物理化学美容技术

皮肤科常用一些物理化学的方法和新技术来治疗、改善、修复某些皮肤结构、外观上的异常，纠正某些美容上的缺陷。这些物理化学医疗应用技术的不断改进和发展，在皮肤美容方面占有不可缺少的地位。

1. 化学剥脱美容技术 化学剥脱美容技术是指在皮肤上应用一种或几种化学腐蚀剂，使病变部位的表皮或真皮浅层部分坏死脱落，利用其新生皮肤细腻光滑的特点达到局部美容效果的一种治疗方法。其本质是人为控制的化学烧伤。根据腐蚀程度的深浅分为浅度剥脱、中度剥脱和深度剥脱。常用的化学剥脱剂有苯酚（石炭酸）、三氯醋酸、间苯二酚、巴豆油、α－羟酸类、水杨酸、尿素等，其中以苯酚制剂应用最多。适用于光老化类皮肤病、色素性皮肤病以及一些增生性皮肤病等。

2. 冷冻美容技术 冷冻美容技术是指利用制冷剂产生低温作用于病变组织，使其坏死或诱发生物学效应，达到美容目的的一种方法。常用制冷剂有液氮（－196°C）、二氧化碳雪（－70°C）、液体空气（－186°C）等。其中液氮制冷温度最低，价廉效好，使用方便，最为常用。冷冻美容技术适用于各种疣类、皮肤良性赘生物性损害、炎症增生性疾病、色素性疾病以及恶性皮肤肿瘤和癌前病变。

3. 激光美容技术 激光是 20 世纪 60 年代初，在电子学、光学和量子物理学等多学科基础上新起的一门新技术，具有亮度高、方向性强、单色性和相干性好等特点，近年来广泛应用于临床各科。激光通过热效应、机械效应、电磁场效应、光化效应、生物刺激效应等起作用。在皮肤科治疗应用中，以热效应最为重要。目前激光治疗皮肤科疾病的方法主要有以下几种：激光手术、激光理疗、选择性激光、光子嫩肤技术等。近年来，随着“光热分离”理论的提出，人们更好地掌握了激光对组织的作用，使激光仅选择性地作用于病变组织，而避免损伤相邻的正常组织，从而使部分浅表性良性皮肤肿瘤、鲜红斑痣、太田痣以及大面积色素性病变和文身等难治性皮肤病取得了满意疗效。光子嫩肤技术是一种使用连续的强脉冲光子技术（IPL）的非剥脱性疗法，可消除细小皱纹、去除毛细血管扩张、色素斑等。光子嫩肤技术治疗效果肯定，单一疗程可使皮肤损伤得到显著改善。

四、中医养生美容

整体观念和辨证论治是中医学的基本特点，也是中医养生美容的特点。中医养生美容历史悠久，手段多种多样。除天然中医养生美容外，还有饮食、针灸、气功和情志等诸多自然养生美容疗法，都有一定的美容效果。

第二篇 皮肤病学各论

第九章 真菌性皮肤病

真菌（fungi）是微生物中的一大类。它具有典型细胞核（图9－1）和完整细胞器，属于真核细胞生物，含有人类细胞所没有的细胞壁。真菌细胞中不含叶绿素，不能进行光合作用，以腐生或寄生方式获取营养物质。

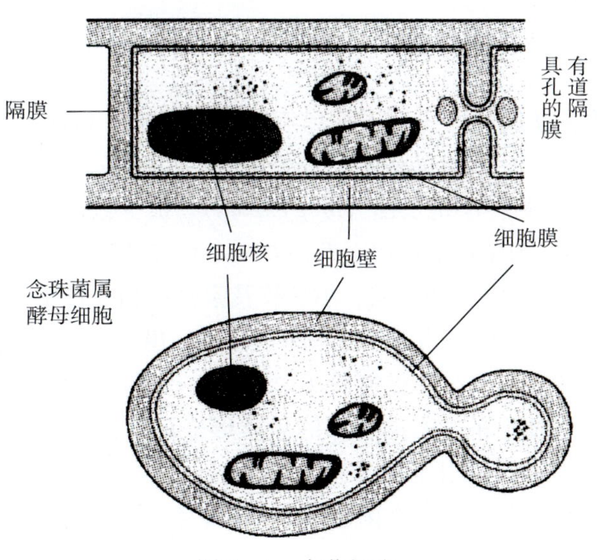

图9－1 真菌细胞

真菌的形态千变万化，有的小到肉眼看不见，如念珠菌、小孢子菌；有的大如碗口、面盆，如木耳、蘑菇。真菌的基本结构为菌丝和（或）孢子，各种真菌具有不同的菌丝和孢子，组成不同的菌落。

真菌广泛分布于自然界，其繁殖力强，能进行有性和无性繁殖。真菌的种类繁多，迄今已发现一百五十余万种真菌。有的真菌对人类有益，如食用、酿造、生产抗生素等。与人类疾病有关的真菌有三百余种，包括致病菌、机会致病菌、引起中毒和超敏反应的真菌等，统称致病真菌。

根据真菌侵犯人体的部位不同，可将真菌病分为两大类。侵犯表皮、毛发和甲的称为浅部真菌病，又称皮肤癣菌病，常见的有头癣（黄癣、白癣、黑点癣）、体癣、股癣、手足癣、甲癣、花斑癣等。侵犯表皮以下组织和内脏的称为深部真菌病，如孢子丝菌病等。念珠菌常侵犯表皮、口腔和阴道黏膜，有时也可侵犯肺、肠道等内脏。真菌生命力强，寄生于人体可保持多年活力，成为传染源。在我国浅部真菌病流行颇广，而深部真菌病较为少见。近年来由于使用抗生素引起的菌群失调和皮质类固醇、免疫抑制剂及器官移植、各种导管和插管技术、静脉高营养等的应用，导致机体抵抗力下降，使得条件致病性真菌感染明显增多。目前真菌病已成为艾滋病的主要死亡原因，值得重视。

第一节　头　癣

头癣（tinea capitis）是由皮肤癣菌引起的慢性传染性皮肤病，主要侵犯毛发。头癣分为三种类型：黄癣（tinea favosa）、白癣（white ringworm）和黑点癣（black dot ringworm）。中医学对本病的认识可追溯到1300年前，隋代巢元方著《诸病源候论》一书中有“白秃”（白癣）和“赤秃”（黄癣）的记载。

【病因与发病机理】

1. 中医病因病机　本病为风湿热邪客于腠理，湿热生虫，而作痒生疮，亦可由理发染毒传染而致。

2. 西医病因与发病机制　西医对本病已有较深入了解。目前我国3种头癣常见的病原菌：黄癣为许兰黄癣菌（*Trichophyton schoenleinii*）；白癣多为小孢子菌，如犬小孢子菌（*Microsporum canis*）和石膏样小孢子菌（*M. gypseum*），极少数是红色毛癣菌（*T. rubrum*）；黑点癣为毛发癣菌，多见为紫色毛癣菌（*T. violaceum*）、断发毛癣菌（*T. tonsurans*）。

头癣多在儿童期发病，常在幼儿园、小学校及家庭中相互传染，理发工具如剃刀、梳子、毛巾等是主要的传染媒介。近年来养宠物家庭增多，患癣病的猫、狗常为传染源。

感染病原菌后，真菌孢子在表皮角质层内繁殖，逐渐在毛囊口形成大量菌丝，菌丝伸入毛囊，继而侵入毛根，深达毛球上部的角质形成区，以后在发内或发周分支分裂，形成紧密的孢子或分节菌丝，引起头发病变及头皮炎症而产生症状。当头发向外生长时，病发可逐渐地移出毛囊，由于真菌破坏了毛干，致使毛发失去光泽而折断。

【临床表现】

本病分为三种类型：

1. 黄癣（tinea favosa）　黄癣多在儿童期发病。初起为毛囊周围发红，继之出现小脓疱，脓疱干涸后形成黄色薄痂，痂逐渐变厚，边缘翘起，中心微凹而成碟状，有2～3根头发穿出，痂捏之易碎，称黄癣痂（scutula），是由黄癣菌及表皮碎屑组成，硫黄色，嗅之有鼠尿味，日久黄痂逐渐增大、增厚，与头皮黏着较紧，除去黄癣痂，可见发红的湿润面。患者头发干燥，无光泽，可脱落。皮损及周围皮肤发生萎缩性瘢痕（图 9-2）。病程慢性，不经治疗可至成年，甚至老年。毛发除发缘不受侵犯外，几乎所有头发都可被破坏脱落。自觉瘙痒。

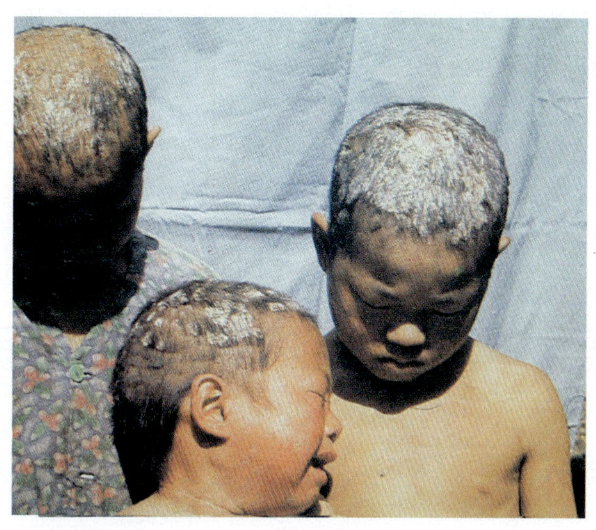

图 9-2 黄癣

黄癣除侵犯头发、头皮外，尚可侵犯平滑皮肤及指甲。

2. 白癣（microsporia capitis） 白癣又称小孢子菌头癣，多见于学龄期儿童，男性多于女性。开始在头顶或枕部发生一局限性红斑，上覆白色或灰白色糠样鳞屑，皮损缓慢扩展呈圆形、椭圆形或不规则形。患部头发呈灰白色，无光泽，毛干上有灰白色鞘，称为菌鞘，系由病原菌组成，毛发常在离头皮 2~3mm 处折断（高位断发）。皮损数目不一，常在一大片病变周围出现小片卫星状损害。病程慢性，青春期因皮脂分泌多，皮脂分解后形成的不饱和脂肪酸抑制病原菌的繁殖而自愈。自觉轻度瘙痒。

3. 黑点癣（black dot ringworm） 儿童和成人均可患黑点癣。初起为 1~2 个鳞屑状小点，逐渐扩大呈滴状或小片状鳞屑斑，病发出头皮即断（低位断发），断端呈黑点状，故名黑点癣。病程慢性，青春期不自愈。如不及时治疗，毛囊可破坏，留下瘢痕性秃发。

4. 脓癣（Kerion） 为头癣的一种特殊类型。有的白癣或黑点癣患者由于机体反应强烈而出现较重的炎症反应，头皮病损呈圆形、暗红色隆起性炎症肿块，质地软，毛囊口有黄色脓液流出，称为脓癣，愈后常有瘢痕。近年发现有的脓癣表现为脓疱、疖肿样或溃疡。此种病变多由亲动物性或亲土性真菌引起，如犬小孢子菌、须癣毛癣菌、石膏样小孢子菌等，可从动物传染到人，也可因接触土壤而感染。

【实验室检查】

1. 真菌检查

（1）直接镜检：将拔下的病发置载玻片上，滴 10% 氢氧化钾液 1 滴，盖上盖玻片，在酒精灯上加热，轻压，用吸水纸吸去多余溢液。用低倍显微镜观察，黄癣的病发中可见沿长轴排列的竹节状菌丝，黄癣痂内可见鹿角状菌丝；白癣可见发外围绕毛发排列紧密的小孢子；黑点癣可见发内呈链状排列稍大的孢子。

（2）培养：将病发直接接种于葡萄糖蛋白琼脂培养基（沙氏培养基，Sabouraud agar）上，置室温培养，待真菌生长后再作菌种鉴定。

2. 滤过紫外线（Wood 灯）检查 在暗室中，用 Wood 灯直接照射头部病区，白癣呈亮绿色荧光，黄癣呈暗绿色荧光，黑点癣无荧光。

【诊断要点】

根据临床症状、真菌直接镜检及 Wood 灯检查，诊断不难，必要时可做真菌培养。

【鉴别诊断】

1. 三种头癣的主要特点及鉴别要点见表 9－3。

表 9－3 三种头癣的特点与鉴别

	黄癣	白癣	黑点癣
发病情况	散发或流行，农村儿童和成人均可见	流行于幼儿园和小学校，城市儿童多见	散发或流行，城乡儿童和成人均可发病
头皮损害	初为丘疹或小脓疱，继之黄癣痂和萎缩性疤痕	初为白色鳞屑斑（母斑），周围可继发小的卫星样损害（子斑）	散在的小片白色鳞屑斑
头发损害	干枯、细黄、弯曲、参差不齐，发际处一般不受侵犯	高位断发有菌鞘	低位断发，外观如小黑点
并发脓癣	罕见	常见	偶见
自觉症状	剧痒	不明显	轻痒
滤过紫外线灯	暗绿色荧光	亮绿色荧光	无荧光
直接镜检	发内菌丝孢子，可见气泡	发外密集小孢子	发内成串孢子
培养	许兰氏黄癣菌	铁锈色小孢子菌、羊毛状小孢子菌	紫色毛癣菌、断发毛癣菌
预后	发展慢，多无自愈倾向，可留疤形成永久性秃发	发展快，可自愈不留疤	经久不愈，由断发毛癣菌引起者可留疤

2. 白癣、黑点癣应与脂溢性皮炎鉴别。脂溢性皮炎瘙痒较显著，鳞屑呈油腻性，头发呈稀疏脱落，无断发和菌鞘；真菌检查阴性。

3. 白癣应与头皮银屑病鉴别。后者皮损为堆积较厚的银白色鳞屑性斑块，常超出发际，头发呈束，无脱发、断发及菌鞘，身体其他部位常有皮损；真菌检查阴性。

【治疗】

治疗原则：以“五”字综合治疗（即“服、搽、洗、剪、消”）为主，若并发感染或皮损广泛者，宜中西医结合治疗。

1. 中医治疗

［辨证论治］

①血虚风燥证

证候 皮损呈灰白色鳞屑、斑片状，毛发干枯、易于折断；伴瘙痒，面色晦黄；舌淡红，苔薄腻，脉濡细。

治法　疏风止痒，养血润肤。

方药　四物消风饮加减。

②湿热毒聚证

证候　皮损呈红斑肿胀，丘疹，脓疱，结黄色痂；多有发热，身疼，可有臖核肿大；舌红，苔黄腻，脉滑数。

治法　清热化湿，解毒散结。

方药　苦参汤加减。

③风湿毒聚证

证候　肥疮，皮疹泛发，大部分头皮、头发受累，毛发枯焦，发落不长；脓疱，糜烂，蔓延浸淫，黄痂堆集，散发鼠尿臭气；舌红，苔薄白，脉濡。

治法　祛风除湿，杀虫止痒。

方药　消风散加减。

［外治］

①洗涤法：选用20%紫草水洗头，每日2次；或10%明矾水、15%白蘚皮煎水洗头。

②涂抹法：选用10%硫黄软膏、50%苦楝子糊膏、30%大蒜油等涂抹患处。

［特殊治疗］　服用茵陈蒿煎剂，以提高灰黄霉素的疗效。

2. 西医治疗

（1）服药：①灰黄霉素：成人每日600mg，分2次服用；儿童按每日15～20mg/kg计算，分2次口服；疗程21～28日；服药期间应多食油脂类食物，以利于药物吸收。②伊曲康唑：成人每日200mg，儿童按每日5mg/kg计算，即4岁以下每日服100mg，4～10岁每日服100mg，连服28日。近有冲击治疗报告称伊曲康唑治疗有明显的疗效，如Gupta AK等报告，在停止治疗9个月后仍可在患者发内检测出伊曲康唑。③特比萘芬：成人每日250mg，儿童每日125mg，连服4周。④氟康唑：儿童每日6mg/kg，连服2～4周。成人第1日口服400mg，以后每日200mg，1日1次，连服4周。

鉴于对灰黄霉素敏感的许兰黄癣菌现已罕见，紫色毛癣菌及断发毛癣菌亦日趋减少，而对灰黄霉素不甚敏感的犬小孢子菌等皮肤癣菌感染的白癣及脓癣逐年增多，这就提示灰黄霉素在头癣治疗中的重要地位已经下降。伊曲康唑、特比萘芬疗效优于灰黄霉素，安全性更高。

（2）搽药：用5%～10%硫黄软膏、水杨酸软膏、复方苯甲酸软膏、2.5%碘酊以及克霉唑霜、咪康唑霜、联苯苄唑霜等，每日2次搽全头，连续搽2个月。

（3）洗头：用2%酮康唑洗剂或硫黄皂洗头，每日1次。

（4）剪发：不可剃发，以免损伤头皮。可用推剪推掉全部头发，每5～7日1次。剪下的头发应烧毁。

（5）煮沸消毒：患者的帽子、枕巾、梳子、毛巾、床单、被套应经常煮沸消毒。

此外，对于脓癣　除服用抗真菌药物外，可短期联合服用糖皮质激素药物，Keipert等给3例患儿泼尼松龙每日2mg/kg，4日后有明显疗效，1周后开始减量，治疗1个月左右痊愈。不宜切开引流。

【预防与调摄】

1. 一旦发现患者应及时治疗，并追查传染源。对家养宠物，如猫、狗应定期检查，如有可疑癣病要作处理。

2. 对幼儿园、小学校、理发店要加强卫生宣传，并定期对儿童做体格检查。

第二节 体癣及股癣

体癣（tinea corporis）是指发生于平滑皮肤（除手足癣、花斑癣、叠瓦癣外）的浅部真菌病。体癣发生于股部上内侧、会阴、肛周及臀部者，又称为股癣（tinea cruris）。中医学称体癣为“圆癣”、“铜钱癣”，股癣称为“阴癣”。

【病因与发病机理】

1. 中医病因病机 因肥胖痰湿之体，外感风毒湿热之邪，蕴积肌肤所致；或接触不洁之物，外染风湿之邪所致。阴癣则为阴内多汗潮湿，难以蒸发，湿热久蕴，酿成虫毒，客于阴股而成，或由足湿气传播而发。

2. 西医病因与发病机制 本病系由浅部真菌感染引起。在我国病原菌主要为红色毛癣菌、须癣毛癣菌、絮状表皮癣菌、犬小孢子菌等。常由自身感染，如患手、足癣，或直接接触患者、患癣病的猫和狗，或间接接触患者污染的衣物而引起。气候温暖潮湿，有利于本病的发生。长期应用糖皮质激素或患糖尿病、慢性消耗性疾病及肥胖者易患本病。

【临床表现】

1. 皮损特点 初起为红色丘疹或丘疱疹，逐渐扩展呈鳞屑性红斑，边缘扩展，中心自愈倾向而呈环状、半环状或多环状，边缘部略呈堤状隆起，炎症明显，中心部炎症轻或自愈，常伴脱屑及色素沉着。由于致病真菌不同及个体差异，皮损亦不尽相同。由红色毛癣菌引起者皮损常呈大片形，数目较少；而亲动物性真菌如犬小孢子菌及亲土性真菌如石膏样小孢子菌引起者，炎症较重，皮损数目多，损害较小，多有小水疱及脓疱发生。

股癣临床表现和体癣基本相同。由于发生在股部，皮损发展较快，剧烈瘙痒。皮损可发生于股部一侧或两侧，常为多发，融合成片，边缘潜行以下缘为明显，可见红色丘疹、抓痕、鳞屑等，日久中心常呈湿疹样变或皮损粗糙呈苔藓样变（图9－3）。

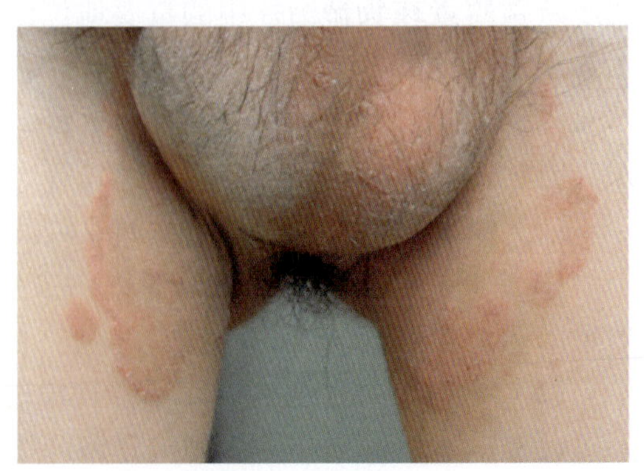

图9－3 股癣

近年来由于糖皮质激素外用，使体癣的皮损不典型，易与湿疹或皮炎相混淆，称难辨认癣（Tinea incognito）。以面部多见，如仔细观察其边缘仍清楚，在此部位取材查真菌常可获阳性结果。

2. 好发部位 体癣好发于面、颈、躯干等部位，股癣则发生于股部、臀部、会阴部及肛门周围。

3. 病程　慢性，本病可发生于任何年龄，但以青壮年为多见。股癣的发生常与气候有关，往往夏季加重，冬季可自行缓解或完全消退。

【诊断要点】

根据皮损中心自愈，边缘清楚，向周围扩展呈环状，有丘疹、水疱、鳞屑，真菌检查阳性诊断不难。

【鉴别诊断】

1. 体癣应与玫瑰糠疹鉴别。后者多发于躯干及四肢近端，皮损数目多，椭圆形，边缘无丘疹和水疱，长轴常与皮纹平行，微痒；真菌检查阴性。

2. 股癣应与神经性皮炎鉴别。后者初起时局部仅有瘙痒而无皮损，日久皮肤呈苔藓样变，边缘为正常皮色或淡褐色，无丘疹水疱，瘙痒较著；真菌检查阴性。

【治疗】

治疗原则：以外用抗真菌治疗为主，皮损广泛者或单纯外用药效果不佳者可配合内用药物治疗和中医辨证治疗。

1. 中医治疗

［辨证论治］　主要辨证为湿热虫蕴证。

证候　局部多汗潮湿，皮疹为丘疹、水疱，糜烂乃至滋水溢渗，自觉痒痛相兼，可伴口苦口干、小便短黄；舌红苔黄，脉弦数。

治法　清热除湿，杀虫止痒。

方药　二妙散加苦参、百部、白鲜皮。

［外治］　以外用药物为主，选用10%～20%土槿皮酊、10%～20%百部酊等涂抹患处，每日2次。也可用羊蹄根60g、50%酒精240ml，浸泡3昼夜，过滤取液外搽，每日1～2次。

2. 西医治疗

（1）体癣及股癣对局部抗真菌剂反应良好，故以外用药物治疗为主。可酌情外用水杨酸苯甲酸酊、复方雷锁辛搽剂（卡氏搽剂）、1%克霉唑霜、1%益康唑霜、2%咪康唑霜、1%联苯苄唑霜、酮康唑霜、特比萘芬软膏等。股部因皮肤薄、感觉敏锐，用药应特别注意药物浓度、基质、用药次数，以避免刺激皮肤。皮损消退后继续搽药2周，以免复发。

（2）对皮损广泛、单纯外用药物疗效不佳者，可内服特比萘芬，成人每日250mg，疗程1～2周。或服用氟康唑，每次150mg，每周1次，服药2～4周。

（3）在治疗结束时，内衣、内裤、浴巾等均应煮沸消毒，以免治愈后再感染。

【预防与调摄】

1. 注意个人卫生，保持皮肤清洁干燥。内衣、内裤及床单等应勤换洗，并煮沸、暴晒消毒。

2. 糖尿病、肥胖者身体皱褶部位可用爽身粉，保持局部清洁干燥，以预防体、股癣发生。

3. 坚持用药，巩固治疗，并积极治疗手足癣，防止反复发作。

第三节　手癣和足癣

手癣（tinea manus）、足癣（tinea pedis）是皮肤癣菌侵犯手掌侧面及掌心皮肤或足趾间、足缘、足底、足跟引起的浅部真菌感染性疾病。据上海市 1975 年 11 万人调查，发病率手癣约为 2.61%、足癣为 36.7%，是发病率最高的癣病。手足癣相当于中医的“鹅掌风”和“脚湿气”。

【病因与发病机理】

1. 中医病因病机　中医认为本病多因外感湿热之邪，凝聚皮肤或由相互接触毒邪感染而成，甚则气血不畅，皮肤失养，或由足气之湿毒而染发。

2. 西医病因及发病机制　西医认为本病由真菌引起，在我国常见为红色毛癣菌、须癣毛癣菌、絮状表皮癣菌等，少见有断发毛癣菌、犬小孢子菌等。近几年由念珠菌感染者也不少见。

【临床表现】

手、足癣多见于成年男性，男性约 3 倍于女性。一般夏日加重。临床上手、足癣可分 3 型，但 3 型常同时存在，而以某一型较为显著。手癣多为鳞屑角化型。

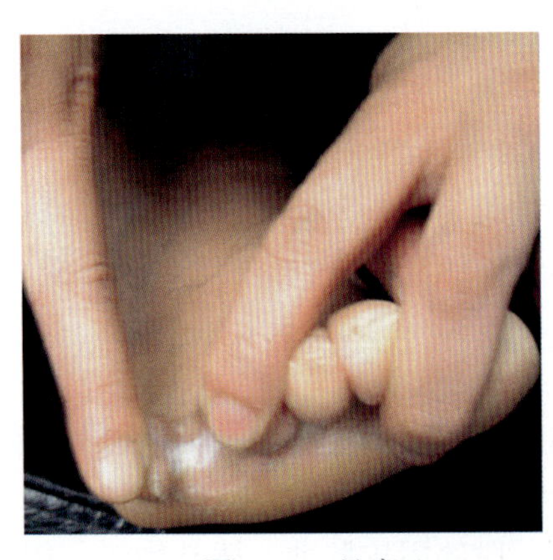

图 9－4　足癣

1. 水疱型　手指侧、掌心、趾间、足底等处发生深在性米粒大小的水疱，疱壁厚，不易破裂，疱液透明，数日后内容物吸收、干涸。有时水疱因搔抓破溃而成糜烂面，也可因继发化脓性感染而成脓疱。瘙痒剧烈。

2. 糜烂型　仅见于趾之屈侧及趾间，以 4、5 趾间多见，表皮浸渍软化呈白色，去掉表层，露出鲜红色湿润的糜烂面（图 9－4）。瘙痒剧烈。由于表皮剥蚀，极易发生继发化脓性感染，如丹毒、蜂窝织炎、淋巴管炎等。

3. 鳞屑角化型　好发于掌、跖。皮损主要为鳞屑或角化过度、变厚，到冬季干燥时可发生皲裂。瘙痒不显著。

【诊断要点】

手、足癣为掌、跖、指（趾）间等部位的水疱、糜烂、渗液、脱屑、角质增厚或皲裂，刮取病灶部鳞屑直接真菌检查均可见菌丝等。

【鉴别诊断】

1. 水疱型手、足癣应与汗疱疹、湿疹鉴别，具体内容见汗疱疹及湿疹。

2. 足癣应与接触性皮炎鉴别，具体内容见接触性皮炎。

【治疗】

治疗原则：本病以外用药物治疗为主，关键在于坚持用药；必要时给予内用药物和中医辨证治疗。

1. 中医治疗

［辨证论治］

①风湿蕴肤证

证候 为散在或群聚水疱，针尖大小，深在不易破，或足丫皮肤浸渍发白；瘙痒；口渴不欲饮；舌质淡，苔薄白，脉弦滑。

治法 祛风利湿，清热杀虫。

方药 消风散加黄柏、川牛膝、土茯苓、金银花、紫花地丁。

②湿热毒聚证

证候 为水疱或脓疱，疱周有红晕，可有糜烂，滋汁外溢；自觉灼热瘙痒或红肿疼痛；口干，便结溲赤；舌质淡红，苔黄，脉滑。

治法 清热解毒，燥湿止痒。

方药 五味消毒饮合三妙丸。湿甚者加茯苓、地肤子。

③血虚风燥证

证候 皮肤干燥，角化皲裂，鳞屑；疼痛；口渴，大便秘结；舌质淡红少津，脉细。

治法 养血润燥，祛风杀虫。

方药 四物消风饮加刺蒺藜、鸡血藤、何首乌、百部。

［外治］ 中药浸泡，适用于各型手、足癣，方用鹅掌风浸泡方、苦参汤。手、足干裂者可外搽雄黄膏。

2. 西医治疗

（1）水疱型：外搽复方苯甲酸酒精，20%～30%冰醋酸溶液，10%十一烯酸酊或复方甲醛搽剂或酯剂，搽到皮损完全消退时，宜再搽一段时间以巩固疗效。如有复发，及时再搽。

（2）糜烂型：外扑脚气灵粉或枯矾、黄柏粉。伴化脓感染时，以1∶5000高锰酸钾溶液或3%硼酸液浸泡，待炎症消退后再给予刺激性较小的癣药水（如复方雷锁辛搽剂）、1%克霉唑、咪康唑或益康唑霜等。

（3）鳞屑角化型：外搽复方苯甲酸软膏、十一烯酸软膏或1%克霉唑霜等。

（4）皮损较广泛、外用治疗无效或鳞屑角化型：可口服抗真菌药。

①伊曲康唑：200mg，每日2次，午、晚餐后服用，共1周；或100mg，每日1次，连服4周。

②特比萘芬：250mg，每日1次，共服2～4周。

③氟康唑：150～300mg，每周1次，饭后服，连服2～4周；或50mg，每日服1次，连服2～4周。

【预防与调摄】

1. 鞋袜应干爽透气，保持足部干燥；勤换鞋袜，并于日光暴晒或煮沸消毒。

2. 积极预防和治疗足癣，可有效地预防手癣的发生。

第四节　甲真菌病

甲真菌病（onychomycosis）指由皮肤癣菌、酵母菌和霉菌等致病真菌引起的甲感染，由皮肤癣菌引起的甲感染亦可称甲癣（tinea unguium）。

【病因与发病机理】

1. 中医病因病机　多因鹅掌风、脚湿气之虫毒侵袭，湿热内蕴，以致血不营爪而发。

2. 西医病因及发病机制　引起甲真菌病的病原真菌常为红色毛癣菌、须癣毛癣菌、絮状表皮癣菌、紫色毛癣菌、断发毛癣菌，许兰氏毛癣菌亦可见到。引起甲感染的酵母菌主要是念珠菌，引起甲感染的霉菌常见为短帚霉属、曲霉等。患手、足癣者容易感染指（趾）甲。在潮湿环境作业、甲外伤、慢性静脉机能不全者、糖尿病患者易患甲真菌病。

【临床表现】

甲真菌病患者指（趾）甲板常呈混浊、肥厚、表面凹凸不平，甲板萎缩、变薄、前沿破坏，甚至脱落（图9－5）。念珠菌所致者常伴有甲沟炎。

根据侵犯部位及程度可分4型：

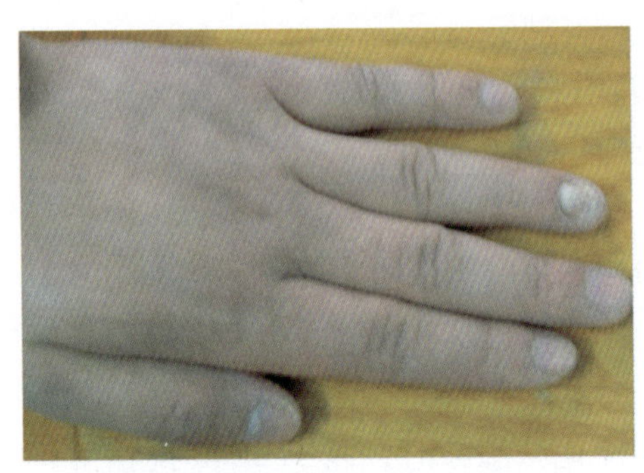

图9－5　甲真菌病（甲癣）

1. 远端侧位甲下型　此型最为常见。甲前缘和侧缘甲下混浊肥厚，表面凹凸不平。常由皮肤癣菌引起。

2. 白色浅表型　常见于趾甲。在甲板浅层形成雾状白色混浊。

3. 近端甲下型　本型较少见，常由念珠菌属引起。病损始于甲表皮护膜，并沿近端甲根部下面和甲上皮发展，常伴甲沟炎。

4. 全甲营养不良型　以上各型皆可发展成此型，可见整个甲板破坏，甲板脱落，甲床表面残留粗糙角化物。

甲真菌病危害甚大，病程慢性，如不治疗可终身不愈。可继发甲沟炎，疼痛、化脓，影响生活质量。

【诊断要点】

指（趾）甲变形变色，肥厚混浊，破坏，甲屑真菌镜检阳性，真菌培养可以确诊。

【鉴别诊断】

本病应与银屑病、扁平苔藓、湿疹等所致的甲病相鉴别。

【治疗】

治疗原则：本病以局部治疗和口服抗真菌药治疗为原则。

1. 中医治疗

（1）白凤仙花和鲜羊蹄根等量捣成糊状，贴敷病甲，每天换药1次。

（2）鸦胆子20g，百部30g，白酒、醋各0.25kg，混合浸泡10天后浸洗患处，每日3次，每次30～60分钟。

2. 西医治疗

（1）局部治疗

①刮甲疗法。对比较表浅或较轻型的甲真菌病，用小刀尽量刮去病变甲屑，再外搽抗真菌药如30%冰醋酸或1%联苯苄唑霜，直至正常甲长出。

②5%阿莫罗芬（amorolfine）或8%环吡酮（ciclopirox olamine）外搽。

（2）内服药物：甲真菌病外用治疗常不能奏效，可服用伊曲康唑、特比萘芬和氟康唑，口服上述药物后，药物通过血液到达甲根部及甲床后，弥散入甲板，抑制甲组织中的真菌，随着新甲的生长，最终替代病甲而痊愈。

①伊曲康唑：用间歇冲击疗法，每日2次，每次0.2g，连服7日，停药21日，此为1疗程。指甲癣需2个疗程，趾甲癣需3个疗程。服药后甲内伊曲康唑浓度逐渐增多，大约在24周时达最大浓度，在24～36周迅速下降，约48周达治疗前水平。因此，在疗程结束时病甲未痊愈，但甲内药物可继续起到治疗作用。

②特比萘芬：250mg，每日1次，连服6～12周。

③氟康唑：150～300mg，每周服1次，连服12～16周。

【预防与调摄】

1. 甲真菌病治疗较难，需要有耐心和良好的依从性。
2. 应去除易感因素，治愈手、足癣，这样才能防止复发。

第五节　癣菌疹

癣菌疹（dermatophytid）是由于真菌及其代谢产物刺激机体发生变态反应而引起的多形性皮肤损害。常随原发癣病灶加重时发生，当原发癣病灶减轻时，皮疹自然减轻或消失。本病属中医学“湿毒疮”范畴。

【病因与发病机理】

1. 中医病因病机　中医认为癣病患者当湿困脾胃时，往往发生小水疱；在热阻经络时则发生红斑；湿热相搏则肉腐成脓，呈现丘疹、水疱。

2. 西医病因及发病机制　真菌及其代谢产物进入患者体内，发生变态反应。特点是癣病轻重程度与癣菌疹炎症反应程度密切相关，局部炎症愈重，皮疹愈重；也与致病真菌种类有关，亲动物癣菌如犬小孢子菌、须癣毛癣菌常引起癣菌疹，而亲人性癣菌如红色毛癣菌、絮状表皮癣菌一般不易引起癣菌疹。

【临床表现】

癣菌疹根据个体反应程度不同而表现各异，常见有4种类型：

1. 汗疱疹型　常见于夏季，原发病灶多为浸渍糜烂型足癣。在趾或趾背、掌心等处发生群集的绿豆大小水疱，疱壁厚，多对称分布。痒感剧烈。如原发病灶不愈，可反复发生。

2. 丘疹型 在面部、躯干及四肢近端突然发生群集的对称性丘疹，可有小水疱或小脓疱，常伴有发热等全身症状。此型常由脓癣引起。

3. 丹毒样型 在小腿发生鲜红斑疹，边界清楚，掌心大或更大，可蔓延至大腿部，一般不痛，但常伴寒战、高热。此型多由足癣引起。

4. 湿疹型 在四肢特别是下肢突然发生大片湿疹样损害，有红斑、丘疹、水疱，痒感明显，有自限性，常在原发病灶愈合后自然消失。

【实验室检查】

1. 真菌学检查 在原发病灶部位真菌检查阳性，而癣菌疹处皮疹直接镜检及培养均不能查到真菌。

2. 血清抗体测定 用血清试验方法可以测得抗体。亲动物性的癣菌感染易产生抗体。

3. 癣菌素试验 癣菌素皮内试验常为阳性反应。本法对小儿癣病的诊断有较大的意义。

【诊断要点】

癣菌疹的诊断依据：①有原发癣菌感染病灶，并可查到真菌。②皮疹常随原发病灶痊愈而自愈。③癣菌素试验多为阳性。

【鉴别诊断】

癣菌疹应与汗疱疹、结节性红斑、丹毒鉴别。

【治疗】

治疗原则：关键在于积极治疗原发的活动性癣病，同时给予抗组胺治疗和对症治疗。

1. 中医治疗

［辨证论治］

证候 手足及躯干突然泛发粟米状丘疹、小水疱，发疹迅速，消退亦迅速，湿重者滋水淋漓，热重者红而成片；伴有灼痒；舌质淡红，苔薄黄，脉数。

治法 祛风燥湿，清热解毒。

方药 茵陈蒿汤合荆防汤。

［外治］ 以苦参煎汤洗患处。

2. 西医治疗

（1）*内服药*：可根据情况给予抗组织胺药如氯苯那敏、赛庚啶、西替利嗪等。全身症状明显、皮疹泛发者可考虑给予糖皮质激素药物。

（2）*局部治疗*：可根据病变性质选择相应的外用药物及剂型，如炉甘石洗剂、3%硼酸水湿敷、糖皮质激素软膏等。

【预防与调摄】

预防癣菌疹的重点是寻找活动的癣病病灶，并给予积极治疗。

第六节 花斑癣

花斑癣（tinea versicolor）又称花斑糠疹（pityriasis versicolor），是由马拉色菌（*Malassezia*）侵犯皮肤角质层引起的浅部真菌病。临床上可见皮肤色素加深或减退斑。中医称为“紫白癜风”，俗称“汗斑”。

【病因与发病机理】

1. 中医病因病机 中医认为本病因感受暑湿，侵袭于皮肤，以致气滞血凝而成。

2. 西医病因及发病机制 本病为马拉色菌感染，此菌又称糠秕孢子菌（*pityrosporum*），属嗜脂性酵母菌。因皮损表面附有细小糠状鳞屑，病名应为花斑糠疹（pityriasis versicolor），但因“花斑癣”名称已沿用多年，现仍采用。

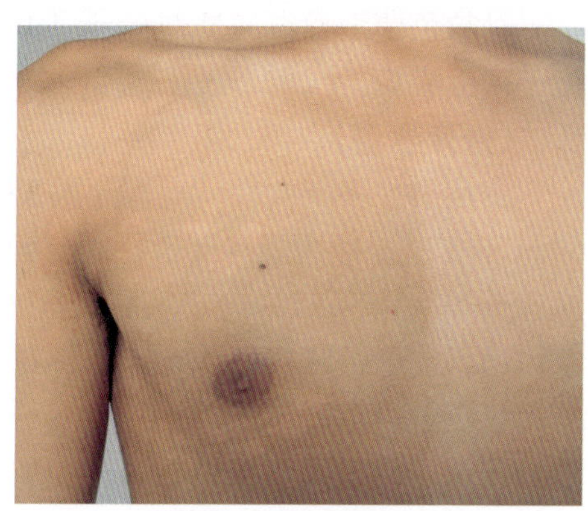

图 9－6 花斑癣

多汗、糖尿病、营养不良、长期应用糖皮质激素药物等为诱发因素。部分有家族易感性。

【临床表现】

本病多见于成人。皮损为多数圆形、不规则形的灰白色、浅黄色至褐色斑，边缘清楚，直径数毫米至数厘米，常融合成大片，表面覆有糠样鳞屑，愈后留下白色斑。好发于胸、背上部和腋窝，亦可见于上臂屈侧、颈部、腹股沟、大腿、面部等（图 9－6）。夏季加剧，冬季减轻。一般无自觉症状或有轻度瘙痒。病程慢性，如不治疗可持续数年。

【诊断要点】

皮损为灰白色、浅黄色至褐色斑，表面覆有糠样鳞屑，好发于胸、背上部和腋窝。取鳞屑做直接镜检，可见短而粗的弧形菌丝和成堆孢子。滤过紫外线灯下可见淡黄色或浅棕色荧光。

【鉴别诊断】

本病应与白癜风鉴别。白癜风为白色斑或斑片，边缘可见黑褐色色素沉着，皮损表面无鳞屑；真菌镜检阴性。

【治疗】

治疗原则：本病以外用药物治疗为主，效果不佳时给予口服抗真菌治疗。

1. 中医治疗 可用复方土槿皮酊外搽，每日 2～3 次；或颠倒散、密陀僧散，持续使用 1～2 月。

2. 西医治疗

（1）局部治疗：先用温热水洗澡，拭干后外搽 25%～40% 硫代硫酸钠溶液，10 分钟后再搽 3% 盐酸溶液，每日 1～2 次，连续数周；或外搽二硫化硒洗剂、3% 水杨酸酊、10%～20% 冰醋酸溶液等。待皮损消失后应继续搽药月余，以免复发。

（2）全身治疗：伊曲康唑200mg，每日1次，连服5～7日。特比萘芬内服治疗花斑癣无效。

【预防及调摄】

1. 注意个人卫生，应勤洗澡、更衣，保持皮肤清洁干燥。
2. 贴身衣物及毛巾、浴巾等用具应煮沸、暴晒消毒，防止反复感染及传染。

第七节　马拉色菌毛囊炎

马拉色菌毛囊炎（Malassezia folliculitis）是由马拉色菌引起的毛囊炎，又称为糠秕孢子菌毛囊炎。

【临床表现】

本病男性多于女性，发病年龄14～45岁。皮损为半球形毛囊性红色丘疹，直径2～6mm不等，丘疹周围有红晕，间有丘脓疱疹，好发于胸、背、颈、肩、上臂及腰腹部，对称分布（图9-7）。自觉瘙痒，由于搔抓，丘疹顶端可有血痂，部分患者有片状红斑及风团，皮肤油腻，可伴有痤疮、花斑癣、表皮囊肿等。

【实验室检查】

用镊子将毛囊角栓小心压出，加10% KOH－Paker墨水直接镜检，可见圆形、卵圆形、壁厚、牙颈较宽的孢子，常呈簇分布。按花斑癣菌培养方法可培养分离出马拉色菌。

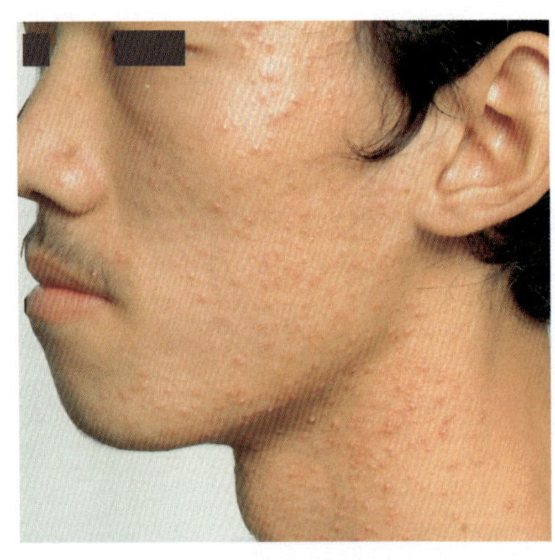

图9-7　马拉色菌毛囊炎

【诊断要点】

根据典型皮损及真菌检查可确诊。

【鉴别诊断】

本病应与多发性细菌性毛囊炎及痤疮样药疹、激素性痤疮鉴别。

【治疗】

治疗原则：治疗主要选择外用抗真菌药物。

1. 外治　可用50%丙二醇、益康唑、咪康唑、联苯苄唑、特比萘芬霜等。也可用二硫化硒、2%酮康唑香波洗澡，先涂患处，保留15～20分钟，再用温水冲去，每天1次，通常需4～6周。

2. 内治　对皮损广泛、外用治疗效果不佳者，可口服伊曲康唑，每日0.2～0.4g，连服1～2周，以后每月服1次（0.2g）以防复发。

【预防及调摄】

注意保持皮肤卫生，常洗澡，勤换衣，勿穿马拉色菌污染的衣服。

第八节 念珠菌病

念珠菌病（candidiasis）是由念珠菌属的致病菌引起的一种急性、亚急性或慢性真菌病。可侵犯皮肤和黏膜，亦可累及内脏。中医称口腔念珠菌病为“鹅口疮”。

【病因与发病机理】

1. 中医病因病机 中医文献仅有“鹅口疮”记载。本病为心脾二经积热上蒸引起，或因母亲乳头不洁所致；新生小儿则属母亲胎热内蕴，遗患胎儿，秽毒之邪所侵，致出生后患病。

2. 西医病因发病机制 念珠菌属中至少有8种菌可以致病，但90%以上为白念珠菌引起。此菌存在于健康人的皮肤、口腔、阴道及肠道中。营养不良的婴儿、慢性消耗性疾病患者易患此病。近年来广谱抗生素、糖皮质激素药物、免疫抑制剂的广泛使用，以及插管和脏器移植等技术的开展，使念珠菌病的发生更为频繁。

【临床表现】

本病常见有以下类型：

1. 皮肤念珠菌病

（1）甲床炎、甲沟炎及甲念珠菌病（candidal paronychia and onychomycosis）：甲沟部位有红、肿、痛，但无脓液排出。日久，甲板变形增厚，有横嵴和沟纹，但大部分仍保持光泽。

（2）念珠菌性间擦疹（candidal intertrigo）：皮损为红斑、丘疹（图9－8）、水疱，常伴有糜烂、渗液，边缘清楚，悬附着浸软发白的鳞屑。好发于糖尿病患者及肥胖者的皮肤皱襞处，如腹股沟、腋窝及乳房下部等部位。自觉微痒或灼热。指间糜烂常为椭圆形红斑，表面湿润，中央有皲裂，边缘清楚并悬附着乳白色湿润的表皮。

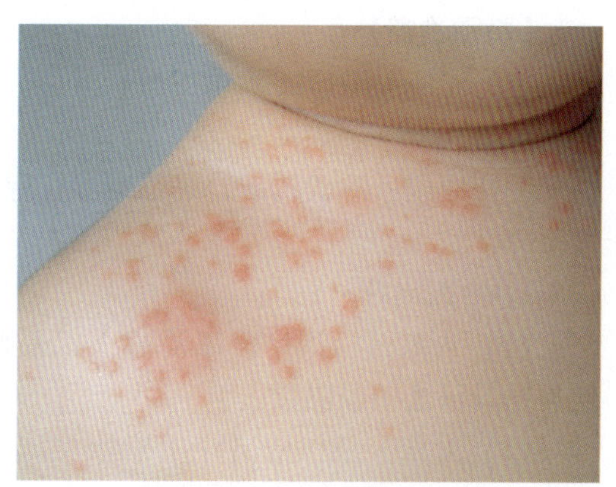

图9－8 念珠菌病

（3）慢性皮肤黏膜念珠菌病（chronic mucocutaneous candidiasis）：常有内分泌异常、铁代谢异常、维生素A缺乏及免疫缺陷等。其表现包括：①婴儿期发病；②慢性复发性皮肤、甲、黏膜的念珠菌感染；③一般不侵犯实质性脏器；④不会因本病而死亡。患者皮肤表现为在红斑的基础上隆起性脱屑，有时呈明显的疣赘样角质增生，称角质增生性慢性皮肤黏膜念珠菌病或念珠菌性肉芽肿。甲周红肿，甲表面不光滑。口腔黏膜有多发性白膜，口角糜烂。阴道或阴茎也有红斑及白膜。偶有咽喉、食道黏膜受累出现吞咽障碍。

2. 黏膜念珠菌病

（1）口腔黏膜念珠菌病：常见为鹅口疮（thrush），多见于婴儿及大量使用糖皮质激素药物患者的口腔黏膜、舌等部位。为大小不等的凝乳样白膜，黏着甚松，除去白膜后基底鲜红湿润（图9－9）。

（2）女阴阴道炎（candidal vulvovaginitis）：多见于妊娠妇女及糖尿病患者。阴道黏膜充血发红，有凝乳样白带。有剧烈瘙痒和灼热感，性交时疼痛。性接触是常见的感染途径。

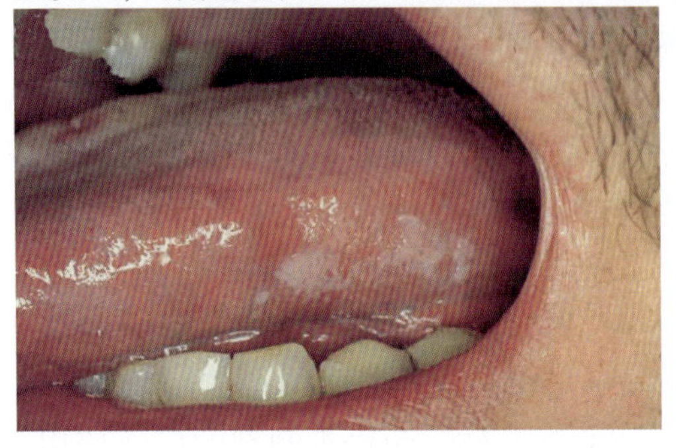

图9－9 鹅口疮

（3）念珠菌性龟头炎（candidal balanoposthitis）：包皮内板、龟头潮红，有针头大小红色丘疹，常可见白色奶酪样膜状物附着。瘙痒及烧灼感。常为性接触感染。

3．内脏念珠菌病 本病以肠道及肺部感染为多见。肠道念珠菌病多见于营养不良或使用抗生素治疗的婴儿。症状为腹泻及软便、水样或豆腐渣样便，一般无血液及黏液，偶有腹部痉挛性疼痛。病程可绵延数月。肺部念珠菌病有高热、咳嗽、咯血、胸痛、黏液及胶质样痰，症状类似肺结核、肺炎甚至肺部肿瘤。此外。尚可感染其他内脏，甚至由血行播散引起念珠菌败血症。

【诊断要点】

本病应根据临床特点结合真菌学检查进行诊断。真菌检查可见卵圆形薄壁芽生孢子和假菌丝。内脏念珠菌病需经反复真菌培养阳性，结合临床症状，方能作出诊断。抗原测定、基因检测亦有助于诊断。

【鉴别诊断】

本病尚应与湿疹、尿布皮炎、红痱、细菌性甲沟炎及口腔扁平苔藓等鉴别。

【治疗】

治疗原则：除去诱因，加强营养，保护皮肤清洁干燥，补充B族维生素，增强机体抵抗力。

1．中医治疗

（1）内服药：治疗应以清心火、去脾湿为主，可用导赤散加黄连、连翘等，伴大便秘结者可选用凉隔散。

（2）外治：鹅口疮治疗用棉纱布拭去口中白膜，然后撒布冰硼散。擦烂红斑可用黛柏散，以植物油调成糊状外涂。

2．西医治疗

（1）皮肤念珠菌病：可用1∶5000高锰酸钾溶液浸洗，干燥后选用制霉菌素粉剂、洗剂或软膏外搽。或选用1%克霉唑霜或丙二醇溶液外搽，每日2～3次，连续1～2周。对于反复感染的患者，须注意有无免疫缺陷。

（2）黏膜念珠菌病

①鹅口疮：可用2%碳酸氢钠溶液含漱后，外搽制霉菌素生理盐水溶液，每日4～6次，连续1～2周。

②女阴阴道炎：用2%碳酸氢钠液冲洗，拭干后放入咪康唑栓剂，每日1次；或外

搽制霉菌素洗剂等。或服用伊曲康唑，每日0.2g，连服7日；或每日0.4g，连服3日。

（3）内脏念珠菌病

①肠道念珠病：成人可服用制霉菌素200万～400万U（5万～10万U/kg），分4次服，直至大便培养阴性为止。制霉菌素口服不吸收，只用于肠道的念珠菌感染。氟康唑成人第1日口服400mg，以后每日200mg，1日1次，疗程2周。小儿第1日口服6mg/kg，以后每日3mg，1日1次，疗程2周。

②其他内脏念珠菌病：可用二性霉素B，每日0.5～1mg/kg静滴，或合并口服5－氟胞嘧啶每日0.15～0.2g/kg，有一定的协调作用。伊曲康唑，每日0.2g，连服1个月。

【预防及调摄】

1. 婴儿及肥胖妇女的皮肤皱褶部位，宜扑粉剂以保持干燥。
2. 及时治疗慢性消耗性疾病，注意口腔护理。
3. 合理使用抗生素、糖皮质激素药物和免疫抑制剂。

第九节 孢子丝菌病

孢子丝菌病（sporotrichosis）是由申克孢子丝菌（*Sporothrix schenckii*）引起的一种皮肤、皮下组织及其附近淋巴管慢性炎症性深部真菌病。

【病因与发病机制】

本病病原菌为申克氏孢子丝菌，此菌为一种土壤、木材及植物的腐生菌。主要通过损伤的皮肤或黏膜而传染，潜伏期5天至6个月，平均为3周。农民、造纸厂及矿山工人、泥瓦工、花工为易感人群。目前已发现申克氏孢子丝菌分泌两种蛋白酶，即丝氨酸蛋白酶及羧氨酸蛋白酶，两酶协同作用可分解破坏皮肤结构引起皮肤慢性肉芽肿和溃疡。

【临床表现】

本病主要发生在农民，偶在矿工中成批发生。自觉症状轻微，可有微痒，继发感染可有疼痛。可分为淋巴管型、固定型、播散型等。

1. 淋巴管型 淋巴管型为最常见的一型。在损伤处出现圆形、坚韧的皮下结节，不红不痛，结节逐渐增大与皮肤粘连，表面浅红或紫红色，最后坏死形成溃疡，流出少量脓液，称初疮。1～2周后结节沿淋巴管向心性出现，排列成串，多达10个以上（图9－10）。但很少超过腋窝或腹股沟淋巴结。好发于单侧上肢或下肢，偶发于其他部位，发生于面部者，结节呈上下放射状排列，若发生于鼻周围者可呈半环状排列。局部淋巴管可粗大，但淋巴结很少肿大。病程慢性，很难自愈。

2. 固定型 原发结节固定于初疮部位，不沿淋巴管蔓延。皮损为溃疡、乳头状增殖或浸润性斑块。固定型可能系病原菌对温度耐受性不同（温度在35℃以上不能生长，而其他两型分离的病原菌可在35℃以上生长）。

3. 播散型 本型罕见。初发为隐袭性或以淋巴管型开始，经血行播散或自身接种，致使多处发生皮下结节。常伴有较重的全身症状。

4. 皮肤外型 又称内脏或系统型孢子丝菌病。最常累及肺、骨、关节、眼、脑膜，肝、脾、肾、甲状腺，睾丸也可受累。常见于糖尿病、肉样瘤及长期糖皮质激素使用者，诊断困难，预后差。

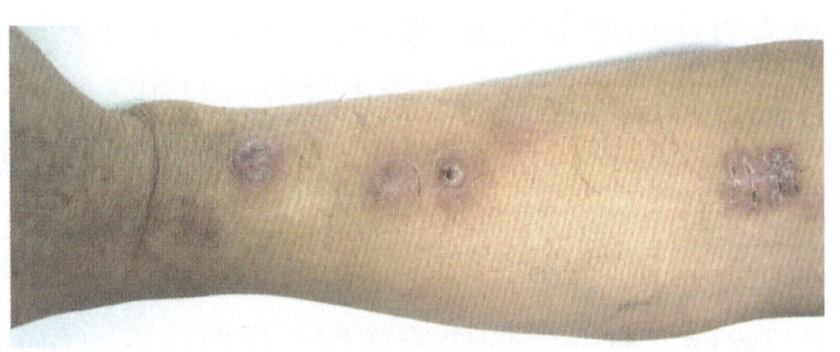

图 9－10 孢子丝菌病

【诊断要点】

固定型及淋巴管型诊断较易，对怀疑为本病的患者需进行真菌培养，阳性者方可确诊。必要时可做组织病理检查及动物接种。

【鉴别诊断】

本病应与皮肤结核、着色真菌病鉴别。

【治疗】

治疗原则：采用全身和局部用药治疗。

1. 中医治疗 可用化痰软坚、活血化瘀法，方剂可选用消瘰丸加味或海藻玉壶汤加减。

2. 西医治疗

（1）*全身治疗*：口服 10% 碘化钾 10～20ml，每日 3 次，儿童酌减。一般在 4～6 个月方可治愈。

对碘化钾过敏或合并有肺结核患者，可选用灰黄霉素（每日 10～20mg/kg），克霉唑（每日 30～60mg/kg），也可选用 5－氟胞嘧啶（每日 100mg/kg）或口服伊曲康唑（每日 0.2～0.4g），连服 3～6 个月。

（2）*局部治疗*：局部可用 5% 碘化钾软膏。溃疡可用 0.2% 碘化钾溶液或聚维酮碘液湿敷。由于孢子丝菌不耐高温，当温度升到 39℃ 以上时，该菌即被抑制或杀灭，可用温热疗法，即用温湿布、热水袋或电热法使局部温度升至 45℃ 左右，维持 30～60 分钟，每日 3 次，有一定疗效。对于结节或溃疡不宜用电灼或外科手术切除，否则溃疡扩大，难以愈合。

【预防与调摄】

户外活动应注意防护，避免皮肤外伤。

第十节 着色真菌病

着色真菌病（chromomycosis）又称着色芽生菌病（chromoblastomycosis），是一种外源性的暗色真菌引起的皮肤和皮下组织感染。病程慢性、难治，日久可致残或发生癌变。本病世界各地均有发生，国内发病区域和发病率均有增加趋势。

【病因与发病机制】

常见的着色真菌病的病原菌为暗色孢科中 3 个属中的 5 种，即裴氏着色霉（*Fonsecaea*

pedrosoi)、紧密着色霉（*F. compacta*)、卡氏枝孢霉（*Cladosporium carrionii*)、皮炎瓶霉（*Phialophora dermatitis*）和疣状瓶霉（*Phialophora verrucosa*)。这些菌均为自然界腐生菌，主要是经皮肤外伤感染，农民、泥工、园林工人多见。

【临床表现】

本病男多于女，20～50岁多见。外伤感染后，多在2个月内发病。损害好发于四肢暴露部位。首先出现粉红色无痛性丘疹，逐渐扩大，融合成斑块、结节，表面呈疣状或菜花状，有污秽样或脓液覆盖及褐色结痂，边界清楚，周围可见暗红色或紫色浸润带，有臭味；可沿淋巴管扩散或自身接种，出现卫星样病灶或远距离多发病灶，类似淋巴管型孢子丝菌病。病程慢性，愈后可出现多处瘢痕，在瘢痕上再发新皮损，类似皮肤结核。病人一般情况尚好，少数患者皮损泛发，甚至血行播散。由于反复发生，长期不愈，可形成象皮肿、四肢畸形、致残，甚至癌变。

【诊断要点】

根据典型的临床表现，结合真菌学检查，取脓液、痂皮或病变处肉芽组织，用10%氢氧化钾涂片镜检可发现厚壁、圆形的棕色孢子（硬壳细胞，sclerdtic cell)。培养为致病性暗色真菌生长可以确诊。

【鉴别诊断】

本病应与皮肤结核、梅毒树胶肿、孢子丝菌病、皮肤肿瘤鉴别。

【治疗】

治疗原则：根据皮损情况选择药物，需坚持用药，以防反复及致残、致癌。

1. 局部治疗　小面积损害者可用30%～50%冰醋酸外涂疣状增生皮损，或用电灼、电凝固、激光治疗。由于病原菌在39℃以上即可停止生长，故采用局部温热疗法如蜡疗、辐射热等方法，使局部温度达50℃～60℃，以促进皮损消退。对皮损面积较大者可采用手术切除并植皮。

2. 全身治疗

（1）口服10%碘化钾溶液（用法同孢子丝菌病)。也可用10%碘化钠溶液静脉注射10ml/次，每日1次，逐渐增加剂量，可达每日50ml，疗程持续到痊愈。

（2）伊曲康唑，每日100～200mg，口服，连续3～6个月。

（3）氟康唑，每日200～400mg，可口服或静脉滴注，连续3个月，然后减量维持半年至1年。

（4）5－氟胞嘧啶，每日50～150mg/kg，分3次饭后口服，亦可静脉注射。

【预防与调摄】

1. 着色真菌病的致病菌存在于泥土和腐烂的植物上，应注意防止皮肤破损。皮肤受伤后应清洁包扎，不宜用土按压止血。

2. 一旦发病宜尽早治疗。

3. 在上述治疗的同时，给局部加温或热敷40℃以上，可抑制真菌生长，故有助于皮损消散。

第十章 球菌性皮肤病

球菌性皮肤病是由化脓性细菌所引起的皮肤病，简称脓皮病（pyoderma）。病原菌多为葡萄球菌和链球菌。通常葡萄球菌易引起脓疱疮、毛囊炎、疖、痈等皮肤病。链球菌易引起丹毒、蜂窝织炎等，并可诱发肾炎及关节炎等。

第一节 脓疱疮

脓疱疮（impetigo）是由金黄色葡萄球菌或溶血性链球菌引起的一种化脓性皮肤病。具有接触传染和自体接种感染的特性，多发生在夏秋季节，易在儿童中流行。中医多称为“黄水疮”、“滴脓疮”、“天疱疮”等，深脓疱疮中医常称为“脓窝疮”、“水豆疮”等。

【病因与发病机理】

1. 中医病因病机 脓疱疮多因夏秋季节，气候炎热，湿热交蒸，暑湿热毒袭于肌表，以致气机不畅，疏泄障碍，熏蒸皮肤而成；小儿皮肤娇嫩，腠理不固，暑湿毒邪侵袭，更易发病，且可相互传染。《洞天奥旨》记载：“黄水疮又名滴脓疮，言其脓水流到之处，即便生疮，故名之。”

2. 西医病因及发病机制 本病致病菌主要为凝固酶阳性的金黄色葡萄球菌，其次为乙型溶血性链球菌，二者可单独或混合感染。当环境温度高、出汗较多和皮肤有浸渍或患有瘙痒性皮肤病、皮肤黏膜的完整性受到破坏、全身或皮肤局部的抵抗力减低时，易罹患此病。常因瘙痒而将细菌接种到其他部位，也可通过直接接触或借污染物传染给别人。

【临床表现】

本病常见于夏秋季节，多发生于儿童。皮肤损害好发于面部等暴露部位，由葡萄球菌引起的脓疱大而散在，链球菌引起的脓疱小而群集，并易结脓痂。根据临床表现的不同，一般分为下列4型：

1. 寻常性脓疱疮（impetigo vulgaris） 多由溶血性链球菌感染或与金黄色葡萄球菌混合感染。传染性强，常在托儿所中引起流行。皮损好发于面部、头皮和四肢，面部以口周、鼻孔附近和耳郭为主，严重者可泛发全身。初发皮损为红色斑疹，迅速出现米粒至黄豆大小的水疱或脓疱，常群集（图10－1）。周围有明显红晕，疱壁薄而易破，故有时不易见到初发脓疱，疱破后露出糜烂面，干燥后结成蜜黄色厚痂，经数日后，痂脱自愈。自觉瘙痒，常因搔抓而不断将病菌接种到其他部位，发生新的皮损，可使病程迁延数周甚至数月。重症者可有高热，伴淋巴结炎或淋巴管炎，并可引起脓毒症。由链球菌感染者，可诱发急性肾炎。

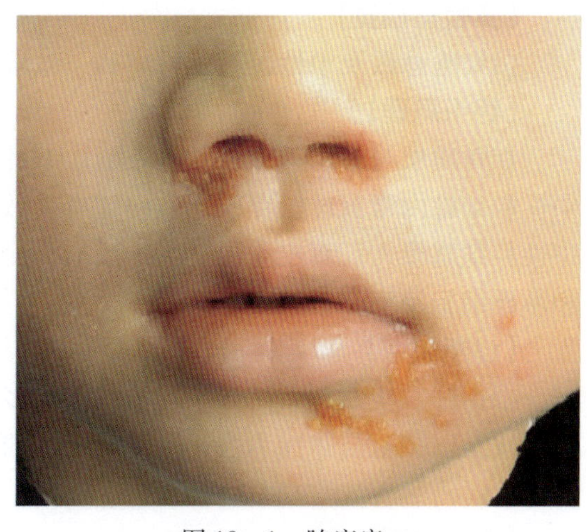
图 10－1 脓疱疮

2. 大疱性脓疱疮（impetigo bullosa） 致病菌为金黄色葡萄球菌。初发皮损为米粒至黄豆大水疱，迅速增大如蚕豆或更大，周围红晕较轻。大疱内容物初起时呈浅黄色且清澈，后化脓变混浊。脓疱开始紧张丰满，数日后松弛。脓液沉积疱底呈半月形坠积状，为本型的特征。疱壁薄，破溃后露出糜烂面，干燥后形成黄色脓痂，一般需经数日，结痂逐渐脱落而愈。自觉瘙痒。有时皮损中央自愈，脓疱边缘向四周扩展呈环状或链环状，称为环状脓疱疮（impetigo circinata）。好发于颜面、四肢、躯干，偶见于掌跖。

3. 新生儿脓疱疮（impetigo neonatorum） 致病菌主要为金黄色葡萄球菌所引起的一种急性大疱性脓疱病。多见于出生后 4～10 天的新生儿，传染性强，易在婴儿室内流行。发病急骤，皮肤初发时为大疱，疱液开始澄清，后变为混浊。四周绕以红晕，疱壁薄而易破。破后露出鲜红色糜烂面，干燥后形成黄色薄痂。好发于面部、躯干及四肢。病初时全身症状不明显，以后可有低热或高热，病情发展迅速，可在较短时间内迅速扩展泛发于躯干各部，也可因并发脓毒症、肺炎或脑膜炎而死亡。

金黄色葡萄球菌烫伤样皮肤综合征（staphylococcal scalded skin syndrome，SSSS），又称新生儿剥脱性皮炎（dermatitis exfoliative neonatorum）或金葡菌型中毒性表皮坏死松解症（staphylococcal toxic epidermal necrolysis，STEN）。本症是以全身泛发性红斑、松弛性大疱及大片表皮剥脱为特征的急性皮肤病，多发生于出生后 1～5 周的婴儿。系由凝固酶阳性噬菌体Ⅱ组 71 型金葡菌引起。发病急骤，常始发于口周及眼周，红斑于 1～2 日内波及婴儿全身。在大片红斑基础上出现松弛性大疱或大片表皮松解现象，轻轻摩擦即可致表皮脱落，露出烫伤样鲜红糜烂面，尼氏（Nikolsky）征阳性，局部有触痛。轻者 1～2 周皮损干燥结痂痊愈，重者可伴有高热、呕吐、腹泻，或并发脓毒症而危及生命。有人认为新生儿脓疱疮是本综合征的轻型。

4. 深脓疱疮（ecthyma） 俗称臁疮。由乙型溶血性链球菌引起，有时与金黄色葡萄球菌合并感染。可自体接种传染。多见于营养不良的儿童或老年人。好发于小腿与臀部。皮损初起为炎性红斑上出现水疱或脓疱，四周绕以红晕，损害逐渐扩大并向深部发展，中心坏死，形成褐黑色厚痂，如蛎壳状，痂脱后可形成境界清楚、周边陡峭的碟状溃疡。自觉疼痛与瘙痒。常伴有附近淋巴结肿大，病程为 2～4 周或更长。病程迁延，可形成肉芽肿样损害。

【实验室检查】

白细胞总数及中性粒细胞可增高。脓液中可培养出金黄色葡萄球菌或链球菌。

【组织病理】

在角质层与棘层间形成脓疱，疱内有纤维蛋白和很多嗜中性粒细胞，在细胞外或嗜中性粒细胞内常有球菌存在。疱内偶有少数棘层松解细胞，疱底棘层可有海绵形成和嗜中性粒细胞渗入。真皮浅层有炎症反应，血管扩张、充血、水肿，周围有嗜中性粒细胞和淋巴细胞浸润。

【诊断要点】

根据好发于儿童、流行于夏秋季节、多见于暴露部位、有接触传染和自身接种的特点，皮损以脓疱与脓痂为主，再结合各型脓疱疮的特征、脓液检查发现细菌等，易于诊断。

【鉴别诊断】

1. 水痘 有发热等全身症状，皮损呈向心性分布，可累及黏膜，主要损害为绿豆至黄豆大小紧张发亮的水疱，同时可见到斑疹、丘疹、水疱和结痂各个时期的皮损。

2. 丘疹性荨麻疹 其特征是在风团样红斑上出现丘疹或水疱，剧痒，一般无脓疱及脓痂等。

【治疗】

治疗原则：根据患者的皮损情况及有无全身症状，可酌情选用抗生素或清热解毒的中药制剂。注意保护疮面以防传染。局部应以杀菌、消炎、干燥、止痒及清除分泌物为治疗原则。

1. 中医治疗

［辨证论治］

①暑湿热蕴证

证候 脓疱密集、色黄，疱周有红晕，破后露出鲜红的糜烂湿润面，附近淋巴结肿大；伴有发热，口干，便燥，尿黄；舌红，苔黄腻，脉濡滑数。

治法 清暑利湿，清热解毒。

方药 清暑汤加减。高热加黄连、黄芩、山栀；面目浮肿加桑白皮、桔梗、猪苓。

②脾虚湿滞证

证候 脓疱稀疏，色灰白或淡黄，糜烂面淡红；多伴有面黄，纳少，大便溏薄；舌淡，苔薄微腻，脉濡细。

治法 健脾渗湿。

方药 参苓白术散加减。

［外治］

①青黛散外扑或用麻油调搽，每日 2～3 次。

②颠倒散洗剂外搽，每日 3～4 次。

③糜烂脓液多者，用马齿苋、蒲公英、野菊花、黄柏等适量煎水湿敷或外洗。

④痂皮厚者，用 5% 硫黄软膏外涂。

2. 西医治疗

（1）全身治疗

①保持皮肤清洁卫生，及时治疗瘙痒性皮肤病。患儿应隔离，防止接触传染。已污染的衣服用具等，应进行消毒处理。

②对皮损广泛，伴有发热或淋巴结炎者，应给予敏感性高的抗生素或磺胺药。对重症新生儿脓疱疮及早给予第二、三代头孢类抗生素，必要时根据药敏试验选择抗生素，并给予相应支持治疗。

（2）局部治疗：0.1%雷夫奴尔溶液或0.02%呋喃西林溶液清洗或湿敷。或选用脓疱疮糊膏或莫匹罗星软膏、夫西地酸软膏外涂。对大疱或脓痂，应吸干脓液，再用上述药液清洗或湿敷，亦可外搽10%硫黄炉甘石洗剂等。对重症新生儿脓疱疮，必要时可采用暴露疗法。

【预防与调摄】

1. 平时注意卫生，保护皮肤清洁，及时治疗瘙痒性皮肤病。改善营养，增强机体抗病能力。

2. 患儿应隔离，防止接触传染。接触过的衣服物品，要进行消毒。幼儿园、托儿所在夏季应对儿童做定期检查。

3. 病变处禁用水洗，如欲清洗脓痂，可用0.02%呋喃西林溶液或10%黄柏溶液清洗。

4. 病变部位应避免搔抓，以免接触传染。

第二节　毛囊炎、疖及痈

毛囊炎（folliculitis）和疖（furuncle）为单个散在毛囊和毛囊周围发生的化脓性炎症。多个相邻的毛囊周围化脓性炎症融合，浸润较广及位置更深者，称为痈（carbuncle）。糖尿病、肾炎、贫血、营养不良、长期应用糖皮质激素及免疫抑制剂、瘙痒性皮肤病等患者易于发生。其特点为毛囊性丘疹、结节，伴红、肿、热、痛，可形成脓栓。毛囊炎与疖属中医"疖"、"疔"范畴，痈相当于中医的"有头疽"。根据患者病变部位的不同有多种病名，生在项部的，名"脑疽"、"对口疽"、"落头疽"；生在背部的，名"发背"；生在胸部膻中穴的，名"膻中疽"；生在少腹部的，名"少腹疽"。

【病因与发病机理】

1. 中医病因病机

（1）热毒蕴结：多因湿热或热毒之邪，蕴阻肌肤所致。

（2）暑热浸淫：因夏季炎热，腠理不密，暑热浸淫而成。

（3）正虚毒恋：由于身体虚弱，皮毛不固，肌肤不洁，毒邪侵入引起，常反复发作，缠绵难愈。

2. 西医病因及发病机制　病原菌主要为金黄色葡萄球菌，也可为表皮葡萄球菌。人体与葡萄球菌接触的机会较多，故有一定的自然免疫力。多在皮肤不洁、搔抓、摩擦、高温潮湿、免疫及抗感染能力低下时发病。

【临床表现】

1. 毛囊炎 初起为粟粒大小的毛囊性炎性丘疹，逐渐形成丘脓疱疹，中心有一毛发贯穿，周围有明显红晕，疱壁薄，易破，破后排出少量脓液，继而结痂，痂脱而愈，预后一般不留疤痕，自觉疼痛或微痒。好发于头皮、颈项、臀及外阴等部（图10－2）。数目不等，可单发，亦可多发，或密集成片，但互不融合。若反复发生、病程迁延者，称慢性毛囊炎。发生于头皮的毛囊炎性反应，愈后留下点状小疤痕和永久性脱发者，称为秃发性毛囊炎（folliculitis decalvans）。如发生颈项部毛囊炎症后，形成瘢痕疙瘩样增生者，称项部瘢痕疙瘩性毛囊炎（folliculitis keloidalis nuchae）。

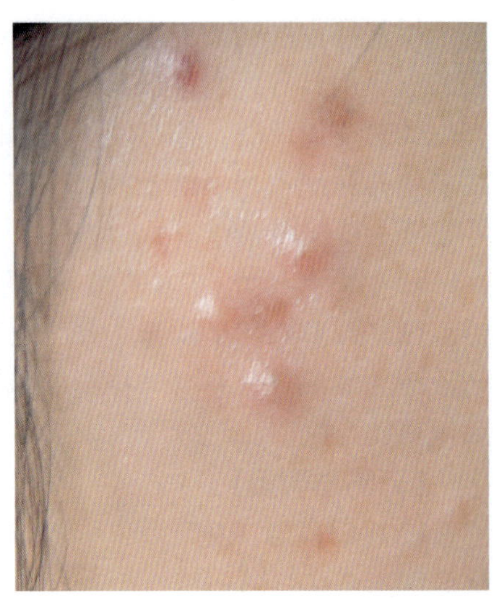
图10－2 毛囊炎

2. 疖 初起为红色圆锥形毛囊性炎性丘疹或结节，伴有灼热疼痛，数日后结节化脓变软，顶端出现脓疱，中心形成脓栓，扪之有波动感，破后去除脓栓排出血性脓液，炎症逐渐消退，结疤而愈。可有附近淋巴结肿大，重症者可有发热、畏寒等。好发于颜面、发际、头部、臀部及会阴等处（图10－3）。发生于耳道者，称耳道疖，外耳道及患侧面部剧痛；发生于鼻部和上唇的疖，因此处有丰富的淋巴管及血管网，静脉与海绵筛窦吻合，当未成脓的疖被挤捏或针刺后，可使炎症扩散，病菌经血行引起海绵窦炎及颅内感染。疖通常数目不多，仅单个或数个。若多个疖同时或反复发生，此起彼伏，缠绵难愈者，称疖病（furunculosis）。

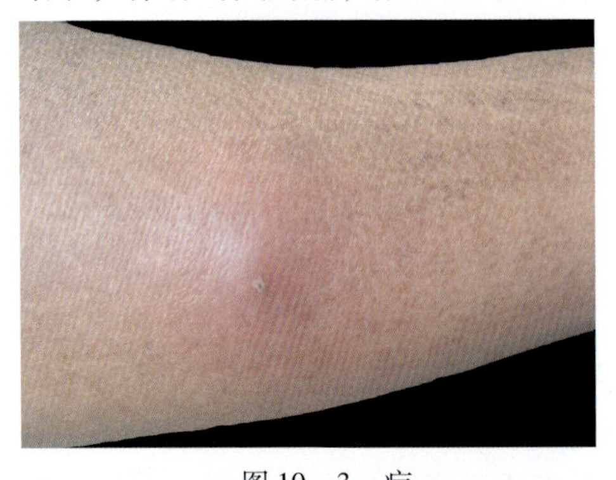
图10－3 疖

3. 痈 起初时局部红、肿、热、痛明显，迅速向四周和深部扩大发展，疼痛加重，一周左右开始化脓，表面有数个脓栓，破溃后出现有脓性基底的深在溃疡，状如蜂窝，疼痛剧烈，或伴有发热寒战和全身不适。不及时治疗可发展为脓毒症。多发生于成人，糖尿病、长期使用糖皮质激素等抵抗力下降时易于患病。好发于皮肤较厚而皮下脂肪丰富的颈后、背部、臀部及大腿等处。

【实验室检查】

白细胞总数及中性粒细胞可增高。

【组织病理】

本病表现为毛囊炎及毛囊周围炎，毛囊及其周围皮脂腺正常组织破坏，形成脓肿，含有病原菌、大量脓细胞、嗜中性粒细胞及少数淋巴细胞。痈表现为真皮和皮下有多个相邻的毛囊、皮脂腺脓肿，互相沟通，有增生的结缔组织或纤维组织隔开，形成多房性脓肿，脓肿周围组织充血、水肿和中性粒细胞浸润。

【诊断要点】

1. 毛囊炎 以浅在性毛囊性小脓疱、炎症较轻、中心无脓栓为诊断要点。

2. 疖 炎症浸润较深而大，侵及毛囊和毛囊周围，中心有脓栓，损害处红、肿、热、痛明显。

3. 痈 根据患部明显炎症浸润、表面有数个脓栓且相互贯通，疼痛剧烈、全身症状明显等要点，诊断不难。

【鉴别诊断】

1. 痱疖 亦称假疖，为汗腺化脓感染，俗称痱毒。特点是形似疖，但中央无脓栓，也无毛发贯穿，常与红痱伴存，夏季发生，儿童多见。

2. 蜂窝织炎 本病患部呈弥漫性红肿，浸润，境界不清，表面无多个脓头。

【治疗】

治疗原则：酌情给予敏感抗生素，对反复发作的可选用免疫调节制剂。中医早期以清热解毒、消肿为主；成脓期宜清热解毒、透脓，并行切开引流；疮形散漫、溃后脓腐难脱，宜托里透脓。

1. 中医治疗

［辨证论治］

①热毒蕴结证

证候 多为气实火盛的患者；轻者疖肿单发，损害重者可散发全身，发无定处，此愈彼起，四季均发；可伴有发热，口渴，溲赤，便秘；舌苔黄，脉数。

治法 清热解毒。

方药 五味消毒饮或黄连解毒汤加减。

②暑热浸淫证

证候 好发于夏秋季，以儿童及产妇多见；可伴有发热，口渴，便秘，溲赤；舌苔薄腻，脉滑数。

治法 祛暑清热，兼以化湿。

方药 清暑汤加减。热毒盛者，加黄连、黄芩、山栀子；小便短赤者，加滑石、甘草；大便秘结者，加生大黄。

③正虚毒恋证

证候 疖肿常此愈彼起，不断发生，缠绵日久，常见于体质虚弱或某些慢性病患者；由阴虚内热染毒所致者，易形成有头疽；常伴口渴唇燥；舌红，苔薄，脉细数。

治法 补气扶正，托毒祛邪。

方药 托里消毒散加减。

［外治］ 起初小者用三黄洗剂外搽或外敷金黄膏；大者用金黄散，以金银花或野菊花露调成糊状外敷。脓成则切开引流。

2. 西医治疗

（1）*全身治疗*：酌情选用敏感的抗生素或磺胺药，如青霉素、红霉素及头孢类抗生素等。也可根据药敏试验选择抗生素。对反复发作的毛囊炎和疖病，可注射丙种球蛋白，或多价葡萄球菌菌苗，每周1～2次，由0.1ml开始，逐渐增至1.0ml；也可选用免疫调节剂，如胸腺素、转移因子胶囊等。有糖尿病者应同时予以治疗，并积极治疗瘙痒性皮肤病及全身慢性疾病。

（2）*局部治疗*：以杀菌、消炎为治疗原则。初期未化脓者可用50%硫酸镁溶液湿热敷，外搽碘仿、安尔碘，或莫匹罗星软膏、夫西地酸软膏外涂，或外敷20%～30%鱼石脂软膏。如已化脓，应切开引流。痈可用横形或纵形或十字形切开引流。

（3）*其他疗法*：可酌情选用超短波、紫外线、激光、透热疗法等。

【预防与调摄】

1. 搞好个人卫生，保持皮肤的清洁干燥，勤换衣服，勤修指甲。

2. 积极治疗糖尿病、尿毒症、皮肤瘙痒症等疾病；体质虚弱者应加强体育锻炼，以增强体质。

3. 忌食辛辣、烟酒、鱼腥发物，少食甜腻食品。

4. 毛囊炎、疖不宜自行挤捏；特别是发生在鼻翼两旁和上唇部者，更应严禁挤压及早期切开和针挑。

第三节 丹 毒

丹毒（erysipelas）系由溶血性链球菌感染引起的皮肤及皮下组织内淋巴管及其周围组织的急性炎症。其特点是：起病突然，畏寒发热，局部皮肤出现境界明显的鲜红色水肿性斑片，一般不化脓。患部皮肤发红成片、色如涂丹，故中医学也称为“丹毒”。依其发病部位的不同，而有许多名称。发于头面部者，称“抱头火丹”；发于躯干部者，称“内发丹毒”；发于下肢者，称“流火”；新生儿丹毒则称“赤游丹”。

【病因与发病机理】

1. 中医病因病机　本病是由于血分有热，外受风热、湿热、火毒侵犯，热毒搏结，郁阻肌肤而发；或由于皮肤黏膜有破损，毒邪乘隙侵入而成。

（1）*风热毒蕴*：凡发于头面者多夹有风热，发于胸腹者多夹有肝火。

（2）*湿热毒蕴*：发于下肢者多夹有湿热。

（3）*胎火蕴毒*：发于新生儿则多因胎热、火毒所致。

2. 西医病因与发病机制　病原菌是A族乙型溶血性链球菌，又名丹毒链球菌。多由皮肤或黏膜破伤而侵入引起。多数病例先有损伤或不易发现的细微皮肤破损，细菌借此侵入皮肤引起真皮组织发炎，或通过血行感染。也可通过污染的敷料、器械和用具等间接接触感染。一般足癣及下肢皮肤外伤可诱发小腿丹毒；鼻腔、咽、耳等处损伤可诱发面部丹毒。营养不良、酗酒或糖尿病、肾炎等患者易促发本病。

【临床表现】

起病急剧，发病初起先有周身不适、发热、恶寒、头痛、恶心、呕吐等前驱全身中毒症状。继而在患处出现境界清楚的鲜红色水肿性斑片，表面紧张发亮，压之退色，放手后立即恢复，有灼热感，称为红斑性丹毒。损害迅速向四周蔓延，成为大片鲜红或紫红色斑片，皮损中心可有大、小水疱，疼痛及压痛明显，附近淋巴结肿大。有时皮损一面发展，一面消退，在红斑向四周扩散的同时，中央处可由鲜红转暗红或棕黄色。病情轻者，数天后发生脱屑，逐渐痊愈。重者或婴儿及老年体弱者可继发肾炎及脓毒症。

本病可发生于任何部位，尤以颜面和小腿多见。发于颜面者，若为鼻和耳部破损引起者，可先由一侧鼻部或耳部附近开始向面颊部蔓延，并可迅速波及另一侧，若扩展至头部及下颌，则整个面部及头皮呈高度红肿，严重者可并发海绵窦炎与栓塞。

本病由于其在临床上表现不同，因而有各种名称。如在红斑肿胀处发生水疱者，称为水疱性丹毒（erysipelas vesiculosum）；形成脓疱者，称为脓疱性丹毒（erysipelas pustulosum）；患部皮肤迅速变紫黑而发生坏疽的，称为坏疽性丹毒（erysipelas gangraenosum）；在原发部位反复发生的，称为复发性丹毒（erysipelas recidivans）。长期反复发作，可引起淋巴管闭塞而形成慢性淋巴水肿，发生于小腿的称象皮腿。

【实验室检查】

血液化验显示白细胞总数及中性粒细胞常增高。

【组织病理】

病变主要在真皮。真皮高度水肿，血管及淋巴管扩张，真皮内有以中性粒细胞为主的炎细胞浸润，且多见于扩张的淋巴管内，组织间隙或淋巴腔内有链球菌存在。病变严重者，表皮内可发生水肿，甚至形成大疱。

【诊断要点】

根据起病急剧、境界清楚的水肿性红斑、局部灼热疼痛，结合好发部位及发热、恶寒等全身症状，不难诊断。

【鉴别诊断】

1. 接触性皮炎 有刺激物或致敏物接触史，皮损为密集成片的红斑、丘疹及水疱，自觉瘙痒而无疼痛及发热等全身症状。

2. 蜂窝织炎 为境界不清的深在性浸润性红斑，局部有明显的凹陷性水肿，中央部红肿最著，愈向边缘则炎症逐渐减轻，可化脓破溃。

【治疗】

治疗原则：选用敏感足量抗生素，并除去诱发因素，重症者应给予支持疗法。中医以清热凉血、泻火解毒为治则。

1. 中医治疗

［辨证论治］

①风热毒蕴证

证候　皮损发生于头面部，畏寒发热，皮肤焮红灼热，肿胀疼痛，甚至水疱，眼胞肿胀难睁；舌红，苔薄黄，脉数。

治法　清热解毒，散风消肿。

方药　普济消毒饮加减。大便干燥者，加生大黄、芒硝；咽痛者，加生地黄、玄参。

②湿热毒蕴证

证候　皮损发生于下肢，除恶寒发热等全身中毒症状外，局部以鲜红肿胀、灼热疼痛为主，亦可出现水疱、紫斑，甚至化脓或皮肤坏死；舌红，苔黄腻，脉滑数。

治法　清热利湿解毒。

方药　萆薢渗湿汤加减。

③胎火蕴毒证

证候　皮损发生于新生儿，多见于臀部，局部红肿灼热，可呈游走性；或伴高热烦躁，甚则神昏，恶心呕吐。

治法　凉血，清火，解毒。

方药　犀角地黄汤合黄连解毒汤加减。

［外治］　选用金黄散或玉露散并以冷开水或金银花露调敷。

［针灸疗法］　下肢红斑性丹毒或下肢复发性丹毒，患部消毒后，用七星针或三棱针叩刺患部皮肤，放血泄毒，亦能减少复发。头面部及新生儿丹毒禁用。

2. 西医治疗

（1）*全身治疗*：以青霉素为首选，重症可酌情选用第二、三代头孢类抗生素等，对青霉素及头孢类过敏者，可选用红霉素、四环素、林可霉素或磺胺类药物，用药一般需持续 10～14 天。重症者应加强支持疗法。

（2）*局部疗法*：用 0.1% 雷夫奴尔或 50% 硫酸镁湿敷，如有水疱，应抽出疱液，再用上述药液湿敷。外用抗生素软膏，如莫匹罗星软膏、夫西地酸软膏等外涂；也可外敷 15%～20% 硫黄鱼石脂软膏。复发性丹毒，可用紫外线照射。

【预防与调摄】

1. 若有皮肤黏膜破损，应及时治疗，以免感染。

2. 卧床休息。若发于下肢者，应抬高患肢 30°～40°；如患面部丹毒，应寻找鼻腔、口腔及耳部等处有无病灶，并给予相应处理；患有足癣，应积极治疗，以防下肢丹毒复发。

第十一章 杆菌性皮肤病

第一节 麻 风

麻风（leprosy）亦称汉森病（Hansen′s disease），是由麻风分枝杆菌感染引起的一种慢性传染病。主要侵犯皮肤、黏膜及周围神经，淋巴结、骨骼和内脏器官也可受累。中医文献称本病为“疠风”、“大风”、“癞病”、“麻风”、“大麻风”等。

【病因与发病机理】

1. 中医病因病机 本病系因感受风疠之邪而致，多见于体虚元气不充之人，或经常接触患者及其污染之厕所、床、被、衣服、用具等，感染疠气，袭入血脉，客于经络，留而不去，与血气相干，致营卫不和，淫邪散溢，故面色败、皮肤伤、鼻柱坏、须眉落。《诸病源候论·恶风须眉堕落候》中记载：“大风病，须眉堕落者皆从风湿冷得之……邪客于经络，久而不去，与气血相干，则使营卫不和，淫邪散溢，故面色败，皮肤伤，鼻柱坏，须眉落。”

2. 西医病因与发病机制

（1）病原菌：为麻风分枝杆菌（*Mycobacterium leprae*，ML），也称麻风杆菌，呈短小棒状或稍弯曲，长2～6μm，宽0.2～0.6μm，抗酸染色呈红色，革兰染色阳性。由于麻风杆菌传代时间长而宿主细胞体外存活时间较短，因此至今尚无麻风杆菌离体培养成功的报道。麻风杆菌对外界抵抗力较强，分泌物离体自然干燥后的麻风杆菌仍可存活2～9天，在0℃下可存活3～4周，但煮沸8分钟或紫外线照射2小时，其活力丧失。一般消毒可用煮沸、高压蒸汽、漂白粉液、苯酚、甲醛熏蒸、75%乙醇、2%碘酊等，均可将其杀死。

（2）传染途径：主要是直接传染。麻风患者为本病唯一传染源，特别是瘤型患者，其皮肤、黏膜、淋巴结、周围神经等组织内含有大量麻风杆菌。麻风杆菌主要通过破损的皮肤、黏膜进入人体，经常直接接触也是主要的传染方式。通过飞沫经呼吸道传播也是重要的传播方式。

麻风的传染必须有传染源、传播途径、易感人群三个基本环节。人对麻风杆菌有不同程度的自然获得性免疫，一般儿童免疫力较低，成年人中绝大多数对麻风杆菌有较强的抵抗力，不易受感染。麻风既不胎传，也不遗传。

【临床表现】

根据临床症状、细菌检查、麻风菌素试验及病理检查等，可将麻风分为5种类型，现分述如下：

1. 结核样型（tuberculoid leprosy，TT） 此型患者对麻风杆菌的抵抗力较强，病情稳定，发展缓慢。麻风杆菌被局限于皮肤和周围神经，不侵犯黏膜和内脏。早期表现为边缘清楚的红色或浅色斑疹。典型皮损是大的红色斑片，或由成簇丘疹形成的片状或环状损害。好发于四肢、面部、肩部和臀部等易受摩擦的部位。皮损表面干燥，可有鳞屑，伴以毳毛脱落，闭汗和明显的浅感觉（温、痛、触觉）障碍或消失。损害常为局限性单发；周围神经常在早期即可受累，一般只有1～2根神经干，如耳大神经、尺神经、腓总神经变粗变硬，有压痛，常为单侧。病久者，受损神经支配区可出现肌萎缩、爪形手、垂腕、垂足、指骨吸收及营养性溃疡等（图11－1，图11－2）。但无全身症状，预后较好。

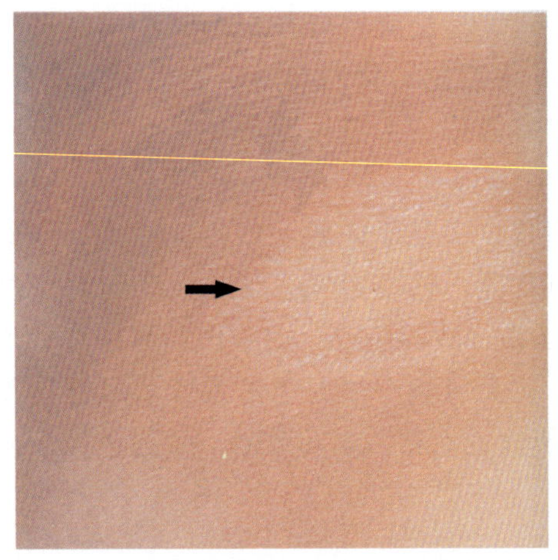

图11－1 结核样型麻风（局部）

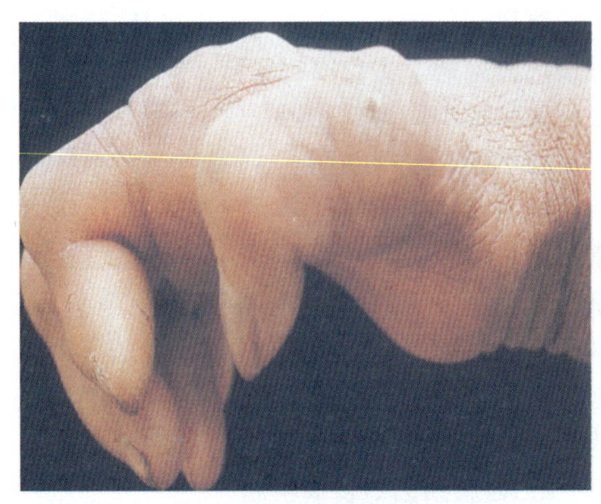

图11－2 结核样型麻风

常规细菌检查阴性，麻风菌素试验呈强阳性，细胞免疫试验正常或接近正常。

2. 界线类偏结核样型（borderline tuberculoid leprosy，BT） 皮损为红色或淡黄色斑疹或斑块，边界清楚，有时在大片损害附近出现卫星状损害，表面光滑或附少量鳞屑。皮损多发，分布广泛，以躯干、四肢、面部为多（图11－3）。浅感觉障碍出现较TT稍迟且稍轻，眉毛一般不脱落，黏膜、淋巴结、睾丸、眼及内脏较少受累，且程度轻微。预后一般较好，但不如TT。病情不稳定，发生麻风反应时易引起畸形残废。

本型查菌阳性（+～+++），麻风菌素试验弱阳性、可疑或阴性，细胞免疫试验比正常人低下。

3. 中间界线类（borderline leprosy，BB） 本型皮损特点为多形性和多色性。皮疹有斑块、浸润和结节等。颜色有浅色、橘黄、棕黄、红色、棕褐色等。边缘可一侧清楚，另一侧不清楚。可在同一病人不同部位或在一个皮损上同时发生结核样型和瘤型两种损害。有的中央有“打洞区”，内缘清楚，而外缘不清。有的环状损害红白相间呈靶形样斑或徽章样斑。损害表面光滑，触之较软，数目较多，大小不一，分布广泛，多不对称。神经受损后，浅感觉障碍比 TT 轻。眉毛常不脱落，黏膜、淋巴结、睾丸、眼及内脏可受累。

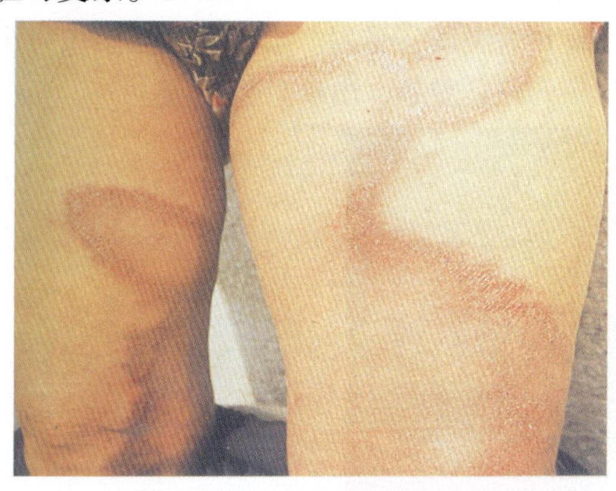

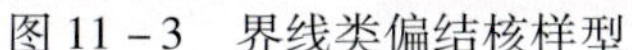

图 11－3 界线类偏结核样型

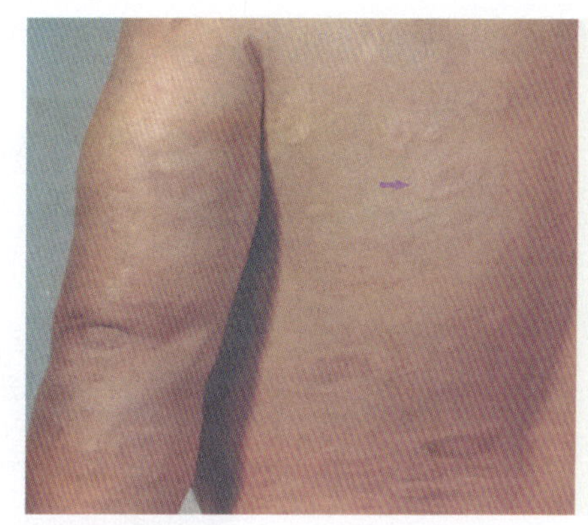

图 11－4 界线类偏瘤型

本型查菌阳性（++ ~ ++++），麻风菌素试验阴性，细胞免疫试验介于两极型之间。

4. 界线类偏瘤型（borderline lepromatous leprosy，BL） 皮损多似瘤型麻风，主要是浅在的弥漫性浸润，常呈淡红或棕褐色，可有斑疹、斑块、丘疹或结节，表面光滑，但不及瘤型光亮。损害数目较多，分布较广，有对称倾向（图 11－4）。浅感觉障碍较轻，出现较迟。周围神经干累及数目较多，粗大，质软。眉毛稀少或脱落。早期可累及黏膜，出现鞍鼻和鼻黏膜溃疡，中、晚期常累及淋巴结、睾丸、眼及肝脾等器官或内脏。

本型查菌强阳性（++++ ~ +++++），麻风菌素试验阴性，细胞免疫试验显示缺陷。

5. 瘤型（lepromatous leprosy，LL） 本型的特点是患者对麻风杆菌的抵抗力很低，麻风杆菌侵入体内后大量繁殖，并经淋巴管或血循环播散全身，故发展较快。除皮肤及黏膜有广泛损害外，晚期常侵犯多种组织和器官。皮损数目多而对称，传染性强。按病期、轻重、范围可分早、中、晚三期：

（1）早期瘤型（L1）：损害以斑疹为主。表现为浅色、浅黄色或淡红色斑，边缘模糊不清，表面光亮。皮损小而多，分布广泛对称，多见于四肢伸侧、面部、躯干等。浅感觉稍迟钝或正常，仅有蚁行感或微痒，闭汗不明显。周围神经干受累轻，无畸形。眉毛外 1/3 脱落稀疏，为早期临床特点之一。鼻黏膜可充血、肿胀或糜烂，浅淋巴结肿大，无明显内脏损害。

（2）中期瘤型（L2）：损害增多，分布广泛，以浸润性和弥漫性损害为主，有的形成结节。浅感觉障碍，四肢呈套型麻木。眉毛、睫毛、头发脱落明显。鼻黏膜充血，有浸润或结节。周围神经普遍累及，除浅感觉障碍外，可产生运动障碍、畸形、足底营养性溃疡等。淋巴结、肝、脾、睾丸等可中度肿大。四肢因皮损及血液循环障碍，肢端肿胀明显。

（3）晚期瘤型（L3）：以弥漫性浸润及结节性损害为主。在面部，多数结节或斑块融合成大片凹凸不平的损害，称“麻风狮面”（图 11－5）。口唇肥厚，耳垂肥大。部分患者鼻梁塌陷，鼻中隔穿孔。眉毛、睫毛、胡须、头发等大部分脱落，甚至全部脱光。有的皮肤广泛萎缩，伴明显浅感觉障碍和闭汗。周围神经受累可出现面瘫、手足运动障碍和畸形、骨质吸收及足底溃疡等。淋巴结、睾丸、眼和内脏器官受累严重，睾丸及附睾可出现萎缩，常引起阳痿、乳房增大、不育等。部分病人卵巢受累，出现月经失调。

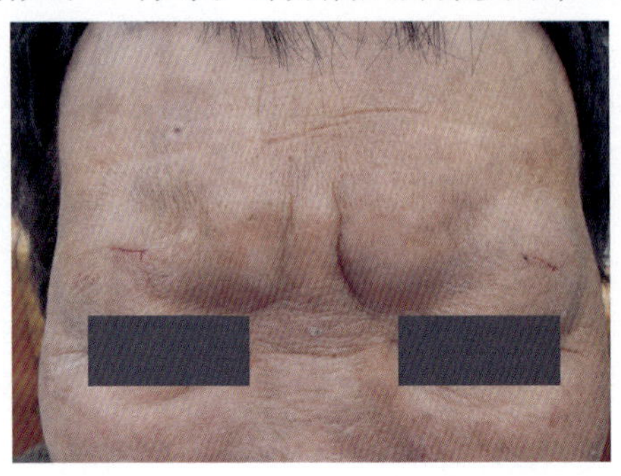

图 11－5　瘤型麻风

本型查菌极强阳性（+++++ ~ ++++++），麻风菌素试验阴性，细胞免疫试验呈明显缺陷。

此外，在瘤型及界线类偏瘤型麻风患者可以出现一种特殊形态的皮疹，称为组织样麻风瘤（histoid leproma）。其临床特点是：在面部、四肢或躯干发生突起的棕褐色质地坚实的大小不等的结节，严重者可以破溃，形成溃疡，排出大量麻风杆菌，愈合后形成瘢痕。皮损涂片检查可见大量麻风杆菌，菌体较细较长。一般认为组织样麻风瘤的发生可能与耐药有关。

6. 未定类（indeterminate leprosy，IL）　是原发的早期麻风表现，未列入五级分类中，性质不稳定，可自行消退，亦可持续为未定类麻风，或向其他类型转变。演变为哪一型则依据患者机体免疫力的强弱而定。临床症状较轻，一般不累及内脏，易被忽视。皮损表现为淡红斑或浅色斑，边缘清楚或不清楚，数目一片或数片，分布不对称，有不同程度的浅感觉障碍（图 11－6）。

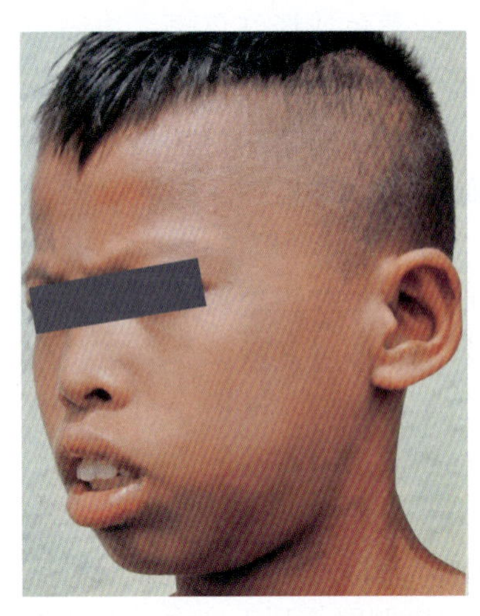

图 11－6　未定类麻风

查菌多为阴性，少数为弱阳性（+），麻风菌素试验多数阳性。

麻风反应是机体对麻风杆菌抗原的一种变态反应，分为Ⅰ型和Ⅱ型。Ⅰ型麻风反应为细胞免疫型变态反应，患者随着免疫力的增强或减弱可向结核样型（升级反应）或瘤型（降级反应）麻风方向转变，表现为部分或全部皮损红肿、浸润，局部发热，但无全身症状。受累的神经干粗大，有疼痛和触痛。主要发生于 TT、BT 及 BB 型麻风患者。Ⅱ型麻风反应为免疫复合物型变态反应，发生较快，组织损伤亦较严重。常见症状为麻风性结节红斑反应，严重时出现多形红斑或坏死性红斑，伴有明显的全身症状，如畏寒、发热、头痛、四肢酸痛等。神经干肿大并有压痛。其他尚可有急性虹膜睫状体炎、急性睾丸和附睾炎、淋巴结肿大、关节肿痛及血白细胞数增高等，多发生于 LL 及 BL 型麻风患者。无论哪一型麻风反应，均应积极治疗，以免引起畸形加重或危及生命。

【实验室检查】

1. 组织病理学检查 结核样型主要表现为真皮小血管及神经周围有上皮样细胞浸润，抗酸染色常查不到抗酸杆菌；瘤型表现为真皮内含有泡沫细胞（即麻风细胞）肉芽肿，抗酸染色显示泡沫细胞内有大量的麻风杆菌，因不侵犯真皮浅层，故表皮与真皮间有一无浸润带。

2. 麻风杆菌检查 主要从皮损和黏膜上取材。选择活动性皮损组织液印片进行抗酸染色，结核样型多呈阴性，瘤型多呈阳性。

3. 麻风菌素试验 用于测定机体对麻风杆菌迟发型超敏反应，结核样型多呈强阳性，而瘤型多呈阴性。

【组织病理】

麻风病理改变取决于麻风杆菌直接作用和机体免疫反应两方面。①结核样型早期在真皮浅层只有围绕毛细血管的淋巴细胞浸润，稍晚可有结核样结构出现。其特征性改变为结核样肉芽肿，即中心为上皮样细胞，偶可见有朗格汉斯巨细胞，外围淋巴细胞，抗酸染色阴性。②瘤型早期只有少数血管周围的淋巴细胞浸润而无特异性改变，稍晚可见瘤型的特征性表现，即含有泡沫细胞（亦称麻风细胞）的麻风肉芽肿，抗酸染色可查见大量麻风杆菌。③未定类不形成肉芽肿，仅见血管或末梢血管周围轻度非特异细胞浸润。

【诊断要点】

麻风病的诊断必须结合病史、临床表现、细胞检查及组织病理检查等方面的资料，周密地加以综合分析才能作出。确立麻风诊断的主要依据有：①有皮损并伴有浅感觉障碍及闭汗，或仅有一麻木区；②周围神经干或皮支神经粗大；③皮损组织切片内查到麻风杆菌；④病理组织中见到特异性病变。符合以上 4 条中的 2 条或 2 条以上，或符合第 3 条者一般可确立诊断。

【鉴别诊断】

由于麻风皮损的形态多种多样，因此易与其他皮肤病相混淆，如脂溢性皮炎、体股癣、神经性皮炎、斑秃、多形性红斑、结节性红斑等，多伴有不同程度的痒、痛症状，但麻风皮疹常有不同程度的浅感觉障碍和闭汗，以及周围神经干粗大等可资鉴别。早期瘤型皮损虽无明显浅感觉障碍，但细菌检查常为阳性。缺乏皮损的麻风患者应与某些神经科疾病相鉴别，如脊髓空洞症、多发性神经炎、面神经麻痹、股外侧皮神经炎、进行性肌营养不良、肌萎缩性侧索硬化症等。

【治疗】

治疗原则：①西医主张早期及时、足量足程、规则治疗。为了减少耐药性菌株的产生，多主张应用多种有效的抗麻风化学药物联合治疗。不论选用何种疗法，按临床治愈标准及时给予判定，进行监测。②中医总的治则可概括为 3 条。祛邪：祛风除湿、攻毒杀虫、清热解毒，以消除麻风的致病因素。扶正：以增强机体的抗病能力。活血通络：经络气滞血瘀是各型麻风普遍存在的病理机制，治疗均应加入理气活血、化瘀通络之品。

1. 中医治疗

（1）治疗宜辨证选用专方专药，传统应用药物有大枫子、苦参、苍耳子、皂角刺、蝮蛇等。由于本病须坚持长期服药，故治疗多以成药为主。

（2）一般不论轻型、重型，治疗均宜祛风化湿、活血杀虫。具体用药如下：

①万灵丹、神应消风散、磨风丸：第1天服万灵丹1粒，温酒送下；第2～4天服神应消风散，每天6g，早晨空腹温酒送下；第5～6天服磨风丸，每次60～70丸（约9g），每天2次，温酒送下。连续循环应用，至痊愈为止。

②一号扫风丸：成人初服6g，每天2次；3天后如无呕吐、恶心等反应，可每次加1.5g；至第8天后，每天3次，并不用增加剂量。

③蝮蛇酒：每次10～15ml，每天1～2次。

④苍耳草膏：每次1匙，每天3次，开水冲下；或用苍耳草30g，加水煎服，并逐渐增加剂量到90g，每天1剂。

⑤何首乌酒：体虚者服用。按患者酒量大小，时时饮之，醺醺然作汗为度，避风。

⑥雷公藤：对两型反应均有效。用去皮的干根15～30g，文火水煎2次，混合，早晚分服。

2. 西医治疗

（1）常用抗麻风药物

①氨苯砜（diamino-diphenyl sulphone，DDS）：对麻风杆菌有抑菌作用（平均抑菌速度为90天），为治疗麻风病的首选药物。每片含量50mg，开始每日25mg，每2～4周增加25mg，增至100mg时达到足量，不再增加，作为维持量继续下去。一般连服3个月后，停药2周，停药后继续使用时从维持量开始。对LL及BL型可开始即用足量。儿童用量酌减。治疗期间应注意避免其毒性反应，如贫血、粒细胞减少、肝肾功能障碍、胃肠道反应、急性中毒、药疹、精神障碍等。

②氯法齐明（clofazimine lamprene，B633）：具有抑菌和抗炎作用，对麻风及麻风反应有明显的疗效，尤适用于耐氨苯砜病例。每粒胶囊含量50mg，每日口服100mg，每周服药6天，停药1天。但治疗麻风反应须每日服用200～400mg方有良效，待病情控制后缓慢减量。副作用主要是皮肤、结合膜红染及色素沉着、皮肤干燥鱼鳞病样改变等。

③利福平（rifampicin，RFP）：具有抑制和快速杀灭麻风菌的作用，其抑菌速度平均为25天，近期效果较好。每粒胶囊含量150～300mg，成人每晨空腹1次，口服600mg（体重35kg以下者每日450mg），对耐砜类药者有良效，但治疗6个月以上效果即减慢。副作用有食欲减退、胃肠不适、血清转氨酶一过性增高，个别引起肝损害。

（2）麻风联合化疗（MDT）方案：为了增强疗效、防止耐药、缩短疗程，现在多主张采用数种有效的抗麻风化学药物联合治疗。卫生部印发的麻风病联合化疗（MDT）

方案如下：

①多菌型：利福平600mg，每月1次看服（在医务人员看视情况下，将药服下）；氯法齐明300mg，每月1次看服，每日50mg自服；氨苯砜每日100mg自服。疗程至少24个月。

②少菌型：利福平600mg，每月1次看服；氨苯砜每日100mg自服，疗程6个月。少菌型麻风病人的皮损如多于5块，或有3条以上神经受累者，均按多菌型麻风的化疗方案治疗。每月随访检查1次至病情不活动，以后每年随访1次，连续2年或2年以上。

（3）麻风反应的治疗：除严重麻风反应外，不必停服原用的抗麻风药物。常用药物有：

①糖皮质激素：一般轻度麻风反应不宜使用，只考虑用于重度神经反应及麻风反应的急性虹膜体炎、睾丸炎等用其他疗法无效者，以防发生畸形或视力障碍。剂量以泼尼松为例，开始量一般为40～60mg，以后根据麻风反应症状酌情增减。

②反应停：开始每日200～400mg，反应症状控制后，逐渐减量至50～100mg，维持一阶段即可停药，对Ⅱ型反应效果较好。孕妇服药，可能发生胎儿畸形。

③氯法齐明：开始用较大剂量200～500mg，待反应控制后缓慢减量至每日100～200mg，作为维持量。

④普鲁卡因静脉或局部封闭：静脉采用0.1%～0.25%，用量每日50～300mg。对疼痛的神经，可用0.25%～0.5%普鲁卡因10～20ml注射于神经干周围，每日1次，5～7次为1疗程。

⑤手术疗法：对尺神经或腓神经剧痛者，可做神经鞘膜松解术或剥离术，或做神经移位术。

⑥其他：如抗组胺类药物、大剂量维生素C及小剂量输血等均可选用。

（4）并发症的处理

①足底慢性溃疡：局部清洁，防止感染，注意休息，必要时可扩创或植皮，如有死骨或坏死组织应除去。亦可根据创面情况选用生肌散或生肌玉红膏外用。

②畸形：多做局部运动，加强锻炼，并可酌情选用理疗、针灸或外科矫形术。

③虹膜睫状体炎：应及时采用阿托品扩瞳，并滴可的松眼药，以防止虹膜粘连。

【预防与调摄】

要控制和消灭麻风，必须坚持“预防为主”的方针，贯彻“积极防治，控制传播”的原则。

1. 广泛深入地宣传有关麻风防治的科学知识，消除社会上存在的对麻风患者的歧视和恐惧心理；另一方面提高广大人民对麻风开展“群防群治”的重要性和必要性的认识。

2. 在麻风流行区开展群众性调查，早期发现麻风患者。

3. 普遍治疗现病患者，并抓好巩固治疗及对已治愈患者的随访观察。巩固治疗的药物目前仍以氨苯砜为主，以每天口服100mg为宜。

4. 对查菌阳性患者进行隔离治疗。

5. 对麻风患者家属及密切接触者，定期进行健康检查和测定其对麻风的免疫状态。对其中麻风菌素或结核菌素试验迟发反应阴性者，尤其是儿童，可接种卡介苗作免疫预防。

6. 在麻风流行较严重的地区，对患者家族及密切接触者，可按氨苯砜常规治疗量的半量（每日 50mg）进行预防性服药。

7. 患者应加强营养，建立合理生活制度，禁止饮酒（治疗药酒除外），参加适当劳动，忌房事，并注意保持居室空气新鲜和阳光充足。

第二节　皮肤结核病

皮肤结核病（tuberculosis cutis）是由结核分枝杆菌感染所引起的一种慢性皮肤病。主要损害以皮肤结节及溃疡为主，可同时伴有肺结核、淋巴结核、骨结核或其他器官的结核等。本病属中医“瘰疬”、“虚劳”、“痨瘵”等范畴。

【病因与发病机理】

1. 中医病因病机　中医认为本病是由于素体虚弱、肺肾阴亏或肝脾失调，致痰热蕴阻肌肤，或气滞痰凝，阻于经络，故可见皮肤丘疹、结节等；痰热交凝，日久化热，故见肌肤红热或斑疹；热盛肉腐，则见皮肤坏死溃烂等。

2. 西医病因与发病机制

（1）病原菌：病原菌大多数（70%～80%）为人型结核分枝杆菌，少数（5%～25%）为牛型结核分枝杆菌。

（2）感染途径：有两方面：①外源性感染：结核杆菌通过破损的皮肤或黏膜而感染，如接触含有结核杆菌的痰、粪便或被结核杆菌污染的用具等。②内源性感染：患者体内器官或组织有结核病灶，在免疫力低下时，病灶内结核杆菌通过血行、淋巴系统或由邻近结核病灶直接播散到皮肤；或由呼吸道或消化道等，将结核杆菌排至口腔及肛门附近皮肤或黏膜而发病。

（3）分类：临床类型分为两类：①局限型皮肤结核：主要由局部播散，皮损处可检出结核杆菌，病理上呈典型的结核改变，病程缓慢，愈后可遗留萎缩性瘢痕。属于此型者有结核性初疮（原发性皮肤结核综合征）、寻常狼疮、疣状皮肤结核、瘰疬性皮肤结核及溃疡性皮肤结核等。②血源型皮肤结核：主要经血行传播，皮损内不易查见结核杆菌，病理上除有结核变化外，常伴有血管的变化。属于此型者有丘疹坏死性皮肤结核、急性粟粒性皮肤结核、瘰疬性苔藓样皮肤结核及硬红斑等。

【临床表现】

1. 寻常狼疮（lupus vulgaris）　最常见，占皮肤结核患者的 50%～75%。易侵犯儿童及青少年。可由邻近组织的结核病灶蔓延至皮肤或因淋巴引流及血源感染所致，少数由外源感染或由于接种卡介苗引起。好发于面部，其次是颈部、臀部及四肢。初起为少数鲜红或褐红色粟粒大或稍大的结节（狼疮结节），质软，逐渐增大、增多，相互融合成片，

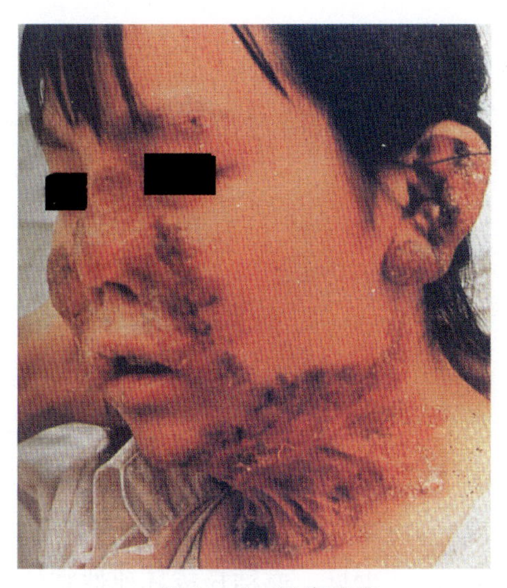

图 11－7 寻常狼疮

境界清楚，可不断向外围扩展成为弥漫性浸润（图 11－7）。用玻片压诊，可见淡黄色、褐黄色或苹果酱色结节，为诊断特征之一。结节可自行吸收或破溃，形成边缘穿凿不整的溃疡，表面有污红褐色肉芽及少量稀薄脓液或结成污褐色薄痂。溃疡可自行愈合，愈合后形成平滑的萎缩性瘢痕，以后在瘢痕上又可发生新的结节。病程缓慢，常常出现中央区或皮损一侧结疤痊愈，而边缘或另一侧继续发展的现象。自觉症状轻微，局部淋巴结可肿大，颜面部皮损可因破溃、瘢痕收缩导致眼睑外翻、口角偏斜或口唇缩小、耳郭缺损、鼻尖破坏等毁容面貌。发于四肢者可形成指节断缺及关节强直。经过缓慢，易于复发，常自幼年发病，可迁延多年甚至数十年。

除上述典型症状外，尚可有多种不同的特殊表现，如扁平型、肥厚型、剥脱型及硬化型等。长期狼疮患者可并发鳞状上皮癌，称狼疮癌。

2. 瘰疬性皮肤结核（scrofuloderma） 又称为液化性皮肤结核（tuberculosis cutis colliquativa），占皮肤结核的 10%～15%。多发生于儿童及少年。常由淋巴结核、骨关节结核等病灶直接侵犯皮肤或经淋巴管蔓延至附近皮肤而发病。好发于颈部，腋部、上胸部及腹股沟等处。初起为深在性无痛稍硬可移动的皮下结节，为黄豆至栗粒大小，逐渐增大、增多，结节相互融合成块，并与皮肤粘连，局部皮肤变红或暗红，中心发生干酪样坏死，进而软化破溃，形成溃疡及瘘管，排出带有干酪样物质的稀薄脓液。溃疡呈穿凿性，底面不平，肉芽生长缓慢。邻近可陆续发生新的皮下结节，并相互连接或贯通呈带状分布（图 11－8）。常一处愈合，他处又溃，病程迁延，经久不愈。愈后遗留条索状、带状、桥状瘢痕。

3. 疣状皮肤结核（tuberculosis verrucosa cutis） 少见，占皮肤结核患者的 4%～5%。成人男性多见。系结核杆菌通过皮肤破损直接感染后引起的增殖性皮肤损害。好发于一侧手背、指背，其次为足、臀、小腿等部位，偶见于肛周。初起为黄豆大暗红色小结节，数目较少，基底浸润明显，随后结节逐渐增大，周围绕以红晕，表面粗糙不平，形成疣状或乳头状隆起的斑块，质地较硬，境界明显，被覆灰白色黏着性鳞屑或痂皮，加压于乳头状突起之间可有脓液溢出，可查见结核杆菌（图 11－9）。损害向周围发展的同时，中央可形成萎缩性瘢痕；附近淋巴结肿大。发于手指者，可因瘢痕挛缩造成关节活动受限或畸形。病程经过缓慢，可数年至数十年不愈，自

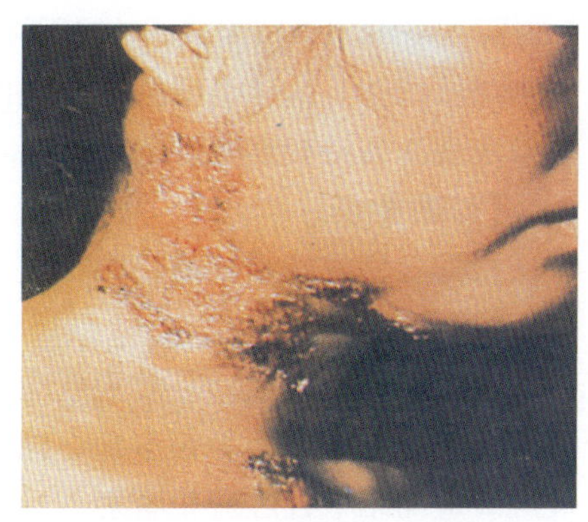

图 11－8 瘰疬性皮肤结核

觉微痒。很少发生溃疡，不累及深部组织。

4. 硬红斑（erythema induratum） 已少见，亦称 Bazin 病或硬结性皮肤结核（tuberculosis cutis indurativa）。多见于青年女性，常与其他内脏结核并发。因其损害中很难查到结核杆菌，且抗结核治疗常无效，故对本病是否为结核尚有争论。皮损好发于小腿屈侧，数目少，常对称分布。初起为豌豆至蚕豆大浸润深在的皮下结节，以后逐渐增大并与皮肤粘连，呈暗红或紫红色，有时数周至 3 ~4 个月可渐软化破溃，形成不规则形溃疡，排出淡黄色带有干酪样物质的稀薄脓液，溃疡经久不愈，愈后遗留萎缩性瘢痕及色素沉着。病程慢性，春秋及寒冷季节易复发。

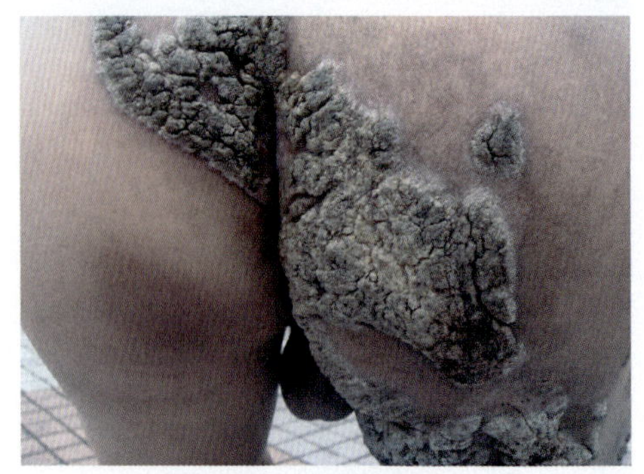

图 11 -9 疣状皮肤结核

5. 丘疹坏死性结核疹（tuberculid papulonecrotica） 少见，亦称丘疹坏死性结核（papulonecrotic tuberculosis）。多见于青年女性。皮损好发于四肢伸侧，尤以肘膝关节附近及小腿为多，其次为臀部及躯干，间或见于手指、手背等处。常对称分布，有群集倾向。初起为淡红至鲜红色粟米大丘疹，逐渐增大如黄豆，颜色呈褐色或暗红，界限清楚，周围常有一圈狭窄的红晕。部分丘疹可自行消退，留有暂时性色素沉着斑。多数丘疹中心坏死，继而干涸结痂，除去痂后可见中央凹陷的小溃疡，愈后留下萎缩性瘢痕。常常是丘疹、坏死、溃疡疤痕及色素沉着同时并存。多无自觉症状，病程慢性，常成批发生，尤以春秋季为甚。一般认为系体内结核杆菌经血行播散至皮肤，或为结核感染所致的免疫复合物引起的 Arthus 反应及迟发性过敏反应。病人常伴有肺结核或其他内脏结核，或并发其他皮肤结核。近年来有人根据其血管改变，认为系血管炎的一种类型。

【组织病理】

各种类型皮肤结核的组织变化以典型的结核结节（结核性浸润，tuberculous infiltration）为主；即由聚积成群的上皮样细胞和多少不等的多核巨细胞（朗格汉斯巨细胞，Langhans giant cell）组成，中心可有干酪样坏死，外围绕以密集的淋巴细胞，组织中可查到结核杆菌。这种类型的结核性肉芽肿只有在损害成熟时才能见到，而处于早期的损害常表现为非特异性慢性炎症反应。

【诊断要点】

根据各型皮肤结核的临床特点，结合组织病理检查，一般不难诊断。

【鉴别诊断】

在鉴别诊断方面，寻常狼疮应与盘状红斑狼疮相鉴别；疣状皮肤结核应与疣状扁平苔藓、着色芽生菌病等相鉴别；瘰疬性皮肤结核应与孢子丝菌病、放线菌病等相鉴别；硬红斑应与结节性红斑相鉴别；丘疹坏死性结核疹应与毛囊性脓疱疮、皮肤变应性血管炎等相鉴别。

【治疗】

治疗原则：本病以全身抗结核治疗为主，配合中医辨证治疗。

1. 中医治疗

［辨证论治］

①血亏毒聚证

证候 多见于寻常狼疮患者；颜面有暗红色、浸润明显的斑片和小结节，破溃后边缘穿凿不整，愈合缓慢，甚至眼睑外翻及毁容；体弱乏力，低热盗汗，纳呆腹胀；舌红，苔薄白，脉沉细或沉缓。

治法 滋养营血，解毒散结。

方药 增液汤合芩部丹加减。

②阴虚内热证

证候 见于瘰疬性皮肤结核；局部肿块破溃流出清稀脓汁，夹有败絮样物，肉芽苍白，不易收口；多伴有骨蒸潮热，精神倦怠，盗汗，纳差；舌红嫩，脉细数。

治法 补益气血，养阴清热。

方药 六味地黄丸加减。

③痰凝血瘀证

证候 见于硬红斑；皮损呈暗红色结节，或溃后长期不愈，脓液稀薄淋漓，创面边缘不整，微痛或不痛；伴有倦怠乏力，纳差，渴不欲饮，有时烦躁易怒；舌质淡或舌边光红，脉沉细或沉弦。

治法 化痰散结，活血通脉。

方药 阳和汤加减。

④毒蕴凝滞证

证候 见于疣状皮肤结核；局部皮肤呈乳头状突起，表面粗糙角化，被有灰白鳞屑或痂皮，突起之间按压时可有脓液溢出；损害不断向四周发展，中央形成萎缩性瘢痕；病程缓慢，自觉微痒，全身症状不明显，或有乏力，纳差；苔薄白或白滑，脉沉弦。

治法 解毒散结，活血通络。

方药 内消瘰疬丸加减。

⑤肝肾不足、湿热蕴积证

证候 见于丘疹坏死性结核疹；以丘疹或小结性损害为主，伴有浅在的小溃疡和萎缩性瘢痕，主要发生在四肢伸侧关节附近，呈散在性分布，亦有发于阴部者；腰膝酸软，脘痞纳呆，身倦乏力，大便先干后溏；舌红，苔黄腻，脉沉迟或弦细。

治法 调补肝肾，清热利湿。

方药 六味地黄丸合三妙散加减。

［外治］

①未溃的局部结节或肿块可外敷冲和膏或阳和解凝膏掺黑退消。

②形成溃疡时用红油膏掺七三丹敷贴。

③腐肉脱落新肉生长之时可用生肌散外敷或用生肌玉红膏贴敷。

2. 西医治疗

（1）全身治疗：为皮肤结核的主要疗法。为提高疗效，减少耐药，应以“早期、足量、规则、联合应用抗结核药”为原则，常以 2～3 种药物联合应用，疗程不少于 6 个月，疗程结束后应定期复查。常用药物有以下几种：

①异烟肼（isoniazid）：为治疗皮肤结核首选药。对各型皮肤结核均有效，对寻常狼疮、疣状皮肤结核、瘰疬性皮肤结核效果较好，对血行播散性结核及结核疹效果次之。用药剂量为每日 3～6mg/kg，成人口服 300mg，每日 1 次。长期用药者，可同时加服维生素 B_6，有肝肾功能障碍者宜慎用或忌用。

②乙胺丁醇：剂量为成人每日 15mg/kg 口服；或 750mg，每日 1 次，顿服。

③链霉素（streptomycin）：对寻常狼疮、疣状皮肤结核、瘰疬性皮肤结核及皮肤黏膜结核性溃疡疗效甚佳。一般与其他抗结核药物合用，而不单独应用。常用量为成人每日 1g，分 2 次肌注，或每日 750mg/kg，使用前必须皮试。需注意链霉素的副作用，儿童禁用。

④利福平（rifampicin）：为半合成抗生素，抗菌谱广，尤对耐药结核杆菌引起的感染有高效，但单独使用易产生耐药性，常与其他抗结核药物合用，以延缓耐药菌产生。成人每日 450～600mg，早晨空腹顿服，1 疗程半年左右。小儿每日 10～20mg/kg，顿服或分 2 次服。副作用有恶心、呕吐、腹泻及白细胞下降等。

⑤对氨基水杨酸钠（PAS－Na）：常与其他抗结核药物合用，可缩短疗程，延迟抗药性。对瘰疬性皮肤结核及各种结核性溃疡有良效，成人口服 2～3g，每日 4 次，2～3 个月为 1 疗程。本药胃肠道副作用较多。

⑥利福定（rifandin）：作用与利福平相似，而疗效比其优，用量仅为利福平的1/3，且副作用少，对肝脏毒性轻，成人每日 150～200mg，早晨空腹顿服；小儿每日 3～4mg/kg。疗程为半年至 1 年。

（2）*局部治疗*

①局部外用抗结核药物：可用 0.5%～1% 异烟肼软膏或 15%～20% 对氨基水杨酸软膏外用，涂在损害处。

②药物腐蚀：寻常狼疮和疣状皮肤结核可外用 5%～10% 焦性没食子酸软膏，先从 5% 开始，逐渐加大浓度。显著增殖性损害，可涂硝酸银棒、高锰酸钾结晶、硝酸汞、三氯醋酸或乳酸等腐蚀药。

③其他疗法：皮损局限者，可考虑手术切除或用冷冻、激光等去除之。

【预防与调摄】

1. 做好防痨工作，普及新生儿卡介苗接种。
2. 定期进行肺部和其他部位健康检查，早期发现结核病灶，并及时治疗。
3. 保持心情舒畅，情绪稳定。注意适当休息，节制房事。
4. 在适当增加营养的同时，忌辛辣刺激性食物。

第三节　皮肤炭疽

皮肤炭疽（anthrax cutis）亦称恶性脓疱（malignant pustule），是由炭疽杆菌引起的急性传染病，人与畜类均可发生，主要发生于牧民及皮毛、肉食、畜产等职业者。其临床特征是典型的暗红色血疱，周围软组织红肿显著，病变中心发生坏死并结成坚硬的黑色干痂，其周围有成群灰绿色小水疱，创面形如脐凹，伴有严重的全身症状。损害内容物涂片及培养可查见炭疽杆菌。中医称本病为“疫疔”、“鱼脐疔”。

【病因与发病机理】

1. 中医病因病机 中医认为，本病是由于感染疫畜之毒，阻于肌肤，以致气血凝滞，毒邪蕴结而成。如疫毒内传脏腑则引起走黄。

2. 西医病因与发病机制 病原菌为炭疽杆菌（*bacillus anthracis*），为革兰阳性有荚膜、无鞭毛的粗大杆菌。在人工培养基上呈竹节状长链，易形成芽孢。此菌在动物个体和土壤中可长期生存，煮沸 10 分钟、140℃ 干热 3 小时可能破坏芽孢；1∶2500 碘液经 10 分钟即可杀死芽孢。人类由于受伤的皮肤接触病畜、死畜或含有芽孢的皮毛、土壤及一些制品时即可引起皮肤炭疽。

【临床表现】

患者多为从事肉类加工及皮毛、制革等与畜产有关的职业者。有接触皮毛或病畜病史。好发于面部、颈部、手部、肩部等暴露部位。潜伏期 1～3 天，初发时为红色小丘疹或小疱，1～2 天后变为紫红色血疱，基底部呈暗红色坏疽，周围红肿明显，中心部位呈暗红色或黑色坏死，并在坏死周围再发成群的小水疱。损害不痛，亦无触痛，仅有微痒，是其特征。1～2 周后中央坏死与正常皮肤分离，脓液不多，肿势消退，坏死脱落。3～4 周痊愈，愈后留有瘢痕。可伴有淋巴管炎及淋巴结炎。少数患者仅有弥漫性肿胀而无水疱，可迅速出现坏死。多见于眼睑、颈部等皮肤松弛部位。伴有轻重不等的全身症状，重症者体温达 40℃ 以上，中毒症状严重者，可引起败血症和脑膜炎，于数日内死亡。

水疱内容检查（涂片及培养）及血液培养可发现革兰阳性炭疽杆菌。有中枢神经系统症状者，脑脊液检查亦可发现炭疽杆菌。

【诊断要点】

根据皮肤损害中心坏死性黑色干痂及周围红肿明显，结合患者的职业和接触史，一般不难诊断。涂片或培养查到炭疽杆菌即可确诊。

【鉴别诊断】

本病应与急性蜂窝织炎和痈相鉴别。

1. 急性蜂窝织炎 在红肿的中央有时也可有脓疱出现，但局部有显著的疼痛和触痛，与职业和接触史无关。

2. 痈 好发于皮肤较厚的部位，化脓时脓液由多数毛囊口溢出，状若蜂窝。中央有时虽可发生黑色坏死性焦痂，但伴有剧烈的疼痛与触痛；无接触疫畜的病史，亦无传染性。

【治疗】

治疗原则：本病应早期隔离、抗菌治疗，配合对症处理及中医辨证支持疗法。

1. 中医治疗

［辨证论治］

①火毒内蕴证

证候　局部皮肤红斑、水疱，逐渐出现暗红或黑色坏死，形如脐凹，四周肿胀明显，微痒不痛；伴有低热或高热，头疼，骨楚，周身不适；舌红，苔薄黄或黄腻，脉数。

治法　清热解毒。

方药　五味消毒饮、黄连解毒汤加减。

②疔毒走黄证

证候　局部肿势发展蔓延，散漫不聚，同时出现高热神昏、痰鸣喘急、脉细身冷等。

治法　凉血清热解毒。

方药　五味消毒饮、黄连解毒汤、犀角地黄汤三方合并加减。

［外治］　中药用玉露膏、蟾酥合剂、梅花点舌丹调敷患部，后期坏死脱落后用生肌散或生肌玉红膏。

2. 西医治疗

（1）青霉素：为治疗皮肤炭疽疗效最好的抗生素，可给大剂量青霉素，首次100万单位，每日2次肌肉注射，并可加用链霉素每次0.5g，每日3次，肌肉注射。然后再肌肉注射青霉素40万U，6小时1次。对于炭疽性脑炎及败血症，每日青霉素总量要超过1000万U。疗程一般为7～14天，直至局部水肿完全消退，损害完全干燥后，可将青霉素改为口服。对青霉素耐药或过敏者，可选用多西环素、红霉素及环丙沙星等药物。如全身症状严重时可选用糖皮质激素静脉滴注。

（2）注射抗炭疽血清：初次剂量为80～100ml，12～48小时后可再给20～40ml，严重者可注射100～200ml。

（3）外治：可外擦磺胺类软膏、红霉素软膏、氧化氨基汞软膏等。

【预防与调摄】

1. 加强畜类检疫工作，病畜应严格隔离或宰杀。死畜严禁剥皮或煮食，必须焚毁或深埋。对畜产品加工前应经过严密消毒。

2. 加强对畜牧及肉类、皮毛加工工人的卫生宣传教育及防护设备。对此类工作者可注射炭疽疫苗，初次注射0.5ml，6周或6个月后可再注射1次，以后每年注射1次。

3. 患者应住院治疗，严密隔离。其所用敷料均应焚毁，所用器械必须严格消毒。

4. 局部皮损可用生理盐水湿敷，禁止手术或其他挤压处理，以免炎症扩散。治疗必待中毒症状完全消失后3～5日，局部反复查菌阴性后方可停止。

第四节　类丹毒

类丹毒（erysipeloid）系由猪丹毒杆菌侵入人体皮肤伤口后引起的如丹毒样皮损的急性传染性皮肤病，常与职业有关。本病属中医“丹毒”范畴。

【病因与发病机理】

1. 中医病因病机　中医认为本病是由于素体血分有热，外受火毒，热毒搏结，郁阻肌肤而发。或由于皮肤黏膜损伤（如搔抓后引起鼻黏膜或外耳道皮肤或头皮破损、皮肤擦伤、脚湿气糜烂、毒虫咬伤、臁疮等），毒邪乘隙侵入而成。

2. 西医病因及发病机制　病原菌为猪丹毒杆菌亦称红斑丹毒丝菌（*ysipelothrix rhusiopathiae*），是一种纤细微弯曲的革兰阳性杆菌，多见于有病动物的生肉上，特别是病猪和病鱼。本菌对外界环境抵抗力很强，在生肉及腌肉中可生存数月，需煮沸2~3小时始可将其杀死。不少家畜、家禽如猪、牛、羊、鸡以及鱼、虾、鸽子均可受感染而成为带菌者。从事渔业、皮毛业或鱼、肉类加工工人以及兽医、炊事员等，当皮肤有外伤时，可因接触该菌而受感染。

【临床表现】

潜伏期1~5天，亦有短至数小时发病者。按临床表现可分为以下3型：

1. 局限型　较多见，似丹毒样损害，多单侧发生于手部或足背。初发为局限性小红斑，逐渐扩大，成为紫红色或青红色斑片，表面略发亮，边缘呈轻度水肿，有浸润感，色泽较深，中央部分稍平，色泽较淡，损害可逐渐向四周扩大，可延及整个指部、手掌或腕部，但一般直径小于10cm。可伴淋巴管及淋巴结炎，有时可伴发手指骨膜炎或关节炎，受累手指关节疼痛，活动受限。皮损一般不化脓，严重者可出现水疱或脓疱。自觉有阵发性胀痛、灼痛或跳痛及瘙痒。一般无全身症状，或仅有低热。2~4周消退，一部分病例可在旧皮损附近继续发生新的皮损，病程迁延。血液细菌培养阴性。

2. 弥漫型或全身型　较少见，开始于指端发生丹毒样红斑，以后沿手臂蔓延，数周后可累及全身皮肤。皮损形态与局限型相似，但呈全身性或弥漫性分布。患部炎性肿胀明显，境界清楚，可中心消退呈环状、花瓣状或图纹状，边缘呈紫红色。皮损可时发时消，患者常伴有发热、关节痛等症状。血液细菌培养阴性。经数周至数月可自愈。

3. 败血症型　少见，患者一般无典型皮损，或出现严重的紫癜样损害，或红斑及斑块，并可融合成大片损害。少数可发生外耳出血性坏死，有诊断意义。亦可发生关节症状，全身症状严重，有高热、阵发性畏寒、肢体酸痛、全身乏力等毒血症表现，并可伴发心肌炎或急性心内膜炎等多种脏器损害。周围血象单核白细胞增高，血液细菌培养阳性。死亡率较高。

【诊断要点】

根据职业接触史、手指外伤史、皮损特征、活动受限等可以诊断；败血症型者根据全身症状、紫癜样皮损、外耳出血性坏死及血培养阳性等作出诊断。

【鉴别诊断】

本病应与丹毒、蜂窝织炎及接触性皮炎鉴别。

1. 丹毒 有时与类丹毒皮损相似，但丹毒为鲜红色斑，水肿明显，好发于小腿及颜面，伴有寒战、高热等明显的全身症状。血中嗜中性白细胞增高。无接触病兽、病禽肉类病史。

2. 蜂窝织炎 多见于颜面及躯干部，呈弥漫性红肿，疼痛明显，伴有寒战、高烧、全身不适等全身症状。

3. 接触性皮炎 有接触某些致敏物质的病史，多发于暴露部位与接触部位，皮损以红斑肿胀、水疱、丘疹为主，灼热瘙痒，一般无明显全身症状。

【治疗】

治疗原则：以早期全身抗感染治疗为主；配合中医辨证治疗及局部治疗。

1. 中医治疗

［辨证论治］

①毒热内蕴证

证候　以局限型表现为主，皮损多发于手指、手背或足背部，局部肿胀疼痛，活动受限，皮肤灼热或瘙痒，或有水疱；伴有低热，头痛，便干，口苦；苔薄黄或黄腻，脉洪数或滑数。

治法　清热解毒，凉血散风。

方药　普济消毒饮加减。

②正虚邪恋证

证候　多见于弥漫型患者，皮损由局部累及全身，时发时消，此起彼伏，病程迁延；伴有发热，关节疼痛，脘痞纳呆，神倦乏力；舌苔滑腻，脉虚数。

治法　凉血清热，解毒化瘀。

方药　化斑解毒汤加减。

③邪毒内攻证

证候　见于败血症型，局部出现严重的紫癜样损害或发生外耳出血性坏死，寒战，高热，骨节酸痛，或邪毒内陷心包而见神昏、谵语、烦躁不安；舌质红绛，苔黄，脉洪数。

治法　清心开窍，凉营解毒。

方药　清瘟败毒饮加减。同时化服安宫牛黄丸 1～2 丸。

［外治］

①可用金黄散或玉露散冷开水调敷。或用鲜野菊花、蒲公英、紫花地丁、马齿苋等鲜品洗净后捣泥外敷。

②局部禁用水洗，可用黄柏 30g、地榆 30g、紫花地丁 30g、野菊花 50g 水煎冷湿敷或冲洗患部。

2. 西医治疗

（1）猪丹毒杆菌对青霉素极度敏感，故青霉素为首选药物，每次 80 万～160 万 U

肌肉注射，每日 2 次，连用 7 ~ 10 天以上。亦可青霉素与普鲁卡因混合作环状封闭。败血症型的治疗应尽早使用大剂量青霉素静脉点滴；对青霉素过敏者，可选用红霉素、多西环素、磺胺药等，亦可注射免疫血清。

（2）外用 10% ~20% 鱼石脂软膏局部包敷，或用硫酸铝稀溶液湿敷亦可。

【预防与调摄】

1. 加强对家畜、家禽等饲养厂、屠宰场、肉类加工厂以及经售和炊事人员的检疫工作，并对上述场所经常进行清洁消毒，对从事屠宰、肉类加工、经售及炊事人员进行卫生宣传教育，有关人员有手部皮肤破损时，应及时处理。对带菌的禽畜、鱼虾进行严格管理，如已死亡的应焚化或深埋。

2. 有发热等全身症状者，应卧床休息，多饮开水，床边隔离。

3. 患者所用器械、敷料等必须严格消毒，以防传染。

4. 注意体育锻炼，提高身体抵抗力。

第十二章　病毒性皮肤病

病毒性皮肤病是皮肤黏膜由病毒感染所致的病变。病毒感染引起的皮肤病有两种临床特点：①病毒直接侵犯皮肤黏膜，引起新生物型皮肤损害；②病毒产生的抗原可引起变态反应性皮疹。根据病毒核酸的化学成分不同，分为脱氧核糖核酸（DNA）病毒和核糖核酸（RNA）病毒两大类。其临床表现通常分为以下三种类型：

1. 新生物型　多数由乳头多瘤空泡病毒引起，少数由痘病毒所致。皮损呈疣状增生，如各种疣（寻常疣、扁平疣、跖疣、尖锐湿疣、传染性软疣）和挤奶人结节等。

2. 红斑发疹型　多由 RNA 病毒引起。皮损以红斑为主，如麻疹、风疹、婴儿玫瑰疹及传染性红斑等。

3. 疱疹型　多由疱疹病毒或痘病毒引起。基本皮疹为水疱，如单纯疱疹、带状疱疹、水痘、手足口病及种痘性湿疹等。

不同种类的病毒引起相应的病毒性皮肤病，参见表 12－1。

表 12－1　病毒及其所致的皮肤病

病毒种类			所致皮肤病
DNA 病毒	乳头多瘤空泡病毒	人乳头瘤病毒	寻常疣、扁平疣、跖疣、尖锐湿疣、疣状表皮发育不良
	疱疹病毒	单纯疱疹病毒	单纯疱疹、Kaposi 水痘样疹
		水痘－带状疱疹病毒	水痘、带状疱疹
		类疱疹病毒（EB 病毒）	传染性单核细胞增多症
	痘病毒	天花病毒	天花
		牛痘病毒	牛痘、种痘、牛痘样湿疹
		副牛痘病毒	挤奶人结节、羊痘
		传染性软疣病毒	传染性软疣
	肝炎病毒	乙型肝炎病毒	小儿丘疹性肢端皮炎、乙型肝炎抗原血症
RNA 病毒	小 RNA 病毒	柯萨奇病毒	手足口病、口蹄病、柯萨奇湿疹、柯萨奇病毒疹
		埃可病毒	埃可病毒疹
	副黏膜病毒	麻疹病毒	麻疹
	Toga 病毒	风疹病毒	风疹、风疹综合征

第一节　寻常疣

寻常疣（verruca vulgaris）是由人类乳头瘤病毒选择性感染皮肤表皮所引起的反应性良性传染性皮肤病。本病属于中医“千日疮”、“疣目”、“枯筋箭”范畴，俗称“瘊子”。

【病因与发病机理】

1. 中医病因病机　本病总属本虚标实之证。

（1）肝郁血瘀：主要是由于外感邪毒，肝旺血燥，肝失疏泄，气血失和，气滞血瘀聚结皮肤所致。

（2）肾虚血燥：因气阴不足，血虚风燥，时久致肾虚血燥，肌肤失润，加之腠理不密，复感邪毒，搏结肌肤而发为本病。

2. 西医病因与发病机制　本病是由人类乳头瘤病毒（human papilloma virus，HPV）感染所致。人是其唯一的宿主。HPV 种类繁多，已有 100 型以上，不同类型的 HPV 与疣的临床表现相关；引起寻常疣的病毒类型有 HPV－1、HPV－2、HPV－4、HPV－27、HPV－57 和 HPV－63 型。直接接触传染、外伤和细胞免疫功能低下或缺陷是 HPV 易感的重要因素。

【临床表现】

本病临床特点是好发于手足背、手指足缘和甲缘等处（图 12－1），身体其他部位也可发生。皮损为粟米至黄豆大小的乳头状角化性灰褐色或皮色丘疹，表面粗糙，质地坚硬，可呈乳头瘤状增生；多见于儿童和青年人。自身接种为病毒播散、皮损数目增多的重要途径。流行病学调查显示其感染呈增长趋势。根据本病发生的部位和形态的不同可分为以下几种临床类型：①甲周疣；②甲下疣；③丝状疣；④指状疣。

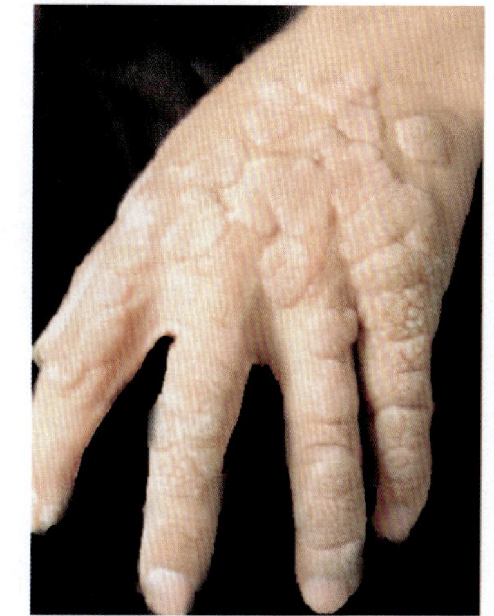

图 12－1　寻常疣

【组织病理】

本病以颗粒层及棘层上部细胞空泡化、核深染及电镜下核内病毒颗粒为共同特征。寻常疣尚可见表皮角化过度、棘层肥厚及乳头瘤样增生。扁平疣有角质层内网状空泡形成、不规则棘层增厚，无乳头瘤样增生。

【诊断要点】

根据发生于手足或身体其他部位的半球形、表面粗糙、质地坚硬的丘疹，单个或数个群集皮损，常无自觉症状等特点可以确诊。

【鉴别诊断】

本病应与疣状痣、疣状皮肤结核等鉴别。

【治疗】

治疗原则：对本病的治疗提倡保守治疗，因为有 20% 的疣患者可在 90 天内自行消退痊愈，但常易复发。若需治疗，多采用局部治疗，应避免采用造成永久性疤痕的疗法。

运用中医中药治疗本病以养阴平肝、软坚散结为治疗大法，强调滋阴补肾、柔肝条达，具有滋养精血、调补气机的功效，因而能很好地提高患者自身的抗病能力，从根本上治疗本病。

1. 中医治疗

［辨证论治］

①肝郁血瘀证

证候　疣目较少，质硬顽厚，表面粗糙，状如花蕊，挤压疼痛；烦躁易怒；舌质暗红，苔薄黄，脉弦细。

治法　疏肝解郁，活血散结。

方药　治疣方加减。皮损坚硬疼痛者，重用穿山甲、皂角刺、桃仁；发于上肢者，加白芷、菊花；发于下肢者，加牛膝、独活；红肿疼痛者，加连翘、紫花地丁。

②肾虚血燥证

证候　皮疹日久不消，数目增多，色淡褐或深褐；伴面色无华，头昏耳鸣，肢软乏力；舌淡，苔少，脉沉细。

治法　滋肾柔肝，活血散结。

方药　当归饮子加减。阴虚夹湿者，加土茯苓、薏苡仁；头昏耳鸣者，加石决明、桑椹子、山茱萸。

［外治］

①木贼草 30g、香附 30g、红花 10g，煎取浓汁，反复擦洗患处，每日 2～3 次。

②鸦胆子去皮剥仁，捣烂如泥，敷于疣面，外贴胶布封固，3 日更换 1 次。

③水晶膏或五妙水仙膏点于疣体，每日 1 次，直至腐蚀脱落。

［针灸疗法］

①体针：肺俞、曲池、风市、血海、足三里。用泻法，强刺激，每日 1 次，10 次为 1 疗程。

②耳针：肺、皮质下、内分泌、肝、肾、皮疹相应区域。用平补平泻法，留针 30 分钟，每日 1 次，10 次为 1 疗程。也可用王不留行籽在上述穴位上实施耳穴压丸治疗。

③火针法：取母疣或最大的 1 个疣，消毒后火针烧红并迅速从疣之顶部刺达基底，敏捷出针，可连刺数针，或斜刺，3 日 1 次，6 次为 1 疗程。

④艾灸法：将艾炷置疣体上灸之，每日 1 次，直至疣体脱落为止。

2. 西医治疗

（1）皮损数目少者，用刮匙刮除疣体。

（2）皮损数目多、不宜选用上述方法者，可选用 5 - 氟尿嘧啶或酞丁胺软膏外涂，每日 2 次；0.05% ～0.1% 维 A 酸软膏或阿达帕林霜外用，每日 1～2 次；平阳霉素

10mg 用1%普鲁卡因 20ml 稀释，于疣体根部局部封闭注射，每个疣体注射 0.1 ~ 0.5ml，每周 1 次；0.2%喜树碱霜外用，每日 2 次；40%碘苷二甲基亚砜溶液外涂，每日 1 ~2 次；20%碘苷霜治疗甲周疣，每日 1 ~2 次。

（3）高频电刀电灼、二氧化碳激光烧灼。

（4）液氮冷冻治疗。

【预防与调摄】

1. 手指外伤后，及时处理包扎，注意防护。

2. 发现疣目后，勿自行捏掐，以免播种。

3. 加强体育锻炼，提高自身免疫力，预防或减少本病的发生。

第二节 扁平疣

扁平疣（verruca plana）是人类乳头瘤病毒引起的表皮良性赘生物，多伴有色素沉着。本病病程呈慢性经过，多数患者为 1 ~2 年或更久。部分可自行消退，但可复发。本病属于中医“扁瘊”、“晦气疮”范畴。

【病因与发病机理】

1. 中医病因病机 本病多在气阴不足、血虚风燥基础上，复感邪毒而发病。因皮肤腠理不密，复感风热邪毒，致风热毒聚；或因情志不畅，肝失疏泄，气血凝滞，导致肝郁血瘀，或肝虚血燥，搏结肌肤而发为本病。

2. 西医病因与发病机制 人类乳头瘤病毒通过皮肤微小破损进入皮肤后，引起上皮良性赘生物。HPV -3、HPV -10、HPV -28 和 HPV -41 型最常引起扁平疣。

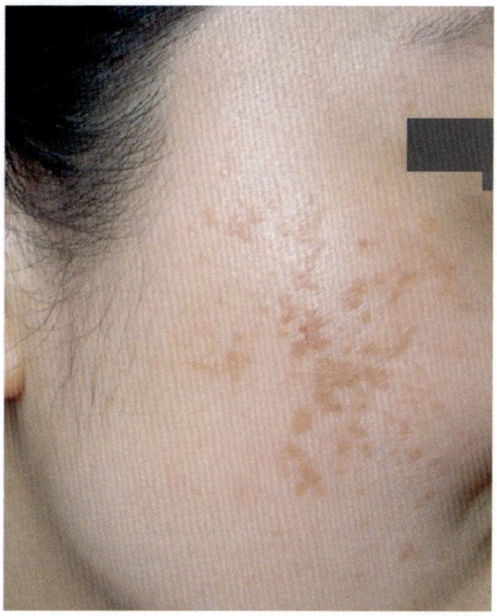

【临床表现】

临床特点为骤然起病，好发于青年男女颜面和手背，皮损为针尖至黄豆大小淡褐色或正常皮色扁平丘疹，自觉症状轻或无（图 12 -2）。搔抓后，可沿抓痕呈串珠状排列，即 Koebner 现象，即自体接种反应或同形反应。病程慢性，有自限性，但易复发。

图 12 -2 扁平疣

【诊断要点】

根据发生于颜面、手背、前臂等处的淡褐色或正常皮色的扁平丘疹、无自觉症状、搔抓后呈条状排列等特点，可以确诊。

【鉴别诊断】

本病应与汗管瘤、毛发上皮瘤等鉴别。

【治疗】

治疗原则：①西医认为本病应采用保守治疗，抗病毒药物和免疫疗法是基本手段，结合合理的、尽可能避免造成疤痕和色素沉着的局部治疗。②中医治疗当从清热解毒、软坚散结着手。日久体虚者，宜扶正祛邪、托毒外出以治之，勿忘滋肾柔肝。

1. 中医治疗

［辨证论治］

①风热毒聚证

证候　淡红或红褐色扁平丘疹，突然发疹，数目增多，播散微痒；小便赤，大便干；舌质红，苔薄白，脉浮数。

治法　疏风清热，解毒散结。

方药　马齿苋合剂加减。皮疹痒者，加僵蚕、白芷；苔白腻者，加土茯苓、浙贝母；大便干者，加枳实、酒大黄。

②肝郁血瘀证

证候　病程较长，皮疹深褐，日久不消；常伴心烦易怒，胸胁痞满，口苦咽干；舌质暗红或有瘀点，苔薄黄，脉弦细。

治法　疏肝解郁，活血散结。

方药　桃仁四物汤合丹栀逍遥散加减。心烦易怒者，加柴胡、黄芩、广木香；皮疹深褐、凸显不甚者，加石决明、灵磁石、代赭石；胸胁痞满者，加陈皮、竹茹、黄连、郁金。

③肝虚血燥证

证候　皮疹紫暗，日久难消，肌肤甲错；面色无华，夜寐梦多；舌淡红，苔薄白，脉弦细涩。

治法　养血柔肝，软坚散结。

方药　当归饮子加减。夜寐不安者，加百合、知母；皮疹日久不消者，加三棱、莪术；肌肤甲错者，加阿胶、鹿角胶；五心烦热者，加大青叶、青蒿、鳖甲。

［外治］

①木贼草20g、香附20g、金银花20g、大青叶20g、马齿苋20g、红花10g，水煎取汁，擦洗皮疹，潮红为度，每日2次。

②金毛狗脊30g、地肤子30g，煎水取汁，外洗患部。

③百部20g、雄黄10g、红花10g、紫草10g，酒泡1周后涂擦患处，每日3次。

④双黄连注射液外擦，每日3~5次，10日为1疗程。

［针灸疗法］

①体针：风池、曲池、合谷、血海、太阳、阳白。泻法，强刺激。

②耳针：肝、皮质下、肺、内分泌、神门。针后留针15分钟，2日1次，10次为1疗程。病程长者，可加耳尖放血。

③耳穴法：用王不留行籽在上述耳穴上以胶布固定，早晚用手揉压刺激穴位，每次5~10分钟，5天后摘除，1周为1疗程。

2. 西医治疗

（1）*局部治疗*

①3%酞丁安软膏或3%酞丁安二甲基亚砜涂剂治疗，每日2次。

②0.1%维A酸乳膏或阿达帕林霜外用，每日2次。

③20%尿素霜外用，每日2次。

④5－氟尿嘧啶软膏外用，但面部皮损使用后有刺激，并可遗留色素沉着，慎用。

⑤重组人α－2b干扰素凝胶外用，每日4次。

⑥冷冻、电灼、液氮、激光治疗应慎重，尤其是面部和皮损数目较多的患者，以免造成瘢痕和色素沉着。

（2）全身治疗

①抗病毒药物：利巴韦林、阿昔洛韦、泛昔洛韦、伐昔洛韦、聚肌胞、干扰素、板蓝根注射液等口服或肌肉注射。

②免疫疗法：左旋咪唑、转移因子、胸腺素、卡介菌多糖核酸、氧化镁、乌洛托品等口服或肌肉注射。

【预防与调摄】

1. 锻炼身体，提高免疫能力。

2. 发现皮疹后，勿自行捏掐，以免接种。

第三节 跖疣

跖疣（verruca plantaris）是发生于足底或趾间的寻常疣。因压迫常向皮下生长。常在摩擦或外伤处发生，足部汗多者易患本病。本病属中医学“足瘊”、“千程蹇”范畴。病程慢性，生长缓慢。有自愈倾向，也可逐渐增多，持续多年。

【病因与发病机理】

1. 中医病因病机 本病是由于皮肤腠理不密，外感邪毒，气血失和，气滞血瘀，聚结皮肤所致。

2. 西医病因与发病机制 本病是由人类乳头瘤病毒（HPV－1、HPV－2、HPV－4、HPV－27、HPV－57型）感染引起。近年由于运动鞋盛行，其透气性较差，致使足汗增多，跖疣发病率有所增加。

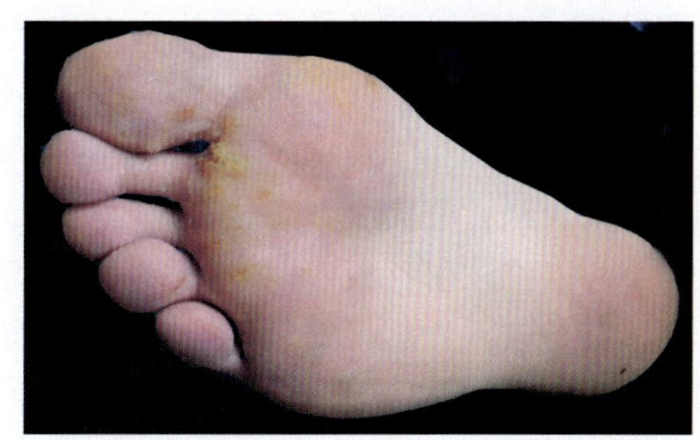

图12－3 跖疣

【临床表现】

临床特点是好发于足底受压、摩擦或外伤部位的角质性丘疹，皮损初起为细小发亮的丘疹，逐渐增大形成淡黄色或褐黄色斑块，表面角化粗糙，界限清楚，边缘绕以稍高的角质环，中央微凹，其下有疏松的角质芯，可见毛细血管破裂出血而形成的小黑点，压痛明显（图12－3）。少数患者可累及手掌及趾间。多个疣体互相融合成角质片块，除去粗糙角层表层后，可见多个角质软芯，称为镶嵌疣（mosaic warts）。典型病例具有硬、粗、痛三大主症。

【诊断要点】

根据足跖部位的淡黄色角质斑块、表面粗糙而中央稍凹、刮除表面角质层可见出血点和角质软芯、自觉触压痛等特点，可以确诊。

【鉴别诊断】

本病应与胼胝和鸡眼进行鉴别。

【治疗】

治疗原则：无论西医或中医均以外治为主，皮损数目较多者结合内服药物，可降低复发率。

1. 中医治疗

［辨证论治］

气滞血瘀证

证候　足底或趾间赘疣隆起，表面粗糙，状如莲须，触碰压痛明显，局部皮肤干燥皲裂；舌质淡红或有瘀点，苔薄白，脉弦。

治法　行气活血，解毒消疣。

方药：治瘊汤加减。疣体坚硬者，加炮甲珠、丹参、乌梅；压痛明显者，加灵磁石、石决明、蜈蚣；疣目多者，加白花蛇舌草、忍冬藤；足汗多者，可选用牛膝、穿山甲。

［外治］

①鸦胆子油、五妙水仙膏、水晶膏点于疣体，每日 2 次，每日温水浸泡足部后修脚直至疣体脱落。

②疣目较多者，选用当归、川芎、大黄、甘草、红花、乌梅、五倍子、枯矾等，煎水浸泡或外洗患处，每日 2 次。

［针灸疗法］

①体针：肺俞、曲池、足三里、太溪、血海、昆仑，施泻法，提插强刺激，得气后留针 30 分钟，2 日 1 次，10 次为 1 疗程。

②耳针：肺、肝、肾、皮质下、内分泌及病变相应区域，得气后留针 30 分钟，2 日 1 次。

③灸法：赘疣上置艾炷，点燃灸之，每日 1 次，直至痊愈。

④穴位注射：板蓝根、柴胡、鱼腥草、银黄注射液，每次 2ml，取双侧足三里、太溪、阿是穴，针刺得气后各推 0.5ml，每 3 日 1 次。

2. 西医治疗　以局部治疗为主，除参照寻常疣局部治疗外，皮损数目多或为镶嵌疣，可选用 10% 甲醛、冰醋酸外搽或浸泡，每日 1 次。硫酸博莱霉素或干扰素皮损内注射，根据疣体多少及大小，每次 0.2 ~ 0.5ml，每次注射总量不超过 1ml，每周 1 次。2 ~ 3周后，疣体即干燥、结痂、脱落。

【预防与调摄】

1. 尽量穿着软底透气鞋，减少足部出汗、挤压、摩擦、碰撞和外伤。
2. 避免自行捏掐造成出血或继发感染。
3. 手术后卧床休息，少行走、勿负重，保持局部干燥清洁，促进创面结痂修复。

4. 足汗多者，可用乌梅、枯矾、陈艾、土茯苓，煎取浓汁，浴足；每日 1～2 次，每次浸泡时间不少于 30 分钟。

第四节 传染性软疣

传染性软疣（molluscum contagiosum）是由传染性软疣病毒引起的良性表皮增生性传染性皮肤病。任何年龄和季节均可发病，但好发于儿童及青年人，夏秋季节多见。本病属中医学“鼠乳”范畴，俗称“水瘊子”。

【病因与发病机理】

1. 中医病因病机 本病多由气血失和，腠理不密，复感风热邪毒，搏结于肌肤；或由脾虚中焦失运，后天生化之源匮乏，气血不足，导致肌肤失养，腠理不密，复感外邪，邪毒聚结肌肤而生。《诸病源候论·鼠乳候》记载：“鼠乳者，身面忽生肉，如鼠乳之状，谓之鼠乳。此亦是风邪搏于肌肉而变生也。”

2. 西医病因与发病机制 人是传染性软疣病毒唯一宿主。病毒通过缺损的皮肤表皮，或间接通过被污染的衣物及毛巾等途径感染，也可自体接种，异位体质者易感染此病毒，且皮损泛发。病情呈自限性经过，预后良好，愈后不留瘢痕。极少数患者可持续数年不愈。免疫缺陷病人，如儿童白血病、结节病、艾滋病、长期大量服用或外用糖皮质激素或接受免疫抑制剂治疗者，可发生粟粒样播散。

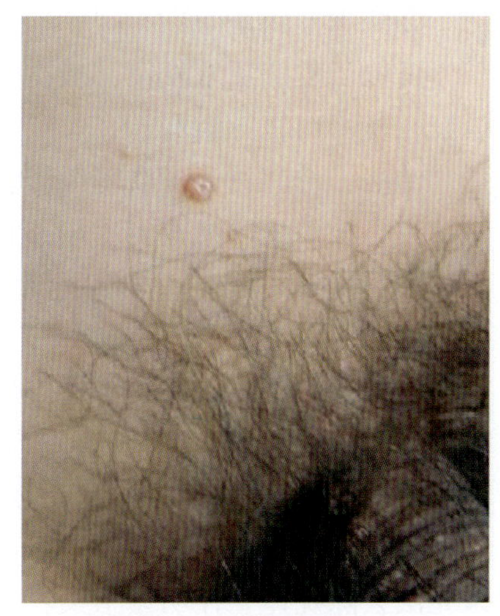

图 12－4 传染性软疣

【临床表现】

临床根据发病年龄可分为两型，即儿童型、成人型。本病潜伏期一般为 2～3 周。皮疹好发于躯干、胸前、肩胛、阴囊和肛门等处，但全身任何部位均可发生，有时可发生于唇、舌及颊黏膜。一般无自觉症状或轻度瘙痒。皮损为半球形隆起性丘疹，孤立散在不融合，表面蜡样光泽，中央有脐窝，能挤出乳酪样软疣小体，可自体接种（图 12－4）。少数患者皮损呈异常巨大形，直径可达到 10～15mm，称为巨形软疣。部分患者的皮肤损害发生角化，类似小的皮角，称为角化性传染性软疣。

【组织病理】

病变主要在表皮，表皮高度增生而伸入真皮，真皮乳头受压而形成假包膜。核固缩被压向细胞壁呈新月状或消失，胞浆内有大量包涵体，角质层可见气球状细胞。棘细胞层中很多细胞胞浆是大量均质性圆形嗜酸性包涵体，即软疣小体。

【诊断要点】

根据皮损呈蜡样光泽的半球形丘疹，顶端有脐窝状凹陷，能挤出乳酪样软疣小体等特点，本病易于诊断。

【鉴别诊断】

单个巨形软疣，应与基底细胞上皮瘤和角化棘皮瘤等进行鉴别。发于面部者，应与扁平疣、粟丘疹和汗管瘤鉴别。

【治疗】

治疗原则：①西医以局部治疗为主，采用刮疣、电灼、冷冻和激光等法。②中医采取内外兼治法，外治者治其标，内治者治其本。对皮损播散、反复发作者宜扶正祛邪，以调整和增强自身抗病能力为要。

1. 中医治疗

［辨证论治］

①风热客表证

证候　儿童多见，常发生在胸背、四肢或面部，针尖至黄豆大小的半球形丘疹，表面有蜡样光泽，中央有脐凹，可挤出白色乳酪样物；舌质淡红，苔薄白，脉浮数。

治法　疏风清热，解毒消疹。

方药　桑菊饮加减。夹湿者，加土茯苓、薏苡仁；瘙痒者，加僵蚕、蝉蜕。

②脾虚湿困证

证候　皮疹反复发作，散在分布于胸前、肩胛等处；伴体虚纳呆，大便稀溏；舌质淡红，苔薄白，脉濡弱。

治法　健脾利湿，软坚散结。

方药　消疣饮加减。皮损不退者，加桔梗、夏枯草；体虚纳呆者，加黄芪、白术、防风；舌质瘀紫者，加丹参、郁金。

［外治］

①夹疣法：先用小镊子将皮疹中的乳酪样物夹出，后用碘仿外涂，并压迫止血。

②五妙水仙膏点治。

2. 西医治疗　患处皮肤消毒后，用有齿镊或弯血管钳夹住疣体，将软疣小体挤出，再外涂碘酊，或用浓苯酚或三氯醋酸液点涂，并压迫止血。也可用电烧灼、液氮冷冻、激光法去除疣体。伴明显感染者，可配合外用抗生素软膏。

【预防与调摄】

1. 普及卫生教育，注意个人清洁卫生，勤洗澡，勤换衣。

2. 患病时避免搔抓，以防自身接种。

3. 中药侧柏叶 30g、陈皮 15g、茵陈 30g、土茯苓 30g、香附 10g，煎水外洗，可预防传染性软疣病毒感染。

第五节　单纯疱疹

单纯疱疹（herpes simplex，HS）是由人类单纯疱疹病毒感染引起的病毒性皮肤病。临床以局限性成簇水疱为特征，好发于皮肤黏膜交界处。任何年龄均可发病，男女发病无差异。本病属中医学“热疮”、“热气疮”、“火燎疮”、“剪口疮”的范畴。

【病因与发病机理】

1. 中医病因病机 本病的发生因饮食不节、情志失调、劳累过度，内热蕴生，兼感风热毒邪，客于肺胃二经，热毒蕴结，上蒸头面而生。若素体虚弱，热邪伤津耗液，阴虚内热，熏蒸肌肤而反复发病。

2. 西医病因与发病机制 病原体为单纯疱疹病毒（*herpes simplex virus*，HSV），是双链 DNA 病毒。依据病毒蛋白抗原性不同，HSV 可分为 HSV－Ⅰ型和 HSV－Ⅱ型。其中 HSV－Ⅰ型主要是引起生殖器以外的皮肤黏膜和器官（如脑）的感染，HSV－Ⅱ型主要是引起生殖器部位的皮肤黏膜及新生儿的感染，但是两者存在交叉免疫。人是 HSV 唯一的自然宿主。HSV 经皮肤黏膜破损处进入机体，可潜伏于局部感觉神经节。原发感染中 90% 为隐性，约 10% 出现临床表现。由于 HSV 在体内不产生永久性免疫力，当各种原因引起机体抵抗力减弱时，如发热性疾病、胃肠功能紊乱、月经期、过度疲劳和应用免疫抑制剂时，潜伏的 HSV 被激活而发病。反复重复在某个局部发生的单纯疱疹，称为复发性单纯疱疹，可有细胞免疫缺陷。

【临床表现】

临床上可分为原发性单纯疱疹和复发性单纯疱疹。

1. 原发性单纯疱疹 原发感染潜伏期为 2～12 天，平均 6 天。

（1）皮肤单纯疱疹：任何部位均可发疹，但好发于皮肤和黏膜交界处，以唇缘、口角、鼻孔周围多见（图 12－5）。初起局部皮肤发痒、灼热或刺痛，继而出现红斑，在红斑基础上出现群集性米粒大小水疱，一般有 1～2 簇，疱液清亮，壁薄易破，形成糜烂或浅溃疡，2～10 天后干燥结痂，脱痂后不留瘢痕而愈。原发者可伴有不同程度发热、周身不适和局部淋巴结肿大。继发感染者，可出现脓疱或湿疹样改变，病程延长，愈后可留浅瘢痕。

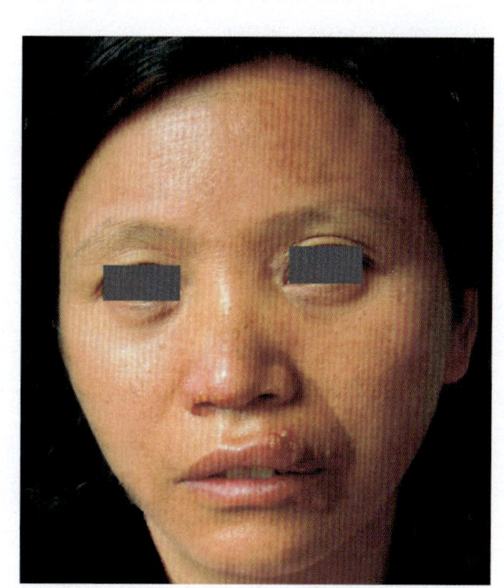

图 12－5 单纯疱疹

（2）口腔单纯疱疹：为临床上最常见的原发性轻型单纯疱疹。好发于 1～5 岁儿童，但任何年龄均可发病。皮损分布于口腔、牙龈、舌、硬腭、软腭、咽等部位。表现为成群水疱，迅速破溃后形成糜烂或浅溃疡，疼痛易出血，在唇红部和口周常有小水疱发生。伴有发热、倦怠、咽喉疼痛、局部淋巴结肿大并有压痛。2 周左右痊愈。本病可累及眼结膜、角膜；极少数患者病毒播散，可发生疱疹性脑炎。

（3）生殖器疱疹：90% 的生殖器疱疹病原体是由 HSV－Ⅱ型所致，约 10% 是由 HSV－Ⅰ型导致。本病多由性交感染，属于性传播疾病，见性传播疾病章节。

（4）新生儿单纯疱疹：多为患有生殖器疱疹的孕妇由产道感染新生儿引起，HSV－Ⅱ型感染较 HSV－Ⅰ型感染多见。被感染的新生儿常在出生后 4～7 日发生皮肤、眼、口腔、脑甚至全身播散性感染。轻者可伴有发热、咳嗽，重者出现肝脾肿大、黄疸、呼吸困难、出血倾向、抽搐惊厥等，病情重笃，患儿常在出生后 9～12 日死亡，预后差。

2. 复发性单纯疱疹 复发性单纯疱疹的诱发因素有急性传染病、发热、劳累、精神紧张、胃肠功能紊乱、月经来潮等。皮疹好发于皮肤黏膜交界处，以颜面（口角、唇缘、鼻孔、眼睑附近及面颊）和生殖器部位多见，常在同一部位反复发生。初起局部皮肤发痒、灼热或刺痛，出现红斑，其上可见群簇性小水疱，水疱易破形成浅糜烂或浅溃疡，7～10 天后皮损干燥结痂，愈后留有暂时性炎症后色素沉着，伴有轻微的倦怠不适和发热等全身症状。预后良好，但易复发。

【实验室检查】

1. 疱液涂片 做 Wright 和 Giemsa 染色可见特征性的多核巨细胞或核内病毒包涵体。

2. 病毒培养 可分离出 HSV。

3. 疱液电镜检查 寻找到疱液内病毒颗粒，可协助临床诊断。

4. 单克隆抗体直接免疫荧光和酶联免疫吸附法（ELISA） 可检测病毒抗原 DNA 并可确定 HSV 类型。

【组织病理】

表皮内有网状变性和气球变性。表皮内水疱形成，早期为多房性，后为单房性，水疱内可见纤维蛋白、炎性细胞及气球状细胞。原发性和复发性单纯疱疹组织病理相同，均以细胞变性为主。

【诊断要点】

根据集簇性水疱、皮疹好发皮肤与黏膜交界处、自觉灼热和瘙痒、易复发等临床特征，即可诊断。

【鉴别诊断】

本病应与带状疱疹、水痘和脓疱疮等鉴别。

【治疗】

治疗原则：抗病毒、缩短病程、防止继发感染和并发症、减少复发是治疗本病的目的。一般给予局部对症治疗。对皮疹泛发者给予支持对症疗法；对反复发作者应积极避免或去除可能的诱发因素。

1. 中医治疗

［辨证论治］

①肺胃热盛证

证候 口唇鼻旁刺痒灼热，密集成群细小水疱；口干口苦，心烦身热，便秘溲赤；舌质红，苔薄黄，脉浮数。

治法 疏风清热。

方药 辛夷清肺饮。疱多疹红者，加大青叶、紫草、升麻；眼周有皮疹者，加青葙子、千里光；刺痒灼痛者，加钩藤、蝉蜕、石决明。

②阴虚内热证

证候 水疱反复发生，皮疹簇集成群，易破易溃，潮红糜烂，迁延难愈；伴口干咽燥，午后潮热；舌红，苔黄燥或少苔，脉细数。

治法 益气养阴，扶正祛邪。

方药 增液汤加减。迁延难愈者，加太子参、白薇、绿豆衣；口干咽燥者，加沙参、桔梗、生甘草。

［外治］

①疱疹初起、水疱未破，外用雄黄解毒洗剂。

②疱多疹红、糜烂渗液，马齿苋 60g，水煎取汁，冷湿敷，每次 15 分钟，每日 2 ~ 3 次。

③糜烂结痂、灼热微痒者，选用复方黄柏液、黄连膏、紫草膏外搽。

［针灸疗法］

①取曲池、合谷、大椎、阳陵泉、膀胱俞、胆俞、内庭、太冲、鱼际、外关等穴，分组交替，采用泻法。适用于肺胃热盛证。

②取尺泽、肺俞、三阴交，配太溪、鱼际、劳宫，采用平补平泻法。适用于阴虚内热证。

2. 西医治疗

（1）*局部治疗*：忌用糖皮质激素制剂。本病发生于皮肤黏膜交界处时，可先选用 1% ~2% 甲紫溶液、黄连炉甘石洗剂等外搽，收敛干燥，再用核苷类抗疱疹病毒药治疗。如碘苷溶液或软膏、1% 喷昔洛韦霜、3% 酞丁安喷剂等；或用干扰素凝胶外涂，每日 1 ~2 次。继发感染时，可用脓疱疮糊剂等。疱疹性口炎或眼炎，可选用 0. 1% 疱疹净、利巴韦林、阿昔洛韦及干扰素滴眼液涂搽或滴眼。此外，紫外线、黑光、氦氖激光、微波等局部照射，可促进炎症消退，预防复发。

（2）*全身治疗*：可选用阿昔洛韦 0. 2g/次，每日 5 次；或泛昔洛韦 0. 25g/次，每日 3 次；或万乃洛韦 0. 3g/次，每日 2 次，疗程均为 7 ~ 10 日。对于新生儿 HSV 感染可选用阿昔洛韦每日 30 ~60mg/kg，或阿糖胞苷 30mg/kg，静脉滴注，疗程 10 ~21 日。对频繁复发每年在 6 ~ 10 次以上者，可选用每日病毒抑制疗法：阿昔洛韦 0. 4g 或泛昔洛韦 0. 25g，每日 2 次，连续 1 年或更久，可使复发次数减少 75% 以上。

在使用上述药物同时，为加强疗效，减少复发，可加用免疫增强剂如转移因子、干扰素、IL -2、胸腺素、丙种球蛋白、卡介菌多糖核酸等。

【预防与调摄】

1. 对反复发作者应积极去除诱发因素。

2. 患处局部保持清洁干燥，以利结痂，预防继发细菌感染。

3. 患阴部疱疹的产妇，剖宫产可预防新生儿感染。

4. HSV -Ⅰ型和 HSV -Ⅱ型灭活疫苗皮下注射，对预防同型病毒引起的复发有效。

5. 患有特应性皮炎或其他皮肤病者，暂时与本病患者隔离，以预防疱疹性湿疹的发生。

第六节　带状疱疹

带状疱疹（herpes zoster，HZ）是由水痘－带状疱疹病毒引起的以神经炎症、皮肤疱疹为特征的病毒性皮肤病。多见于成年人，发病无性别差异。本病属中医学“蛇串疮”、“缠腰火丹”、“蜘蛛疮”、“火带疮”、“蛇丹”的范畴。

【病因与发病机理】

1. 中医病因病机　本病的发生是由于情志内伤，肝气郁结，久而化火生毒，肝经火毒循经外发而成；或饮食不节，脾失健运，湿热内生，外溢肌肤，感受外邪，搏结化毒而发；或年老体弱者，湿热蕴蒸，壅阻肌肤，经络失疏，致使湿热毒蕴，气滞血瘀，故常遗留疼痛不休。湿热内蕴，感受毒邪为本病病机特点。

2. 西医病因与发病机制　病原体是水痘－带状疱疹病毒（*varicella－zoster virus*，VZV），VZV 现已命名为人疱疹病毒 3 型（HHV3）。此病毒具有亲神经和皮肤的特性。人体感染该病毒后，或发生水痘，或呈隐性感染成为病毒携带者。病毒继续潜伏在脊神经后根和脑神经感觉神经节细胞内，当宿主细胞免疫功能减退时，如患感染性疾病、肿瘤、放疗、月经期、外伤、长期接受免疫抑制剂治疗及过度疲劳等，潜伏于神经节内的病毒被重新激活，引起受侵犯的神经节炎症及坏死，导致神经痛。病毒沿着周围神经纤维移至皮肤，引起相应支配区域节段性疱疹。本病多数可获终生免疫，偶有复发。

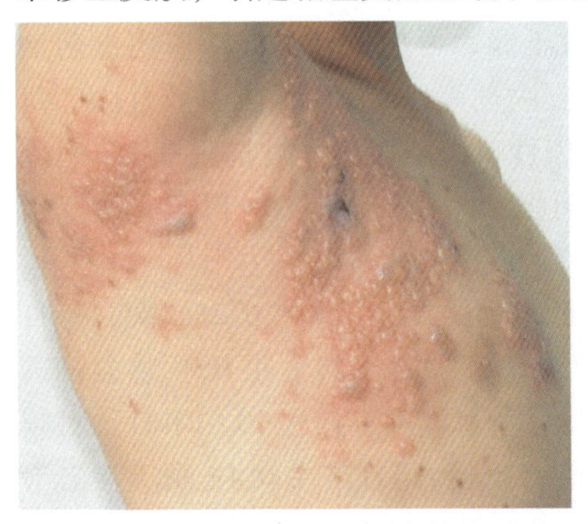

图 12－6　带状疱疹

【临床表现】

临床症状突出表现为皮肤和神经症状两个方面，神经症状常先于皮肤损害出现。

1. 神经症状　好发于肋间神经、三叉神经、颈部神经、腰骶神经等。发病前常有低热、食欲不振、局部皮肤感觉过敏等全身轻度不适的前驱症状。继而出现患部皮肤灼热疼痛或神经痛。神经痛是本病临床表现特征之一，可在皮疹前发生或伴随皮疹出现。年老体弱患者常剧痛难忍，可遗留顽固性带状疱疹后遗神经痛。儿童患者较轻或偶有瘙痒等。膝状神经节受累时，可引起面瘫、耳痛、外耳道疱疹三联征，称 Ramsay－Hunt 综合征。少数患者可出现带状疱疹性运动面瘫，与疱疹所在神经节段密切相关，约 75% 的面瘫病例可完全恢复。

2. 皮肤症状　全身或局部前驱症状后 1～4 天，在红斑基础上，出现粟粒至绿豆大小丘疹，迅速发展成为簇状水疱，疱液清亮，疱壁紧张，壁厚不易破裂（图 12－6）。皮疹分布沿神经走向呈单侧带状排列，基底绕以红晕，一般不超过正中线。近位淋巴结常有肿痛。病程 2～3 周。少数病例仅出现疼痛或皮肤红斑、丘疹，无典型水疱，称为不全性或顿挫性带状疱疹；形成大疱、血疱、坏死性溃疡者，分别称为大疱性、出血性、坏疽性带状疱疹。亦可引起病毒性角膜炎或全眼炎导致失明。播散性带状疱疹，常伴有高热、肺炎和脑膜脑炎。

【实验室检查】

血常规一般正常。疱底刮取物涂片找到多核巨细胞和核内包涵体、疱液或脑脊液分离到病毒等有助于确诊。

【诊断要点】

根据成簇水疱，单侧沿神经走向分布，伴有明显的神经疼痛，一般诊断不难。

【鉴别诊断】

本病应与单纯疱疹、接触性皮炎、脓疱疮等鉴别。不典型损害，特别是早期有严重的神经疼痛时，应与肋间神经痛、急腹症（特别是阑尾炎、胆囊炎）、胸膜炎、坐骨神经痛等进行鉴别。

【治疗】

治疗原则：①中医早期治疗当从清热利湿、解毒止痛着手，预防后遗神经痛的出现；后期治疗以扶正祛邪、缓急止痛为重点。②西医予抗病毒、消炎止痛、营养神经、局部对症处理，从而达到缩短病程、预防继发感染、阻止后遗神经痛发生的目的。

1．中医治疗

［辨证论治］

①肝胆湿热证

证候　皮疹焮红灼热，痛如针刺，疱壁紧张，集簇成群；口苦咽干，烦躁易怒，小便短赤，大便干结；舌质红，苔黄或黄腻，脉弦数。

治法　清肝泻火，利胆除湿，解毒止痛。

方药　龙胆泻肝汤加减。发热不适者，加水牛角粉、绿豆衣、金银花；口苦咽干者，加麦冬、桔梗；大便秘结者，加炒枳壳、酒大黄（后下）；发于头面部者，加杭菊花、桑叶。

②脾湿内蕴证

证候　皮疹淡红，疱壁松弛，易于溃破，糜烂，渗液；纳呆腹胀，大便时溏；舌质淡胖，苔白或白腻，脉沉缓而滑。

治法　健脾利湿，解毒止痛。

方药　除湿胃苓汤加减。糜烂渗出者，加六一散（荷叶包煎）、生地榆；腹胀便溏者，加大腹皮、炒枳壳、广木香；纳呆者，加神曲、炒麦芽、炒谷芽。

③气滞血瘀证

证候　年老体弱者，疱疹基底暗红，疱液混浊为血水；疼痛剧烈难忍或皮疹消退但刺痛不止，夜卧难眠，精神委靡；舌质紫暗或有瘀斑，苔白，脉弦细。

治法　活血化瘀，通络止痛。

方药　桃红四物汤加味。疼痛不止者，加蜈蚣、全蝎、乳香、没药；头昏目眩者，加茺蔚子、蔓荆子；皮疹发于上肢者，加片姜黄、桑枝；发于下肢者，加牛膝、木瓜；发于腰骶者，加炒杜仲、续断。

［外治］

①水疱未破者，二味拔毒散、三黄洗剂、颠倒散等外搽。

②水疱已破、渗液少者，青黛散、黄灵丹、二味拔毒散麻油调敷。

③水疱已破、渗液多者，甘草 30g、枯矾 10g、马齿苋 30g、黄连 10g，水煎取汁；或用复方黄柏液冷湿敷，每日 2 次，每次 10 ~ 15 分钟。

④干燥结痂者，冰石散、黄连膏外涂。

［针灸疗法］

①体针：主穴取曲池、内关、合谷、阳陵泉、三阴交、足三里。皮疹发于眼眶区配太阳、头维、阳白；在颧颞区配四白、睛明、下关；在下颌区配颊车、地仓、大迎；在腋下配肩贞、极泉，或配皮疹周围阿是穴。年轻体壮者施泻法，年老体弱者施补法或平补平泻法，隔日 1 次，10 次为 1 疗程。取同侧皮损夹脊穴，配阳陵泉，平补平泻，能止痛。

②耳针：取肝、神门、交感、肺、肾上腺等穴，针后留针 30 分钟，隔日 1 次，7 次为 1 疗程。

2. 西医治疗

（1）局部治疗：以干燥、消炎、预防继发感染为主。外用 3% 酞丁安霜或搽剂、3% 阿昔洛韦霜、1% 喷昔洛韦霜、炉甘石洗剂，伴有感染者可用匹罗沙星软膏，伴有疱疹破溃、渗液、糜烂、溃疡者，可用 3% 硼酸液、0.1% 雷夫奴尔液或 10% 聚维酮碘液冷湿敷。眼部病变应尽早使用利巴韦林、碘苷和阿昔洛韦眼液滴眼，为减轻局部炎症反应，可使用激素眼药水，如氢化可的松眼液等配合治疗。物理疗法，如氦氖激光、紫外线、频谱治疗仪照射等可干燥皮疹、缓解疼痛、预防继发感染、提高疗效。

（2）抗病毒：阿昔洛韦 0.2g/次，每日 5 次；或泛昔洛韦 0.25g/次，每日 3 次；或万乃洛韦 0.3g/次，每日 2 次，疗程均为 7 ~ 10 日。严重者，可选用阿昔洛韦每次 50mg/kg，或阿糖胞苷 30mg/kg，或利巴韦林每日 0.3 ~ 0.6g，静脉滴注，疗程 5 ~ 7 日。干扰素每日 100 万 ~ 300 万 U，早期应用可抑制病毒的增殖和扩散。

（3）消炎止痛：可选用戴芬、布洛芬、吲哚美辛、罗通定、卡马西平等。疼痛剧烈者，可短期使用曲马朵等吗啡类止痛剂。在强有力的抗病毒治疗前提下，早期短时间使用糖皮质激素，可抑制炎症反应和减轻脊神经根的炎症后纤维化，缓解疼痛和预防后遗神经痛，起病后 5 ~ 7 日内应用。常选用泼尼松，每日 20 ~ 30mg，分 2 ~ 3 次口服，连用 1 周。

（4）营养神经：常用维生素 B_1、维生素 B_{12}、维生素 B_6，或维生素 E 等口服或肌肉注射，有助于营养神经和恢复神经损害。

【预防与调摄】

1. 保持局部清洁干燥，注意休息。

2. 忌食辛辣肥甘厚味。

第七节 水 痘

水痘（varicella）是由水痘－带状疱疹病毒（*varicella－zoster virus*，VZV）引起的一种原发感染性呼吸道传染病。儿童好发，成人水痘发生率近年有上升趋势。主要通过飞沫或直接接触疱液而传染，可造成流行。本病中医也称“水痘”。

【病因与发病机理】

1. 中医病因病机 本病由外感风热时邪，内蕴湿热，风湿热毒蕴结皮肤而致。《医宗金鉴》记载“水痘发于肺脾二经，由湿热而成也”。

2. 西医病因与发病机制 病因为水痘－带状疱疹病毒。患者为唯一的传染源。病毒存在于患者的呼吸道分泌物、血液、水疱的疱液中。传染途径有通过空气中被污染的飞沫和直接接触疱液。接触被污染的被服、尘土、用具等也可能被传染。人体被此病毒感染后，约70%发生水痘，约30%无症状而成为隐性感染。

【临床表现】

临床症状以发热倦怠为前驱症状，继而皮肤黏膜上分批出现水疱为特征。

前驱症状：潜伏期多为14～17天。起病急，常有全身不适、发热、头痛、咽痛、四肢酸痛等前驱症状。儿童前驱症状较成人轻。

皮疹最先多发生于躯干，逐渐波及头面及四肢，呈向心性分布，头面及躯干皮疹密集，四肢稀疏散在。口腔咽喉及阴部黏膜可受累。皮疹初起为红色小丘疹，数小时后演变成绿豆大小水疱（图12－7），周围绕以红晕，疱液清亮，疱壁薄易破裂，瘙痒。3～5日后水疱呈脐样凹陷，逐渐干瘪结痂，数日后痂皮脱落，不留瘢痕。皮疹相继分批出现，故同时可见各阶段皮损。病程约2周。重症者可见大疱型、出血型和坏疽型水痘。成人水痘前驱期长，高热、全身症状较重，皮疹数目多，较密集。

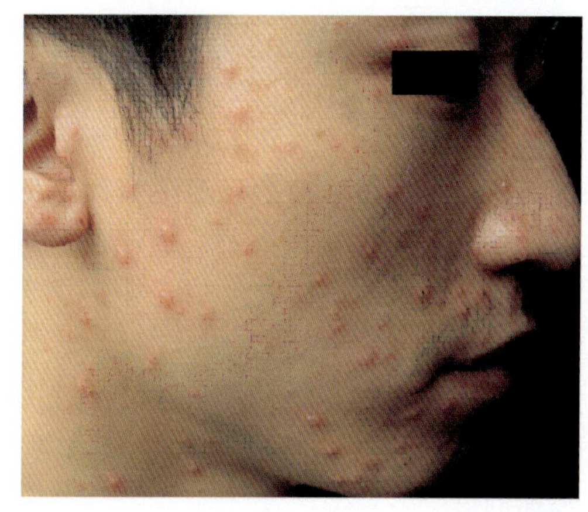

图12－7 水痘

【实验室检查】

1. 水疱疱液涂片细胞学检查，可见多核气球状细胞。
2. 必要时可借助病毒培养或电镜观察以确认病毒，有临床诊断价值。

【组织病理】

病理可见表皮变薄，表皮细胞呈灶状液化坏死，棘层细胞气球状变性和网状变性，核内含嗜酸性包涵体。

【诊断要点】

根据本病好发于儿童，有发热和成批出现丘疹、水疱、结痂及向心性分布，伴瘙痒，黏膜可累及等特点，不难诊断。必要时结合水疱基底涂片细胞学、病毒培养或电镜观察等以协助诊断。

【鉴别诊断】

水痘应与丘疹性荨麻疹、天花、脓疱疮、泛发性带状疱疹相鉴别。

【治疗】

治疗原则：隔离，抗病毒治疗，预防继发感染和加强护理。

1. 中医治疗

［辨证论治］

①风热夹湿证

证候　疹色红润，疱浆清亮，分布稀疏，此起彼伏，轻微瘙痒；发热头痛，鼻塞流涕，结膜红赤，食欲不振；舌淡红，苔薄白，脉浮数；指纹红紫。

治法　疏风清热，除湿解毒。

方药　银翘散加减。壮热口渴者，加寒水石、天花粉、钩藤；血疱者，加大蓟、小蓟、蒲公英。

②湿热炽盛证

证候　水疱密集，痘色紫暗，疱浆混浊，糜烂渗出，瘙痒较重；壮热烦躁，口渴欲饮，面红目赤，口舌生疮；小便短赤，大便干结；舌红，苔黄燥且厚，脉滑数；指纹紫滞。

治法　清热利湿，凉血解毒。

方药　清瘟败毒饮加减。脓疱者，加板蓝根、紫花地丁、草河车；坏疽者，加白薇、白花蛇舌草、白蔹；痘色紫暗者，加生地黄、紫草；口舌糜烂者，加木通、灯心草、生地黄；瘙痒不宁者，加僵蚕、蝉蜕；大便干结者，加生大黄、全瓜蒌；津液亏耗、口干舌燥者，加北沙参、麦冬、芦根；烦躁抽搐者，加服紫雪丹。

［外治］

①水疱未破者，三黄洗剂、颠倒散洗剂等外搽。

②水疱破溃、糜烂渗出，或有脓液者，选用马齿苋60g，煎水取汁，湿敷后外搽解毒搽剂。

③干燥结痂者，黄连膏、冰黄肤乐软膏、肤痔清软膏外搽。

④口腔黏膜溃烂者，冰硼散、西瓜霜、锡类散、青吹口散吹布。

⑤目赤干涩者，珍珠明目液滴眼。

［针灸疗法］　湿热毒邪炽盛、烦躁不安，甚至抽搐者，针刺合谷、内关、太冲、水沟等穴位，用泻法，强刺激。

2. 西医治疗

（1）*局部治疗*：以对症处理和预防感染为主。瘙痒显著者，给予口服抗组胺药和外搽炉甘石洗剂或锌洗剂。如有明显继发感染，可加用抗生素，如1%新霉素软膏。

（2）*全身治疗*

①抗病毒治疗：常规给予利巴韦林或阿昔洛韦治疗。阿昔洛韦（儿童）5mg/kg，

每日 4 次，连用 5 日；孕妇 5～10mg/kg，每日 4 次。新生儿水痘，每日 30mg/kg，同时做好护理，特别是保持呼吸道通畅。症状严重者，阿昔洛韦静脉滴注，10～15mg/kg，每 8 小时 1 次；或利巴韦林每日 10～15mg/kg，分 2 次给药。

②免疫治疗药物：对严重病例可给予丙种球蛋白 3～6ml 肌肉注射。

【预防与调摄】

1. 患者需隔离至皮疹干燥结痂为止。
2. 患者的房间、衣物和用具等应利用通风、紫外线照射、煮沸等方法进行消毒。
3. 易感儿童可注射水痘减毒疫苗，有一定预防作用。
4. 接触水痘病人后应留察 2 周。严重病例伴高热者，应卧床休息。
5. 吃清淡易消化食物，忌食鱼腥刺激性食物。

第八节　风　疹

风疹（rubella）是一种由风疹病毒引起的急性传染性、发疹性皮肤病。本病主要发生于儿童，成人亦可发病。冬春季节发病最多，可造成流行。一次发病后可获终生免疫。风疹属中医学“风痧”、“风瘾”范畴。

【病因与发病机理】

1. 中医病因病机　本病主要为外感风热时毒，侵袭肺卫，与气血相搏，外透肤表而成；若邪毒炽盛，热入营血，可导致气营两燔。

2. 西医病因与发病机制　病因为风疹病毒，为一种小球形包膜病毒，含单股正链 RNA，属披盖病毒科，以蚊、蜱等为媒介而传染。风疹患者是本病的传染源。病原体存在于患者口、鼻及眼部分泌物中，主要经飞沫传播。自发病开始到皮疹消退均有传染性，其中潜伏期末和皮疹第 5～7 天时传染性最强。病毒进入人体后首先在上呼吸道及颈部淋巴结处生长繁殖，然后通过血液播散到全身。在发疹时或发疹后 1～2 天内，血清中出现中和抗体，血中病毒随之消失。皮疹的发生可能是由抗体－病毒复合物所致的一种炎症反应，并非由病毒直接引起。

【临床表现】

临床表现可分为潜伏、前驱和发疹 3 期。

1. 潜伏期　一般 2～3 周。

2. 前驱期　发病儿童多数有低热、头痛、倦怠、咽痛等轻度前驱症状，发疹后消退。部分患者在前驱期末或发疹第 1 天，在软腭、颊及悬雍垂等处出现黏膜疹，为暗红色斑疹或瘀点。

3. 发疹期　此期除上述表现外还出现皮疹，为粉红色斑疹、斑丘疹和丘疹，大部散在分布，少数可融合成片，伴有轻度瘙痒。皮疹最初起于面部，在 24 小时内迅速蔓延到耳后、枕后、颈部，并向下扩展到躯干、上肢，最后分布到下肢。皮疹演变迅速，第 1 日似麻疹，第 2 日似猩红热，第 3 日已消退，不留任何痕迹，可伴有糠皮样脱屑。约 40% 的患者无发疹期，仅出现耳后、枕后、颈部、腋窝、腹股沟淋巴结肿，轻度压痛，数日内可自行消退。本病严重者可发生风疹综合征、关节炎、支气管炎、中耳炎等并发症。

先天性风疹为胎儿经胎盘受染，多为妊娠头4个月内感染风疹病毒。受染胎儿在宫内发育迟缓，出生后20%～80%的婴儿有先天性器官缺陷，包括眼白内障、视网膜病变、听力损害、心脏及大血管畸形，亦可出现活动性肝炎、贫血、糖尿病、脑膜炎及精神发育障碍等严重后果，总称为先天性风疹综合征（congenital rubella syndrome，CRS）。

【实验室检查】

1. 在前驱期及发疹期，白细胞总数、淋巴细胞和嗜中性白细胞均降低。发疹5天后，淋巴细胞增多。

2. 抗体检测：发疹时或发疹后1～2天内，血清中出现风疹特异性IgM抗体，可明确诊断。

3. 血凝集抑制试验：效价增高。

4. 组织培养：可分离出病毒。

【诊断要点】

根据传染病接触史，全身症状轻微，初发皮疹呈淡红色斑疹、斑丘疹或丘疹，分布于面部，继而一天内迅速扩散到躯干、四肢，伴有耳后、枕后、颈部淋巴结肿大，皮疹3～4日内消退等临床特征，诊断不难。必要时可结合实验室检查，以明确诊断。

【鉴别诊断】

本病应与麻疹、猩红热相鉴别。

【治疗】

治疗原则：①西医为抗病毒、对症治疗和预防并发症的发生。②中医则重在疏风清热、宣肺透毒。

1. 中医治疗

［辨证论治］

①时邪袭肺证

证候　疹出细小，疹色浅红，由头而渐及全身，微痒；耳后、枕部、颈部淋巴结肿大；发热恶风，咳嗽流涕，精神委靡；舌淡红，苔薄白，脉浮数；指纹红紫。

治法　疏风清热，宣肺透疹。

方药　五味消毒饮加减。咽喉肿痛者，加桔梗、山豆根；瘙痒者，加僵蚕、白芷；口渴者，加沙参、玄参；咳嗽者，加前胡、杏仁。

②邪热炽盛证

证候　疹出稠密，融合成片，疹色鲜红或紫暗，自觉瘙痒；壮热口渴，心烦不宁，神情倦怠，腹胀纳呆，溲赤便秘；舌质红，苔薄黄燥，脉洪数；指纹红紫透达气关。

治法　清热凉血，解毒透疹。

方药　透疹凉解汤加减。壮热不退者，加生地黄、板蓝根；腹胀纳呆者，加焦神曲、炒麦芽、鸡内金；疹色紫暗者，加紫草、黄连；大便秘结者，加瓜蒌、生大黄。

［外治］　皮疹瘙痒者，解毒搽剂或三黄洗剂外搽，每日1～2次；或用马齿苋、板

蓝根、大青叶、紫荆皮、海桐皮、薄荷、艾叶，煎水取汁，外洗，每日 1 次。

［针灸疗法］

①体针：时邪袭肺证，取少商、尺泽、合谷、陷谷、关冲；邪热炽盛证，取大椎、曲池、关冲、曲泽、委中、血海、天容、少商。施泻法，每日 1 次。

②刺血法：选少商、商阳、委中或十二井穴，施点刺放血少许，每日 1 次，适用于邪热炽盛证。

2. 西医治疗

（1）风疹患者，一般症状轻微，不需要特殊治疗。

（2）症状较重者，给予抗病毒药物，高热者可给予退热、止咳剂等；局部可外用炉甘石洗剂。

（3）患者自出疹后应隔离 5 天。孕妇，特别是早孕妇女在风疹流行期间应尽量避免接触患者，若已接触，应 5 天内即时注射丙种球蛋白 6 ~ 9ml，可预防风疹的发生。对已确诊的早期妊娠妇女，应考虑终止妊娠。

【预防与调摄】

1. 出疹发热期间，应卧床休息，避风寒，多饮水及食易消化食物。

2. 风疹减毒活疫苗，在接种后 6 ~ 8 周内抗体达到最高峰，抗体可持续 7 年以上。1 ~ 12 岁的儿童均可预防接种。疫苗注射属主动免疫，育龄期妇女均应接种疫苗，可有效防止病毒所致的胚胎病，但在注射疫苗后 3 个月内应避孕。

第十三章　动物性皮肤病

动物性皮肤病（dermatoses due to animals）是动物以各种方式侵袭人体，引起各种类型的皮肤损害。其中有原虫、蠕虫、昆虫等，它们可寄生人体，从而引起多种皮肤病；有些昆虫叮咬人的皮肤，吸取血液，不仅能引起皮肤损害，同时又可传播某些传染病；有些昆虫以毒刺、毒毛刺蛰皮肤引起皮炎，甚至引起较严重的全身反应。

第一节　疥　疮

疥疮（scabies）是由疥螨寄生于人体表皮引起的一种接触性传染性皮肤病。通过握手、同卧等密切接触传播，易在集体和家庭中流行。中医学也称本病为“疥疮”；俗称“干疤疥”、“虫疥”。继发感染者，属“脓窝疥”范畴。

【病因及发病机理】

1. 中医病因病机　本病由疥虫侵袭皮肤，风、湿、热、虫蕴结肌肤所致。

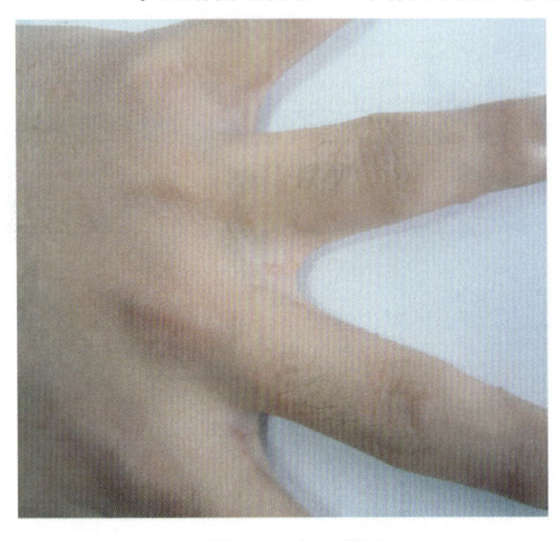

图 13－1　疥疮

2. 西医病因与发病机制　本病的发生是通过直接或间接接触疥疮患者而传染疥虫，也可由不同的动物疥螨引起。人的疥疮主要由人疥螨引起，因人与人直接或间接接触传染，如与疥疮患者盖被及共用衣物等间接传染。有性关系时，身体接触疥疮患者，较易引起疥疮，故可属于性传播疾病。动物的疥疮由不同的动物疥螨引起，如兔疥螨、羊疥螨、狗疥螨等，也可传染至人，但不能长久寄生于人体，故其症状较轻。疥螨俗称疥虫，是一种皮内寄生虫。人体疥螨小，肉眼刚可看到，在雌虫受精后钻入皮肤角质下层，形成隧道，在内产卵，经 1～2 月排卵 40～50 个后死于隧道内。受精卵经 3～4 日孵化为幼虫；幼虫小于成虫，有足 3 对，经 3 次蜕化，14～17 日发育成成虫，在皮肤表面交尾后，雌虫侵入表皮，使感染延续。一般疥螨离开人体后可生存 2～3 日。

【临床表现】

疥虫常侵犯皮肤皱褶及薄嫩部位，故皮损好发于指缝、腕部屈侧、肘窝、腋窝、妇女乳房、脐周、腰部、下腹部、股内侧、外生殖器等部位，多对称发生（图 13－1）。成人头、面、掌等处不易受累，但婴幼儿例外，皮损可遍及全身。

皮疹主要为丘疹、丘疱疹；可形成小水疱和少数隧道及结节。丘疹约小米粒大小，淡红色或正常肤色，可有炎性红晕。皮疹可疏散分布或密集成群。水疱约小米粒大小，多见于指缝、腕部等处。隧道为灰白色或浅黑色线纹，长 3～15mm，弯曲微隆起，盲端可有丘疹和小水疱，为雌虫停留处。典型隧道不易见到，可能因清洗、搔抓、感染、湿疹化及苔藓样变而不典型。在儿童患者，隧道还可见于掌跖等处。结节样损害多发生于阴囊、阴茎、大阴唇等皮肤浅层，有浸润及瘙痒，约豌豆大小，呈半球形，淡红色，消退缓慢。有的患者可以伴发风团，瘙痒剧烈，可见抓痕、结痂及湿疹样变或引起继发感染而发生脓疱疮、毛囊炎、疖、淋巴结炎甚至发展为肾炎等。

自觉剧痒，尤以遇热及夜间为甚，常常影响睡眠。

【实验室检查】

检查疥螨方法可用针尖刺入隧道，在其盲端，可挑出疥螨。一般须刮取丘疹、水疱或隧道表皮及渗液置载玻片上，在低倍镜下观察，可发现疥螨或椭圆形黄褐色虫卵。

【诊断要点】

根据接触传染史，常一家或在集体生活环境中数人同时或先后患病。根据皮肤皱褶及柔嫩之处有丘疹、水疱及隧道，夜间瘙痒加剧等，不难诊断。若能找出疥螨，则可确诊。

【鉴别诊断】

本病应与皮肤瘙痒症、痒疹、湿疹、虱病等相鉴别。

【治疗】

治疗原则：本病以外治杀虫为主，若皮损泛发全身、瘙痒难忍可内服祛风止痒剂或抗组胺药。

1. 中医治疗

［辨证论治］

①风热蕴肤证

证候　皮疹表现为水疱少，丘疱疹多，壁厚液少，抓破干痂，瘙痒不已，久则皮肤干燥肥厚；舌红，苔薄，脉浮或滑。

治法　疏风清热。

方药　消风散加减。湿重者，加土茯苓、茵陈；瘙痒重者，加地肤子、白鲜皮。

②湿热毒聚证

证候　皮损以水疱为多，丘疱疹泛发，壁薄渗液，浸淫糜烂，或脓疱叠起，或起红丝走窜，淋巴结肿痛；舌红，苔黄腻，脉滑数。

治法　清热化湿，解毒杀虫。

方药　黄连解毒汤合五味消毒饮加减。瘙痒剧烈者，加地肤子、白鲜皮、百部、苦参。

③虫毒结聚证

证候　病程较长，皮损为孤立的褐红色结节，好发于阴茎及阴囊处，时时作痒，久难消散；舌淡或红，苔白或薄黄，脉滑或弦。

治法　解毒杀虫，化痰散结。

方药　海藻玉壶汤加减。瘙痒甚者，加地肤子、百部、僵蚕；结节难消者，加生牡蛎、川贝母、夏枯草。

［外治］　疥疮重在外治，中医采用硫黄治疗疥疮的方法一直沿用至今。目前临床上常用5%～20%的硫黄软膏，小儿用5%～10%，成人用10%～20%。一般用温水肥皂洗涤全身后，开始搽药。先搽好发部位，再搽全身。每天早、晚各1次，连续3天，第4天洗澡换衣、换席被，此为1疗程。停药观察1周无新发皮损，即为痊愈。

一般不需内服药，若抓破染毒，需内、外合治。

2. 西医治疗　林旦乳膏有较强抗疥螨作用，全身搽药，搽药前不应洗澡，以免过度吸收。一般只搽1次，成人用量不超过30g（小儿用量酌减），12～24小时后用温水洗澡，勿用热水以减少药物吸收。此药大量吸收后可较长地在脂肪组织中积蓄，排出较慢。为预防对肝、肾功能损害，尤其是中枢神经系统中毒（如头痛、呕吐、昏迷等），在较大面积抓破皮损处，最好不搽。一次治疗未愈者，一般需间隔1～2周后方可重复使用。

另一方法是热水肥皂洗澡后，用40%硫代硫酸钠溶液遍搽颈以下全身皮肤，随后立即用2%盐酸溶液涂布全身；如此每日1～2次，连续治疗3～4日。25%苯甲酸卡酯乳剂的杀虫力强，刺激性低，一般用温水洗涤，将皮肤擦干，勿搓破皮肤，可每日搽药1～2次，共2～3日，效果较好。

治疗后应更换、清洁衣被。化脓感染者同时采用抗感染药物治疗。对结节性疥疮可外用泼尼松软膏及焦油制剂，或局部注射泼尼松龙混液，必要时可冷冻或切除。

【预防与调摄】

1. 加强卫生宣传及监督管理，对公共浴室、旅馆、车船上的衣被应定期严格消毒。

2. 注意个人卫生，勤洗澡，勤换衣服，被褥常洗晒。

3. 接触疥疮患者后，用肥皂水洗手。患者所用衣服、被褥、毛巾等均需煮沸消毒，或在阳光下充分暴晒，以便杀灭疥虫及虫卵。

4. 彻底消除传染源，注意消毒隔离。患者应分居，家中或集体中有相同病者宜同时治疗，以杜绝传染源。

5. 发病期间忌食辛燥鱼腥发物。

第二节　螨皮炎

螨皮炎（mite dermatitis）又名谷痒症（grain itch）或杂货痒（grocer's itch），是由螨叮咬引起的一种急性皮炎。谷类收割者、包装工、轧花工人和卧于草席和稻草垫者易被叮咬而患病，也可由寄生在鸡禽或啮齿动物的螨叮咬皮肤后引起。

【病因及发病机理】

本病由于风、湿、热、虫蕴结肌肤所致。

螨为肉眼刚能见到的微小昆虫，种类较多，广泛地存在于自然界，可栖居在动物及植物体上，我国报道引起皮炎的主要是袋形虱螨或称蒲团虫和革螨。袋形虱螨寄生在谷物、稻草或草席等上面，革螨多寄生在鼠和家畜身上，在温暖、潮湿季节易于繁殖。

【临床表现】

皮损一般较局限，重者可遍及全身，其分布因接触螨的方式而有不同，如打草制货品后发生者，多在项部、躯干及上肢；因卧草席后发生的多在胸、背、腹部；因睡枕头而发生的则以颈部为多；自病鼠和家畜传染者可发于躯干及下肢。

皮损主要为圆形或卵圆形红色斑疹、丘疹或丘疱疹，自米粒至黄豆大小，丘疹中心可见到针头大小的瘀点，少数可为大小不等的风团，顶端可有小疱（图 13-2）。常伴有抓痕、血痂，有的因继发感染而出现脓疱。

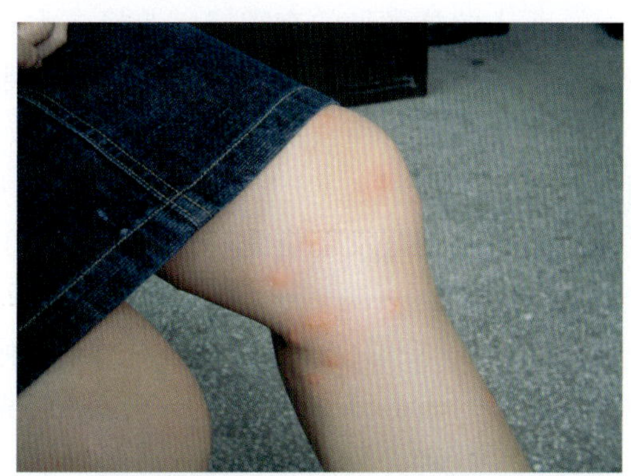

图 13-2 螨皮炎

自觉症状有剧烈瘙痒，一般无全身症状，个别可有全身不适、轻度发热等。本病常发生于温暖潮湿的夏、秋季节。病程 1 周左右可自行消退。

【诊断要点】

螨皮炎大多数发生于成年人，且多见于潮湿温暖季节，损害分布因接触螨的方式而有不同，在接触物上可检出螨。

【鉴别诊断】

本病应与丘疹性荨麻疹、疥疮、虱病、水痘等相鉴别。

【治疗】

治疗原则：以药物外治为主，若皮损泛发全身、瘙痒难忍可内服祛风止痒剂或抗组胺药。

1. 中医治疗 瘙痒剧烈者可服用祛风清热、解毒止痒之中药方剂，如消风散、银翘散等。外治可选用三黄洗剂、解毒洗剂等。

2. 西医治疗 局部用 1%～2% 薄荷或酚炉甘石洗剂或 2% 樟脑等止痒剂，较严重者可服氯苯那敏、赛庚啶、异丙嗪或西替利嗪等抗组胺药或泼尼松等糖皮质激素。有继发感染时可用抗生素药物。

【预防与调摄】

1. 灭病原虫。粮仓、货栈应经常通风，保持干燥。搞好鸡舍、鸽棚卫生，消灭老鼠。家用草席和谷草等如发现螨虫需采取日晒或喷洒杀虫剂。

2. 加强职业防护。搬运稻谷、草席等物品可穿戴防护用品，工作完毕后及时洗澡、更衣等。

第三节 蜂蜇伤

蜂蜇（bee sting）伤是由蜂毒腺中的毒素经毒刺注入皮肤引起的局部或全身反应。被刺的皮肤处皮肤灼痛、瘙痒或红肿。

【病因及发病机理】

本病由于风热毒邪侵袭肌肤所致。

蜇人的蜂常见的有蜜蜂、黄蜂、大黄蜂、土蜂等，它们均有毒刺与毒腺相连。蜇人后，毒腺中的毒素通过毒刺注入人的皮肤，毒刺常留于皮肤内，蜜蜂毒刺上还有倒刺，通过毒素与毒刺而致病。

【临床表现】

蜂蜇伤的好发部位为身体的暴露部位，如头面部、颈部及四肢裸露部等。

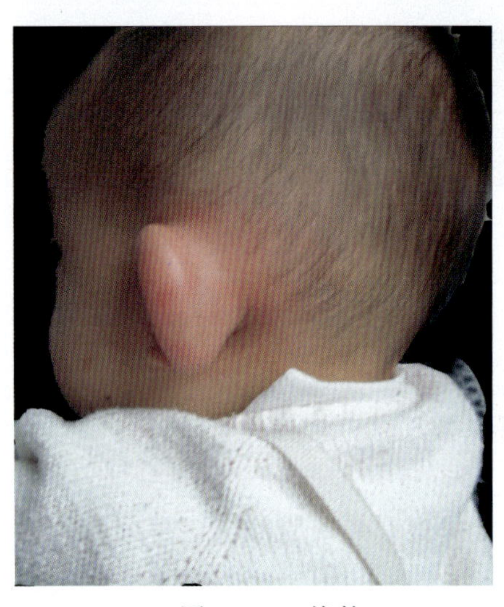

图 13－3 蜂螫

蜂蜇局部立即有明显的灼痛和瘙痒，很快出现红肿、风团，皮损中央有小出血点、瘀点甚至水疱形成（图 13－3）。对蜂毒无特殊敏感者，红肿在数小时后可消退。被少数蜂蜇，一般无全身症状；若被多数蜂蜇，可产生大面积肿胀，偶可引起组织坏死。

病人自觉有明显的灼痛和瘙痒。重者可出现恶心、无力、发热等全身症状。大黄蜂蜇伤，可导致休克、昏迷、抽搐、心脏和呼吸麻痹等，可致死亡。

【诊断要点】

本病依据有蜂蜇伤史；刺蜇局部立即有明显的灼痛和瘙痒；很快出现红肿、风团，皮损中央有小出血点、瘀点甚至水疱形成，较容易诊断。

【鉴别诊断】

本病还应与其他毒虫咬伤相鉴别。

【治疗】

治疗原则：本病以药物外治为主，若皮损红肿、灼痛明显可内服清热解毒剂或抗组胺药。

1. 中医治疗 可用季德胜蛇药片碾碎外涂患处。全身症状明显者也可口服季德胜蛇药片。也可用中药马齿苋、夏枯草、野菊花叶任何一种，捣烂外敷患处。

2. 西医治疗 治疗应首先检查和拔除皮内的毒刺。如为黄蜂（马蜂）蜇伤，其毒液为碱性，可涂搽淡醋酸；若为蜜蜂蜇伤，其毒汁多为酸性，可局部用5%碳酸氢钠（小苏打）溶液或10%氨水外搽，或肥皂水洗，均可减轻疼痛。

蜂蜇处红肿疼痛显著者，可在损害周围注射2%盐酸普鲁卡因溶液，或在蜇伤处皮下注射盐酸依米丁溶液（含30mg）1次，可迅速止痛。另外，局部用1∶20复方醋酸铝液冷敷或用冰袋敷可止痛消肿。

内服抗组胺药物和止痛药。全身症状较重者可口服糖皮质激素，有休克反应及中毒症状严重者，应对症治疗，迅速抢救。如成人皮下注射1∶1000肾上腺素0.3～0.5ml，15分钟后可重复此剂量；静脉注射地塞米松或氢化可的松。

【预防与调摄】

1. 养蜂工作区、林区和野外工作常接触蜂群时，应穿长袖衣裤，并扎紧袖口和裤脚，戴面罩。

2. 发现屋檐下及树上的蜂窝后需及时摘除，彻底消灭；告诉儿童不要上树掏马蜂窝，以避免被蜂刺蜇。

第四节　毛虫皮炎

毛虫皮炎（caterpillar dermatitis）是毛虫的毒毛或刺毛刺伤皮肤引起的急性炎症反应，可由桑毛虫、刺毛虫（俗称洋辣子或八角毛）和松毛虫等引起，其中最常见的是桑毛虫和松毛虫皮炎。

【病因与发病机理】

本病由于虫毒侵袭肌肤，热毒蕴结所致。

桑毛虫是桑毒蛾的幼虫，食性广，嗜食桑叶及各种果树、柳树、榆树的绿叶，其高发期为6～10月份。腹部生有毒毛，成熟的桑毛虫毒毛可达270万～350万根。毒毛极细，很轻，中空、呈管道状，内含毒液。毒毛随风到处飘散，若落在皮肤上，毛尖端刺入皮肤，于数分钟至数小时之内即可引起皮炎及剧痒。

【临床表现】

皮损多发于颈、肩、上胸、上背、上肢屈侧等暴露部位，而腰及腹部则少见。

皮损为绿豆至黄豆大小的水肿性丘疹或风团，色淡红或鲜红，有的皮疹中可见一小黑点或小水疱，此即毒毛刺入之处。每个部位皮疹数个至十几个不等，疏散分布。如发生于采桑、剪枝者，则皮疹数目较多，且在毒毛群集处，可呈大片红斑、风团。由于搔抓，可使水疱破溃，形成糜烂。若毒毛附着于眼睑，因揉搓进入眼内可引起结膜炎及角膜炎，如不及时处理，可导致失明。重症松毛虫病可出现骨、关节损害，表现为关节红肿、疼痛、活动受限。

病人自觉剧烈瘙痒。一般毒毛接触皮肤后，数小时内出现皮肤瘙痒。病程有自限性，一般为1周左右。

【诊断要点】

本病依据在流行地区、发病季节、好发部位、皮损特点及自觉症状等，诊断不难。在皮疹处检出桑毛虫毒毛有助于确定诊断。其方法可用放大镜检查皮疹寻找毒毛，或用透明胶带在皮疹处粘贴、揭起，反复数次，然后贴在载玻片上，加1滴二甲苯后，盖上盖玻片镜检。

【鉴别诊断】

本病须与带状疱疹、隐翅虫皮炎相鉴别。

【治疗】

治疗原则：本病一般以药物外治为主。

1. 中医治疗 可用季德胜蛇药片碾碎外涂患处。全身症状明显者也可口服季德胜蛇药片。

2. 西医治疗 治疗应尽可能及早地用透明胶粘去皮疹上的毒毛；可内服抗组胺药物；外用止痒、收敛、保护性药物如炉甘石洗剂。

【预防与调摄】

1. 毛虫皮炎的关键主要是消灭毛虫。应采取多种方法消灭越冬及早春幼虫，保护毛虫的天敌如寄生蜂、寄生蝇等。

2. 发病季节注意预防皮肤接触毒毛。不要在有桑毛虫的树下纳凉、晒衣，在桑林区工作必须穿戴防护衣帽、风镜和口罩。在流行地区和遇大风，及时关好门窗，防止毒毛侵入。

3. 如接触到毛虫及其污染物后，立即用肥皂、草木灰等碱性水擦洗干净。

第五节 隐翅虫皮炎

隐翅虫皮炎（paederus dermatitis）是由接触毒隐翅虫体液而引起的皮炎。其特点为在接触部位发生水肿、红斑、脓疱伴灼热痒痛，在青壮年中较多见。

【病因及发病机理】

本病由于虫毒侵袭，滞留肌肤，热毒蕴结所致。

隐翅虫属昆虫纲，鞘翅目，有很多种，其中毒隐翅虫属可引起皮炎。虫体长0.6～0.8cm，头黑色，胸橘黄色，有一对膜翅，附尾刺2个。全身披有小毛，有足3对。此虫栖居于草木间或石下，昼伏夜出，有向光性，夜间常围绕日光灯飞翔。若停于人体皮肤上被打破或压碎后，其体液及生殖器内含有一种强酸性（pH值1～2）毒素流出，触及皮肤，可于数小时到1～2日引起皮炎。

【临床表现】

本病好发于夏秋季节，尤以气候闷热时多见。以面部、颈部、四肢及躯干等暴露部位多见，也可累及外阴部。往往突然发生，或在睡觉醒后发现，皮损为条状、片状水肿性红斑（图13－4），长为2～5cm至10cm不等，其上有密集丘疹、水疱及小脓疱，附近淋巴结常肿大。损害若发于眼睑及阴囊部位则明显肿胀。愈后留有暂时性色素沉着。主要为局部瘙痒或灼痛，重者可出现剧痛。反应剧烈或范围较大者可伴发热等全身症状。

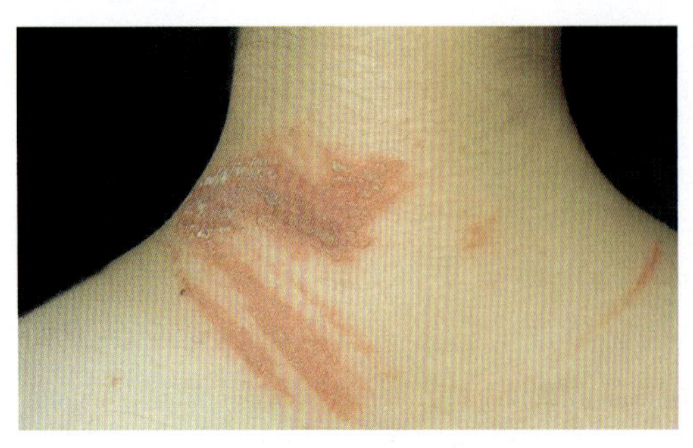

图13－4 隐翅虫皮炎

病程约1周。

【诊断要点】

根据发病季节、身体暴露部位出现的条状、片状水肿性红斑，自觉局部瘙痒或灼痛等特点，一般可作出诊断。

【鉴别诊断】

本病还应与带状疱疹、单纯疱疹、接触性皮炎、脓疱疮、湿疹、毛虫皮炎相鉴别。

【治疗】

治疗原则：本病一般以外治为主。

1. 中医治疗 采用清热解毒之药，如金银花、连翘、黄芩、马齿苋、蒲公英、紫花地丁等煎水外洗患处，或用季德胜蛇药片碾碎外涂患处。全身症状明显者也可口服季德胜蛇药片。

2. 西医治疗 本病主要是对症处理，已发生皮炎者应尽快用肥皂水清洗皮肤，外搽炉甘石洗剂，内服抗组胺药物等；有继发感染者用抗感染药物。

【预防与调摄】

1. 注意环境卫生，清除杂草，或喷洒杀虫药水。
2. 关好纱门纱窗，挂好蚊帐，以防隐翅虫皮炎发生。
3. 如遇虫落在皮肤上，轻轻拨去或吹去即可，尽可能不要在皮肤上拍打虫体。

第六节 虱 病

虱病（pediculosis）是虱子叮咬引起的瘙痒性皮肤病。虱子因寄生部位不同和形态上的差异，可分头虱、体虱和阴虱三种，分别寄生于人的头皮、躯干皮肤和阴毛上。人虱一般不能在他种动物体上寄生，只由人与人之间的直接接触或通过被褥、衣、帽等间接接触而传播。

【病因及发病机理】

1. 中医病因病机 本病常因洗浴不勤，积湿化热，而致湿热生虫；或因内衣油腻，毛生脂厚，虱藏衣缝，或躲毛丛，互相沾染而得；或因房事不洁，淫乱滥交，而致虫淫作痒。

2. 西医病因与发病机制 虱是永久性体外寄生虫，靠吸吮人血维持生命，并传播回归热、流行性斑疹伤寒等传染病。其传染途径主要有三种：一种直接接触传染，如与患者同居，多见于家庭住房拥挤、生活贫困、卫生状况不良的居民；一种为间接接触传染，虱虫及虱卵通过帽子、毛巾、衣服、床单、被褥等物品间接传染，主要亦见于卫生条件较差的人；还有一种为性接触传染，特别是阴虱常通过性行为而传染，故其流行在性乱者中而与其卫生条件好坏无关。

【临床表现】

1. 头虱 头虱寄生于头部，多见于卫生不良的妇女和儿童，尤其是头后部。头发上可见虱卵呈椭圆形白点，黏附于发干一侧，俗称虮子。若细心观察，可见头虱在头上爬行。虱咬伤处有红斑、丘疹，瘙痒剧烈，常被抓破而有血痂、湿疹样变。重者有浆液渗出，可使头发粘连成束，并散发出臭味。

2. 衣虱 衣虱和虱卵隐藏在内衣衣缝或被褥的皱褶里，常在肩胛部、背部及腰部等处吮吸人血，产生出血性红点、丘疹或风团，甚痒。久后抓痕遍及全身，杂以血痂和渗液，可有继发感染。

3. 阴虱 阴虱主要寄生于阴毛，常由性生活传染，属于性传播疾病之一。阴虱以其足紧抱于毛干下段，其头深入于毛囊口，不易使人注意，但附于毛干上的虫卵呈铁锈色小粒易被发现。阴虱叮咬处发生丘疹、血痂，伴有强烈刺痒感。

【诊断要点】

根据局限性瘙痒，皮肤上有丘疹、血痂、抓痕，同时在内衣和毛发上发现虱和虱卵，即可确诊。

【鉴别诊断】

本病应与疥疮、湿疹和皮肤瘙痒症鉴别。

【治疗】

治疗原则：一般以外治为主。

1. 中医治疗 头虱用50%百部酊外涂头发处，并用塑料纸包裹，每日上药1次，连用4～5日；衣虱用25%百部酊或20%苦楝子酊外擦；阴虱剃去阴毛后用25%百部酊或10%硫黄软膏外涂。

2. 西医治疗 消灭头虱最好剃头，不愿剃者可用50%百部酊、25%苯甲酸苄酯乳剂等搽遍头皮及头发，每日2次，第3日用大量热肥皂水洗头，用密篦子将虱及卵篦尽，然后将用过的梳子、篦子和帽子、头巾、枕套等同时进行消毒。亦可用煤油与植物油等量混合，取20ml涂头皮上并用手揉搓，再以毛巾包扎，每晚1次，连用3日，第4日用温肥皂水洗头，第5、6日用稀醋酸搽头皮和头发，治疗中应远离明火。有衣虱时衣被等物应煮沸消毒，不能煮沸的可日晒、清洗等。有阴虱者应剃去阴毛，搽上5%氧化氨基汞软膏等。

【预防与调摄】

1. 注意个人卫生，经常洗头洗澡，勤换衣被，一旦发现患者，应及时治疗。
2. 外出时不用公用毛巾、浴巾，尽量不与他人共用卧具。
3. 杜绝不洁性交，夫妻患病应同时治疗。
4. 患者的衣物应单独洗涤，并用开水烫洗或阳光暴晒。

第十四章 职业性皮肤病

职业性皮肤病（occupational dermatosis）是指个体在职业活动中因化学性、物理性及生物性因素所致的皮肤及附属器疾病。

第一节 工业职业性皮肤病

工业职业性皮肤病（Industrial occupational dermatosis）是指在工业生产劳动过程中接触化学、物理、生物等有害因素而引起的皮肤、黏膜及其附属器的疾病。本病在中医学中无相对应的病名。

【病因与发病机理】

1. 中医病因病机 中医学认为，本类疾病的发生主要是由于禀赋不耐或腠理不密，触染邪毒，湿热毒邪搏结，蕴滞肌肤而为病。

2. 西医病因与发病机制 本病的发生主要与以下几类因素有关。

（1）化学因素：可分为原发刺激物和过敏物两种。

（2）物理因素：如机械损伤、各种放射线损伤等。

（3）生物因素：常见如动物、植物、微生物等。

【临床表现】

由于接触有害因素的种类、性质、浓度及接触的时间、方式和个体差异的不同，临床表现各异。同一工种可发生不同类型的皮肤损害，同一类型的皮肤损害又可见于不同的工种。常见以下几种类型：

1. 皮炎－湿疹型 又称职业性皮炎，最为常见（约占职业性皮肤病的90%），多发于印染、制药等化学工业行业，皮损以红斑、丘疹、水疱或鳞屑、结痂、粗糙、肥厚、苔藓样变等为主，以暴露部位多见，伴有瘙痒或灼痛感。

在职业活动中接触光敏物质后，加之日光照射可引起职业性皮炎。依据其发病机制不同，又分为职业性光毒性皮炎和职业性光变态反应皮炎。

2. 痤疮－毛囊炎型 又称职业性痤疮，多因长期接触沥青等石化产品所致。皮损初为黑头粉刺样皮疹，易继发感染而出现脓疱、毛囊炎、疖肿等损害，好发于面部及前臂，或痒或痛，病程日久。

3. 角化－皲裂型 多由于手掌长期摩擦或接触有机溶剂使皮肤失水、脱脂、皮肤弹性降低所致，主要表现为手掌干燥、粗糙、皲裂、出血，常伴有疼痛，又称职业性角化过度、皲裂。

4. 灼伤与溃疡型 多发生于长期接触铬、砷、铍等化合物者，或接触强酸、强碱等化学物质导致接触部位发生灼伤、溃疡等腐蚀性损害。典型皮损为豆粒大小的圆形、椭圆形，边界清楚、周围稍隆起的“鸟眼状”溃疡。好发于四肢远端，愈后遗留疤痕，又称为职业性皮肤灼伤与职业性皮肤溃疡。

5. 色素异常型 又称职业性皮肤色素异常，包括色素沉着和色素减退。长期接触沥青、煤焦油、染料等物导致面部、手部等暴露部位色素沉着、皮肤干燥。长期与苯二酚、烷基酚、环氧树脂、石油及分馏产物接触者，可在受累部位出现色素减退斑，也可继发于皮炎或皮肤损伤后，皮损类似白癜风表现。

【诊断要点】

本病的皮损表现复杂多样，根据职业接触史、皮损特点不难诊断，必要时可行斑贴试验以协助诊断。

1. 发疹与职业接触的有害物质明显有关，脱离接触后皮损自行消退或好转。
2. 皮损与接触有害物的部位一致。
3. 同一工种常发生相同皮损。
4. 斑贴试验阳性。

【鉴别诊断】

本病尚应与湿疹、痤疮、色素失调症等鉴别。

【治疗】

治疗原则：去除病因；针对不同的病因和症状进行对症治疗，以减轻病人痛苦。

1. 中医治疗

［辨证论治］

①湿热蕴肤证

证候　多为新发皮损，以红斑、丘疹、水疱、糜烂或有脓疱、疖肿为主；伴口干苦不欲饮，小便黄；舌红苔黄腻，脉滑数。

治法　清热，除湿，解毒。

方药　萆薢渗湿汤合五味消毒饮加减。

②血虚风燥证

证候　病程日久，以干燥、粗糙、肥厚、皲裂为主；伴口干欲饮，头晕耳鸣；舌淡，脉细数。

治法　养血，祛风，润燥。

方药　四物消风散加减。

［外治］

①皮炎、湿疹、痤疮、毛囊炎可用三黄洗剂外搽。

②皮肤干燥、皲裂可选用白玉膏或尿素软膏外搽。

2. 西医治疗

（1）对化学性烧伤，如由接触强酸、强碱或其他强刺激物所致者，应立即用大量清水冲洗，再以适当药物（强碱用2%醋酸或3%硼酸溶液，强碱则用2%～5%碳酸氢钠溶液）中和其腐蚀作用。

（2）皮炎湿疹样损害者，按皮炎湿疹的治疗原则进行对症治疗；待痊愈后可根据情况先行试工，仍反复发作者，应考虑调换工作。

【预防与调摄】

1. 加强劳动保护，避免有害刺激。

2. 重视劳动卫生宣传，健全管理制度。

3. 对反复发作的患者应考虑调换工种。

第二节 稻田皮炎

稻田皮炎（rice field dermatitis）是指农民在稻田劳动引发的皮肤疾病。如《外科启玄·水渍丫烂疮》记载的"久雨水湿，劳苦之人跣行，致令足丫湿烂成疮，疼痛难行"，较清楚地提出了本病的成因。本病属中医学"水渍疮"范畴。

【病因与发病机理】

1. 中医病因病机 中医认为本病是因久浸水湿，湿毒之邪外侵，蕴阻肌肤而发病。

2. 西医病因与发病机制 西医认为，长时间在高温的水田中浸泡及频繁的摩擦刺激，或动物血吸虫尾蚴进入皮肤是本病发病的主要原因。

【临床表现】

1. 浸渍糜烂型皮炎 下水田连续劳作几日后出现指（趾）间皮肤肿胀，浸渍发白，起皱，表皮剥脱，糜烂渗液，痒痛交作，常引起继发感染及局部淋巴结肿大。

2. 动物血吸虫尾蚴皮炎 发病较快，下田几分钟到数小时后在接触疫水的部位出现粟粒大的红斑、丘疹、丘疱疹、水疱、风团等损害，伴有较剧烈的瘙痒。

【诊断要点】

有在水田劳作或接触疫水的病史，皮损以浸渍糜烂或红斑、丘疹、丘疱疹为主，伴有较剧烈的瘙痒，排除其他原因后即可诊断。

【鉴别诊断】

本病应与糜烂型足癣和接触性皮炎鉴别。

【治疗】

治疗原则：避免有害刺激，缓解患者症状。以干燥、收敛及防止继发感染为原则。

1. 中医治疗

［辨证论治］ 主要为湿热蕴结证。

证候 患者发病与久居水湿之地有关，以浸渍、糜烂或丘疹、丘疱疹为主要表现；舌红，苔黄腻，脉滑数。

治法 清热，解毒，除湿。

方药　五神汤合五消毒饮加减。

［外治］

①浸渍糜烂型可用痱子粉或青黛散外用。

②血吸虫尾蚴皮炎可搽三黄洗剂或炉甘石洗剂。

2. 西医治疗　瘙痒明显的患者，抗组胺药口服治疗。

【预防与调摄】

1. 减少下田作业，尽可能实现农业机械化。
2. 干湿轮作，合理安排作息时间。
3. 加强个人防护。

第十五章 皮炎与湿疹

第一节 接触性皮炎

接触性皮炎（contact dermatitis）是由于皮肤或黏膜单次或多次接触外源性物质后，在接触部位发生的急性或慢性炎症反应。本病以发病前有接触某种物质史和皮疹单一为临床特点。本病属中医学“漆疮”、“膏药风”、“马桶癣”等范畴。

【病因及发病机理】

1. 中医病因病机 接触性皮炎的发病由于禀赋不耐，皮毛腠理不密，毒邪侵入皮肤，郁而化热，邪热与气血相搏，发于肌肤所致。《诸病源候论·漆疮候》记载：“漆有毒，人有禀性畏漆，但见漆便中其毒……”

2. 西医病因及发病机制

（1）引起本病原因很多，按其发病机理可分为两类。

①原发性刺激：接触的物质本身具有强烈的刺激性或毒性，任何人接触该物后均可发生皮炎。皮肤炎症的轻重和发病快慢与接触物的刺激性、浓度和接触时间的长短有密切关系。如接触强酸或强碱等化学物质后常引起急性皮炎。

②变态反应：由敏感个体接触变应原引起的接触性皮炎，其发病机制属于接触性超敏反应（contact hypersensitivity，CHS），该反应是针对半抗原发生的T细胞介导的皮肤免疫反应。

（2）引起接触性皮炎的接触物有许多种类，可分为动物性、植物性和化学性三大类。

①动物性：动物的皮毛及毒素、昆虫的毒毛，如斑蝥、毛虫等。

②植物性：有些植物的叶、茎、花、果等产物，常见的有漆树、荨麻、橡树、银杏、补骨脂、猫眼草、除虫菊等。

③化学性：主要有金属及其制品，如镍、铬。

④日常生活用品：化妆品、某些香料、香脂、染发剂、唇膏、油彩等。

⑤外用药物：汞制剂、清凉油、中药药膏、磺胺制剂、抗生素软膏、橡皮膏及某些合成药内的赋形剂、防腐剂、抗氧化剂等。

【临床表现】

图 15－1 接触性皮炎

一般起病较急，在接触部位发生境界清楚的红斑、丘疹、丘疱疹，严重时红肿明显并出现水疱或大疱，疱壁紧张，内容澄清，水疱破后为糜烂面，严重者可发生表皮剥脱，甚至发生组织坏死。皮炎发生的部位及范围与接触物一致（图 15－1）。皮炎发生于组织疏松部位如眼睑、口唇、包皮、阴囊等处，则肿胀明显而境界不清楚。若长期反复接触，则呈慢性湿疹样变，皮损呈轻度浸润、增厚及苔藓样变。若接触物为气体、粉尘，则皮炎呈弥漫性而无一定的鲜明界限，但多在身体暴露的部位，如两手背及面部。

自觉症状大多有瘙痒和烧灼感或胀痛感，少数严重病例可有全身反应，如发热、畏寒、恶心及头痛等。

本病的病程有自限性，一般去除病因后，经适当处理，1～2 周可痊愈，遗留暂时性色素沉着。反复接触或处理不当，可转为亚急性或慢性皮炎，呈红褐色苔藓样变或湿疹样改变。

【实验室检查】

1. 皮肤斑贴试验 可疑致敏因子阳性斑贴试验，可明确诊断，但不宜在急性期进行，以免加重病情和出现激惹。

2. 常规检查 皮损面积大、炎症重者，血、尿常规可能有一些非特异性的异常改变。

【组织病理】

在急性皮炎时组织病理变化主要在表皮，显示表皮细胞间和（或）细胞内水肿，乃至海绵形成，棘层内及角层下水疱，可见移入表皮淋巴细胞及中性粒细胞。真皮浅层高度水肿，血管扩张，真皮血管周围单一核细胞、中性粒细胞或多形核白细胞浸润。

【诊断要点】

根据病史和皮损特征，皮损常局限于接触部位，有一定形态，境界清楚，有特殊的接触史，去除接触物，并经适当处理后皮损很快消退，斑贴试验阳性可明确诊断。

【鉴别诊断】

本病尚应与急性湿疹（见湿疹部分）、颜面丹毒鉴别。

颜面丹毒 有明显红、肿、热、痛及压痛，伴畏寒、发热、头痛等全身症状，血液中白细胞数增多，中性粒细胞比例增高。

【治疗】

治疗原则：①应寻找病因，脱离接触物，积极对症治疗；②中医治疗宜清热解毒利湿。

1. 中医治疗

［辨证论治］

①热毒湿蕴证

证候 起病急，皮损鲜红肿胀，上有水疱或大疱，破裂渗液糜烂；自觉灼热瘙痒，伴发热口渴，大便秘结，小便黄赤；舌质红，苔微黄，脉弦滑数。

治法 清热祛湿，凉血解毒。

方药 化斑解毒汤合龙胆泻肝汤加减。

②血虚风燥证

证候 病情反复发作，皮肤肥厚干燥，脱屑或苔藓样变，瘙痒剧烈，有抓痕及血痂；舌质淡红，苔薄，脉弦细数。

治法 清热祛风，养血润燥。

方药 消风散合当归饮子加减。

［外治］

①以潮红、丘疹为主者，用三黄洗剂外搽或青黛散凉水调敷，每日 4～5 次。

②肿胀、糜烂、渗液较多者，用蒲公英 30g，或用桑叶 10g、生甘草 15g 煎汤待冷后湿敷；亦可用 10% 黄柏溶液湿敷。

③糜烂结痂者，用青黛膏或清凉油乳剂外搽，每日 3～4 次。

2. 西医治疗

（1）内用疗法：一般用抗组胺药，有止痒、抗炎作用。对重症泛发性病例可短期口服糖皮质激素。如伴有继发感染应加相应的抗生素。

①抗组胺类药：可选择 2～3 种联合应用。氯苯那敏、赛庚啶、多虑平等适合睡前服用。无嗜睡作用的 H_1 受体拮抗剂包括氯雷他定、西替利嗪、阿司咪唑等，均 10mg，每日 1 次。

②其他抗过敏药：可用于较重病例。如 10% 葡萄糖酸钙溶液 10ml，每日 1 次，静脉缓推。

③糖皮质激素：用于皮损较重或广泛时可短期应用。泼尼松每日 30～50mg 口服，也可静脉滴注氢化可的松每日 100～200mg，或地塞米松每日 10～15mg，症状控制后可较快地减量，不必长期维持。

④抗生素：继发感染者使用。

（2）外用疗法：外用药以消炎、止痒、预防感染为主。根据临床表现，按局部外用药治疗原则，急性期皮损仅红斑、丘疹、水疱、无渗液时，用炉甘石洗剂；渗液多时可用 2%～3% 硼酸溶液，或复方醋酸铝溶液湿敷；有继发感染者用 1∶8000 高锰酸钾液或 1∶1000 雷夫奴尔液冷湿敷；若有大疱者可常规消毒抽疱液后再按上述处理。亚急性期，皮损红肿减轻，渗液减少，可外涂 30%～50% 氧化锌油或氧化锌糊剂或皮质类固醇霜。慢性皮炎有浸润、增厚时用焦油类糊剂或糖皮质激素软膏或霜剂，有感染时加入抗生素如新霉素、杆菌肽等。

【预防与调摄】

1. 不宜用热水或肥皂水洗涤或摩擦，禁用刺激性强的止痒药物，或慎用易致敏药物，以免引起多价或交叉过敏。

2. 多饮水，并给予易消化的饮食，忌食辛辣、油腻、鱼腥等刺激性食物。

3. 愈后应尽量避免接触致病因素，以防复发。

4. 与职业有关者，应改进工序及操作过程，加强防护措施。

附一：化妆品皮炎

化妆品皮炎（cosmetic dermatitis）是由接触化妆品所致的急性、亚急性和慢性皮炎，是接触性皮炎的一种，其发病机制主要为Ⅳ型变态反应。主要过敏原系化妆品中的成分，如香料、苯甲酸、安息香、苯甲醇等。临床症状轻重不等，轻者为颜面部或化妆品接触部位皮肤红肿、丘疹、丘疱疹，呈局限性皮炎，重者可泛发全身（图 15－2）。长期接触或使用可致敏的化妆品，可表现为慢性皮炎。

附二：激素依赖性皮炎

激素依赖性皮炎（hormones dermatitis）是由于皮肤长期涂搽含卤族元素（氟或氯）的糖皮质激素（化妆品）制剂所致的皮肤病变。多呈慢性过程。皮肤的损害初起为局部的红斑、丘疹，继而可见局部皮肤的毛细血管扩张，或有色素沉着，或皮肤萎缩，或类似痤疮样改变。自觉症状轻微，或有轻度瘙痒（图 15－3）。

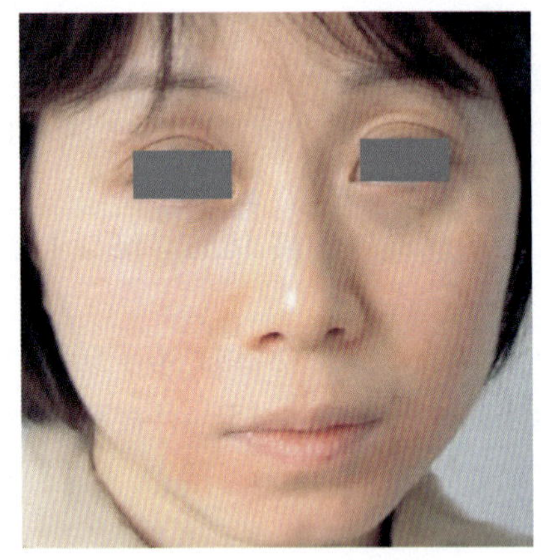

图 15－2　化妆品皮炎

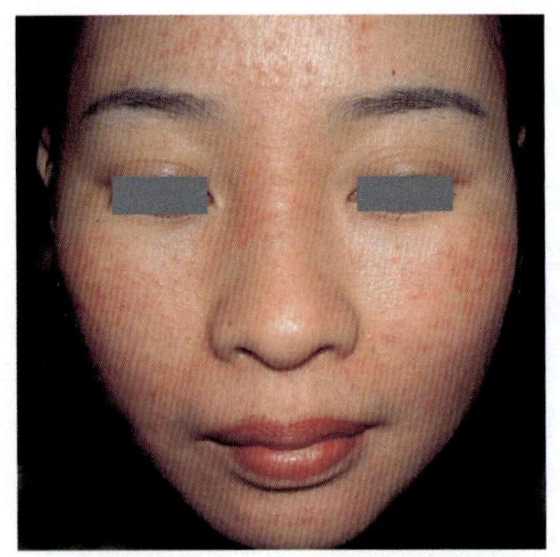

图 15－3　激素依赖性皮炎

第二节　湿　疹

湿疹（eczema）是由多种内外因素引起的一种具有明显渗出倾向的皮肤炎症反应。皮疹呈多样性，而慢性期则局限而浸润肥厚，瘙痒剧烈，易复发。临床表现具有对称性、渗出性、瘙痒性、多形性和复发性等特点。

中医统称本病为“湿疮”。临床表现及部位不同，中医又有不同的名称：如浸淫遍体、滋水较多者，称“浸淫疮”；以丘疹为主的称“血风疮”或“粟疮”；发于手部的称“病疮”；发于耳部的称“旋耳疮”；发于乳头部的称“乳头风”；发于脐部的称“脐疮”；发于阴囊部的称“肾囊风”；发于四肢弯曲部的称“四弯风”等。

【病因及发病机理】

1. 中医病因病机　湿疮的发生是因禀赋不耐，风、湿、热邪阻于肌肤所致。急性者以湿热为主，常因饮食失节，嗜酒或过食辛辣之品，伤及脾胃，脾失健运，致使湿热内蕴，复外感风湿热邪，两邪相搏，阻于腠理，浸淫肌肤而发病；亚急性多与素体虚弱，脾虚不运，湿邪留恋，肌肤失养为主；慢性者因湿热蕴久，病久伤血，血虚生风生燥，肌肤失去濡养而成。

2. 西医病因及发病机制　病因复杂，常为内外多种因素互相作用的结果，迟发型变态反应在发病机理中可能起一定的作用。外因常见的有鱼、虾、花粉、尘螨、动物皮毛、皮屑、化妆品、肥皂、合成纤维等。内因包括慢性感染病灶、消化系统功能障碍、内分泌及代谢改变、血循环障碍以及精神紧张、情绪激动、精神抑郁和过度疲劳等。湿疹不是遗传性疾病，但往往有一定的家族倾向，这可能与过敏体质有关。

【临床表现】

1. 根据病程和皮疹特点，湿疹可分为急性、亚急性和慢性三种。

(1) 急性湿疹：起病较急、发病较快。表现为原发性及多形性皮疹，初起常在红斑基础上有粟粒大小的丘疹、丘疱疹或水疱，疱破后出现点状糜烂、渗出（图 15－4）。皮损常融合成片，且向周围扩延，边缘区有少量多形性皮疹散在分布，境界不清。如继发感染，则形成脓疱、脓液和脓痂，淋巴结肿大。感染严重时伴有发热等全身症状。皮疹可分布体表任何部位，常见于头、面、手、足、四肢远端暴露部位及阴部、肛门等处。多对称分布。

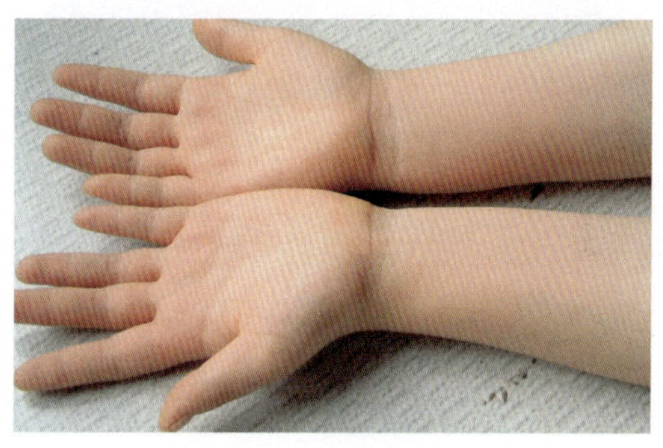

图 15－4　急性湿疹

自觉瘙痒剧烈伴有灼热感，可阵发性加重，夜间加剧。饮酒、搔抓、热水烫洗等可使皮损加重。患者一般无明显全身症状。皮疹泛发而严重者可伴有全身不适、低热和烦躁不安。病程长短不一，常于数周后逐渐减轻而趋于消退。若反复发作，可转为慢性。

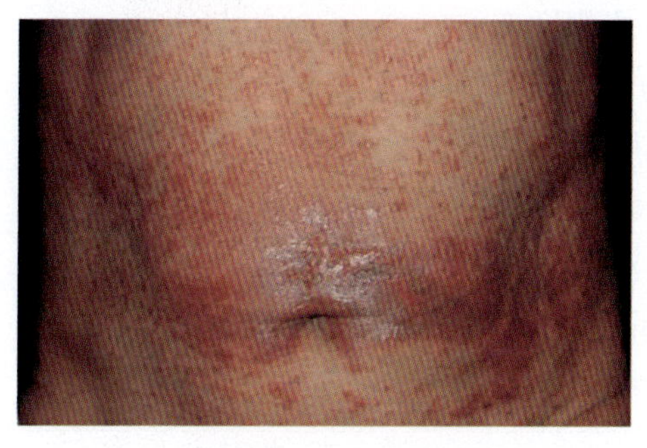

图 15－5　亚急性湿疹

(2) 亚急性湿疹：当急性湿疹炎症减轻之后，或急性期未及时适当处理，拖延时间而发生。皮损主要表现为红肿、渗出等急性炎症减轻，皮损呈暗红色，水疱和糜烂逐渐愈合，渗出减少，可有丘疹、少量丘疱疹及鳞屑，皮损呈轻度浸润（图 15－5）。瘙痒及病情逐渐好转。遇诱因可再次呈急性发作。或时轻时重，经久不愈而发展为慢性湿疹。

（3）慢性湿疹：常由急性及亚急性湿疹迁延不愈而成。或起病缓慢，开始皮损炎症轻，散在红斑、丘疹、抓痕及鳞屑。患部皮肤肥厚，表皮粗糙，呈苔藓样变，色素沉着及色素脱失斑，鳞屑及皲裂。好发于手足、小腿、肘窝、股部、乳房、外阴及肛门等部位，以四肢多见，常对称分布。

瘙痒程度轻重不一。病情时轻时重，迁延数月或更久。慢性湿疹因受某些内、外因素的刺激，可急性发作。

2. 由于发病部位的不同，特定部位湿疹有其各自的特点。

（1）手部湿疹：少数手部湿疹开始呈急性，手部红肿明显，可有水疱、渗液、糜烂，以至结痂，但大多数起病缓慢。手指、手背等处出现暗红色浸润、肥厚、干燥、粗糙、边缘比较清楚，病程缓慢，多年不愈（图 15－6）。

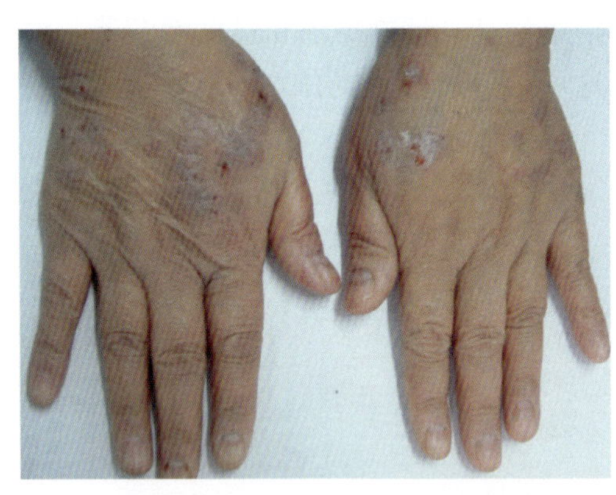

图 15－6　慢性湿疹（手部湿疹）

（2）耳部湿疹：多发生于耳后皱襞，表现为红斑、渗液、皲裂及结痂。有时带有脂溢性，常两侧对称。外耳道湿疹可由污染的真菌刺激引起或由于中耳炎引起继发感染性湿疹。

（3）乳房湿疹：多见于哺乳期妇女，皮损于乳头、乳晕或乳房下，表现为红斑、丘疹、丘脓疱疹，边界不清，可伴糜烂、渗出，重者有裂隙，可单侧或对称发病，瘙痒明显，发生裂隙处可出现疼痛。

（4）阴囊湿疹：为湿疹中常见的一种，皮损局限于阴囊皮肤，有时延及肛门周围，有潮湿型和干燥型。潮湿型者整个阴囊肿胀明显，轻度糜烂、渗液、结痂和明显浸润、肥厚、发亮及色素加深，间有抓痕。干燥型水肿不明显，有薄痂和鳞屑，呈灰色，浸润变厚，间有裂隙。常因搔抓，有不规则色素减退斑。患者奇痒难忍，可影响睡眠及日常工作。病程长，可数年不愈。常因过度搔抓、热水烫洗而红肿、渗出和糜烂。病情迁延可呈苔藓样变。

（5）小腿湿疹：特别是位于小腿内侧下 1/3 的慢性湿疹常继发于下肢静脉曲张，亦称静脉曲张性湿疹，是静脉曲张综合征中常见的皮肤表现之一。由于静脉曲张后致下肢血液回流变慢，静脉瘀血。临床表现为小腿下 1/3 轻度浮肿，胫前及踝部附近出现暗褐色色素沉着及点状红斑。继则发生丘疹、丘疱疹、渗出、糜烂、结痂等湿疹表现。转为慢性则干燥、肥厚、苔藓样变。常因外伤和感染而发生经久难愈的溃疡。初起为暗红斑，边界不清楚，继而出现丘疹、水疱，随后发生糜烂、渗出，甚至成溃疡。久之，皮肤明显增厚、硬化，可伴有色素沉着。

3. 此外，尚有一些具有特征性的特殊类型。

（1）钱币状湿疹：损害由密集的小丘疹和丘疱疹组成圆形或类圆形钱币状斑块，

境界清楚，直径1～3cm，急性时色潮红有渗出，周围散在丘疱疹。转为慢性后，皮损肥厚，色素增加，表面覆有干燥鳞屑，自觉瘙痒。好发于四肢。

（2）汗疱疹：又称出汗不良，但与汗腺无关。精神因素是激发本病的重要因素，近来发现镍过敏也可引起。多见于青中年，春秋季节易发。本病好发于手掌、指、趾侧面，皮疹为粟粒至绿豆大小深在半球形水疱，疱壁紧张而厚，疱液澄清，周围皮肤颜色正常，或轻度潮红，常成批出现，可有痒感。病程一般为～3周，消退后留有糠秕样脱屑，如有继发感染，疱液混浊，可形成脓疱，局部明显肿胀、疼痛，相应淋巴结肿大。

（3）自体敏感性湿疹：又称自身敏感性皮炎。原因尚不十分清楚，一般认为是由于患者对自身内部或皮肤组织成分产生的某种物质过敏，从一个局限性炎症发展到广泛或远离性皮炎，又称“自身湿疹化”。本病初起常有大小不等的活动性湿疹样损害，由于过度搔抓、外用药刺激或并发化脓感染，损害周围发生红斑及丘疱疹，并在对侧出现相似损害。7～10天内，可在双臂屈侧、面部、手背、躯干及腹部等处，对称发生瘙痒性小群丘疹、丘疱疹，有时可伴发散在小片玫瑰糠疹样红斑，并可见沿搔抓部呈平行线状排列丘疱疹、水疱，重者可发生水疱或脓疱及渗出。本病在治疗中应用抗生素或糖皮质激素可减轻症状及缩短病程；但也可在皮损感染被控制及渗出减少后，病程还延长至数周才渐痊愈。本病有典型的原发活动性湿疹损害史，以后泛发全身呈对称性丘疹、丘疱疹、水疱及大疱。对原发损害继发感染进行治疗，减少化学物质的刺激或用糖皮质激素制剂治疗后，症状显著好转，可为诊断依据。应排除药物过敏及类似皮疹如玫瑰糠疹等。

（4）传染性湿疹样皮炎：其发病常见于有较多分泌物的窦道、溃疡、慢性化脓性中耳炎等慢性细菌感染灶周围。其病灶脓液分泌物流向外周，使病灶外周皮肤对细菌或组织分解产物致敏而发生湿疹样改变。开始时原皮肤损害周围皮肤潮红，自觉瘙痒，继而出现散在红色小丘疹，水疱可发生糜烂，局部淋巴结可肿大及压痛。损害附近及远隔部位可见搔抓接种的平行线状红斑及丘疹和水疱。如能清洁创面、排除化学刺激及控制感染，病情可较快好转。本病在原有排出分泌物或脓液性损害的病灶周围皮肤出现红斑、丘疹及水疱，致使瘙痒加重，渗出增多，须与明显的药物过敏及刺激作用鉴别。后者停用后好转较快，远隔损害较少。治疗首先控制原发病灶，减少分泌物，停用不利的治疗，必要时给予有效的抗生素，局部可用湿敷，保持清洁，或适当暴露创面促进局部干燥，外用氧化锌油或糊剂。

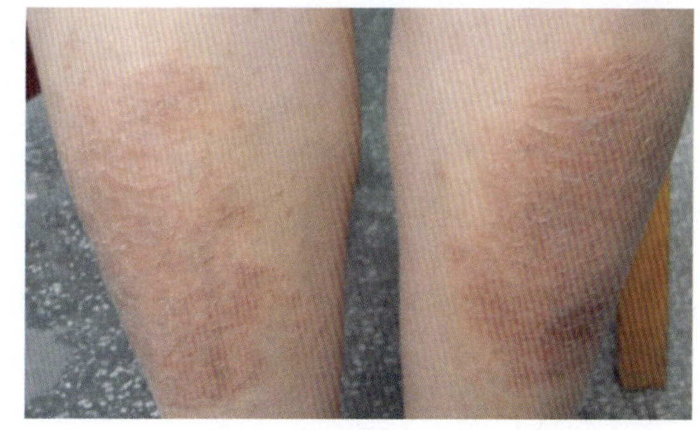

图15－7 裂纹性湿疹

（5）裂纹性湿疹：亦称乏脂性湿疹，是由于皮肤长期在温热、干燥的环境中或经常用热水烫洗，使皮肤脱水干燥而引起的一种皮炎。其临床表现为红斑、干燥鳞屑，表面可见细小的裂纹（图15－7）；可发生于身体某一部位，但好发于下肢胫前；多见于冬季，老年多发。

【组织病理】

急性湿疹表皮内可有海绵形成和水疱，真皮浅层毛细血管扩张，周围可见淋巴细胞、少数中性及嗜酸性粒细胞。慢性期表皮棘层肥厚明显，有角化过度及角化不全，真皮浅层毛细血管壁增厚，胶原纤维可轻度变粗。

【诊断要点】

根据急性期皮损原发疹的多形性、渗出性、瘙痒性、对称性以及慢性期皮损的浸润、肥厚等特征不难诊断。

【鉴别诊断】

不同阶段和不同部位的湿疹应与下列疾病相鉴别：

1. 急性湿疹应与神经性皮炎相鉴别，见表 15 -1。

表 15 -1 急性湿疹与接触性皮炎鉴别表

	接触性皮炎	急性湿疹
病　因	外因为主，原发刺激或变应原	内因为主，变应性原因常不明确
损害特点	较单一，境界清楚	原发性多形性，境界不清
发病部位	局限于接触部位	对称，泛发
主要症状	痒或灼热感	瘙痒剧烈
病　程	去除病因后较快痊愈	常迁延复发

2. 慢性湿疹应与接触性皮炎相鉴别，见表 15 -2。

表 15 -2 慢性湿疹与神经性皮炎鉴别表

	慢性湿疹	神经性皮炎
病史	常由急性演变而来	初起瘙痒，后呈苔藓样变
表现	暗红，浸润肥厚明显，色素增加，外周可有小丘疹、丘疱疹	近正常皮色，苔藓化明显，周围可有正常肤色的扁平丘疹
分布	多发于面、手足、四肢及外阴	多发于颈项、骶尾、四肢伸侧
病程	长，多有急性或慢性反复发作及有渗出史	慢性病程经过，无渗出史

3. 手足湿疹应与手足癣相鉴别。手足癣常单侧起病，进展缓慢，可有小水疱和干燥脱屑，当蔓延至手、足背出现边缘清楚的损害时有较大诊断价值，真菌检查阳性可确诊。

【治疗】

治疗原则：①西医原则为抗炎、止痒，常用抗组胺药、镇静安定剂。②中医治疗急性湿疹宜清热利湿；亚急性湿疹宜健脾利湿；慢性湿疹宜养血祛风、润燥止痒。

1. 中医治疗

［辨证论治］

①湿热浸淫证

证候　发病急，皮损潮红灼热，丘疹及丘疱疹分布密集，瘙痒无休，抓破滋汁淋漓；伴身热，心烦，口渴，大便干，尿短赤；舌质红，苔薄或黄，脉滑或数。

治法 清热利湿。

方药 龙胆泻肝汤合萆薢渗湿汤。发于上部者，加桑叶、野菊花、蝉蜕；发于中部者，重用龙胆草、黄芩；发于下部者，重用车前子、泽泻；伴有青筋暴露者，加泽兰、赤芍、川牛膝；瘙痒甚者，加白鲜皮、地肤子、徐长卿；焮红热盛者，重用生地黄、赤芍、牡丹皮；便溏者，重用淮山药、焦扁豆。

②脾虚湿蕴证

证候 发病较缓，皮损潮红，瘙痒，抓后糜烂渗液，可见鳞屑；伴纳少神疲，腹胀便溏；舌淡胖，苔白或腻，脉弦缓。

治法 健脾利湿。

方药 除湿胃苓汤或参苓白术散。瘙痒甚者加白鲜皮、地肤子利湿止痒。

③血虚风燥证

证候 常是慢性湿疹反复发作，病程较长，皮损色暗或色素沉着，剧烈瘙痒，或皮损粗糙肥厚、苔藓样变、血痂、脱屑；伴口干不欲饮，头昏乏力，腹胀；舌淡苔白，脉弦细。

治法 养血润肤，祛风止痒。

方药 当归饮子或四物消风饮。瘙痒不能入眠者，加珍珠母、牡蛎、酸枣仁、夜交藤；皮损粗糙肥厚者，加丹参、益母草、鸡血藤。

［针灸疗法］ 选用大椎、曲池、足三里、血海、三阴交等穴位，施平补平泻法，留针30分钟，每天1次。

2. 西医治疗

（1）*全身治疗*：抗组胺类药虽然对变态反应过程没有直接影响，但能产生镇静止痒效果。长效抗组胺药可选用氯雷他定、西替利嗪10mg，每日1次，口服。有镇静作用的抗组胺药，可用于夜间止痒。如苯海拉明每日25～50mg，每晚1次；或氯苯那敏每次4mg，每日3次；或赛庚啶每次2mg，每日3次。对急性期可选用钙剂，常用为10%葡萄糖酸钙10ml静脉注射，每日1次。对用多种疗法效果不明显的急性泛发性湿疹患者，可考虑短期使用糖皮质激素，如泼尼松每日20～40mg，一旦急性症状被控制后应酌情减量，以防长期使用激素引起的不良反应。有感染时应考虑加用相应的抗生素。

（2）*局部治疗*：外用药物应根据皮疹特点选用清洁、止痒、抗菌、抗炎、收敛和角质促成剂等，并对症选用适当的剂型。

①红肿、糜烂、渗液的皮损，可选用3%硼酸溶液或0.02%呋喃西林溶液冷湿敷。

②皮损炎症减轻、渗液减少时可外涂氧化锌油或糠馏油糊剂。

③对红斑、丘疹和小水疱，可选用炉甘石洗剂，或炉甘石扑粉。

④慢性湿疹，常用糠馏油、黑豆馏油和含有糖皮质激素的软膏或霜剂。对局限肥厚性损害可用糖皮质激素做局部皮内注射，每周1次，一般4～6次为1个疗程。

【预防与调摄】

1. 急性者忌热水烫洗和肥皂等刺激物洗涤。

2. 应避免搔抓，并忌食辛辣、鸡、鸭、牛、羊肉等食物。

3. 急性湿疹或慢性湿疹急性发作期间，应暂缓预防注射。

4. 治疗全身性疾病，发现病灶应及时积极清除。

第三节 特应性皮炎

特应性皮炎（atopic dermatitis，AD）又称遗传过敏性皮炎、异位性皮炎或特应性湿疹，是一种与遗传过敏素质有关的慢性皮肤炎症性疾病。除了湿疹皮炎的临床表现外，患者本人或家族中常有明显的“特应性”特点为本病基本特征。“特应性”一词含义指：①有容易罹患哮喘、过敏性鼻炎、湿疹的家族倾向；②对异种蛋白过敏；③血清中IgE高；④外周血液中嗜酸性粒细胞增多。典型的特应性皮炎除有特定的湿疹临床表现外，还具有上述4个特点。中医的“奶癣”、“胎敛疮”即是本病婴儿期的表现。

【病因及发病机理】

1. 中医病因病机 本病的形成多由禀赋不耐，胎毒遗热，外感淫邪，饮食失调，致心火过盛，脾虚失运而发病。婴儿期以心火为主，因胎毒遗热，郁而化火，火郁肌肤而致。儿童期以心火脾虚交织互见为主，因心火扰神，脾虚失运，湿热蕴结肌肤而致。青少年和成人期，因病久心火耗伤元气，脾虚气血生化乏源，血虚风燥，肌肤失养而致。

2. 西医病因及发病机制 病因尚不十分明确，研究显示：AD发病是环境因素作用于遗传易感性个体，造成免疫调节失常所致。其中遗传因素发挥着重要作用，如父母亲有遗传过敏病史者，子女患本病的几率显著增加。环境因素特别是生活方式的改变（如过度洗涤、饮食、感染、环境改变等）是本病发病重要的危险因素。

【临床表现】

本病的临床表现多种多样，其炎症可由急性到慢性，反复发作，剧烈瘙痒。皮疹在不同年龄阶段有不同表现。

1. 婴儿期 以往又称婴儿湿疹。通常在出生2个月以后。皮损主要分布于颊、额及头皮，个别可发展至躯干四肢。临床可分为渗出型和干燥型。渗出型多见于肥胖有渗出体质的婴儿，初为颊面部红斑、瘙痒，继而在红斑基础上出现针头大丘疹、丘疱疹，密集成片。由于搔抓、摩擦，很快形成糜烂、渗出性损害和结痂等。重者扩展到其他部位，包括头皮、额部、颈、腕、四肢屈侧等。干燥型常见于瘦弱的婴儿，为淡红色或暗红色斑片，密集小丘疹无水疱，干燥无渗液，表面附有灰白色糠状鳞屑。常累及面部，躯干和四肢。慢性可出现轻度浸润肥厚，皲裂，抓痕或血痂。

2. 儿童期 多在婴儿期缓解1～2年后，自4岁左右开始加重，少数婴儿期延续发生。皮损累及四肢伸侧或屈侧，常限于肘窝、腘窝等处，其次为眼睑、颜面部，皮损潮红，渗出现象较婴儿期轻，丘疹暗红，伴有抓破等皮肤损伤，久之，皮疹肥厚呈苔藓样变。少数可呈结节性痒疹样损害，呈黄豆大小、角化明显的隆起性坚硬结节，正常皮色或暗褐色，表面粗糙，散布于四肢伸侧，附近淋巴结可肿大。

3. 成人期 指 12 岁以后青少年及成人阶段的特应性皮炎，可以从儿童期发展而来或直接发生。皮损为苔藓样变，或呈急性、亚急性湿疹样损害，好发于肘窝、腘窝、四肢、躯干。除上述症状外，皮疹常为泛发性干燥丘疹，或局限性苔藓化斑块，抓后有血痂、鳞屑及色素沉着，较少渗出。皮肤广泛受累和苔藓化，可形成“播散性神经性皮炎”改变。

【实验室检查】

1. 血液学和血清学检查 ①外周血液中嗜酸性粒细胞增多；②血清总 IgE 高；③血清特异性 IgE 升高等。

2. 皮肤试验 对某些变应原（如真菌、花粉、毛屑）的速发型过敏反应常呈阳性。用结核菌素、念珠菌素等做皮内试验（迟发型过敏反应），常为阴性或弱阳性。

3. 皮肤白色划痕试验 用钝器划皮肤，皮肤出现白色划痕（正常人呈红色）。

【诊断要点】

特应性皮炎的诊断主要根据临床表现。皮肤活检对 AD 的诊断价值不大，食物及环境过敏原的筛查及 IgE 等实验室检测指标对患者的诊断有一定参考价值。目前普遍推荐使用 Williams 诊断标准。

根据 Williams 诊断标准，诊断 AD 必须具有皮肤瘙痒史及以下 3 条或 3 条以上标准：①屈侧皮肤受累史，包括肘窝、腘窝、踝前或围绕颈周（10 岁以下儿童包括颊部）；②个人哮喘或过敏性鼻炎史（或一级亲属 4 岁以下儿童发生 AD 病史）；③全身皮肤干燥史；④可见的屈侧皮炎（或 4 岁以下儿童颊部或前额和远端肢体湿疹）；⑤2 岁前发病（适用于大于 4 岁者）。

【鉴别诊断】

本病应与婴儿脂溢性皮炎、湿疹及神经性皮炎相鉴别。

1. 湿疹皮肤损害与特应性皮炎没有特殊差别，但无一定发病部位，家族中常无“特应性”病史。

2. 婴儿脂溢性皮炎常见于出生后不久的婴儿，头皮局部或全部有灰黄色或棕黄色油腻状鳞屑，有时累及眉、鼻唇沟、耳后等处，瘙痒不甚。

【治疗】

治疗原则：内用药与外用药相结合，与急性、亚急性和慢性湿疹的治疗用药相同。

1. 中医治疗

[辨证论治]

①心脾积热证

证候：脸部红斑、丘疹、脱屑或头皮黄色痂皮，伴糜烂渗液，有时蔓延到躯干和四肢；哭闹不安，可伴有大便干结，小便短赤；指纹呈紫色达气关或脉数。本型常见于婴儿期。

治法：清心导赤。

方药：三心导赤饮加减。面部红斑明显酌加黄芩、白茅根、水牛角（先煎），瘙痒明显酌加白鲜皮，大便干结酌加火麻仁、莱菔子，哭闹不安酌加钩藤、牡蛎。药物用量可参照年龄和体重酌情增减。

②心火脾虚证

证候：面部、颈部、肘窝、腘窝或躯干等部位反复发作的红斑、水肿，或丘疱疹、水疱，或有渗液，瘙痒明显；烦躁不安，眠差，纳呆；舌尖红，脉偏数。本型常见于儿童反复发作的急性期。

治法：清心培土。

方药：清心培土方加减。皮损鲜红酌加水牛角（先煎）、栀子、牡丹皮，瘙痒明显酌加苦参、白鲜皮、地肤子，眠差酌加龙骨（先煎）、珍珠母（先煎）、合欢皮。药物用量可参照年龄和体重酌情增减。

③脾虚蕴湿证

证候：四肢或其他部位散在的丘疹、丘疱疹、水疱；倦怠乏力，食欲不振，大便溏稀；舌质淡，苔白腻，脉缓或指纹色淡。本型常见于婴儿和儿童反复发作的稳定期。

治法：健脾渗湿。

方药：小儿化湿汤加减。皮损渗出酌加萆薢、茵陈、马齿苋；纳差酌加鸡内金、谷芽、山药；腹泻酌加伏龙肝、炒黄连。药物用量可参照年龄和体重酌情增减。

④血虚风燥证

证候：皮肤干燥，肘窝、腘窝常见苔藓样变，躯干、四肢可见结节性痒疹，继发抓痕，瘙痒剧烈。面色苍白，形体偏瘦，眠差，大便偏干；舌质偏淡，脉弦细。本型常见于青少年和成人期反复发作的稳定期。

治法：养血祛风。

方药：当归饮子加减。皮肤干燥明显酌加沙参、麦冬、石斛；情绪急躁酌加钩藤、牡蛎（先煎）；眠差酌加龙齿（先煎）、珍珠末（冲服）、百合。药物用量可参照年龄和体重酌情增减。

［针灸疗法］ 选用曲池、足三里、血海、委中等穴位，施平补平泻法，留针 30 分钟，每日 1 次。

［推拿疗法］

①发作期基本手法：清天河水，揉中脘，沿两侧膀胱经抚背。

②缓解期基本手法：摩腹，捏脊，揉按足三里。

2. 西医治疗

（1）内服药物

①抗组胺药：主要有止痒、抗炎的作用，可根据患者需要选择镇静类和非镇静类抗组胺药（如白天用非镇静类抗组胺药，晚上用镇静类抗组胺药）。

②抗生素：主要用于重症患者和渗出明显者，注意用量、疗程，勿滥用。

③皮质类固醇激素：应慎用，仅用于严重发作、其他药物难以控制的情况，勿长期使用。

④免疫抑制剂、抗炎症介质药物：根据情况适当选用。

（2）外用药物：保湿剂等润肤膏具有恢复和保护皮肤屏障功能的作用，使用润肤剂是特应性皮炎的基本治疗，而外用药物治疗是特应性皮炎的最主要的药物治疗手段。

①皮质类固醇激素乳膏仍然是首选药物，应当注意针对患者的年龄、皮损部位、性质、面积等选用不同强度的激素药膏，并注意副作用。

②钙调神经磷酸酶抑制剂包括他克莫司软膏、吡美莫司乳膏两种药物，是新的非激素治疗药物，疗效肯定，没有激素副作用。

③抗生素主要用于重症患者和渗出明显者。

④收敛、止痒剂主要为对症治疗。

【预防与调摄】

1. 合理洗浴，清洁皮肤。一般用温水（27℃ ~30℃）快速冲洗，约 5 分钟，洗澡后 2 分钟内立即涂抹润肤剂，以避免表皮脱水。此外，还应避免使用碱性洗涤剂清洁皮肤。

2. 避免诱发和加重因素。食物过敏多发生于婴幼儿患者，部分儿童和青少年成人患者也可能发生食物过敏。常见的过敏食物包括鸡蛋、鱼、贝类、奶、花生、大豆、坚果和小麦等。在日常食谱的基础上采用逐步添加食物或者逐步限制食物的方法有助于发现过敏的食物品种。一旦发现食物过敏，应避免食用过敏食物，以防止诱发和加重病情。吸入性过敏物质与 AD 患者有关，如尘螨、花粉、动物皮屑是常见的吸入性过敏原，常常引起青少年和成人的病情加重，应加以避免，同时亦应避免皮肤接触刺激性纤维、羊毛、粗的纤维纺织品等。不要使用过紧、过暖的衣物，以免出汗过多。避免接触烟草。经常修剪指甲，避免抓伤皮肤。

3. 合理的生活起居。避免熬夜和精神过度紧张；避免进食辛辣、刺激性食物；适当进行体育锻炼；保持大便通畅。

第十六章　荨麻疹类皮肤病

第一节　荨麻疹

荨麻疹（urticaria）是由于皮肤、黏膜小血管扩张和通透性增加而出现的一种局限性水肿反应。临床上一般分为急性、慢性荨麻疹。本病中医学称为“瘾疹”。

【病因与发病机理】

1. 中医病因病机　本病因先天禀赋不耐，风邪乘虚侵袭所致；或因平素体虚，卫表不固，风寒、风热之邪外袭，客于肌表，致使营卫失调而发病；或因饮食失节，使胃肠积热，复感风邪，内不得疏泄，外不得透达，郁于皮毛肌腠之间而发病；也可因久病体虚，气血不足，血虚化燥生风，复感外风之邪而诱发。

2. 西医病因及发病机制

（1）病因：引起本病的病因复杂，可能原因如下。

①药物：药物可能是引起急性荨麻疹最常见的原因。包括抗生素类药（如青霉素、磺胺等）、解热镇痛类药（如水杨酸、血清制品等）、安眠镇静类药（如可卡因等）及某些中药，可引起变态反应或直接促组胺释放。

②食物和食品添加剂：食物是引起急性荨麻疹的常见病因。最多见的致敏食物有巧克力、贝类（虾、蟹）、坚果、花生、番茄、草莓、乳酪、大蒜、洋葱、鸡蛋、牛奶和调味品。10%以下的慢性荨麻疹患者是由食品添加剂引起的，包括酵母、枸橼酸、鱼白蛋白、偶氮基染料、苯甲酸衍生物、亚硫酸盐和青霉素等。

③感染：各种感染，如细菌、病毒、真菌、寄生虫等引起的急性或慢性感染。

细菌感染：常见于链球菌、金黄色葡萄球菌引起的全身及局部感染，如败血症、咽炎、扁桃体炎、副鼻窦炎、脓疱疮等；有的患者发病与幽门螺旋体感染明显有关，如慢性胃炎等。

病毒感染：常见的是引起上呼吸道感染的病毒，其次为肝炎病毒、柯萨奇病毒、EB 病毒。

寄生虫感染：如蛔虫、钩虫、蛲虫等。

真菌感染：如念珠菌及浅部真菌感染等。

④精神因素：如紧张、焦虑、烦躁、抑郁、失眠、情绪波动等，均可诱发或加重荨

麻疹。

⑤吸入物：花粉、动物的羽毛及皮屑、粉尘、烟、气雾剂、挥发性化学品等。

⑥物理因素：冷、热、日光、摩擦、压力、振动、刺激等。

⑦内脏和全身性疾病：如红斑狼疮、白塞病、成人 still 病、风湿热、类风湿性关节炎、胃炎、肝炎、甲状腺功能亢进、糖尿病、传染性单核细胞增多症、淋巴瘤等均可成为荨麻疹尤其是慢性荨麻疹的病因。

⑧其他：如乙醇等。

（2）发病机制：一般可分为变态反应与非变态反应两种（图 16－1）。

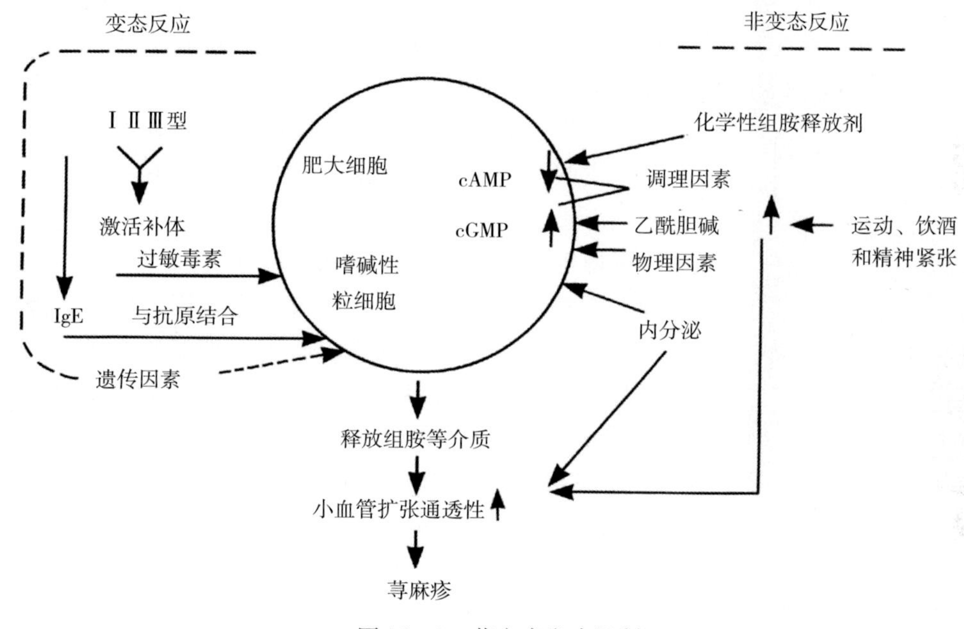

图 16－1　荨麻疹发病机制

①变态反应：本病主要是Ⅰ型变态反应，少数为Ⅱ型或Ⅲ型。

Ⅰ型变态反应：变应原使机体产生相应的抗体（IgE），附着于血管周围肥大细胞和血循环中嗜碱性粒细胞表面膜上，当相同变应原再次进入机体与这些细胞表面的 IgE 特异性结合后，促使肥大细胞脱颗粒并释放一系列化学介质，如组胺、激肽原、5－羟色胺（5－HT）等介质，引起皮肤、黏膜毛细血管扩张、通透性增高、局部组织水肿、平滑肌收缩和腺体分泌增加，从而出现皮肤、黏膜、消化道、呼吸道及循环系统等一系列相应的临床症状。

少数属Ⅱ型变态反应（如输血反应），多见于选择性 IgA 缺乏患者，这些患者接受输血后体内产生 IgA 抗体，再输入血液后即可形成免疫复合物，启动补体，产生过敏毒素及多种炎症介质，引起红细胞破碎及过敏性休克和荨麻疹。Ⅲ型变态反应是由于抗原（血清）抗体反应激活补体，使肥大细胞、嗜碱性粒细胞脱颗粒，释放组胺等化学介质而引起的荨麻疹样皮损称荨麻疹型血管炎，属皮肤血管炎（如血清病）。

②非变态反应：某些药物（如阿托品、箭毒、吗啡、奎宁、阿司匹林、毛果芸香

碱、罂粟碱、多黏菌素B、可待因、可卡因、肼苯达嗪等）、毒素（如蛇毒、细菌毒素、昆虫毒素等）及一些食物（如水生贝壳类动物、龙虾、蘑菇、草莓等）和其他因素（如热、压力、摩擦以及神经精神因素等）使乙酰胆碱释放增多或直接刺激肥大细胞、嗜碱性粒细胞释放组胺、激肽原等活性物质而引起。

【临床表现】

根据病程，临床上可分为急性和慢性荨麻疹。

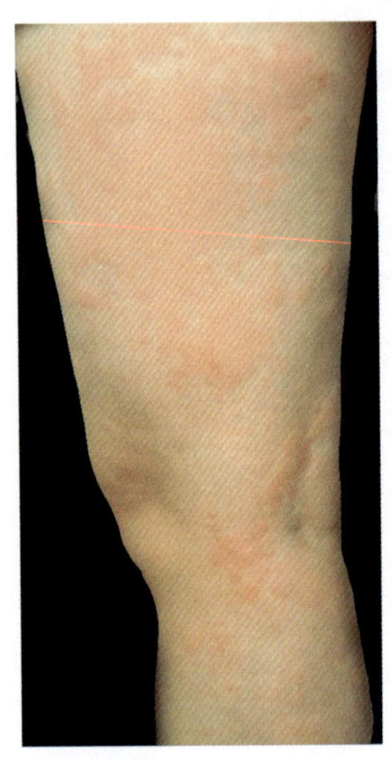

图16－2　荨麻疹

1. 急性荨麻疹（acute urticaria）　病程一般少于6周。起病急，发展快。表现为皮肤突然出现瘙痒，随之出现大小不等的红色风团，孤立或散在，周围绕以红晕或潮红，皮损逐渐扩大融合成片；数分钟或数小时后水肿减轻，风团变为红斑并逐渐消失，持续时间一般不超过24小时。皮损骤起骤消，反复发生，消后不留痕迹。真皮乳头水肿可使毛囊口向下凹陷，皮肤凹凸不平，呈橘皮样外观（图16－2）。

病情严重者可伴有心慌、胸闷、烦躁、恶心、呕吐，甚至血压降低等过敏性休克样症状，部分可因胃肠黏膜水肿出现腹痛，剧烈时颇似急腹症，亦可发生腹泻，出现里急后重及黏液稀便；累及气管、喉黏膜时可出现喉头水肿、呼吸困难甚至窒息；若伴有高热、寒战、白细胞升高等全身中毒表现，应考虑有感染或严重感染如败血症等的可能。

2. 慢性荨麻疹（chronic urticaria）　皮损反复发作超过6周以上者称为慢性荨麻疹。除瘙痒外全身症状一般较轻，皮损时多时少，反复发作，常达数月或数年之久。

3. 特殊类型荨麻疹

（1）皮肤划痕症（dermatographism）：亦称人工荨麻疹（factitious urticaria）。系因机体对外界机械刺激敏感性增高，皮肤稍受刺激，如用手搔抓或钝器划过皮肤1～3分钟后，沿划痕线出现条状风团，瘙痒，数分钟后即消退，可与荨麻疹伴发，亦可单独存在（图6－16）。

（2）寒冷性荨麻疹（cold urticaria）：可分为两种。

①家族性寒冷性荨麻疹（familial cold urticaria）：为常染色体显性遗传，罕见，女性多见。出生后不久或早年发病，反复发作，持续终身。表现为受冷后0.5～4小时出现风团样丘疹，直径一般不超过2cm，自觉灼热，不痒，可伴有畏寒、发热、关节疼痛、白细胞增多等全身表现。被动转移试验及冰块试验均阴性。

②获得性寒冷性荨麻疹（acquired cold urticaria）：多见于女性，青年为多。约1/3患者有遗传过敏史背景，血清抗体IgE显著升高，组胺和激肽是主要介质；冰块诱发试验和被动转移试验均阳性。皮损紧绷、压无凹陷，数小时或1～3天消退，可在同一部位反复发作，系真皮深部及皮下组织小血管扩张，血浆渗出所致，可能是抗原受冷刺激后释放的正常或变性的皮肤蛋白。表现为患者接触冷风、冷水或冷物或气温突然降低后，暴露或接

触部位产生风团或水肿，自觉瘙痒；重者可出现手麻、唇麻、胸闷、心悸、腹痛、腹泻、晕厥，甚至休克；持续半小时至数小时或遇热后消退。原发性患者常经数月或数年反复后可自行痊愈，而继发性患者常为某些疾病（如冷球蛋白血症、巨球蛋白血症、阵发性睡眠性血红蛋白尿、梅毒、结缔组织病及骨髓恶性肿瘤等）的表现之一。

（3）胆碱能性荨麻疹（cholinergic urticaria）：青年人多见。由于运动、受热、情绪波动、热饮或饮酒后使胆碱能神经兴奋冲动而释放乙酰胆碱，诱发肥大细胞和嗜碱性粒细胞释放组胺而发生风团。常在受刺激后数分钟即出现风团，直径为1～3mm，周围有红晕，散布不融合，常泛发于躯干上部和上肢；偶尔会伴发乙酰胆碱的全身反应，如流涎、出汗、头痛、脉缓、瞳孔缩小、腹痛、腹泻、恶心、呕吐、哮喘甚至休克；病情一般经数月或数年后逐渐缓解。诊断可依据运动或热水浴试验阳性，用1∶5000乙酰胆碱做皮试或划痕试验，可在局部周围出现星状小风团，有诊断价值。

（4）日光性荨麻疹（solar urticaria）：对波长280～320nm紫外线及波长400～500nm可见光过敏，有时透过玻璃的日光也可诱发；皮肤暴露于日光或人工光源后数分钟，发生风团、红斑，伴有瘙痒和针刺感，严重时可有全身反应如畏寒、乏力、晕厥、痉挛性腹痛等；光试验阳性。

（5）压力性荨麻疹（pressure urticaria）：又称迟发性压力性荨麻疹（delayed pressure urticaria）。皮肤在持续受压4～6小时后，局部发生瘙痒、疼痛、水肿性红斑、风团，8～12小时后消退；易发生于手掌、足底、臀部或其他压迫部位等；发作时可伴有寒战、发热、头痛、关节疼痛及全身不适等。发病机制可能与皮肤划痕症相似。

（6）接触性荨麻疹（contact urticaria）：是由于皮肤接触某些物质后发生的局部红斑和风团反应。其发生机制有变应性和非变应性两种。①变应性接触性荨麻疹：常因接触某些致敏物后局部出现风团、水肿性红斑，系IgE介导的反应；斑贴试验阳性。②非变应性接触性荨麻疹：接触物如化学性、二甲基亚砜等直接刺激肥大细胞释放组胺使小血管扩张充血，通透性增加，引起局部风团反应。

（7）血清病型荨麻疹（serum sickness urticaria）：因注射异体血清、疫苗后1周左右，全身皮肤出现风团，伴全身不适、发热、淋巴结肿大等。有自限性，属Ⅲ型变态反应。

【实验室检查】

1. 血常规检查　血中白细胞总数升高应考虑细菌感染的存在；血中淋巴细胞增多应考虑病毒感染；嗜酸性粒细胞升高应考虑寄生虫感染或变态反应所致荨麻疹等。

2. 免疫学检查　对慢性荨麻疹的病因诊断有一定意义。血清IgE升高提示发病机制主要为Ⅰ型变态反应所致。

3. 特殊检查　划痕试验、斑贴试验、皮内试验可检测吸入或食入变应原及接触过敏原；运动和热水浴可诱发胆碱能性荨麻疹；光试验、热水试验及冰块诱发试验等对日光性荨麻疹、热荨麻疹及寒冷性荨麻疹具有辅助诊断价值。

【诊断要点】

根据皮肤出现大小不等瘙痒性风团、骤起骤消、反复发作、消退后不留痕迹以及各型荨麻疹的特点，本病诊断不难。病因诊断往往比较困难，需要详细询问病史，进行体格检查及必要的实验室检查，全面综合分析进行确定。其中病程不超过6周者，称为急性荨麻疹；病程超过6周以上者称为慢性荨麻疹。

【鉴别诊断】

1. 丘疹性荨麻疹：该病好发于儿童，皮损为风团样丘疹、丘疱疹，群集分布，多发于四肢、躯干，皮损常持续数日才能消退，退后留有色素沉着斑。

2. 离心性环状红斑：皮损开始为淡红色扁平丘疹，以离心性逐渐向外扩大，皮损中央消退，边缘略微隆起，形成环状或半环状，皮损需经1～2周才能消退，消退后局部留有色素沉着。

3. 伴有恶心、呕吐、腹痛、腹泻者，应注意有无伴发急腹症、胃炎、肠炎、阑尾炎、溃疡病等的可能。

4. 伴畏寒高热和中毒表现者应排除其他疾病（如结缔组织病、败血症以及其他感染性疾病等）。

【治疗】

治疗原则：①停用可疑致敏药物，促进体内致敏药的排泄；②给予中医辨证治疗和抗过敏、对症治疗。

1. 中医治疗

［辨证论治］

①风热犯表证

证候　多发于夏秋季，发病急骤，风团色红，灼热瘙痒；或伴恶寒，咽喉肿痛；遇热加重，得冷则减轻；舌质红，苔薄黄，脉浮数。

治法　辛凉透表，疏风清热。

方药　消风散或桑菊饮加减。

②风寒束表证

证候　多发于冬春季，风团色白或淡；遇冷或风吹则加剧，得热则减轻，口不渴；舌质淡胖，苔薄白，脉浮紧，迟或濡缓。

治法　疏风散寒，调和营卫。

方药　桂枝汤或麻黄桂枝各半汤加减。

③胃肠湿热证

证候　风疹块发作时伴有脘腹疼痛，腹胀，大便秘结或便溏，神疲纳呆，瘙痒剧烈，甚至恶心呕吐；舌质红，苔黄腻，脉滑数。

治法　通腑泄热，除湿止痒。

方药　茵陈蒿汤合防风通圣散加减。有肠道寄生虫者，加乌梅、使君子、槟榔；大便稀溏者，去大黄，加薏苡仁；恶心呕吐者，加半夏、竹茹。

④血虚风燥证

证候　风团色淡红，反复发作，迁延数月或数年，午后或夜间发作加剧；伴心烦易怒，手足心热，口干；舌质红少津，脉沉细。

治法 养血祛风，润燥止痒。

方药 当归饮子加减。瘙痒甚者，加首乌、刺蒺藜；心烦易怒者，加酸枣仁、浮小麦、夜交藤。

［针灸疗法］ 常选用以下穴位：曲池、血海、三阴交、风池、风市、百会。

［耳针疗法］ 取神门、肺区、枕部、荨麻疹区、肾上腺、内分泌、皮质下等穴，针刺后留针1小时，每次选2～3穴。

2. 西医治疗

（1）急性荨麻疹：尽可能去除病因和诱发加重因素，并根据具体情况进行治疗。

①全身症状轻者，可选用第一代和第二代抗组胺药，一般选用强效无镇静作用的第二代抗组胺药。维生素C及钙剂可降低血管通透性，与抗组胺药有协同作用，可口服或静脉注射；对伴腹痛者可给予溴丙胺太林、654－2或阿托品等；合并感染者应及时使用足量有效的抗生素，并对感染病灶作必要处理。疗效不佳者，可与白三烯拮抗剂、糖皮质激素、H_2受体拮抗剂、抗5－羟色胺类药物等联合使用

②全身症状严重或伴有休克或喉头水肿者，除以上处理外还应立即皮下注射0.1%肾上腺素0.5～1ml，迅速吸氧，肌肉注射盐酸异丙嗪25～50mg；并以氢化可的松0.2～0.4g，或地塞米松5～10 mg，或甲泼尼龙每日40～60 mg加入5%～10%葡萄糖溶液500 ml中快速静滴，15分钟后可重复注射肾上腺素0.5 ml；有明显心血管疾病者肾上腺素需慎重使用。喉头水肿一般不主张做气管切开，因不能解决伴发的支气管痉挛，可加用氨茶碱0.25g（加入5%～10%葡萄糖液中）缓慢静脉滴注。心跳呼吸骤停时，应进行心肺复苏术。

（2）慢性荨麻疹

①应积极寻找病因并去除之。这需要医生耐心询问病史，配合相关检查，逐一分析可能有关的内在和外在病因。

②抗过敏治疗。一般以抗组胺药为主，对单独使用H_1受体拮抗剂疗效不佳者，可考虑加用H_2受体拮抗剂、肥大细胞膜稳定剂、抗5－羟色胺、白三烯拮抗剂等药物，不主张使用糖皮质激素。多种药物相互交替或序贯使用可以避免耐药性。可根据风团发生的时间来决定给药时间，例如晨起较重则临睡前应予较大剂量，若临睡时多则晚饭后给予较大剂量，病情控制后应持续服药月余，而后以能控制病情不复发为原则逐渐减少剂量后停药，总疗程4～6个月。

（3）特殊类型荨麻疹：赛庚啶、阿司咪唑、西替利嗪等对皮肤划痕症较为有效；寒冷性荨麻疹应用多塞平、赛庚啶、羟嗪、桂利嗪、氟桂利嗪、西替利嗪、抑肽酶、氨基己酸等较为有效；胆碱能性荨麻疹应用阿托品、普鲁苯辛、654－2、羟嗪、异丙嗪、多塞平等较为有效；压力性荨麻疹应用西替利嗪较为有效；日光性荨麻疹应用羟基氯喹等较为有效。

此外，还可配合止痒、收敛、消炎的外用药物，常用炉甘石洗剂、止痒洗剂、舒肤特酊、糖皮质激素或抗组胺药等；防晒霜对日光性荨麻疹有一定疗效。

【预防与调摄】

1. 积极寻找和去除病因或可能的诱发因素，饮食适度，避免食入或吸入可疑致敏物。

2. 注意气候变化，自我调节寒温；加强身体锻炼，增强自身体质。

3. 治疗体内慢性病灶及防治肠道寄生虫病，纠正内分泌失调。

第二节　丘疹性荨麻疹

丘疹性荨麻疹（papular urticaria）又称急性单纯性痒疹、荨麻疹性苔藓、婴儿苔藓、剧痒性婴儿苔藓。常见于婴幼儿和儿童，是一种以瘙痒性、风团样丘疹和（或）风团样丘疱疹为特征的季节性皮肤病。中医称为“水疥”，俗称“土风疮”等。

【病因与发病机理】

1. 中医病因病机　本病系先天禀赋不足或胎体遗热，加之饮食不调，昆虫叮咬，以致虫毒湿热诸邪聚结于肌肤，复感风邪而发。隋代名著《诸病源候论・土风疮候》中说“土风疮，状如风胗而头破，乍发乍瘥，此由肌腠虚疏，风尘入于皮肤故也”，指出了其病因及其临床特征。

2. 西医病因和发病机制

（1）病因：本病的发生多与某些昆虫叮咬有关，如蚤、虱、臭虫、螨、蚊等节肢动物的叮咬，引起皮肤过敏反应。用跳蚤及臭虫制成抗原做皮试，90% 患者呈阳性反应。其他因素如各种消化功能障碍和某些食物如蛋、虾、蟹、奶等也可能与某些患儿的发病有关。

（2）发病机制：本病是一种迟发型超敏反应，昆虫等节肢动物叮咬皮肤时注入唾液，唾液中的某些物质（主要是有机物）作为抗原，可引起过敏体质的人产生皮损及瘙痒。患者在初次接触致敏原时，一般需经 1～2 周的致敏期，此后再受叮咬则引起变态反应而发生皮损。已有实验证实，在机体反复被叮咬后可产生脱敏，故儿童发病经过几年反复后，一般在 5～7 岁可自然缓解；也有部分患者发病一次或几次即不再发生，这与个体的免疫功能状态有关。

【临床表现】

本病以春、夏、秋季节多见，冬季偶有散发。一般幼儿及儿童患者较多，成人较少。皮损多见于躯干、四肢及臀部，呈群集性或散在分布、绿豆至花生米大小的纺锤形或椭圆形的淡红色风团样丘疹和（或）丘疱疹。有的皮损可有伪足，顶端常有小水疱。有的发生后不久便成为半球形隆起的紧张性大水疱，内容清，周围无红晕。有的患儿红肿明显、有大疱，常因剧痒而影响睡眠，搔抓后可出现糜烂、结痂，引起继发感染；一般无全身表现，局部淋巴结不肿大（图 16－3）。皮损经 1～2 周消退，留下暂时性色素沉着，如有新皮损陆续发生可使病程迁延而容易复发。

【实验室检查】

常规检查一般正常；用抗原特别是螨虫抗原做皮内试验常呈阳性反应。

【诊断要点】

根据发病年龄、好发部位、皮损特点，一般不难诊断。

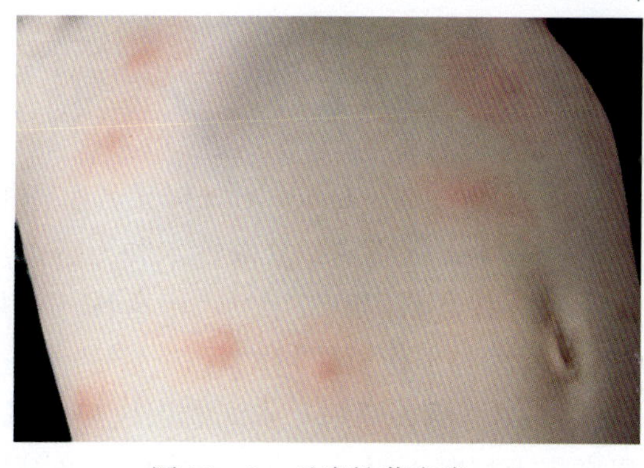

图 16－3　丘疹性荨麻疹

1. 多见于儿童。
2. 好发于四肢、躯干。
3. 皮损特点为纺锤形或椭圆形风团样丘疹和（或）丘疱疹。
4. 皮损反复成批出现，退后留有色素沉着。
5. 自觉瘙痒。

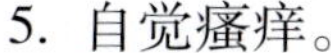

【鉴别诊断】

1. 荨麻疹　以大小不等、形态不一的风团为主要表现，皮损于数小时内消退，不留痕迹，无丘疹水疱；与年龄、季节无关。

2. 水痘　起病急，皮损为针帽至绿豆大小的丘疹、水疱，周围有红晕，头皮及口腔黏膜也有皮损，不痒或轻痒；伴发热等全身症状。

【治疗】

治疗原则：中医辨证治疗，西医抗过敏及对症治疗。

1. 中医治疗

［辨证治疗］

①风热证

证候　红斑，风团样丘疹，顶端可有小水疱，结痂；舌尖红，苔薄白，脉浮数。

治法　清热解毒，疏风止痒。

方药　荆防汤加减。

②食滞证

证候　皮疹为小丘疹或风团红斑，偶见糜烂结痂；腹胀，目赤，咽干，大便秘结，小便短赤；舌尖稍红，舌苔白厚，脉缓。

治法　泻火通便，疏风止痒。

方药　防风通圣丸加减。

2. 西医治疗　口服抗组胺药有较好的疗效；外用炉甘石洗剂、糖皮质激素霜剂等有利于皮损的消退；继发感染时予抗感染药物内服及外用；若皮损广泛、症状重者，可酌情考虑使用糖皮质激素。

【预防与调摄】

1. 积极寻找和去除病因及可疑诱发原因。
2. 避免搔抓，防止继发感染。
3. 搞好环境及居处卫生，避免蚊虫、跳蚤、虱、螨等昆虫叮咬。

第三节 血管性水肿

血管性水肿（angioedema）又名血管神经性水肿，以皮下组织疏松部位的皮肤或黏膜突然发生界限不清、局限性水肿为特点。本病可分为获得性血管性水肿和遗传性血管性水肿两种类型，后者罕见。中医称“游风”、“卒（猝）风肿”、“赤白游风”等。

【病因与发病机理】

1. 中医病因病机 本病总因风热或风寒夹湿，相搏于肌肤，致使脉络壅阻而发病。患者先天禀赋不耐，若食鱼虾海鲜、辛辣厚味，或误食某些药物，致脾肺功能失司，水湿停聚，腠理失密，风寒之邪乘虚而入，与水湿相搏，郁于肌肤则发白肿；或脾肺燥热，复感风热之邪，滞于血分而发为赤肿。

2. 西医病因和发病机制

（1）遗传因素：遗传性血管性水肿属常染色体显性遗传，是由于患者的血液和组织中 C1 酯酶抑制物缺乏及功能障碍，使 CIS 的催化点不被抑制，导致一系列补体被激活，引起组织胺释放。

（2）其他：部分患者与情绪波动、气温骤变、应用雌激素避孕药等有关。获得性血管性水肿病因及病机与荨麻疹相似，如药物、食物、尘螨等可引起。

【临床表现】

遗传性血管性水肿的发病率极低，绝大多数为获得性血管性水肿。两型的主要临床表现相似，皮下组织疏松处（如眼睑、舌、口唇、外阴、包皮、喉部、手足、头皮、耳垂等部位）突然发生正常皮色或淡红色局限性水肿，边界不清；水肿处皮肤紧张发亮，质软，为非凹陷性，水肿经 2 ~ 3 天消退，部分患者可持续 1 周，消退后不留痕迹。自觉微痒或紧绷感。本病的水肿性损害常在同一部位反复发生，同时合并荨麻疹者较多。

遗传性血管性水肿常在 10 岁前发病，个别患者的发病年龄较晚，可至 20 ~ 30 岁，但同一家系成员的发病年龄相近。创伤或感染等常是诱发因素，一般是外伤 4 小时开始发病，18 小时内逐渐加重，48 ~ 72 小时逐渐消退。常局限于一处或多处，皮肤黏膜反复出现局限性水肿；多见于面部或四肢，不痒。肠道黏膜受累可出现恶心、呕吐、腹痛等。也可累及喉头及呼吸道水肿，常突发窒息死亡。

【实验室检查】

多数情况下 C1 酯酶抑制物含量降低，少数患者含量正常但活性降低；C1q、C2、C4 含量发病时降低，缓解时正常；皮内实验可帮助查找诱发本病的相关因素。

【诊断要点】

根据发病部位、皮损特点以及诱发因素、遗传史等特点，一般诊断不难。

1. 皮损发生于疏松部位皮肤或黏膜。
2. 皮损特点为局限性弥漫性水肿。
3. 消退后不留痕迹，同一部位可反复发生。
4. 自觉微痒或紧绷感。

5. 部分患者 C1 酯酶抑制物含量降低。

【鉴别诊断】

1. 丹毒 急性丹毒局部有红、肿、热、痛，多数伴有畏寒、发热等全身症状，外周血白细胞增多。

2. 接触性皮炎 常有接触史，在接触部位有边缘清楚的水肿性红斑、丘疹、水疱等急性皮炎表现，瘙痒剧烈。

【治疗】

治疗原则：①中医以辨证治疗为主。②西医则根据获得性及遗传性血管性水肿的发病机制进行治疗。

1. 中医治疗

［辨证论治］

①风寒证

证候 口唇、眼睑、包皮等处，局部皮肤突然肿胀，漫肿无边，局部皮肤紧张发亮，色苍白或正常肤色，压之无凹陷，常限于一处；可伴微恶风寒，无汗；舌质淡，苔薄白，脉浮紧或弦细。

治法 疏风散寒

方药 荆防败毒散加减。

②风热证

证候 发病急促，消退较快，以口唇、眼睑为主，甚者可累及整个颜面；皮肤局限性水肿，边界不清，色淡红，压不凹陷，小便黄；舌质红，苔薄黄，脉浮数。

治法 疏风清热

方药 四物消风散加减。

［刺血疗法］ 取阿是穴（唇红肿区）。常规消毒后，持短毫针 3～5 根，丛刺阿是穴，使之可见少许渗血或渗液为度，2 日 1 次，3 次为 1 疗程。

2. 西医治疗 获得性血管性水肿治疗与荨麻疹相同。遗传性血管性水肿目前尚无满意治疗，一般情况选用抗组胺药治疗。若疗效不佳，可选用以下方法：①急性发作时，输入新鲜血浆以补充 C1 酯酶抑制物。②反复发作者，输入氨甲环酸以抑制纤维蛋白原活性，减少发作。③雄激素可促进肝脏 C1 酯酶抑制物的合成，常用的有达那唑、司坦唑醇、羟甲希龙等。喉头水肿时，处理同荨麻疹。

【预防与调摄】

血管性水肿的预防与调摄同荨麻疹。

第十七章 药 疹

药疹（drug eruption）又称药物性皮炎（dermatitis medicamentosa），是药物通过注射、内服、吸入等各种途径进入人体后引起的皮肤、黏膜炎症反应。本病严重时可引起内脏器官的损害，甚至危及生命。中医学称之为“药毒”、“中药毒”。

【病因与发病机理】

1. 中医病因病机 本病的发生的主要是因禀赋不耐，药毒之邪内侵所致。

（1）热毒夹风：因药毒伴风热之邪侵袭，内入营血，外发肌腠，则生红斑、风团，灼热、瘙痒。

（2）湿毒蕴肤：药毒伴湿热蕴郁，蒸于肌肤，则致皮肤发红、肿胀、水疱、糜烂、渗液。

（3）热毒入营：药毒夹湿，入里化火，火毒之邪炽盛，燔灼营血，内攻脏腑，外伤肌肤，则皮肤红肿，或有水疱、大疱、口腔糜烂，病势凶险。

（4）气阴两虚：病程日久，药毒伤阴耗液，导致气无所生，形成气阴两伤证。

《诸病源候论·蛊毒病诸候·解诸药毒候》说：“凡药物云有毒及有大毒者，皆能变乱，于人为害……”

2. 西医病因及发病机制 药物均可引起药疹，其与个体因素及药物因素均有关。引起药疹常见的药物包括：①抗生素类，青霉素居首位，其次为磺胺、呋喃唑酮、链霉素、四环素等。②解热镇痛药，如阿司匹林、氨基比林、对乙酰氨基酚等，此类药物常与其他药物制成复方制剂，应加以重视。③镇静催眠药及抗癫痫药，如苯妥英钠、卡马西平等。④异种血清制品及疫苗，如破伤风抗毒素，狂犬疫苗等。⑤抗痛风药物及某些中草药，也可引起本病。

药疹的发病机制较为复杂，一般分为变态反应和非变态反应两大类。

（1）变态反应：包括Ⅰ型、Ⅱ型、Ⅲ型及Ⅳ型，多数药疹属于此类反应。大多数药物和其代谢产物为半抗原，需与机体内大分子的载体蛋白结合才能成为全抗原。药物抗原作用于机体B淋巴细胞和T淋巴细胞后，产生抗体和致敏淋巴细胞而发生各型变态反应。药疹可以是单独1种类型变态反应的表现，也可以是2种或3种类型变态反应共同作用的结果。变态反应性药疹的特点是：①有一定的潜伏期，首次用药一般为4～20天，平均7～9天。已致敏者再用该药物可在24小时内发病。②皮疹的轻重与药物的药理、毒理作用及用药量无关。③临床表现复杂，皮疹形态各异。④存在交叉过敏及多价过敏现象。⑤停止用药后病情常好转，糖皮质激素治疗常有效。⑥此类药疹仅发生于少数具有过敏体质者。

（2）*非变态反应*：其可能的发病机制有：①过量反应、蓄积作用：某些药物用量过大或时间过长，如长期服用溴化物、碘化物可引起痤疮样皮疹。②药理作用：如烟酸可引起充血性红斑，抗凝剂引起紫癜。③代谢酶缺陷或抑制：由于遗传因素使体内参与药物代谢的酶存在缺陷，影响了药物的正常代谢途径和速度而诱发药疹。④光感作用：其致病原理是光毒性反应所致。

【临床表现】

药疹的临床表现多种多样，一般特征是发病前有用药史，发病急，皮疹多样化，伴有发热、瘙痒，严重者可致肝肾及造血系统等内脏损害。常见的有下列类型：

1. 固定型药疹

（1）*皮疹特点*：局限性圆形或椭圆形水肿性红斑，炎症剧烈者中心形成水疱或大疱，愈后留下色素沉着。皮疹数目可单个或多个（图 17－1）。

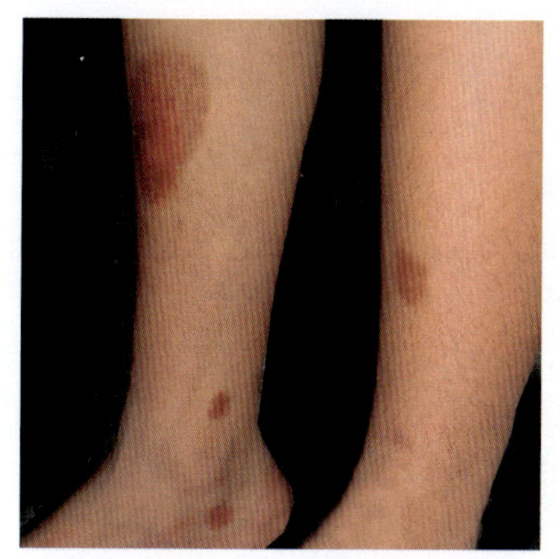

图 17－1　固定型药疹

（2）*固定性*：每次服用同样药后，则在同一部位发生，也可同时发生新的损害。

（3）*好发部位*：多发生于皮肤黏膜交界处，如口唇、包皮等处，也可发生于全身各处。

（4）*致敏药物*：多由解热镇痛药、磺胺、巴比妥类所致。

2. 荨麻疹型药疹

（1）*皮疹特点*：大小不等、形状不规则的风团，风团持续时间较长，可伴有发热、关节疼痛等血清病样症状。

（2）*致敏药物*：多由呋喃唑酮、青霉素、血清制品等引起。

3. 发疹型药疹

（1）*皮疹特点*：此型约占所有药疹的95%，类似于发疹性传染病麻疹或猩红热的皮疹表现。①麻疹样皮疹为针头大到米粒大红色斑疹或斑丘疹，散在或密集对称分布，遍布躯干及四肢（图 17－2）。②猩红热样皮疹初起为小片红斑，很快互相融合，皮疹从面、颈、上肢、躯干向下发展，以至全身潮红，很像猩红热。本型药疹多起病急，可伴发热、全身不适等，少数患者肝功能可一过性异常。病程一般较短。

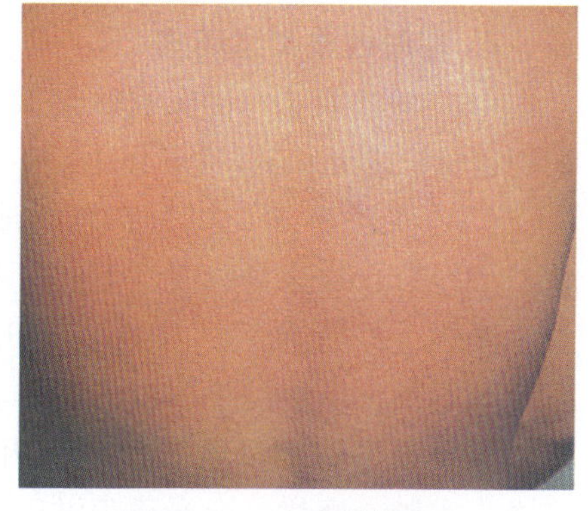

图 17－2　麻疹样药疹

（2）*致敏药物*：青霉素（尤其是氨苄西林及阿莫西林）、解热镇痛类、磺胺类及巴比妥类药物。

4. 多形红斑型药疹

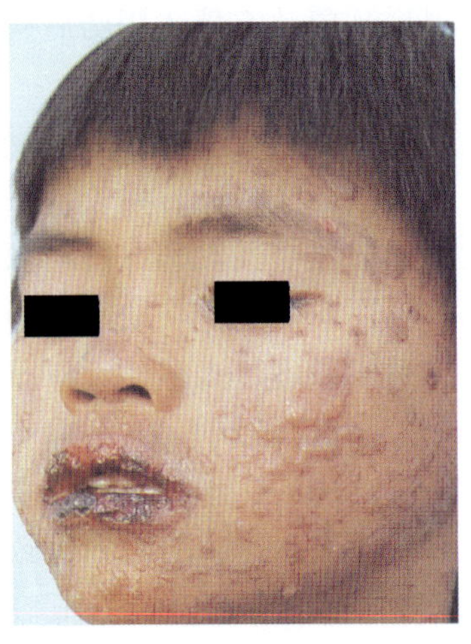

图 17－3 多形红斑型药疹

（1）皮疹特点：皮疹为豌豆至蚕豆大小圆形或椭圆形水肿性红斑、丘疹，中央常有水疱或色深，虹膜现象阳性，常对称发生于四肢，可泛发全身。严重者侵及眼、口、外阴黏膜，也可发生广泛的大疱、糜烂，疼痛剧烈，可伴高热、肝肾损害，又称为重症多形红斑型药疹（图 17－3）。

（2）致敏药物：磺胺类、解热镇痛类及巴比妥类。

5. 湿疹型药疹

（1）皮疹特点：大小不等红斑、丘疹、丘疱疹及水疱，常融合成片，泛发全身，可有糜烂、渗出、脱屑等。

（2）致敏药物：多由于接触或外用青霉素、链霉素、磺胺及奎宁等药物引起接触性皮炎，使皮肤敏感性增高，以后再用相同或化学结构相似的药物而出现皮疹。

6. 大疱性表皮松解型药疹

（1）全身症状：发病急剧，皮疹常 1～3 天内遍及全身，伴高热，患者烦躁不安，重者神志恍惚甚至昏迷。

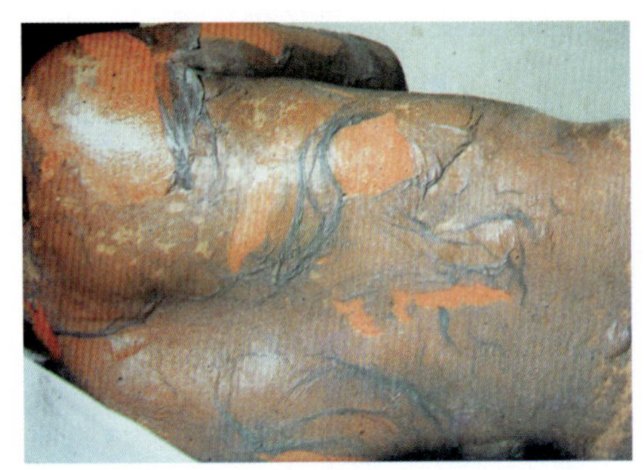

图 17－4 大疱性表皮松解型药疹

（2）皮疹特点：弥漫性紫红色或暗红色斑片，迅速增多波及全身。在红斑上出现大小不等的松弛性水疱或大疱，尼氏征阳性，稍受外力即成糜烂面，可形成大面积的表皮坏死松解，呈烫伤样外观。触痛明显，眼、口腔、食道及呼吸道黏膜均可脱落（图 17－4）。

（3）内脏损害：可出现肝肾衰竭、电解质紊乱、内脏出血、心肌炎等。

（4）致敏药物：磺胺类、解热镇痛类、抗生素类、巴比妥类。

7. 剥脱性皮炎型药疹

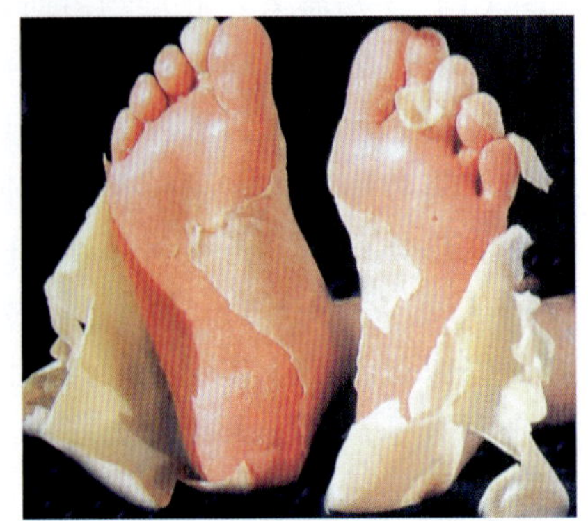

图 17－5 剥脱性皮炎型药疹

（1）潜伏期长：初次发病潜伏期多在 20 天以上，病程也较长，至少在 1 个月以上。

（2）皮疹特点：初为麻疹样或猩红热红斑，很快扩大融合，致全身弥漫性潮红、肿胀，皮损伴以渗液、糜烂。2～3 周后，皮疹炎症开始消退，全身出现片状脱屑，手足呈手套或袜套样剥脱（图 17－5），病情严重者可有毛发及指（趾）甲脱落。黏膜也可充血、水肿、糜烂，全身浅表淋巴结常肿大，可伴有药物性肝炎，外周血白细胞显著增高，有时粒细胞缺乏，可因继发感染或全身衰竭而死亡。

（3）致敏药物：磺胺类、巴比妥类、抗癫痫药、解热镇痛药、抗生素等。

8. 紫癜型药疹

（1）皮疹特点：针尖至黄豆大小的紫红色瘀点、瘀斑，散在或密集分布，常见于双下肢，对称分布，重者可累及全身，甚至有黏膜出血、贫血等。

（2）致敏药物：抗生素类、利尿药、奎宁、巴比妥盐等。

除上述类型外，还有痤疮样及光感性药疹等。

【实验室检查】

致敏药物的检测有体外和体内两大类。

1. 体内试验　①皮内试验：准确性较高，适用于预测皮肤速发型变态反应，通常用于预测青霉素、抗血清及普鲁卡因过敏反应，对有高度药物过敏史者禁用；②点刺试验；③斑贴试验；④药物激发试验：指药疹消退一段时间后，内服试验剂量（为治疗量的1/8～1/4），以探查可疑致敏药物，此试验仅适用于口服药物所致的较轻型的药疹。

2. 体外试验　如放射变应原吸附试验、淋巴细胞转化试验、琼脂弥散试验等。

【诊断要点】

根据明确的用药史、有一定的潜伏期、皮损常广泛而对称、排除其他相类似的疾病即可诊断。

【鉴别诊断】

本病应与麻疹、猩红热等相鉴别。

【治疗】

治疗原则：停用一切可疑致敏药物以及与其结构相似的药物；促进体内致敏药物的排泄；应用抗过敏药，结合中医辨证论治；重症药疹应预防和控制继发感染，并采用支持疗法。

1. 中医治疗

［辨证论治］

①热毒夹风证

证候　起病急，皮损多发于上半身，为鲜红色风团、丘疹、斑丘疹；伴瘙痒，发热，口渴，舌质红，苔薄黄，脉数。

治法　清热解毒，凉血透邪。

方药　凉血祛风散加减。皮损红肿明显者，加车前子、大青叶；瘙痒剧烈者，加白鲜皮、徐长卿。

②湿毒蕴肤证

证候　发病较急，皮疹为红斑、丘疹、水疱，甚至有糜烂渗液，表皮剥脱；伴有灼热，烦躁，口干，自觉瘙痒，大便燥结或溏薄，小便黄赤；舌质红，苔薄白或黄，脉滑或数。

治法　清热利湿解毒。

方药　龙胆泻肝汤加减。伴发热口干者，加芦根、石膏、知母；瘙痒重者，加白鲜皮、地肤子；有糜烂渗出者，加蒲公英、马齿苋。

③热毒入营证

证候　起病急，皮疹鲜红或紫红，甚则紫斑、大疱、血疱；高热烦躁，神志不清，口唇干燥，口渴不欲饮，大便干，小便短赤；舌质红绛，苔少或镜面舌，脉洪数。

治法　清热解毒凉血。

方药　清营汤或犀角地黄汤加减。神昏谵语者，加紫雪丹或安宫牛黄丸；血尿者，加侧柏叶、大蓟、小蓟；热甚者，加石膏、大青叶、牡丹皮。

④气阴两虚证

证候　重症药疹后期，皮疹消退或大片脱屑；伴有低热，神疲乏力，气短，唇燥，口渴，大便干，小便黄；舌红，苔少，脉细数。

治法　益气养阴清热。

方药　增液汤合白虎汤加减。脾胃虚弱者，加党参、白术、茯苓、山药；低热者，加青蒿、鳖甲；神疲乏力、气短者，加南沙参、五味子、麦冬。

2. 西医治疗

（1）轻症药疹：病人多饮水，给予抗组胺药、维生素C、钙剂、泼尼松等，局部对症处理。

（2）重症药疹：①早期、足量使用皮质类固醇激素，如氢化可的松每日300～400mg，或地塞米松每日10～20mg，静脉滴注，待体温降至正常，皮疹颜色较淡，无新发皮疹后逐渐减量。②加强支持疗法：给予较大剂量的维生素、营养性食物，必要时输血及血浆等。③保持水、电解质及酸碱平衡：注意维持有效血容量，监测有无电解质紊乱。④防止皮肤及系统性的各种继发感染：酌情选用与致敏药物结构不同或不易致敏的抗生素。⑤加强护理及局部治疗：如注意病室的消毒、温度，注意皮肤清洁及处理；有眼、口腔等黏膜损害的应定期冲洗，经常清洗换药；对大疱性表皮松解型药疹的糜烂面，以暴露干燥和创面湿敷相交替为宜。

【预防与调摄】

1. 询问药物过敏史，避免使用已知过敏或结构相似的药物。

2. 注意早期症状，用药过程中如出现瘙痒、红斑、发热等，应立即停用可疑药物，及时处理。

3. 按规定做皮肤过敏试验，如注射青霉素、链霉素、普鲁卡因、破伤风抗毒素前要做皮试。

4. 建立药物过敏卡，让病人牢记，看病时交给医生作为用药参考。

5. 建议患者多饮水，重症患者给予高能量、高蛋白流质或半流质食物。

第十八章 结缔组织病

结缔组织病（connective tissue disease，CTD）是一类与免疫有关的人体多器官多系统结缔组织的炎症性自身免疫病。其以疏松结缔组织发生黏液样变性、纤维蛋白样变性及坏死性血管炎为主要组织病理特征。本章仅介绍红斑狼疮、皮肌炎、硬皮病等皮肤科常见的结缔组织病。

第一节 红斑狼疮

红斑狼疮（lupus erythematosus，LE）是一种原因未明的可累及全身任何器官的自身免疫性结缔组织病。红斑狼疮为一种病谱性疾病：病谱的一端为盘状红斑狼疮，另一端为系统性红斑狼疮。其间还包括播散性盘状红斑狼疮、深部红斑狼疮、亚急性皮肤型红斑狼疮、新生儿红斑狼疮、药物性红斑狼疮及抗核抗体阴性的系统性红斑狼疮等亚型。临床上常见的有盘状红斑狼疮、亚急性红斑狼疮及系统性红斑狼疮三种。红斑狼疮相当于中医的“红蝴蝶疮”。

【病因与发病机理】

1. 中医病因病机 本病因肝肾精血不足，导致阴虚火旺，虚火上炎，兼因腠理不密，外邪入侵，热毒入里，瘀阻脉络，内伤于脏腑，外阻于肌肤所致；或为肝气郁结，久而化火，以致气滞血瘀而发；或因疾病日久而致气血两伤，或致脾虚肝旺或脾肾阳虚而发病。热毒蕴结肌肤，可上泛头面则发生皮肤红斑狼疮；热毒内传脏腑，瘀阻于肌肤、关节，则发生系统性红斑狼疮。

红斑狼疮发生的原因主要与先天和后天两方面有关：一是先天禀赋不足，肝肾亏损；二是劳倦过度、七情内伤、光毒药毒、饮食不节等后天外因。

2. 西医病因与发病机制 红斑狼疮是以各种免疫反应异常为特征的疾病。而造成免疫反应异常的因素是多方面的，遗传素质、感染因素（病毒）、物理因素（紫外线）、药物因素、内分泌因素（主要为雌激素）以及外伤、饥饿、劳累、精神创伤等均可诱发或加剧此病。

红斑狼疮的发病机制是综合因素所致。当一个具有遗传因素（易感基因）的人，在受病毒、紫外线、药物及内分泌等因素作用下，导致正常免疫耐受性丧失，抑制性T细胞数量和质量的异常，进而不能调控有潜能产生自身抗体的B淋巴细胞，致使产生各种自身抗体，造成自身组织破坏。由于本病发生自身免疫反应的部位是全身的疏松结缔组织，特别是皮肤、血管壁、浆膜、滑膜、心内膜等部位，故一旦发病，就可以在不同时期产生皮肤、关节、肾脏、浆膜及其他脏器的病变。

【临床表现】

临床症状多种多样，变化多端。在疾病早期，症状较单一，且不典型常仅表现一个或两个器官的症状，颇易误诊。本节仅介绍盘状红斑狼疮、亚急性皮肤型红斑狼疮和系统性红斑狼疮。

1. 盘状红斑狼疮（discoid lupus erythematosus，DLE） 盘状红斑狼疮多见于青年女性，男女之比为1∶3，若皮损局限于头、面部时为局限型，若累及手、足、四肢和躯干等处称为播散型。

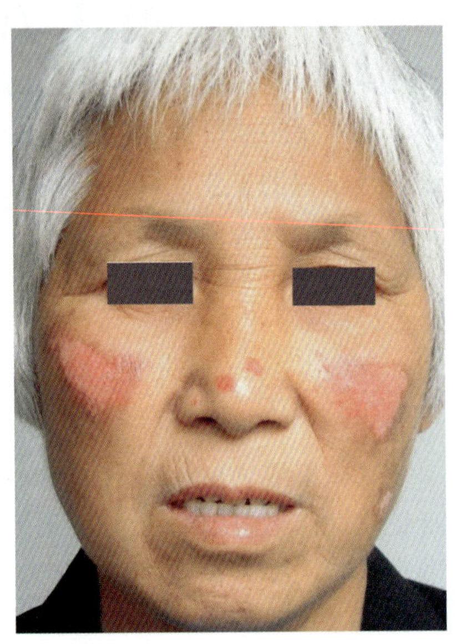

图 18－1 盘状红斑狼疮

皮疹特点：皮损为境界清楚的持久性萎缩性红斑或斑块，形如盘状，故又称盘状损害。其上覆有黏着性鳞屑；鳞屑底部有钉状角质栓；揭去鳞屑可见扩大的毛囊口。萎缩红斑上可见毛细血管扩张。此外，盘状损害周围可见色素脱失或色素沉着带。皮损好发于面部，尤以两颊和鼻背突出，呈蝶形分布（图 18－1）。患者对日光敏感，在日晒或过度劳累后加重。

自觉症状极少或有微痒。有时可发生低热、乏力、关节酸痛。

本病病程为慢性，故又称慢性皮肤型红斑狼疮（chronic cutaneous lupus erythematosus）。少数病例皮损可自然消退，有1%～5% DLE 患者可发展为 SLE（系统性红斑狼疮）。

2. 亚急性皮肤型红斑狼疮（subacute cutaneous lupus erythematosus，SCLE） 亚急性皮肤型红斑狼疮占红斑狼疮的10%～15%，多见于中青年；预后介于 DLE 与 SLE 之间；主要有两种皮疹形态：①丘疹鳞屑型：此型占 SCLE 的2/3，较常见，初起为红色小丘疹，逐渐扩大成斑疹或斑块，表面有少许鳞屑，呈银屑病或糠疹样皮疹。②环状或多形红斑型：皮疹初起为略带水肿的红色丘疹或斑丘疹，逐渐向四周扩大，皮损中央消退呈环形、半环形或不规则形。边缘水肿略突出于皮面，表面平滑覆有细小鳞屑。愈后不留疤痕。此外，还可有光敏、甲周毛细血管扩张、脱发、色素沉着或减退及雷诺现象。

3. 系统性红斑狼疮（systemic lupus erythematosus，SLE）

（1）*全身症状*：SLE 发病时主要有发热、乏力、体重减轻、食欲减退等，其中以发热最常见，90%以上的病例在活动期有不规则发热，多为低热。

（2）*皮损黏膜症状*：皮损是 SLE 的常见症状，在整个病程中出现皮损者占80%～90%，其皮疹表现为多形性。特征性皮损为分布于两颧部和鼻梁的水肿性鲜红或紫红色蝶形斑（图 18－2）。边缘清楚或不清楚，消退后不留疤痕，也无萎缩。另一特征性损害为甲周及指（趾）尖的红色斑点或瘀斑，陈旧者局部皮肤有角化增厚。盘状损害，约有25%的患者可表现DLE的典型损害。此外，与SLE相关的特殊类型皮疹尚有SCLE性皮疹、冻疮样皮疹，偶见水疱、血疱、糜烂、溃疡、多形红斑、结节性红斑及血管炎等表现。20%有雷诺现象，30%患者在急性期10%～15%可发生眼结膜和口腔黏膜病变，患者尚可见弥漫性毛发稀疏现象或长短不齐的短发（狼疮发，Lupus hair）。

（3）骨关节症状：约90%以上病例有关节疼痛，为常见的前驱症状。表现为腕踝关节疼痛，或手指小关节红肿。少数患者因血管病变，供血不足，营养障碍，而发生无菌性缺血性骨坏死，以股骨头最常见。肌痛见于50%患者，有时出现肌炎。

（4）肾病变：临床有肾损害表现者占75%，肾穿刺活检有肾损害者占80%～90%，尸检肾病变发现率几乎为100%，表现为肾炎或肾病综合征。病理分型包括系膜增殖型、局灶性或弥漫性增殖型肾小球肾炎，或膜性肾小球肾病，严重者可威胁病人生命。

（5）心血管病变：约1/3患者有心血管表现。以心包炎最常见（纤维素性心包炎或心包积液，积液多时可出现心包填塞症状），也可发生心肌炎，甚至导致充血性心力衰竭，部分患者仅有心电图改变而无临床症状。心内膜炎常与心包炎并存，尸检时可发现非细菌性心内膜炎。约10%的患者可发生周围血管病变。

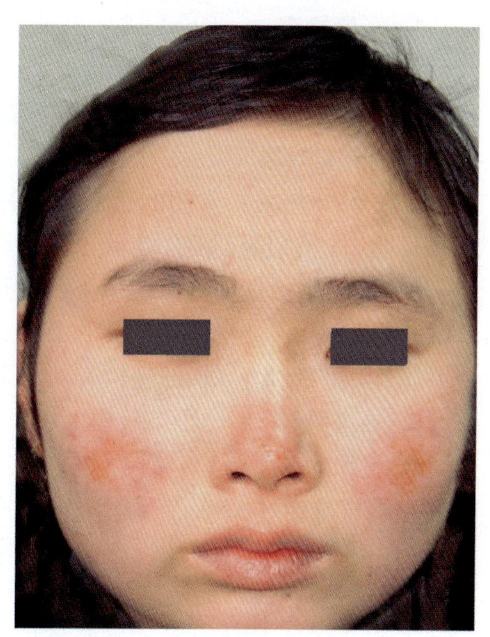

图18－2 系统性红斑狼疮

（6）呼吸系统病变：SLE患者40%～50%有肺或胸膜受累。常见的为胸膜炎及间质性肺炎，可表现为中小量的胸积液；主要表现为发热、咳嗽、气促、发绀、胸痛等症状。偶有肺不张、肺水肿及肺栓塞。胸片可见肺纹理增多、双肺片状浸润、胸膜增厚、胸腔积液等。

（7）消化道症状：约40%病例有消化道症状，如食欲不振、恶心、呕吐、腹痛及腹泻。少数患者发生各种急腹症，如急性腹膜炎、胰腺炎、胃肠炎、阑尾炎等类似症状，主要是胃肠道血管发生炎症和栓塞所致。

（8）神经精神症状：约25%患者累及中枢神经系统，多为脑部血管炎病变及抗神经细胞抗体所致。中枢神经系统受累者称为神经精神狼疮（neuropsychiatric systemic lupus erythematosus，NPSLE）。引起NPSLE的病理学基础为脑局部血管炎及微血栓；可表现为各种神经精神障碍症状，如躁动、幻觉、猜疑、妄想、强迫观念及癫痫等。出现NPSLE表现者提示疾病处于活动期，精神症状多变，如及时系统治疗，病情可逆。

（9）血液系统病变：6%～15%患者可有自身免疫性溶血性贫血（Coombs试验阳性）；约40%患者白细胞减少；大约20%患者出现血小板减少性紫癜，严重者出现全身各系统出血；淋巴结肿大，病理活检可显示慢性非特异性淋巴结炎症；约15%患者有脾大。

（10）眼部病变：25%～30%患者有眼底变化，如视盘水肿、视网膜渗出、眼底出血及结膜炎症等。若眼底中心血管附近出现小圆形丝锦样白斑者较具有特征性。

【实验室检查】

1. 一般检查

（1）血、尿常规：红细胞减少，可发生溶血性贫血，白细胞和血小板往往亦降低，提示血液系统受损；尿蛋白阳性等尿常规异常表明有肾脏病变；血沉增快提示疾病控制尚未达到满意效果。

（2）补体测定：常用的有血清总补体及C3、C4的检测。C3低下是表示SLE活动的指标之一；C4降低者有提示SLE活动性和SLE患者易感性的临床意义。

2. LE细胞检查 红斑狼疮细胞的形成需要4个条件：①病人血浆中有LE细胞因子（ANF或ANA）；②受损伤或死亡细胞的细胞核；③活的吞噬细胞；④补体参与，起促进吞噬作用。因此，LE细胞检查对SLE的诊断具有重要价值。

3. 自身抗体

（1）抗核抗体谱

①抗核抗体（ANA）：血清中存在的一类能与自身组织细胞核发生反应的自身抗体的总称。SLE患者ANA阳性率为90%～95%，滴度大于1∶80有诊断意义，此试验已可代取LE细胞检查。

②抗dsDNA抗体（抗双链脱氧核糖核酸抗体）：对SLE有极高诊断价值。

③抗ENA抗体测定：即抗可提取性核抗原（extractable nuclear antigen，ENA）抗体，是一组有着不同临床意义的抗体。

抗Sm抗体：是诊断SLE标记抗体，但与病情活动性无关。

抗RNP抗体（抗核糖核蛋白抗体）：该抗体阳性患者较少有肾脏受累表现，多与SLE的雷诺现象相关；高滴度抗RNP抗体为MCTD的特异性诊断指标。

抗Ro/SSA抗体和抗La/SSB抗体：这两种抗体阳性患者常有口干、眼干等表现，也是新生儿红斑狼疮的血清学标志。

（2）抗磷脂抗体：阳性率约50%，包括狼疮抗凝物质、抗心脂抗体、梅毒试验假阳性，其抗原均为磷脂。患者有抗心磷脂抗体阳性、动脉或静脉的血栓、习惯性流产、血小板减少症，称为抗磷脂综合征。

【组织病理】

红斑狼疮的皮肤病变特点是：①表皮角化过度，毛孔有角质栓。②棘层萎缩，表皮突消失。③基底细胞液化变性。④真皮乳头水肿，毛细血管扩张。⑤血管及附件周围有局灶性淋巴细胞浸润。⑥结缔组织和小血管发生纤维蛋白样变性。SLE皮下脂肪层病理改变为灶性黏液样变性和反应性淋巴细胞浸润。

内脏损害的病理变化主要表现为广泛的坏死性血管炎、结缔组织及血管壁的纤维蛋白样变性。

皮肤狼疮带试验：采用直接免疫荧光方法检测患者皮肤表皮与真皮交界处可见IgG、IgM、C3呈颗粒样带状沉积。DLE 80% ~90%患者呈阳性；SCLE 50% ~60%患者呈阳性；SLE阳性率为90%。非暴露处外观正常皮肤亦可呈阳性结果，该试验对红斑狼疮具有诊断性意义。

【诊断要点】

1. DLE主要根据皮损持久性红斑，有黏着性鳞屑、角质栓及萎缩等特征，必要时做组织学和免疫病理检查确认。

2. SLE的诊断：对青年妇女，有不明原因的低热、关节酸痛、乏力、白细胞减少时，应注意皮疹和光敏等现象，并进一步做免疫抗体检查。目前一般采用1997年美国风湿病学会（ACR）推荐的SLE分类标准（表18－1）。

表18－1 美国风湿学会（ACR）1997年推荐SLE分类标准

项目	说明
颊部红斑	在两颧突出部位，红斑平或肿胀高起
盘状红斑	片状高起于皮肤的红斑，黏附有角质脱屑和毛囊栓；陈旧病变可发生萎缩性瘢痕
光敏感	对日光有明显的反应，引起皮疹，从病史中得知或医生观察到
口腔溃疡	经医生观察到的口腔或鼻咽部溃疡，一般为无痛性
关节炎	非侵蚀性关节炎，累及2个或更多的外周关节，有压痛、肿胀或积液
浆膜炎	胸膜炎或心包炎
肾脏病变	尿蛋白>0.5g/24小时或+++，或管型（红细胞、血红蛋白、颗粒或混合管型）
神经病变	癫痫发作或精神病，除外药物引起或已知的精神紊乱
血液病变	溶血性贫血，或白细胞减少，或淋巴细胞减少，或血小板减少
免疫学异常	抗dsDNA抗体阳性，或抗Sm抗体阳性，或抗磷脂抗体阳性（包括抗心磷脂抗体或狼疮抗凝物，或至少持续6个月的梅毒血清试验假阳性，三者中具备一项阳性）
抗核抗体	在任何时候和未用药物诱发“药物性狼疮”的情况下，抗核抗体滴度异常

在该标准的11项中同时或相继出现任何4项者，即可以诊断为SLE。

【鉴别诊断】

1. 多形性日光疹 每于春夏发病，与日光照射密切相关，常反复发作，无黏着性鳞屑、毛孔角栓及萎缩性疤痕，LBT阳性。

2. 寻常性狼疮 多见于儿童及青年，基本损害为小结节，常形成溃疡，愈合后形成萎缩性疤痕，疤痕上又可发生新的结节，破坏性大，常致畸形。

【治疗】

治疗原则：遵循治疗个性化，重视中西医结合和调整免疫、心理平衡的原则。①遵循个性化治疗：红斑狼疮的治疗取决于不同类型、病情轻重程度及个体对药物的敏感耐受性。②强调中西医结合：单纯的中医或西医治疗，均不如两者的结合疗效佳。中西医结合辨证施治，平衡免疫，消除变应性炎症，以纠正根本病理过程。③重视心理平衡：

给予精神鼓励，调整心理平衡，以积极配合治疗，对治疗的成败有着关键性作用。

1. 中医治疗

[辨证论治]

①热毒炽盛证

证候　见于急性活动期 SLE。面部水肿性蝶形红斑，或皮肤瘀点，瘀斑及血疱；伴有高热不退，烦躁口渴，神昏谵语，抽搐，关节肌肉疼痛，大便干结，小便短少；舌质红绛，苔黄腻，脉洪数或细数。

治法　凉血化斑，清热解毒。

方药　犀角地黄汤合黄连解毒汤加减。神昏、烦躁、高热者，加服安宫牛黄丸或紫雪丹等。

②气阴两伤证

证候　斑色暗红；伴有不规则发热或低热，手足心热，自汗盗汗，心烦少眠，头晕乏力，关节痛，足跟痛，月经量少或闭经；舌质红，苔薄，脉细数。

治法　益气养阴，活血通络。

方药　六味地黄丸合大补阴丸加减。

③脾肾阳虚证

证候　面色无华，眼睑，下肢浮肿，胸胁胀满，腰膝酸软，面热肢冷，口干不渴；舌质淡胖，苔少，脉沉细。

治法　温肾助阳、健脾利水。

方药　附桂八味丸合真武汤加减。

④脾虚肝旺证

证候　皮肤紫斑；胸胁胀满，腹胀纳呆，头昏头痛，耳鸣失眠，月经不调或闭经；舌紫暗或有瘀斑，脉细弦。

治法　健脾清肝。

方药　四君子汤合丹栀逍遥散加减。

⑤气滞血瘀证

证候　多见于 DLE 和 SCLE。红斑暗淡，角栓形成，皮肤萎缩；倦怠乏力；舌黯红，苔白或光面舌，脉沉细。

治法　疏肝理气，活血化瘀。

方药　逍遥散或血府逐瘀汤加减。腹胀恶心者，加姜半夏、陈皮、厚朴；瘀斑者，加白花蛇舌草、鸡冠花；头昏失眠者，加太子参、旱莲草。

[外治]　皮损处可选用白玉膏或黄柏霜外涂。

[单味中药]　可用雷公藤、昆明山海棠、青蒿等及其制剂。

2. 西医治疗

(1) 盘状红斑狼疮和亚急性皮肤型红斑狼疮：盘状红斑狼疮的治疗是以局部治疗为主，辅以抗炎、抗紫外线及免疫调节等全身治疗。亚急性皮肤型红斑狼疮应局部与全身治疗并重，根据病情有所侧重。

①外用糖皮质激素霜：如曲安西龙乳膏、丁酸氢化可的松乳膏等。

②皮损局部封闭：可选用曲安西龙混悬液、醋酸泼尼松龙混悬液等。

③冷冻治疗：可选用液氮做冷冻治疗。

④全身治疗：如口服羟氯喹（每日0.2g～0.4g）、反应停及雷公藤制剂等；必要时可用口服小剂量糖皮质激素。

（2）系统性红斑狼疮

①轻症病例的治疗：患者仅有皮疹、低热、关节症状时只需用水杨酸类、吲哚美辛等非甾体抗炎药。若皮疹明显可用羟氯喹每日0.2～0.4g，或氯喹每日0.25g～0.5g，分2次服；也可服用小剂量糖皮质激素。

②重症病例的治疗有以下几种。

糖皮质激素：对病情重或伴有重要器官受累，如肾、中枢神经系统损害者，首选糖皮质激素治疗。原则是早期、足量、持续用药。成人用量相当于泼尼松每日60～120mg小儿每日1～2mg/kg，待症状缓解后逐渐减量。初量足够的标志是发烧病人在1～2天内退热、关节痛消失和一些急性活动症状缓解。严重肾脏病变或中枢神经系统受累者，可选用大剂量糖皮质激素冲击治疗（脉冲疗法）。静脉滴注甲泼尼龙每日0.5g～1g，不超过3日为1疗程；亦可用地塞米松每日150～300mg，静脉滴注连续3日后改为泼尼松每日60mg。注意药物不良反应（药物性肌炎）。

免疫抑制剂：主要为免疫抑制作用，可抑制抗体形成、抑制迟发型免疫反应及抗变态反应炎症作用。选用环磷酰胺（CTX）、硫唑嘌呤或中药雷公藤等。环孢素能选择性作用于淋巴细胞的免疫制剂，用于狼疮性肾炎。

环磷酰胺：治疗狼疮肾炎最首肯的药物，能逆转其病理损害。CTX与糖皮质激素合用，对胃肠道血管炎、间质性肺炎、神经精神狼疮及血小板减少亦有效。常规用法是每日100mg，口服，冲击疗法。活动程度较严重的SLE或使用糖皮质激素有禁忌，或必须尽快减量者可选用静脉冲击，用8～12mg/kg（首次为8mg/kg），加入10%葡萄糖水或生理盐水静脉滴注，每周1次；或连用2天，每2周1次；也可每次1g，每3～4周1次，累计总量限定在150mg/kg，或8～12g。CTX静脉冲击优于口服，累积毒性也较小。CTX的不良反应有：胃肠道反应、脱发、白细胞减少及肝脏损害；应定期做肝功和血常规检查。CTX对20岁以上的女性几乎不发生卵巢功能衰竭，但30岁以上者宜慎用，大龄未育女性可改用霉酚酸酯（MMF）。

免疫调节剂：SLE有Ts细胞功能低下或缺陷现象，免疫调节剂可使其功能恢复正常化，而不是刺激功能亢进。常用有左旋咪唑、胸腺素（肽）和转移因子等，一般用作辅助治疗。

静脉输注丙种球蛋白：每日0.4g/kg，共3～5日，必要时2～4周可重复1次；也可用小剂量静滴，即每日0.4g/kg，每月1次，共3～4次。

【SLE与妊娠】

病人每日服用泼尼松10mg以下，无病情活动12个月以上者可妊娠。对已经妊娠而伴有明显狼疮活动者，建议终止妊娠。胎盘能产生11－β－去氢酶，能将泼尼松氧化成无活性的11－酮形式，故母亲服用泼尼松对胎儿无影响，但倍他米松和地塞米松能以活性形式到达胎儿，应避免使用。CTX 和 MTX 对胎儿有致畸作用，应避免使用。AZA 和 CyA 应慎用。

【预防与调摄】

1. 避免日光暴晒，无论盘状红斑狼疮，还是系统性红斑狼疮均应避免日光、紫外线的照射。深部红斑狼疮尚须防冻。

2. 避免过度劳累，注意劳逸结合，加强营养；病情严重时需卧床休息。

3. 避免精神创伤，减少精神压力，尽量减少妊娠，避免受凉感冒及等各种诱发因素。

4. 避免使用雌激素类避孕药和青霉素、链霉素、磺胺药、肼苯达嗪及普鲁卡因胺等药，临床资料表明这些药物可诱发和加重 SLE。

5. 树立战胜疾病的信心，营造良好的家庭氛围和工作环境，定期随访检查治疗，有助于红斑狼疮的稳定及完全康复。

第二节　皮肌炎

皮肌炎（dermatomyositis，DM）是一种以皮肤、肌肉及小血管的弥漫性炎症为基础的自身免疫性结缔组织病。若皮肤未受累者称多发性肌炎（polymyositis，PM）。本病可见于任何年龄，但以中年以上发病者居多，男女之比为1∶2。本病属中医学“肌痹”、“痿证”的范畴。

【病因与发病机理】

1. 中医病因病机　皮肌炎的发病为禀赋不耐，气血亏虚于内，风湿热之邪侵袭于外而成。初期可因正不胜邪，湿热之邪，久蕴化毒，毒邪犯脏淫于肌肤而发病；或因寒湿之邪侵于肌肤，阴寒偏盛，致使气血失衡，气机不畅，寒瘀痹阻经络所致；或因禀赋不足，脏腑阳气亏虚，或久病不愈，阳气虚衰，以致肌肤失养而发。《素问·长刺节论》篇记载“病在肌肤，肌肤尽痛，名曰肌痹，伤于寒湿”。

2. 西医病因与发病机制　病因尚不十分明确，一般认为与自身免疫、感染变态反应有关。

（1）*自身免疫*：本病与红斑狼疮有着许多共同的临床症状和免疫学异常及病理学改变，提示皮肌炎的发生与自身免疫有一定的关系。在细胞免疫方面，皮肌炎患者的淋巴细胞与人胚细胞共同培养时，能产生一种对肌细胞有毒的淋巴因子。血中淋巴细胞与人胚胎纤维细胞一起培养，可使后者受损。值得注意的是成人患者10%可发生恶性肿瘤，有的学者认为：肿瘤细胞能作为自身抗原而刺激机体产生各种抗体，肿瘤细胞可能与肌纤维、腱鞘及血管等有交叉抗原性，故产生交叉免疫反应导致本病。其依据是：①用患有恶性肿瘤患者的提取液做皮内试验，出现阳性反应。②血液中可测出抗肿瘤抗体。③患者在合理治疗肿瘤后皮肌炎症状消失，且肿瘤复发后皮肌炎症状加重。

（2）*感染变态反应*：①在小儿皮肌炎患者中，发病前有上呼吸道感染史，抗溶链

"O"值增高。②用抗生素合并糖皮质激素治疗可获较好疗效。病毒感染与本病的关系尚待进一步研究。有人认为小 RNA 病毒可引起小鼠肌炎。

此外，代谢障碍、内分泌障碍等也与皮肌炎的发病有一定关系。

【临床表现】

临床症状突出表现为皮肤和肌肉两方面，皮肤损害多先于肌肉症状数天、数周，甚至数月出现。

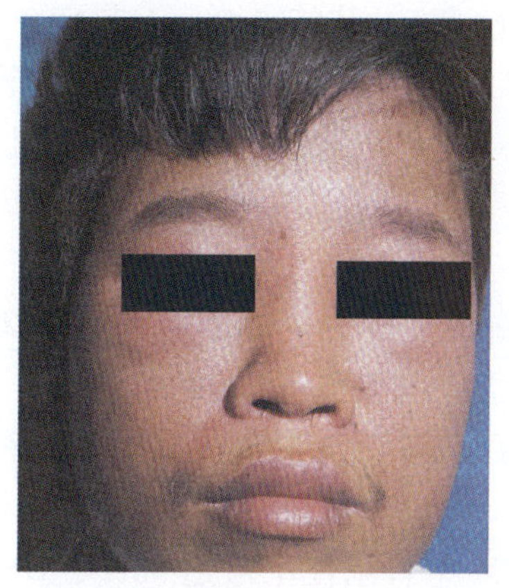

图18－3 皮肌炎（示眶周红斑）

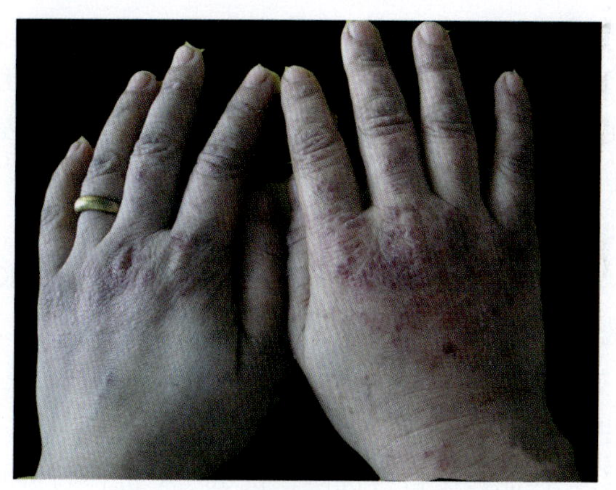

图 18－4 皮肌炎（Gottron 征）

1. 皮肤损害 皮疹常为成人皮肌炎患者就诊的原因；皮损与肌无力有时可同时发生，有时则无任何关系。具有特征性的皮疹是：①典型皮损：以双上眼睑为中心的持久性浮肿性紫红色斑，可扩展至额、颧、颊、耳前（后）、颈及上胸部（图 18－3）。②Gottron征：手指关节以及肘膝关节侧面可见散在扁平的紫红色鳞屑性丘疹。Gottron 征和面部、颈部及上胸部"V"字区红斑，也具有相当的特征性（图 18－4）。③甲周皮肤潮红，伴甲周围皮肤毛细血管扩张和瘀点。有的常有皮肤异色、弥漫性红斑、网状青斑及稀疏脱发，约有 1/3 患者有雷诺现象。皮损可轻可重，约 30% 皮肌炎患者以皮损为首发症状。部分患者对光敏感。

2. 肌肉症状 初起时主要临床表现是对称性近端肌无力，也可同时伴有皮损。肌肉症状特点为：①四肢近端横纹肌（股四头肌、三角肌）软弱无力常为本病的早发症状。②对称性四肢近心端肌肉进行性乏力、疼痛、触痛为特征性肌肉症状。③体格检查所见：早期为肌肉肿胀，以后为进行性肌萎缩。

若颈肌受累，则抬头困难。咽喉及食管肌肉受累可出现吞咽受阻、咀嚼无力，进流食时发呛。眼肌受累可出现复视。颜面肌肉受累，可出现面具脸。若膈肌、肋间肌和心肌受累，可出现呼吸困难、胸闷、心悸，传导阻滞及心电图改变，甚至可发生窒息或心力衰竭。肺部受累 5% ~10% 有弥漫性间质纤维化。咽部肌肉受累可导致吸入性肺炎。尸检发现约 1/4 患者有心肌炎。

3. 全身症状 常见的全身症状有不规则发热、关节痛、倦怠、体重减轻，少数患者可有肝脾大、淋巴结肿大。

（1）恶性肿瘤相关 DM：约占 DM 总数的 10%，所患恶性肿瘤多为肺癌、乳腺癌、宫颈癌、胃癌、鼻咽癌、肝癌及淋巴瘤等。有报告显示40岁以上患者合并肿瘤者达20%～50%。

（2）无肌病性皮肌炎：患者具有皮肌炎的典型皮肤表现（必须要有Gottron征），皮损活检HE染色结果与皮肌炎的皮损一致；持续2年而无肌肉病变（如缺乏近端肌无力，血清醛缩酶及CPK正常）。

（3）儿童皮肌炎：主要症状为皮疹和肌肉无力，与成人型相似，又分两型：Ⅰ型为Banker型（致死型）；Ⅱ型为Brunsling型（比较良性型）。其特点为：①起病急骤，肌肉肿痛明显。②多发生皮下和肌钙质沉着，但很少伴发恶性肿瘤。③常累及小血管引起血管炎，这也是Banker型的最显著特点，表现为小动脉、毛细血管和皮肤、肌肉、皮下组织及消化道静脉的广泛的血管炎。

【实验室检查】

1. 血清中肌酶增高，如肌酸磷酸激酶（CPK）、醛缩酶（ALD）、谷草转氨酶（GOT）及乳酸脱氢酶（LDH）等。其中CPK、ALD的改变与症状活动与否有较平行的关系。

2. 显示为肌源性萎缩相肌电图。在皮肌炎诊断上用以证明为肌源性，而不是神经源性病变。

3. 其他：①自身抗体：抗Jo－1抗体特异性强，PM患者阳性率可达30%，DM为10%。②尿肌酸（尿/24小时）正常为每日0～200mg，当DM时肌酸代谢障碍，故尿肌酸明显增高，严重时高达每日1200mg；尿肌酸是观察疾病活动性的指标。③血沉常增高。

【组织病理】

病理改变为局灶性或弥漫性的肌纤维颗粒及空泡变性、肌纤维肿胀、横纹消失。尚可见血管炎及肌纤维间淋巴细胞浸润。皮损处有表皮萎缩、基底细胞液化变性，真皮上层水肿，黏蛋白沉着，胶原纤维肿胀，血管扩张及管周淋巴细胞浸润。

【诊断要点】

根据典型皮疹和肌肉症状即可确诊，必要时测定血清肌酶、尿肌酸及肌电图、肌活检以协助诊断。

1. 皮肤表现有以眼睑为中心的眶周水肿性紫红色斑和Gottron征等。

2. 肌痛、肌无力，以四肢近端肌群和颈前屈肌受累为主。

3. 血清肌酶升高，包括肌酸磷酸激酶、乳酸脱氢酶和醛缩酶等升高。

4. 组织病理学检查时，受累肌肉病理改变有重要诊断意义，肌纤维变性、横纹消失，伴间质淋巴细胞浸润等。

5. 肌电图示肌源性损害。

除皮疹外，具备以上其他条件中3项以上可确诊。

患者具有诊断意义的皮肌炎之皮肤损害，在24个月内无肌炎症状及实验室异常者，称为无肌病性皮肌炎。

【鉴别诊断】

1. 日光性皮炎 皮疹与日光直接照射有关，以红斑、丘疹为主，自觉有灼痒感，全身症状不明显，病程呈急性经过，脱离日光照射后逐渐好转，免疫学指标阴性。

2. 接触性皮炎 发生在面部接触性皮炎表现为红斑、丘疹、水疱，自觉瘙痒或灼痛，全身症状不明显，有接触过敏史，发病多呈急性经过。

3. 进行性肌营养不良症 多见于男性小儿，与遗传有关，是肌纤维假性肥大所致，呈无肌痛的对称性进行性肌无力，肌肉活检无肌纤维变性坏死、炎细胞浸润等。糖皮质激素治疗无效。

4. 重症肌无力症 表现为特征性的眼睑下垂，患部肌肉活动后迅速疲劳无力，休息后恢复。肌酸磷酸激酶、醛缩酶等不升高。

5. 旋毛虫病 表现为发热、全身肌肉疼痛、两侧眼睑浮肿、球结合膜充血。肌肉活检能发现旋毛虫。

【治疗】

治疗原则：急性期应重用糖皮质激素或免疫抑制药，配合应用蛋白合成剂、中医辨证及支持治疗；缓解期中西医治疗并重，以调节免疫，并继续给予高蛋白和维生素丰富的饮食。小儿皮肌炎在用糖皮质激素的同时，应配合抗生素治疗。

1. 中医治疗

［辨证论治］

①热毒炽盛证

证候 多见于皮肌炎急性期。皮损紫红肿胀；高热咽干，口苦口臭，吞咽不利，面红烦躁，肌痛无力，关节肿痛，小便黄，大便干；舌质红绛，苔黄燥，脉弦数。

治法 清热解毒，凉血活血。

方药 清营汤或清瘟败毒饮。高热者，加羚羊角、茜草根；关节痛者，加秦艽、鸡血藤；肿胀明显者，加茯苓、泽泻、车前子。

②寒瘀痹阻证

证候 多病情迁延，发展缓慢。皮肤呈暗红色斑块，局部肿胀；全身肌肉酸痛无力，气短乏力，食少，怕冷；舌质淡，苔薄白，脉沉细或沉缓。

治法 温阳散寒，活血通络。

方药 温经通络汤加减。斑疹紫暗者加桃仁、红花；便秘者加枳实、大黄；腹胀者加大腹皮、枳壳。

③阳气虚衰证

证候 皮损暗红或紫红，质硬，有细小鳞屑；局部肌肉萎缩，关节疼痛，形体消瘦，肢端紫绀发凉，心悸头晕，乏力畏寒，腹胀便溏；舌质淡红，舌体胖大，苔白润，脉细无力。

治法 补中益气，调和阴阳。

方药 补中益气汤加减或归脾汤加减。关节痛加秦艽、青风藤、鸡血藤、威灵仙；肿胀者加泽泻、茯苓。

④脾肾阳虚证

证候 多见于慢性期。四肢腰膝酸软无力，局部肌肉萎缩，皮损淡红或紫红，身肿腹胀，自汗怕冷，纳少便溏；舌质淡胖，苔薄白，脉沉细无力。

治法　补肾壮阳，健脾益气。

方药　真武汤或金匮肾气丸加减。低热自汗者加地骨皮、银柴胡、生牡蛎；伴恶性肿瘤者加白花蛇舌草、夏枯草、玄参、浙贝母。

［针灸疗法］　选用曲池、肩髃、三阴交、足三里等穴，施平补平泻法，留针 30 分钟，每天 1 次。

2. 西医治疗

（1）皮质类固醇：目前仍为治疗本病的首选药物，治疗应早期、足量，减量要稳妥。急性期以泼尼松为例，每日 1～1.5mg/kg，待病情稳定后逐渐减量。若能配合能量合剂治疗则效果更好。

（2）免疫抑制剂：对激素疗效不够理想的患者，可配合免疫抑制剂治疗。如甲氨蝶呤（MTX），每周 1 次，口服 20～30mg；或每周静滴 1～2 次，每次 10～25mg。环磷酰胺及中药雷公藤也有一定疗效。

（3）蛋白同化剂：给予丙酸睾酮 50～100mg，或苯丙酸诺龙 25mg，肌肉注射，每周 2 次。可给维生素 E 口服，每次 50mg，1 日 3 次。

【预防与调摄】

1. 去除感染病灶。
2. 检查有无并发恶性肿瘤，特别是中年以上患者。
3. 急性期患者应卧床休息，给予高蛋白和维生素丰富的饮食。

第三节　硬皮病

硬皮病（scleroderma）是一种以皮肤及各系统胶原纤维进行性硬化为特征的结缔组织病，临床分为局限性和系统性两型。前者局限于皮肤；后者除皮肤外，还常累及肺、胃肠、心及肾等内脏器官。男女之比为 1∶3，以 20～50 岁者多见。中医称本病为“皮痹”。

【病因与发病机理】

1. 中医病因病机　硬皮病是因寒湿阻滞，阳虚体寒，寒湿凝固，经络不通，犹似严寒冰冻，故肢端发凉，苍白紫绀，皮肤肿胀，逐渐硬化萎缩，呈蜡状，如线（带）状硬皮病。或因脾肾阳虚，卫外不固，腠理不密，寒湿之邪乘虚侵入肌肤，以致经络阻隔，气血凝滞而发病。

2. 西医病因与发病机制　病因和发病机制尚不完全清楚。一般认为与遗传易感性和病灶感染、接触化学物品等因素有关。

本病由于免疫功能紊乱，激活、分泌多种自身抗体、细胞因子及炎症因子等引起血管内皮细胞损伤，进而使成纤维细胞功能亢进产生过量的胶原，导致组织纤维化。小血管内皮细胞的激活与损伤，使内膜增生，管腔狭窄及闭塞，造成器官供血不足，患者多有雷诺现象。患者体内存在多种自身抗体，如抗核抗体、抗 DNA 抗体、抗 SCL－70 抗体、抗着丝点抗体、抗Ⅰ型及Ⅲ型胶原纤维抗体等，说明自身免疫在本病的发生和发展过程中均起重要作用。

【组织病理】

受累组织广泛的血管病变，胶原增殖、纤维化是本病的特点。早期损害为胶原纤维束肿胀和均质化；晚期表皮萎缩，真皮胶原纤维束肥厚硬化。血管壁内膜增生，管壁增厚，管腔变窄，甚至闭塞。胶原纤维间和血管周围淋巴细胞浸润。

【临床表现】

1. 局限性硬皮病（scleroderma circumscriptum）

（1）硬斑病（morphea）：又叫斑状型硬皮病，可单发亦可多发。发病初局部可感瘙痒，继而出现淡红或淡紫红浮肿性斑块，呈圆形、椭圆形或不正形，境界明显，皮损逐渐硬化，中央略凹陷，表面颜色渐变为蜡黄色或黄白色，呈象牙状光泽，周围有淡紫色晕。晚期皮肤萎缩变薄、硬化，皮纹消失，无汗，干燥，弹性消失，周围可有毛细血管扩张。本型多见于额部、颊部、四肢、乳房及臀部。

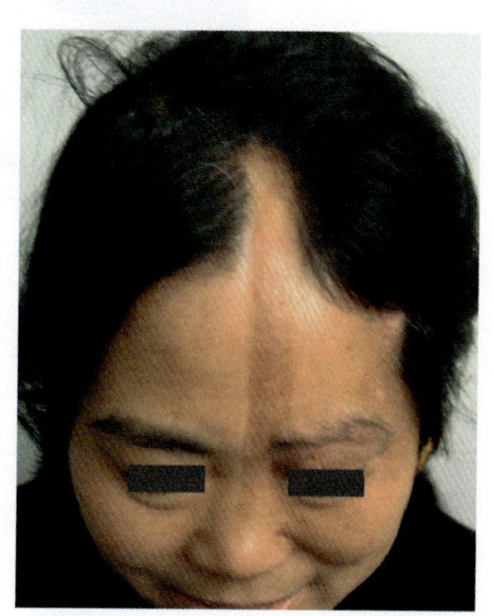

图 18－5 局限性硬皮病

（2）滴状硬斑病（guttate morphea）：表现为多数 0.1～0.5cm 直径大小的白色或象牙色的小圆形斑片，质较软，稍凹陷，进行期周围可见紫晕，缓解消退。好发于前胸、肩、颈等部。消退后可留下萎缩性色素沉着斑。

（3）线（带）状硬皮病（hand or linear scleroderma）：儿童和青少年多见，常沿单侧肢体呈线（带）状分布。在头皮和额部损害，可呈刀劈状，带状萎缩、凹陷，头发脱落（图 18－5）。

（4）泛发性硬斑病（generalized morphea）：皮损如局限性硬皮病，多见于 30～50 岁的女性，初发于躯干，逐渐扩大增多泛发于躯干上部、乳房、上肢，偶见泛发全身者。

本病病程慢性，5% 局限性硬皮病可发展为系统性硬皮病。

2. 系统性硬皮病（systemic scleroderma） 又可分为肢端硬皮病和弥漫性硬皮病，但其皮肤病变均有水肿、硬化、萎缩三期的特点。

（1）肢端硬皮病（又名肢端硬化症，acrosclerosis）：本型较多见，占系统性硬皮病的 90%。初见于成年妇女，尤多见青年期，经过缓慢。初期可有轻度发热，手部雷诺现象，表现为阵发性肢端皮肤发白、紫绀及发红，精神激动或寒冷刺激可诱发。皮损开始时为手指非凹陷性肿胀发亮，渐发展至皮纹消失及皮肤硬化绷紧，手指变细，病变逐渐向上臂、面部、躯干发展，晚期皮肤萎缩变薄，受损皮肤无汗或出汗减少，毛发脱落及皮脂缺乏（图 18－6）。面部受损时，皮肤绷紧变薄，鼻变尖，口唇有放射状沟纹及张口困难，表情丧失似假面具面容。久病者可出现皮肤钙化、坏死及溃疡。

（2）弥漫性硬皮病（diffuse systemic sclerosis）：本型较少见，男女皆可发病。进展

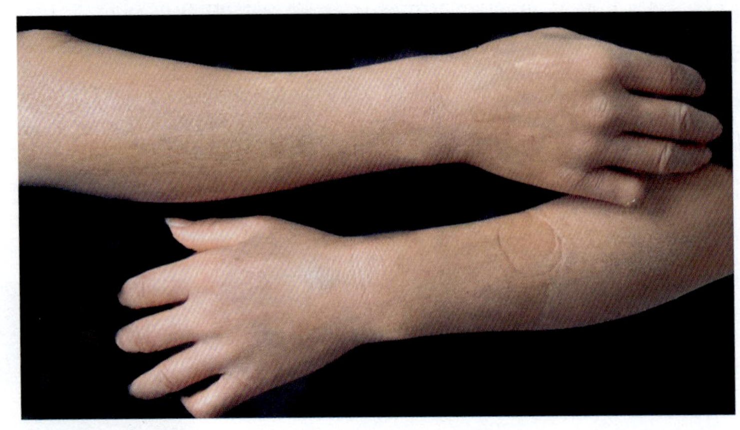

图 18－6 系统性硬皮病

较快，常在短期内累及多个系统，出现相应症状。皮肤硬化常自躯干开始，以后逐渐向四肢、面部发展。皮肤发红、紧实光亮，与皮下组织粘连，不易捏起。胸部皮肤硬化紧缩时，呼吸运动受限；四肢皮肤硬化时关节活动受限。面部无表情，张口困难。内脏各器官均受累。若食道受累，表现为吞咽困难、呕吐及胸骨后灼痛（反流性食道炎所致）。肺主要为弥漫性间质纤维化，肺活量减少，呼吸短促。尸检发现，约70%病人有肺部病变。心脏改变主要为心肌受累，亦可出现心内膜、心包损害。肾受累时发生硬化性肾小球炎，常伴高血压、氮质血症，严重时可致急性肾衰竭。

（3）CREST综合征：系一种预后较好的系统性硬皮病亚型。命名依据：C，calcinosis（皮肤钙质沉着）；R，Raynaud phenomenon（雷诺现象）；E，esophagus（食管受累）；S，sclerodactylia（硬皮症）；T，telangiectasis（毛细血管扩张）。以上述症状第一个字母的组合而命名。

【实验室检查】

1. 感觉时值测定：皮肤感觉时值测定明显延长（较正常延长5～12倍）。

2. 系统性硬皮病血沉常有加快；抗核抗体阳性率达70%，常呈细斑点核型。抗Scl－70抗体可作为系统性硬皮病的标志抗体；抗着丝点抗体可作为CREST的标志抗体。

【诊断要点】

诊断硬皮病的主要依据是皮肤硬化。感觉时值测定延长和组织病理检查对硬皮病的诊断有参考价值。

1. 局限性硬皮病结合局部皮肤斑状或线状水肿及硬化性损害、表面有光泽、呈象牙色的特点不难诊断。

2. 系统性硬皮病诊断应结合雷诺现象、皮肤弥漫性水肿及硬化、多发性关节痛及关节炎、肺纤维化或吞咽困难等特点。

【鉴别诊断】

1. 局限性硬皮病应与斑状萎缩、萎缩性硬化苔藓相鉴别。

2. 系统性硬皮病应与成人硬肿病、皮肌炎、混合结缔组织病相鉴别。

【治疗】

治疗原则：早期给予防寒保暖、抗炎治疗，阻止病变发展加重。硬化、萎缩期应予扩张血管、增加血液循环、中西医结合辨证治疗，以达到改善硬化、阻止病情进行性发展的目的。

1. 中医治疗

［辨证论治］

①寒湿阻滞证

证候　多见于局限性硬皮病。四肢或胸前皮肤呈片状、条状皮损，弥漫性实质性肿胀，摸之坚硬，蜡样光泽，手捏不起，渐有萎缩，色素加深或脱失，痛痒不显；舌质淡或暗，苔薄白，脉沉缓或迟。

治法　温经散寒，养血通络。

方药　当归四逆汤。皮疹硬化萎缩者，加鸡血藤、鬼箭羽、刘寄奴；肢冷畏寒、腰膝酸软者，加肉桂、鹿角胶及附片。

②脾肾阳虚证

证候　多见于系统性硬皮病。初起皮肤肿胀发亮，以后皮肤逐渐变硬萎缩，口唇缩小，指（趾）端青紫；伴有关节疼痛，腰膝酸软，毛发脱落，畏寒肢冷，胸闷短气，腹胀纳呆，大便溏泻，月经紊乱或遗精阳痿；舌质淡胖或有齿痕，苔薄，脉沉细。

治法　温补肾阳，健脾，通络。

方药　肾气丸合阳和汤加减。皮疹累及肢端者，加红花、桂枝、片姜黄；腹胀纳呆者，加厚朴、山楂、建神曲；气短乏力者，加大枣、人参或太子参。

③血瘀经脉证

证候　四肢皮肤板硬，麻木不仁，肢端冷紫，关节肿痛；伴有面色晦暗，口唇绀紫，口干不欲饮，月经不调；舌质瘀斑或紫暗，苔白，脉细涩。

治法　活血化瘀，理气通络。

方药　桃红四物汤加减。气虚体弱者加黄芪、人参；阳气不足、里寒甚者，加附片、肉桂、炮姜；关节肿痛甚者，加秦艽、防己、鸡血藤。

［外治］

①熏洗：伸筋草、透骨草各30g，艾叶、细辛各15g，乳香、没药各6g；水煎熏洗患处，每天早、晚各1次，每次20～30分钟。

②按摩：红花60g，置白酒250ml中浸泡7天后，取药酒按摩患处。

［单方成药］

①桂附地黄丸：适用于脾肾阳虚者。

②阳和丸：适用于寒湿阻滞者。

2. 西医治疗

（1）血管活性剂：①丹参注射液8～16ml加入低分子右旋糖酐500ml内静脉滴注，每日1次，10次为1疗程，连续或间歇应用。对皮肤硬化、色素沉着、关节僵硬、疼痛、张口受限、吞咽困难以及雷诺现象等均有一定效果。②胍乙啶初用每日 12.5mg，渐增至每日 25mg，3 周后加至每日 37.5mg，对雷诺现象（50%）有效。③甲基多巴 125mg，1 日 3 次；或每日 1～2g 具有抑制雷诺现象作用。④外用血管扩张霜：如 1.2% 烟酸苄酯霜，1%～2% 硝酸甘油软膏。⑤其他可选用心痛定（nifedipine，硝苯地平）每次 5～10mg，每日 3 次；烟酸（nictinic acid，尼古丁酸）每次 50～10mg，每日 3 次，以扩张血管；烟酰胺（nicotinamide，维生素 PP），每次 50～200mg，每日 3 次。

（2）结缔组织形成抑制剂：①D－青霉素胺能阻碍胶原的横向连接途径，抑制胶原合成，并具有免疫抑制作用，减少循环免疫复合物及改善肺功能等作用。每日 300mg，分 3 次服，可逐渐增加至每日 1000mg，分 3～4 次服，连用 3～6 月为 1 个疗程。可连用 2～3 个疗程。②秋水仙碱（colchicine）能阻止原胶原转化为胶原，抑制胶原的积贮。用量为每日 0.5mg～1.5mg，连服 3 月至数年，对皮肤硬化、雷诺现象及食管病变均有一定疗效。用药期间可有腹泻，心、肝、肾功能不全者慎用。③依地酸二钠（EDTA－2Na）能与钙离子结合，促其排泄，使皮肤软化。将 1.0g 药物溶于生理盐水或 5% 葡萄糖溶液，稀释成 0.25%～0.5% 的药液，静脉滴注，每日 1～2 次，1 疗程 3～5 日，总剂量不超过 30g，疗程间隔 2 日。用于钙盐沉着性关节炎及硬皮病。

（3）糖皮质激素及细胞毒药物：糖皮质激素对早期炎症、浮肿及关节症状有一定疗效，可减轻皮肤肿胀及硬化；对间质性肺炎、心肌炎也可使用。用量常以泼尼松 30mg，口服为宜。硫唑嘌呤每日 75～150mg，或环磷酰胺每日 50～200mg，与糖皮质激素合并应用，对皮肤、关节、肾脏病变有一定效果。环孢素适用于早期严重的进行期 PSS。

（4）其他：①阿司匹林 300mg，1 日 3 次，具有抗血小板凝固作用。②司坦唑醇（吡唑甲氢龙）2mg/片，口服每日 4～6mg，分 1～3 次；1 疗程 6 个月。本品能促进机体蛋白质合成及抑制组织蛋白分解，对骨髓抑制、雄性化作用弱；治疗硬皮病主要取其增加纤维蛋白溶解作用。③维生素 E 100mg，1 日 3 次。④普鲁卡因静脉封闭疗法。此外雷公藤制剂、能量合剂、尿激酶、性激素（己烯雌酚或睾酮）等也可酌情使用。

【预防与调摄】

1. 防寒保暖，防止外伤，避免主动和被动吸烟。
2. 多食含丰富维生素、高蛋白且易消化的食物，避免食用辛辣刺激和寒凉食品。
3. 避免精神创伤或过度紧张，保持愉快乐观的情绪。
4. 适当休息，加强体育锻炼。
5. 物理保健：中药汽疗、音频、毫米波及保健按摩等均有助于疾病的恢复。

第十九章　大疱性皮肤病

第一节　天疱疮

天疱疮（pemphigus）是一组病因不明，病变部位表皮棘层细胞间抗体沉积引起表皮内水疱形成，临床上表现以壁薄、易破的大疱为特征的自身免疫性大疱性疾病。免疫病理见角质形成细胞间抗体成分如 IgG、IgA、IgM 或 C3 呈网状沉积，血清中存在针对桥粒成分的天疱疮抗体。本病中医也称“天疱疮”。

【病因与发病机理】

1. 中医病因病机　中医认为，本病是因心火妄动，脾湿内蕴，复感风热暑湿之邪，致使火邪犯肺，内不得疏泄，熏蒸不解，外袭皮肤而发；或因湿热内蕴，日久化燥，耗气灼津，致使气阴两伤。因此，本病发生尽管与脾、心、肺、肾有关，其主要原因在于脾虚湿热蕴积肌肤所致，由湿、热、毒三邪致病。

2. 西医病因与发病机制　本病是一种自身免疫性疾病。主要支持因素包括以下几点：首先，天疱疮患者血液循环中存在滴度与疾病轻重相关的抗角质形成细胞间物质抗体，免疫荧光检查可以发现病变部位皮肤棘层细胞间有免疫球蛋白沉积。寻常型天疱疮和落叶型天疱疮的靶抗原均是桥粒成分，主要是桥粒芯糖蛋白，均位于桥粒复合体上；相应的抗体为致病性抗体，主要包括 4 种亚型 IgG 和（或）IgA。其次，血液透析除去天疱疮抗体后可获短期临床缓解，而寻常型天疱疮母亲所生婴儿出现天疱疮皮损在 12 周后可缓解，均表明了天疱疮抗体的致病作用。另外，家兔皮内多次反复注射高滴度天疱疮抗体时可产生棘层细胞松解现象，而天疱疮抗体加入组织培养表皮皮片中也可发生棘层细胞松解，且其程度与抗体滴度相一致，这从实验的角度进一步证实了该抗体在发病过程中的作用。免疫抑制剂治疗有明显疗效，从治疗的角度反过来证明了相应的发病机制。因此，天疱疮的发病机制可能是由于天疱疮抗体与角质形成细胞结合使表皮细胞释放纤维蛋白溶酶原激活物，纤维蛋白酶系统被激活导致棘层松解、表皮内裂隙和大疱形成。

【临床表现】

临床上天疱疮通常可以分为 4 型：寻常型、增殖型、红斑型和落叶型。

1. 寻常型天疱疮（pemphigus vulgaris）　是天疱疮中最常见和病情较重的一个类

型，占所有类型天疱疮的 70% 左右。皮肤及黏膜均易受累。大多数患者在皮损发生前数月可出现口腔黏膜经久不愈的水疱和糜烂。皮损多见于易受摩擦及受压部位，如背、腋下、臀、下腿及外阴等处（图 19－1），皱褶部位易于形成增殖性皮疹。本病典型表现是在正常皮肤上出现大小不一的浆液性水疱和大疱，疱壁薄，松弛易破，推压可使疱壁扩展、水疱加大，或稍用力刮擦外观正常的皮肤亦可使表皮细胞松解、表皮脱落或不久后即发生表皮内水疱，该现象称为棘层松解征或尼氏征（Nikolsky sign）。疱壁破溃后呈潮红糜烂面，有浆液性渗出和结痂，引起疼痛并可继发感染。糜烂面向周围扩大时其边缘可见如领圈状分离的表皮。大面积糜烂或渗液过多时，体液及蛋白质丧失；如果同时有口腔损害并影响进食，患者体质逐渐虚弱，进而引起肺炎或败血症。严重时可死于全身衰竭、继发感染或激素副作用等原因。因此，寻常型病情一般比其他类型要重。

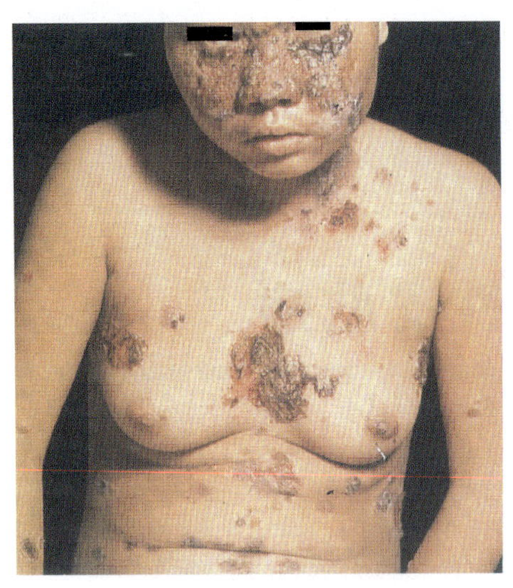

图 19－1 寻常型天疱疮

2. 增殖型天疱疮（pemphigus vegetans）

为寻常型的良性型，极为少见。常发生于免疫力较强或经激素控制病情缓解的寻常型天疱疮患者。发病年龄较轻，口腔损害出现较迟，病程进展缓慢，预后较好。损害主要发生于鼻唇沟、乳房下、腋下、脐、股、臀沟、生殖器和肛周等皱褶部位（图 19－2）。早期损害与寻常型相似，出现松弛性水疱，破溃后形成糜烂面，并在糜烂面上形成乳头状肉芽增殖，边缘可有新发水疱，因此损害面积可逐渐扩大。表面有渗出和结痂，并有臭味。临床上可出现轻型——增殖性脓皮病或重型。前者以脓疱、增殖性斑块为主，常合并感染，病情能自行缓解；后者以水疱、大疱、增殖性斑块为主，损害易于出血。

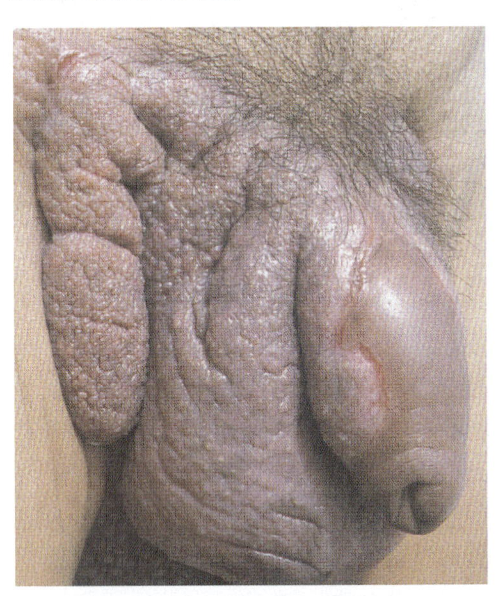

图 19－2 增殖型天疱疮

3. 落叶型天疱疮（pemphigus foliaceus） 早期损害多局限于头面部和躯干上部，以后逐渐发展至身体的大部分或全身，呈慢性经过。皮损为红斑基础上的松弛性水疱，尼氏征阳性，易于形成糜烂面，上覆片状黄色污秽痂屑，呈落叶状（图 19－3）。有臭味，通常无口腔黏膜损害，预后较好。

4. 红斑型天疱疮（pemphigus erythematosus） 本型被认为落叶型天疱疮的良性型，也可称为 Senear－Usher 综合征。主要发生于头面部和躯干上部，黏膜通常不被累及。早期皮损为红斑，少许渗出和结痂，痂下有浅表糜烂。在红斑基础上可出现松弛性薄壁水疱，尼氏征阳性，易于破溃和结痂（图 19－4）。病情反复，可转化为落叶型或寻常型天疱疮。

临床上还可以见到药物性天疱疮、新生儿天疱疮等。前者与含有巯基的药物，如卡托普利、青霉胺等有关；后者大多与父、母患寻常型天疱疮相关。

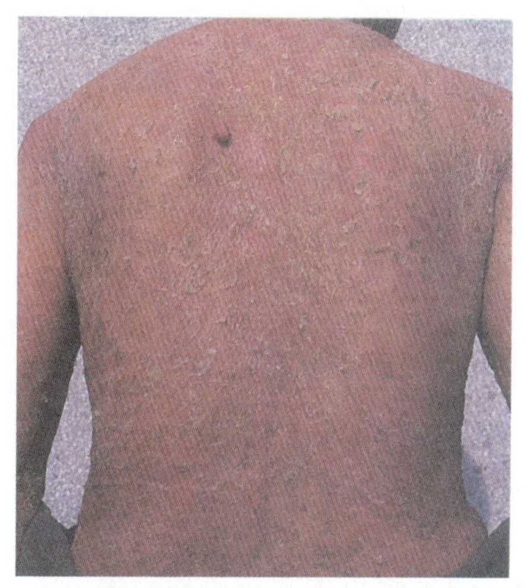

图 19－3　落叶型开疱疮

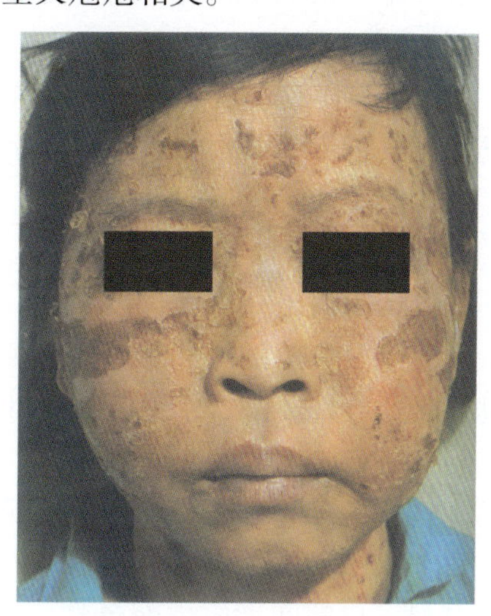

图 19－4　红斑型天疱疮

【实验室检查】

1. 直接免疫荧光　取水疱周围皮肤进行直接免疫荧光检查，呈表皮棘细胞间荧光，为 IgG 和（或）C3 沉积所致。

2. 间接免疫荧光　病情活动时血清间接免疫荧光可检出天疱疮抗体。

【组织病理】

天疱疮的基本病理变化是表皮棘细胞的棘层松解、表皮内裂隙和大疱形成。疱液中，呈球形、体积大、胞核大而深染、核周围有淡蓝色晕、胞浆为嗜碱性的细胞称为棘层松解细胞，具有诊断价值。不同类型的天疱疮棘层松解的具体部位不同，寻常型天疱疮的裂隙发生在基底细胞上方（图 19－5），疱顶由表皮大部分组成，疱底为基底细胞，附于真皮乳头上的基底细胞向表皮内腔隙突入，称为绒毛。增殖型天疱疮早期病理表现同寻常型，以后绒毛形成、表皮突向下增殖、棘层肥厚和乳头瘤样增生较为突出。红斑型和落叶型天疱疮的棘层松解部位主要在颗粒层或棘层上部，因此所形成的疱极为表浅（图 19－6）。

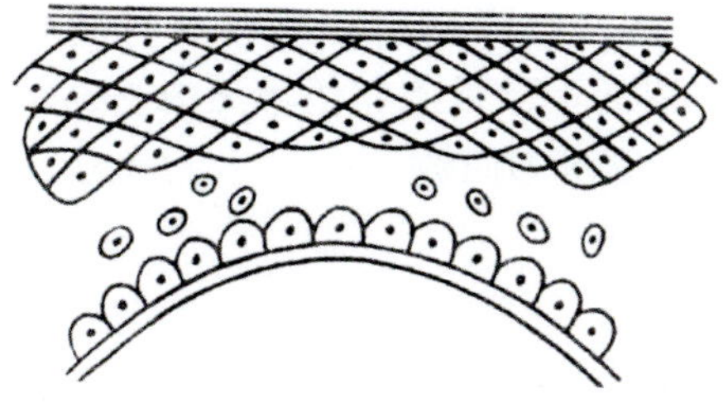

图 19－5　寻常型和增殖型天疱疮

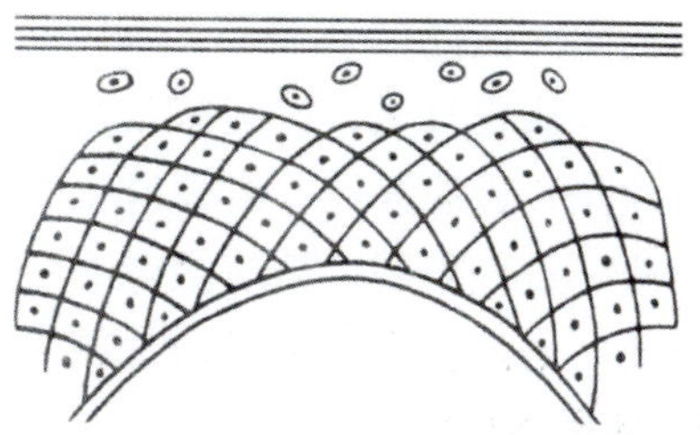

图 19－6　红斑型和落叶型天疱疮

【诊断要点】

根据皮肤和黏膜典型损害，结合组织病理改变和免疫荧光检查等结果，易于诊断。

【鉴别诊断】

不同类型的天疱疮应分别注意与以下疾病鉴别：大疱性类天疱疮、疱疹样皮炎、中毒性表皮坏死松解症、剥脱性皮炎型药疹以及重症多形红斑等。

【治疗】

治疗原则：应用皮质类固醇激素或免疫抑制剂，加强支持治疗，保持损害局部清洁和防止继发感染，结合中医辨证治疗。

1. 中医治疗

［辨证论治］

①热毒炽盛证

证候　发病急骤，水疱迅速扩展或增多，糜烂面鲜红；身热口渴，便干溲赤，心烦易怒。舌质红绛，苔少或黄，脉弦滑或数。

治法　清热解毒，凉血清营。

方药　解毒凉血汤加减。高热不退者加犀角粉0.5g；大便干燥者加大黄。

②心火炽盛证

证候　口腔糜烂或疮面色红，全身出现大疱，津液渗出不止；心烦口渴，小便短赤；舌质红，苔黄或白，脉弦滑微数。

治法　清心泻火，清脾除湿。

方药　清脾除湿饮加减。高热者加生玳瑁、生石膏；心火炽盛者加莲子心、黄连；口腔糜烂者加金莲花、金雀花；大便干燥者加大黄。

③湿热蕴结证

证候　糜烂面大或湿烂成片，口渴不欲饮或恶心呕吐；舌质红，苔黄腻，脉滑数。

治法　清热利湿。

方药　龙胆泻肝汤加减。

④脾虚湿蕴证

证候　结痂，较厚而不易脱落，或疱壁紧张，潮红不著；倦怠乏力，腹胀便溏；舌淡胖，苔白腻，脉沉缓。

治法　健脾利湿。

方药　参苓白术散加减。湿重者加萆薢、车前子以利水渗湿。

⑤气阴两伤证

证候　病程日久，已无水疱出现；汗出，口渴而不欲饮水，倦怠无力，气短懒言，或五心烦热；舌质淡红，舌体胖微，苔少或苔剥，脉沉细而数。

治法　益气养阴，清解余毒。

方药　增液汤合玉屏风散加减。

2. 西医治疗

（1）糖皮质激素：是目前治疗本病的首选药物，需及时足量运用，治疗剂量主要视病人临床类型及病情而定。病情轻者可用泼尼松，每日30mg～40mg，分次服用，重症患者可达每日60mg～80mg。根据有无新发皮损及出现的速度、糜烂面渗出是否减少、尼氏征现象是否减轻以及血液中天疱疮抗体滴度的变化等情况，确定病情缓解并稳定后缓慢减少用药量。维持剂量大小及时间长短也应根据病情变化情况而定，以避免加重及复发。

（2）*支持治疗*：对本病预后极其重要，应加强补充蛋白质及多种维生素，注意血容量、每日出入液量及电解质平衡等，必要时可输血浆或鲜血。

（3）*免疫抑制剂*：可与糖皮质激素同时使用以减少后者的用量和减轻其副作用，硫唑嘌呤、环磷酰胺和甲氨蝶呤等药物均可选用，剂量应视具体情况而定。

（4）*局部治疗*：保持局部清洁和防止继发感染，可用1∶8000高锰酸钾液或1∶5000苯扎溴铵清洗糜烂面，外擦0.1%雷夫奴尔锌氧油或10%紫草油。口腔黏膜损害者宜进软食，可用3%硼酸液漱口。

（5）*其他疗法*：不适用糖皮质激素及免疫抑制剂治疗或病情控制不理想者，可试用硫代苹果酸金钠、氨苯砜、烟酰胺或血浆置换治疗。

【预防与调摄】

1. 注意休息与全面平衡营养。
2. 保持体温和加强个人卫生习惯，防止受凉感冒或过度劳累。
3. 定期复查和根据病情变化进行有效治疗和预防复发。

第二节　大疱性类天疱疮

大疱性类天疱疮（bullous pemphigoid）是一种多见于老年人的慢性表皮下大疱性皮肤病。本病在中医学上亦属“天疱疮”范畴。本病临床上通常表现为紧张性大疱。

【病因与发病机理】

1. 中医病因病机　中医对本病的认识大致与天疱疮相同。

2. 西医病因与发病机制　本病属于一种自身免疫性疾病。患者血清中常常存在抗基底膜带的自身抗体，以IgG为主，其结合部位在基底膜带的透明板。其抗原包括基底细胞内半桥粒附着斑处的高分子量多肽BPAG1（主要抗原）和BPAG2（次要抗原）。抗原与抗体结合物沉积导致基底细胞膜半桥粒和锚丝断裂或消失，表皮下水疱形成。

【临床表现】

临床上常见于老年患者，水疱或大疱主要分布于四肢屈侧、腋窝、腰部、腹部及腹股沟等处。水疱多发生在红斑基底上或正常皮肤上，呈球形，直径数厘米，疱壁厚而紧张，内含浆液较为饱满，尼氏征阴性（图19－7）。水疱通常不易破裂，破溃后的糜烂面易于愈合，可留下色素沉着。部分患者起病时在肢体出现红斑、丘疹或荨麻疹样损害，数周后在此基础上开始发生水疱。少数可有黏膜受累。自觉瘙痒和烧灼。通常不伴全身症状。预后较好，部分病例可自行缓解，若年老体弱并继发感染则可导致死亡。

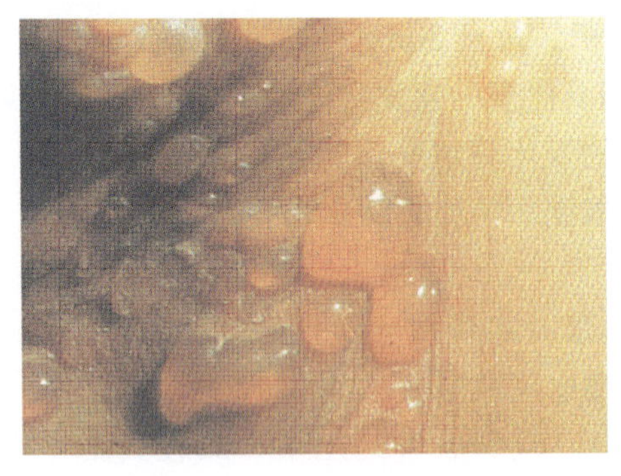

图 19－7 大疱性类天疱疮

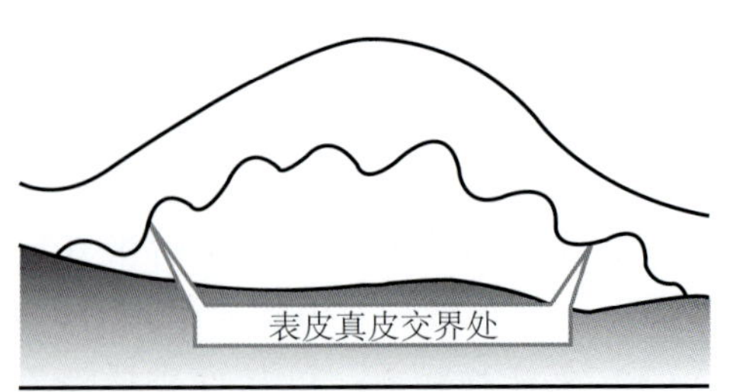

图 19－8 大疱性类天疱疮表皮下水疱

【实验室检查】

1. 直接免疫荧光 对本病具有诊断价值，抗体结合在皮损周围的基底膜上，呈线状免疫荧光，主要为 IgG 和 C3。

2. 血常规 可出现白细胞增多的现象。

【组织病理】

表皮下水疱，疱顶表皮正常，疱腔中为血清及纤维素凝结形成的网，其中嗜酸性粒细胞较多，也有嗜中性粒细胞及淋巴细胞。大疱周围乳头顶部有时可见嗜酸性粒细胞为主的小脓疡。电镜检查显示水疱发生于基底细胞浆膜和基底板之间的透明板内（图 19－8）。

【诊断要点】

根据老年患者、紧张性水疱或大疱和自觉瘙痒等临床特点，结合病理与免疫荧光检查，易于诊断。

【鉴别诊断】

本病应与寻常型天疱疮、疱疹样皮炎、线状 IgA 大疱性皮病等鉴别。

【治疗】

治疗原则：损害较为广泛的患者可系统运用皮质类固醇激素或结合免疫抑制剂进行治疗，剂量不宜过大以避免严重的副作用发生，应注意局部处理和全身支持治疗。皮损局限者以局部外用强效糖皮质激素治疗即可。

1. 中医治疗 可参照天疱疮的辨证论治。

2. 西医治疗

（1）糖皮质激素：为首选药物，用泼尼松每日 20mg 左右，多数可控制病情。如果病情较重则可以加倍剂量。根据缓解和恢复情况进行减量与维持治疗，可维持 2 年左右。

（2）免疫抑制剂：不适合运用皮质类固醇者；或者为了减轻副作用，可适当选用环磷酰胺、硫唑嘌呤或甲氨蝶呤等单独或与皮质类固醇合并应用。

（3）局部治疗：避免搔抓使水疱破裂，保持局部清洁干燥，预防继发感染。

（4）支持治疗：对少数年老体弱患者可加强支持治疗。

【预防与调摄】

参照天疱疮相关内容。

第二十章 物理性皮肤病

第一节 日光性皮炎

日光性皮炎（solar dermatitis，SD）又称日晒伤（sunburn，SB），是由强烈日光照射后，在照射部位发生以红斑、水疱为主要表现的急性炎症性皮肤病。其实质为急性光毒性皮炎。本病属中医学“晒疮”、“风毒肿”范畴。

【病因与发病机理】

1. 中医病因病机 本病多因禀赋不耐，皮毛腠理不密，复感风热之邪，致使热不得外泄，郁于皮肤而成。如《外科启玄》记载日晒疮时说：“三伏炎天，勤苦之人，劳于工作，不惜身命，受酷日晒曝，先疼后破而成疮者，非血气所生也。”

2. 西医病因及发病机制 皮肤受日光中波长为 290～320nm 的中波紫外线（UVB）过度照射后发生光毒反应，其反应程度因照射强度、时间、范围、环境因素、肤色及体质的不同而有差异。当表皮、真皮吸收 UVB 后表皮细胞结构、功能发生改变，并释放各种炎性介质如前列腺素、细胞因子、趋化因子等，真皮血管扩张、血管通透性增加，毛细血管周围的芳香蛋白氧化，导致皮肤发生红斑、水肿，而后黑素细胞受 UVB 刺激，黑素合成增加致皮肤色素沉着。

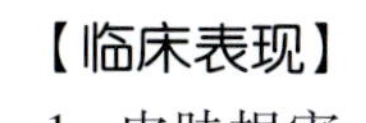

【临床表现】

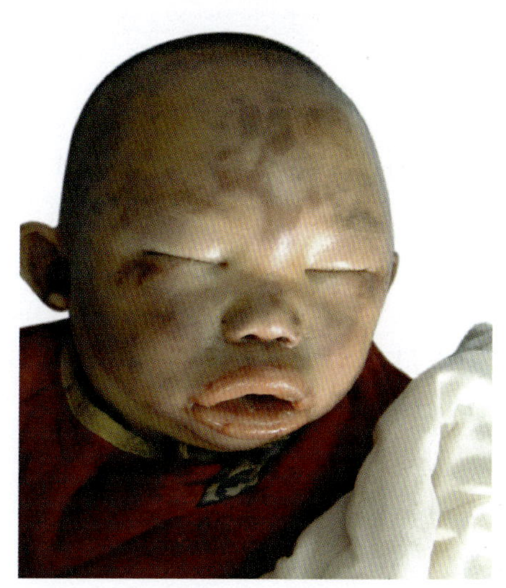

图 20－1 日光性皮炎

1. 皮肤损害。日晒后于数小时至十余小时于暴露部位皮肤起红斑，但个体反应差异较大。根据反应轻重分为Ⅰ度、Ⅱ度晒伤。①Ⅰ度晒伤：局部皮肤弥漫性鲜红斑或伴水肿，境界清楚，有灼痛感，24～36 小时达高峰，后颜色变暗，逐渐消退，脱屑，遗留色素沉着。②Ⅱ度晒伤：局部皮肤日晒后出现红斑、肿胀，甚至水疱、大疱，疱壁紧张，为淡黄色浆液（图 20－1）。有灼痛或刺痒感。水疱破裂后形成糜烂、结痂，1 周后恢复，遗留暂时色素沉着。若日晒面积广泛，可引起全身症状如发热、心悸、恶心、呕吐甚至休克等。日晒伤有时可激起红斑狼疮、白癜风等。

2. 好发于暴露部位，如面、颈、手背、腕、臂部等。

3. 多见于春末夏初季节。好发于妇女、儿童及雪地勘探、水面作业者。

【组织病理】

组织病理可见表皮海绵形成，角质形成细胞空泡变性，可见核尘和红细胞外渗；真皮浅层血管扩张，血管周围有稀疏的中性粒细胞浸润。

【诊断要点】

根据日晒史，暴露部位出现边界清楚的红斑、水疱、糜烂等伴灼痛或刺痒，本病易于诊断。

【鉴别诊断】

1. 接触性皮炎 有接触刺激物或致敏原史，与日光无关，可以在任何季节发生，常在接触部位发病。皮损单一，边界清楚，自觉瘙痒。

2. 烟酸缺乏症 除日晒部位外，红斑可发生在非暴露部位，并伴消化系统及神经系统症状、血清烟酸含量降低、贫血、胃酸缺乏等。

【治疗】

治疗原则：①散热消炎，安抚止痛；②清热解毒，凉血疏风。

1. 中医治疗

［辨证论治］

①毒热证

证候 仅出现典型皮疹而无其他证候。

治法 清热祛暑。

方药 祛暑汤加减。

②湿毒证

证候 典型皮肤表现；并有高热烦躁，口渴咽干，小便短赤，大便干燥或腹泻；舌质红，苔白黄或腻，脉滑数。

治法 凉血解毒，清热除湿。

方药 清热除湿汤加减。

［外治］ 早期红肿、瘙痒时可用三黄洗剂、青黛散、清凉粉等。出现糜烂渗出可外用马齿苋洗剂。

2. 西医治疗

（1）全身治疗

①抗组胺类药：以选用具有抗过敏和抗炎双重作用者最佳。如咪唑斯汀 10mg，每日 1 次；酮替芬 1mg，每日 2 次口服；西替利嗪 10mg，每日 1 次口服。

②止痛剂：常用吲哚美辛 25mg，每日 3 次口服；阿司匹林 1.0g，每日 3 次口服。

③皮质类固醇激素：适用于严重病例。如Ⅱ度晒伤时可用泼尼松 10mg，每日 3 次口服，3～5 日；地塞米松 5mg，每日 1 次肌注，连用 3～5 日。

（2）局部治疗

①可选3%硼酸溶液、牛奶、生理盐水冷湿敷，每日数次，红肿明显者间用1%炉甘石洗剂。

②2.5%吲哚美辛溶液（纯乙烯醇、丙二醇、二甲基乙酰胺，其比例为19:19:12），每日2~3次外用。

③糖皮质激素霜剂。

【预防与调摄】

1. 6~8月份10 ~14时是日光中紫外线照射最强烈的时间，尽量避免此时外出。必须外出时，应穿长袖衣裤（以浅色为佳）、戴草帽或打遮阳伞。

2. 夏季应多食含多种维生素的食品，避免食用光敏性食物；总结皮炎发生是否与接触的食物、化妆品、药品等有关，如发现有关联，避免接触。

3. 增强皮肤对太阳光的耐受度，选择清晨、傍晚，适度晒太阳，产生黑色素，以增强皮肤的适应能力。

4. 外用遮光剂，如15%氧化锌软膏、5%二氧化钛软膏、5%对氨基苯甲酸（PABA）乳剂等，根据个人皮肤类型、户外活动环境选择遮光剂的日光保护指数（SPF）。

第二节 多形日光疹

多形日光疹（polymorphous light eruption，PLE）是一种与日光照射有关的光敏性皮肤病。临床特点为发生在暴露部位的多形性皮疹，以丘疹为主，发病与季节有关，春夏季加重，秋冬季缓解。系皮肤对日光的异常免疫反应。本病属中医学“风毒肿”、“日晒疮”范畴。

【病因与发病机理】

1. 中医病因病机 本病多因素体禀赋不足，腠理不密，复受酷日暴晒，致使脾失运化，湿热内生，外感毒邪，皮热不得外泄，阻于肌肤所致。如《外科启玄》记载：“受酷日晒暴，先疼后破而成疮者，非血气所生也。”①外感风热之邪而发：因风为阳邪，其性向上，易侵入人体上部和肌表。②血分热盛，兼外感风邪，毒入营血，蕴伏血络而为本病。③因感热毒之邪，内兼蕴热，湿热内盛，致使脾失运化，水湿内停，使热不得外泄，阻于肌肤而病。

2. 西医病因及发病机制 病因尚不明确，目前一般认为系由暴露部位皮肤对光诱导产物发生的T细胞介导的迟发型超敏反应（DTH）。更多的研究结果倾向于UVA和UVB均会诱发PLE的发作，且UVA在PLE的发病中可能起着更为重要的作用。也可能与遗传（部分有家族光敏史）、内分泌改变、微量元素和代谢改变、超氧化物歧化酶（SOD）活力变化、花生四烯酸代谢和前列腺素的异常等有关。

【临床表现】

本病多于日晒后发生，潜伏期数小时至数天。

1. 皮肤损害为多形性，但患者倾向于每年发作同一类型为主，局部皮肤首先受累，但在随后的夏季分布逐渐广泛。根据皮疹主要形态，一般分为丘疹型、斑块型、湿疹型、痒疹型、多形红斑型、混合型等。

（1）丘疹型：针尖至粟粒大小的丘疹。

（2）斑块型：红色或暗红色稍隆起的浸润性斑块，约5分钱硬币大小。

（3）红斑水肿型：损害为大小不等、境界清楚的红色、暗红色水肿性斑丘疹，浸润不显著。

（4）湿疹型：密集的丘疹、丘疱疹、水疱、糜烂、渗出、结痂及脱屑，如湿疹样外观。

（5）痒疹型：损害为米粒、黄豆大丘疹、结节似痒疹，日久呈苔藓样变似神经性皮炎，也可见红斑或风团样的皮疹。

（6）混合型：同时或先后出现两种或两种以上型别的皮疹。

2. 好发于成年人面部、颈部、胸上部“V”形区、前臂、手背等暴露区。

3. 病程长短不一，经过慢性，可持续多年。

4. 自觉瘙痒，一般无全身症状。

5. 与季节有明显的关系，大多数有春季发病、夏季加重、秋季减轻、冬季自愈的规律，但来年又可再发。

【实验室检查】

1. 光激发试验　可用UVB、UVA、可见光或日光诱发出皮损。不同患者的致病光谱不同。因此，一次试验阴性不能否定本病，还应用其他不同光谱再次试验。

2. 亚红斑量（MED）测定　多数患者低于正常值，少数患者与正常值无明显差别。

3. 免疫学检查　少数患者可发现抗核抗体、抗-SSA/Ro抗体阳性。

【组织病理】

角化不全和灶性海绵形成，棘层肥厚；表皮下水肿，真皮血管周围炎性细胞浸润，以淋巴细胞为主；真皮浅层血管扩张，血管壁水肿，亦可见血管外红细胞。

【诊断要点】

根据春夏季发病，日晒后在暴露部位起皮疹，反复发作，结合实验室检查易于诊断。

【鉴别诊断】

本病应与湿疹、慢性光化性皮炎、神经性皮炎、痒疹等相鉴别。

1. 湿疹　皮疹呈多形性，发病与光线照射无明显关系，皮损不限于暴露部位。

2. 慢性光化性皮炎　主要发生在50岁以上男性，病情持久，可由春夏持续到冬季；可见于非暴露部位。

【治疗】

治疗原则：①避光消炎；②抗敏止痒；③疏风清热。

1. 中医治疗

［辨证论治］

①风热阻肤证

证候　面颊、手背等处红色丘疹，或暗红色的稍隆起的浸润性红斑；自觉瘙痒；舌苔薄黄，脉浮数。

治法 疏风清热。

方药 疏风清热汤加减。瘙痒甚者，加全蝎、乌蛇；表虚遇风重者加黄芪、党参。

②血热夹风证

证候 面部、颈部红色斑片，斑块，红肿明显，易见丘疹结节；自觉瘙痒；舌质红，苔薄黄，脉弦数。

治法 凉血活血，解毒祛风。

方药 凉血五花汤加减。口渴、心烦、便干者，加生石膏、栀子、大黄（后下）；头晕、失眠者，加制首乌、黑芝麻。

③湿热蕴肤证

证候 皮肤潮红，浮肿，丘疹，水疱，糜烂，结痂；舌苔黄腻，脉滑数。

治法 散风清热，除湿止痒。

方药 消风散加减。痒甚者，加乌蛇、地肤子；脾虚湿甚者，加白术、薏苡仁。

④肝郁血瘀证

证候 多见于痒疹型。米粒至黄豆大的丘疹，结节，苔藓样变；瘙痒剧烈；舌质暗红或有瘀点，苔薄，脉弦。

治法 舒肝活血。

方药 丹栀逍遥散合桃红四物汤。

［外治］ 蒲公英、野菊花各50g，黄连、黄柏各30g，水煎后冷敷，用于湿疹型。

2. 西医治疗

（1）全身治疗

①抗组织胺剂，如赛庚啶2～4mg，每日3次口服；西替利嗪10mg，每日1次口服或4～8mg每日3次口服；氯雷他定10mg，每日1次口服等。避免使用氯苯那敏、异丙嗪等光敏药。

②抗疟药物，如氯喹125mg，每日2～3次；或硫酸羟氯喹200mg，每日2次口服。服用时需注意眼损害等副作用。

③糖皮质激素用于重症病例，如泼尼松每日30mg～40mg口服；待病情控制后逐渐减量至停用。

④酞胺派啶酮（反应停）每日150～200mg口服，并持续2～6个月，可试用于严重者。孕妇禁用。

⑤对氨基苯甲酸（PABA）0.3g，每日3次口服，连服6周以上。

⑥维生素类，如维生素 B_1 20.5mg，每日1次，肌肉注射；维生素C 200mg，每日3次口服；烟酰胺500mg，每日3次口服，可阻抑或减弱光敏反应。

⑦硫唑嘌呤适用顽固病例，每日50～150mg，病情控制后逐渐减量至停用。

⑧人工合成β胡萝卜素，每日180mg，分2～3次口服。

（2）局部治疗

①遮光剂，如15%氧化锌软膏、5%～10%对氨基苯甲酸（PABA）乳剂，外出前

30分钟外用。

②糖皮质激素，如丁酸氢化可的松、糠酸莫米松等，每日2~3次外用，可缓解瘙痒，但不可常用。

(3) 物理治疗

①PUVA（补骨脂素联合使用A波段紫外线暴露疗法）治疗。

②窄谱UVB治疗。

【预防与调摄】

避光，外出使用遮光剂；让皮肤适当地逐渐增加日晒或者进行预防性光疗以提高机体对紫外线的耐受性。

第三节 夏季皮炎

夏季皮炎（dermatitis aestivale，summer dermatitis）是夏季发生的一种季节性炎症性皮肤病。多见于成年人，尤其在潮湿高温环境中工作者，秋凉后可自愈。皮损愈后一般不留痕迹。本病属中医学“暑病”、“暑热疮”范畴，与《证治要诀》中“暑风”相类似。

【病因与发病机理】

1. 中医病因病机 酷暑夹湿为本病主因，暑热湿阻，蕴蒸肌肤而成本病。

2. 西医病因及发病机制 本病是由于夏季气温过高（30℃以上），湿度增大，空气粉尘及污染物对皮肤刺激所致。

【临床表现】

1. 皮损以红斑、丘疹和斑丘疹为主，伴抓痕、点片糜烂、血痂、苔藓样变等继发性损害或毛囊性丘疹、结节，无糜烂、渗出，自觉瘙痒。

2. 好发于四肢屈侧与躯干，对称分布。

3. 炎热暑期易发病（6~8月份），成人多见。病程较短，气温下降时症状减轻或自行缓解。

【诊断要点】

根据夏季气温高时易发病及皮损特点等易于诊断。

【鉴别诊断】

1. 痱子 儿童常见，好发于头面、躯干及皱褶部位，皮损为针头大小红色或白色丘疱疹。

2. 急性湿疹 好发于四肢屈侧，糜烂渗出为主，气温下降后不能缓解，反复发作易成慢性。

【治疗】

治疗原则：①抗敏消炎散热；②清暑利湿止痒。

1. 中医治疗

[辨证论治] 主要为暑热夹湿证。

证候 红斑，斑丘疹及丘疱疹；伴剧烈瘙痒；严重时有烦躁、胸闷、纳差，尿黄；舌质红，苔黄腻，脉数。

治法 清暑化湿。

方药 清暑化湿汤加减。烦躁、失眠者，加珍珠母、生牡蛎；皮色红者，加牡丹皮；毛囊炎、疖等继发感染者，加金银花、蒲公英；瘙痒甚者，加蝉衣、苦参、牡丹皮。

［中成药］ 二妙丸、苦参丸、龙胆泻肝丸等，口服。

2. 西医治疗

（1）全身治疗

①抗组胺剂，如氯苯那敏、西替利嗪、咪唑斯汀等口服。

②维生素类，如维生素 C、维生素 E 等口服。

（2）局部治疗

①炉甘石洗剂，可收敛、止痒，每日 2～3 次。

②复方樟脑薄荷酊，每日 2 次。

③糖皮质激素乳膏，如曲安西龙尿素乳膏或地塞米松乳膏，每日 1～2 次。

【预防与调摄】

1. 保持室内通风，皮肤清洁干燥，衣着宽敞。

2. 避免搔抓，以防继发感染；注意饮食，忌食鱼虾、辛辣食物。

第四节 痱 子

痱子（miliaria）也称汗疹，是夏季或高温潮湿环境下常见的表浅性、炎症性皮肤病。多发于头面、颈、胸、背、皱褶处等部位，儿童易发病，肥胖、长期卧床、体质虚弱者也易患本病。中医亦称“痱子”，又称“痱毒”、“热痱”。

【病因与发病机理】

1. 中医病因病机 中医认为本病多因夏日蕴湿，复感暑邪，熏蒸皮肤，闭于毛窍，汗出不畅而致使汗液潴留于皮肤所致。如《素问·生气通天论》记载：“汗出见湿，乃生痤痱。”又如《外科正宗》记载：“痤痱者密如撒粟，尖如芒刺，痒痛非常，浑身草刺，此因热体见风毛窍所闭。”

2. 西医病因及发病机制 在炎夏或湿热的环境里，汗液大量分泌，不能及时地从体表挥发致使汗管口角质浸渍、肿胀堵塞汗孔，汗液排出困难，淤积的汗液使汗管在不同水平上发生扩张或破裂，汗液渗入周围组织刺激产生炎症。此外，夏季湿热环境下，皮肤表面的细菌数量明显增多产生的毒素亦会加重炎症反应。

【临床表现】

根据汗管堵塞及汗液溢出部位不同可分为以下临床类型。

1. 白痱 又称晶形粟粒疹（miliaria crystallina），汗管堵塞部位最为浅表，发生在角质层下或以下汗管。皮损为针尖至针头大浅表性半透明小水疱，疱壁薄而易破，疱液清，疱周围无红晕，无自觉症状。多于1～2日内吸收。多见于长期卧床、过度衰弱、伴高热大量出汗的患者，好发于颈、胸、腰、腹等部位。

2. 红痱 又称红色粟粒疹（miliaria rubra），最为常见。汗管堵塞发生在棘层的汗管内。损害为多数针帽大小的丘疹或丘疱疹，周围有轻度红晕。常成批发生在躯干部，尤其皱襞处如腋窝、乳下、婴幼儿头面、臀部等。自觉轻度烧灼及刺痒。多见于幼儿、高温作业者。

3. 脓痱 又称脓疱性粟粒疹（miliaria pustulosa）。多由红痱发展而来，痱子顶端有针头大浅表性脓疱，主要发生在皱襞处。脓疱细菌培养常为非致病性球菌或无菌。

4. 深痱 即痱毒，又称深部粟粒疹（miliaria profunda）。汗管堵塞部位较深，在表皮真皮交界处汗管破裂，汗液外渗出周围组织。损害为与汗孔一致的非炎性水疱、丘疱疹。本型多见于热带、反复红痱发作者。因全身汗腺导管堵塞，出汗减少或无汗，故可伴有中暑症状，如发热、头痛、乏力、眩晕乃至虚脱等。

【诊断要点】

根据在夏季或高温湿热或通风不良的环境，头面部、躯干部出现小丘疹或小丘疱疹，急性发作，无自觉症状，易于诊断。

【鉴别诊断】

本病应注意与糠秕孢子菌性毛囊炎、毛囊性脓疱疮等相鉴别。

1. 糠秕孢子菌性毛囊炎 是一种由糠秕孢子菌引起的毛囊炎症，为毛囊性红丘疹，顶部呈圆形，表面可有轻度脱屑，真菌镜检见大量的糠秕孢子菌。

2. 毛囊性脓疱疮 是一种主要由金黄色葡萄球菌引起的表浅性毛囊炎。小脓疱绿豆至黄豆大小，有时需与脓痱相鉴别。

【治疗】

治疗原则：清热解毒，解暑化湿，收敛止痒。

1. 中医治疗

［辨证论治］ 儿童可用绿豆汤代茶饮。

①湿盛证（白痱）

证候 色白明亮小水疱，针头大小，无红晕，散在或密集；无明显自觉症状；舌红或正常舌质，苔腻，脉濡。

治法 症状轻微，无需内治。

②热盛证（红痱）

证候 一致性针尖大小丘疹水疱，周围红晕，伴刺痒灼热或继发暑疖时红热痒痛；舌质红，苔黄或腻，脉数。

治法 清热解暑化湿。

方药 清暑汤加减。伴暑疖疼痛加重，加黄芩、紫花地丁。亦可服连翘败毒丸。

③热毒证（脓痱或深痱）

证候 红色丘疹、水疱或脓疱；伴身热口渴、头痛目眩等；舌质红，苔黄或腻，脉数。

治法 清热解毒，解暑利湿。

方药 五味消毒饮合清暑益气汤加减。口渴者，加石斛；身热者，加生石膏；嗜睡乏力伴眩晕者，加西洋参。

[外治] 三黄洗剂、马齿苋水外洗或冷湿敷。

2. 西医治疗 一般不需全身治疗。瘙痒明显可口服抗组胺药，若伴感染可口服抗生素。局部治疗可用清凉、收敛、止痒的外用药。一般先用温水洗净擦干后，外用痱子粉或1%薄荷炉甘石洗剂。脓痱可外用5%硫黄炉甘石洗剂或2%鱼石脂炉甘石洗剂。

【预防与调摄】

1. 伏暑季节室内注意通风、散热、降温。着衣宽大且吸汗性好，并勤换洗。
2. 保持皮肤清洁，忌搔抓及重力擦搓，以防继发感染。

第五节 冻疮

冻疮（pernio）是由寒冷引起的一种局限性瘀血性炎症性皮肤病。多见于儿童、妇女及末梢血液循环不良者，经常在寒冷（气温在10℃以下）环境中工作的人也易患本病。本病一般冬天发病，春季气候转暖后自愈，但入冬后又易再发。本病属中医学“冻风”、“瘃冻”、“冻烂疮”范畴。

【病因与发病机理】

1. 中医病因病机 本病的发生是由于素体阳虚，气血不足，外因则在于受外寒侵袭，导致寒凝肌肤，营卫不和，经脉阻隔，气血瘀滞所致。本病轻者其伤浅，仅为皮肤络脉凝滞，成肿为斑；重者其伤深，肌肉、脉络气血凝滞不通，复感邪毒，寒极化热，热甚肉腐而溃。明代申斗垣在《外科启玄》中说：“冻疮……初痛次肿，破出脓血，遇暖则发烧。”

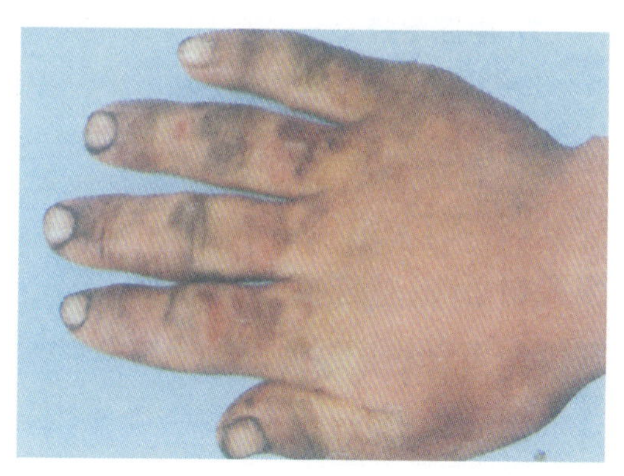

图20-2 冻疮

2. 西医病因及发病机制 长期暴露在寒冷（气温在10℃以下）、潮湿的环境，皮肤血管痉挛收缩，导致组织缺血缺氧代谢失常，久之血管麻痹扩张、瘀血，血浆渗出引起局部水肿、水疱形成乃至组织坏死。潮湿能加速体表散热，故冬季湿度大的地区，冻疮发生率较干燥地区为高。此外，植物神经功能紊乱、肢体血循环不良、手足多汗、缺乏运动、营养不良、贫血等均为冻疮的诱因。寒冷性多形红斑可能与血中冷球蛋白、冷凝素或循环复合物增多有关。

【临床表现】

本病好发于寒冷季节地区或寒暖急变时。易发于妇女、儿童及四肢循环不良和手足多汗者。多发于肢端及暴露部位如手足指（趾）、足跟部、面颊、耳郭、耳垂、鼻尖部等，对称分布。皮损为局限性瘀血性红斑或暗紫色斑块，边界不清，表面紧张发亮有光泽，局部按压可退色，解除压力红色恢复。初期多无感觉，进而出现痒感，遇热后加剧。重者表面可发生水疱，内含淡黄色或血性浆液，疱破后形成糜烂或溃疡，自觉麻胀、疼痛，愈合后色素沉着或遗留萎缩性疤痕（图 20－2）。另外，亦有多形红斑皮损者，皮损为暗红紫色的水肿性红斑，中央虹膜样外观。病程慢性，气候转暖后可自愈。多于次年冬季再发。

【组织病理】

表皮及毛囊上皮出现角化不良细胞和坏死的角质形成细胞，表皮海绵形成，真皮乳头水肿，真皮血管内皮细胞肿胀，管壁水肿，周围有炎性细胞浸润，以淋巴细胞为主。

【诊断要点】

根据冬季发病、好发部位（手足等末梢部位）、紫红色斑块、受热后痒更剧等特点诊断不难。

【鉴别诊断】

本病应与多形红斑相鉴别。后者春秋季发病，有前驱症状，急性经过，2～3 周可愈。

【治疗】

治疗原则：①西医以扩血管促进血液循环为主；②中医以温经散寒、活血通络为原则。

1. 中医治疗

［辨证论治］

①寒凝血瘀证

证候　重症为四肢不温，局部麻木冷痛，进而灼烧刺痒或疼痛，遇热更重；皮损紫红漫肿，或水疱、血疱，或坏疽黑痂；舌质淡，脉细。

治法　温经散寒，活血通络。

方药　当归四逆汤加减。痛重者，加乳香、没药；坏死黑痂者，加桃仁、皂角刺、紫花地丁。

②气虚血瘀证

证候　素体阳虚，形寒肢冷，畏寒神倦；受寒邪外侵后，更是肢末厥冷，麻木疼痛，皮损紫暗干塌或溃烂流液，久不收口；舌暗淡，脉细。

治法　益气活血，温经散寒。

方药　人参养荣汤加减。痛甚者，加乳香、没药；溃烂者，加紫花地丁、蒲公英。

［中成药］　静脉滴注复方丹参注射液 40ml，或 5% 葡萄糖液 250～500ml，静脉滴注，每日 1 次，10 日为 1 疗程；或口服复方丹参片，每次 2 片，每日 2～3 次；人参养荣丸，每次 1 丸，每日 2 次口服。

［外治］　治疗冻疮的外用药很多，要根据皮疹的性质选择使用。在皮疹未破时可采用桂苏液（桂枝、紫苏叶各 50g 水煎后待温度降至 40℃）浸洗。如皮疹破溃则可用鲜山楂捣碎敷贴。还可使用冻疮膏等。

2. 西医治疗

（1）全身治疗

①血管扩张剂：以解除血管痉挛促进末梢血液循环。如烟酸 50～100mg，每日 3 次口服；烟酸肌醇 200～600mg，每日 3 次口服；芦丁片 40mg，每日 3 次口服；硝苯地平片 10～20mg，每日 3 次口服；654－2 针 2ml，每日 1 次肌注。

②维生素类：如维生素 E 200mg，每日 3 次口服；维生素 C 200mg，每日 3 次口服；维生素 K 44mg，每日 3 次口服；维生素 AD 丸，1～2 丸，每日 3 次口服。

③抗生素类：继发感染时可选用阿莫西林 500mg，每日 4 次口服；头孢氨苄胶囊 500mg，每日 2 次口服，必要时青霉素类或头孢类静脉滴注等。

（2）局部治疗

①可用促进血液循环药物，如 10% 樟脑酊、辣椒酊或辣椒煎水外洗。

②水疱未破时可用 10% 樟脑软膏、辣椒软膏或维生素 E 软膏、冻疮软膏。

③皮损破溃者可外用硫黄鱼石脂软膏或莫匹罗星软膏。

（3）物理治疗

①紫外线照射：冬季开始每周 2 次。

②PC－10 型 TDP 治疗机治疗：每周 2～3 次。

③氦氖激光照射：每周 2～3 次。

【预防与调摄】

1. 加强体育活动，尤其是耐寒锻炼，促进血液循环。注意局部和全身干燥及保暖，手套、鞋袜不宜过紧。

2. 保持局部清洁，避免碰伤，忌搔抓。受冻部位不宜立即烘烤和热水烫洗。

3. 加强营养，多吃豆类、肉类及蛋类等食品，有利于提高耐寒能力。积极治疗贫血等慢性消耗性疾病。

第六节　鸡眼与胼胝

鸡眼（clavus）与胼胝（callus）是由于局部皮肤长期受压或摩擦引起的角质层增厚。好发于足跖，胼胝尚可累及手掌。中医称前者为“鸡眼”或“肉刺”，后者为“胼胝”或“脚垫”。

【病因与发病机理】

1. 中医病因病机　本病为足部长期摩擦受压，导致气血运行不畅，肌肤失养而发病。如《医宗金鉴·外科心法要诀》记载：“此证生在脚趾，形如鸡眼故俗名鸡眼，根陷肉里，顶起硬凸，疼痛步履不得，或因缠脚，或着窄鞋远行，皆可生之。”《诸病源候论·手足发胝候》也记载：“人手足忽然皮厚涩而圆短如茧者，谓之胼胝。”

2. 西医病因及发病机制　足跖或足趾尤其骨突起局部受摩擦、挤压导致皮肤角质增厚，逐步形成尖端向内的圆锥状角质物或片状局限性角质增生物。本病多因足骨畸形，与长久站立、行走或穿紧窄鞋有关。

【临床表现】

1. 鸡眼 皮损为针头至豆大，表面光滑，与皮面平行或稍隆起。境界清楚，呈淡黄色或深黄色。若用刀将表面的角质去除，中心可见倒圆锥状的角质栓，嵌入真皮，外周一圈透明淡黄色的环，似鸡眼状。由于尖端压迫神经末梢，故走行时引起疼痛，压痛明显。鸡眼多见于足跖前中部、小趾外侧、踇趾内侧及趾背关节处（图 20-3）。

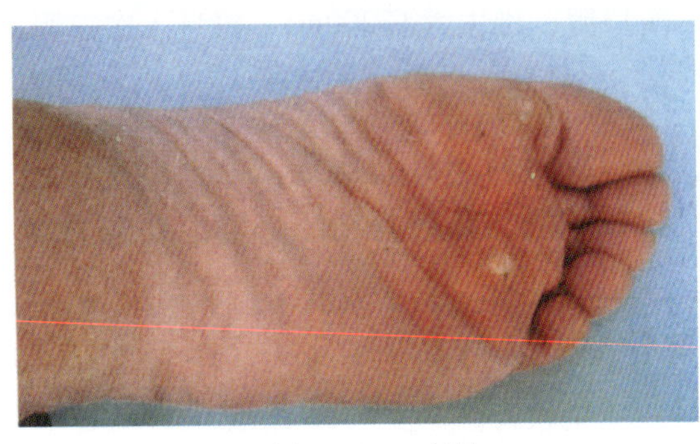

图 20-3 鸡眼

2. 胼胝 损害为蜡黄色扁平或微隆起的局限性角质肥厚性斑块。质硬而稍透明，边界不清，中央较厚，边缘较薄。好发于掌跖易受摩擦和压迫处，常对称发生。一般无自觉症状，严重时可有压痛。

【诊断要点】

根据发生在掌跖，呈角质增生性损害不难诊断。

【鉴别诊断】

鸡眼、胼胝应与跖疣相鉴别。

跖疣 损害为黄豆大的疣状角质增生，用刀削去角质层后可见黑色出血点及角质软芯，无正常皮纹，挤捏两侧皮损，疼痛明显，皮损单个或多个，散发在足跖各处。

【治疗】

治疗原则：去除角栓及增厚的角质层，多以局部治疗为主。

1. 中医治疗

（1）中药鸦胆子或鲜半夏捣烂局部贴敷。用药前将胶布剪一同鸡眼大小一致的圆孔贴在其表面，保护皮肤，将药敷在皮损处，再盖上一胶布固定。5 天换药 1 次。

（2）骨碎补 30g（研细），加热蜂蜡 60g 溶化骨碎补，拌成膏，用法同上。

（3）乌梅 30g，研成细末后加醋 250ml，浸泡 2 周，去渣后用药液擦患处。

（4）地骨皮、红花各等量共研细末，香油调成糊状，外敷患处，每 2 天换药 1 次。

（5）灸法：鸡眼表面涂凡士林或麻油后，上置艾炷，连灸 4～5 壮，鸡眼枯焦，3～5 日后剔净残渣。

（6）中药外洗治疗：威灵仙 50g、红花 30g、透骨草 30g、鸡血藤 30g、海桐皮 30g，水煎液温热泡患处，待浸软后用刀修削过厚的角质，隔日 1 次。或金毛狗脊 30g、地肤子 30g，水煎泡患处，每次 30 分钟，每日 1 次，每剂药可泡 3～4 天。

2. 西医治疗

（1）鸡眼：鸡眼膏，先用热水浸泡患处，使角质增厚处变软，削去中心角质栓表层，将鸡眼膏敷在中心角质栓处。每周换药 1 次，每次换药前去除软化的角质直到损害脱落。另外，可削去患者中心角质栓表层及周围角质层，再用纹氏钳夹住角质栓底部慢慢摇动，直至把角质栓拔出为止。治疗时不需局麻，亦不出血。也可局麻下手术切除或二氧化碳激光及冷冻治疗。

（2）胼胝：一般不需治疗，大且厚者，热水浸泡后，可用刀削去或用角质剥脱剂如 10% 水杨酸、3% 维 A 酸软膏等涂搽。

【预防与调摄】

1. 减少足部摩擦与挤压，穿合适的软底鞋或用海绵垫等减轻压迫，可使鸡眼、胼胝逐渐自愈。如为平足应穿矫形鞋。

2. 患者不可自行乱挖或用药腐蚀，以防感染。

第七节　手足皲裂

手足皲裂（rhagades manus et pedes）是指手足部皮肤因多种原因所致的干燥与裂口。主要发生于秋冬季，好发于工人、农民、渔民等。表现为手掌、足跖皮肤增厚、干燥、粗糙、皲裂。可以是一种独立疾病，也可是某些皮肤病的伴随症状。中医称“皲裂疮”、“裂口疮”或“干裂疮”。

【病因与发病机理】

1. 中医病因病机

（1）肌肤骤受风寒燥冷侵袭，导致血脉阻滞，肌肤失于濡养而生燥致裂。如在《外科启玄》中描述为：“行船推车辛苦之辈，及打鱼、染匠、碾玉之人，手足皲裂成疮，招动出血，痛不可忍。”

（2）素体血虚津亏之人不耐燥寒，而致肌肤枯裂。

（3）肌肤受水湿浸渍或摩擦日久，化学、生物等外邪刺激，致使肌肤不能耐受燥寒而枯槁变脆。如《证治准绳》曰：“手足皲裂，夫秋冬风寒燥裂，人手足为之皲瘃者，血少肌肤虚，故易伤也，外润以膏泽，内服益气活血之药可也。”概括了本病好发的季节及病因病机。

2. 西医病因及发病机制　手足皮肤尤其是掌跖角质层较厚，无皮脂腺及毛囊，冬季汗液分泌少，角质层内含水量减少，缺乏皮脂的保护，因而皮肤容易干燥；再加各种物理性如摩擦和刺激及化学性如酸碱、有机溶媒的脱脂作用等使角质层增厚及缺乏皮脂保护。当局部活动或牵拉力较大时，即可引起皮肤皲裂。老年人、鱼鳞病、掌跖角化症、角化性足癣及慢性湿疹等患者亦多发生手足皲裂。

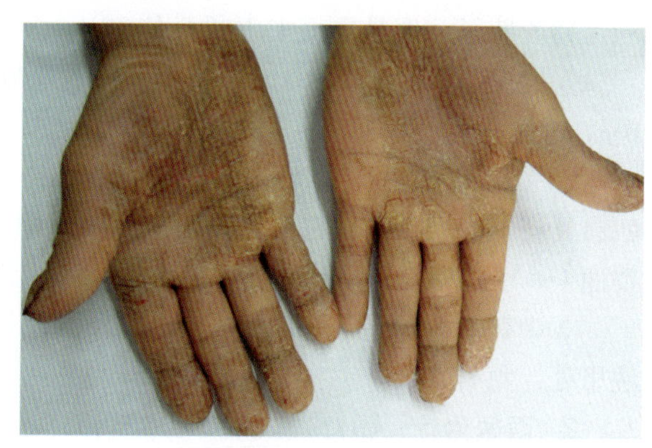

图 20-4　皲裂

【临床表现】

皮损特点为皮肤干燥粗糙，角化肥厚，见长短、深浅不一、纵横交错的裂隙，活动时牵拉常导致裂隙增大或渗血，深者常有疼痛。皲裂的深浅程度一般可分为三度：Ⅰ度为皮肤干燥有皲裂，但仅达表皮，故无出血、疼痛等症状；Ⅱ度为皮肤干燥，裂隙由表皮深入真皮而有轻度刺痛，但不引起出血；Ⅲ度为皮肤干燥，裂隙由表皮深入真皮和皮下组织，常引起出血和触痛或灼痛。继发感染时伴有淋巴管炎或附近淋巴结肿痛。好发于手掌、指腹尖、足跟、足跖外侧缘等部位（图 20－4）。病程慢性，多在春末时自愈，到冬季手足皮肤干燥、角化，易发生皲裂。

【诊断要点】

根据发病季节和临床特点，本病不难诊断。

【鉴别诊断】

本病应注意与手足癣、鱼鳞病、掌跖角化症等相鉴别。

1. 手足癣 原发损害为丘疹、水疱。常年皲裂伴手癣、足癣常局限于一侧掌、跖部。真菌镜检及培养阳性。

2. 鱼鳞病 自幼发病，常波及四肢伸侧，伴干燥性鱼鳞状鳞屑。

3. 掌跖角化症 婴儿期即发病，有家族遗传史，常年发病。

【治疗】

治疗原则：养血祛风、润燥、活血化瘀及软化角质、润泽皮肤等。

1. 中医治疗

［辨证论治］

证候 皮肤干燥，掌跖角化过度，增厚，皲裂疼痛，出血；舌质淡红，苔薄白，脉细缓涩。

治法 轻者无需内治。重者治宜养血、祛风、润燥，佐以软坚散结。

方药 当归饮子加减。

［中成药］ 可选用润肤丸、养血荣筋丸、人参养荣丸及当归丸等。

［外治］ 对大多数皲裂患者采用外治即可。

①三油合剂（由大枫子油、蛋黄油、甘草油混合而成）。

②苦楝子、地骨皮、王不留行各 30g，白矾 15g，煎水，温热熏洗，每日 1～2 次。

③大枫子 20g、陈皮 10g、黄精 15g、地榆 15g、威灵仙 20g、金毛狗脊 20g、红花 10g，煎水温泡，每日 1～2 次。

④红花 5g、白及 4g、松香 5g、黄蜡 5g、凡士林 100g，制成软膏外用，每日 3 次。如白及膏（白及 20g、凡士林 80g）和甘油擦剂（甘油 60%、红花油 15%、青黛 4%、香油 1%）外用。

⑤中药外洗：苍术 50g、透骨草 30g、桃仁 30g、威灵仙 30g、甘草 30g，水煎后温洗患处，每日 2 次。

2. 西医治疗 治疗原发病，去除病因。

（1）*全身治疗*：维生素 A 2.5 万 U，每日 3 次口服；维生素 E 100mg，每日 3 次口服；维生素 AD 丸，1 丸，每日 3 次口服；维胺酯胶丸 50mg，每日 3 次口服。

（2）*局部治疗*

①对Ⅰ、Ⅱ度皲裂可外用 10%～20% 尿素软膏或 1% 尿囊素软膏，5%～10% 水杨酸软膏、海普林软膏，封包治疗效果更好。

②对Ⅲ度皲裂，如角质厚时可用热水浸泡，然后用刀片将角层削薄，外搽上述外用

药，再行封包治疗。亦可用愈裂膏或胶布贴在裂口处使之愈合。

【预防与调摄】

1. 预防为主。治疗原发病如手足癣、湿疹等。

2. 保持手足清洁。冬季温热水浸泡手足，随后外涂滋润性油脂。

3. 勿用碱性强的肥皂，以用中性肥皂为好，避免接触脱脂性有机溶媒，一旦接触应即刻清洗并涂润肤霜。

4. 因职业因素而引起的皲裂，应加强防护措施，避免手足受到有害的物理、化学性刺激。

第八节　褶　烂

褶烂（intertrigo）又称间擦疹、摩擦红斑，是因互相摩擦或汗液浸渍所致的发生在皱襞部位的以红斑、糜烂为主要特点的急性浅表性炎症。中医称"汗淅疮"。

【病因与发病机理】

1. 中医病因病机　本病因胖人多汗、多湿、久不洗浴，或小儿脾常不足，饮食失节，伤及脾胃，脾胃虚弱，脾湿健运，湿蕴化热，外受风邪入侵，内外相感，相互搏结，外泛肌肤，故见本病。如《诸病源候论》曰："夫内热外虚，为风湿所乘，则生疮。"

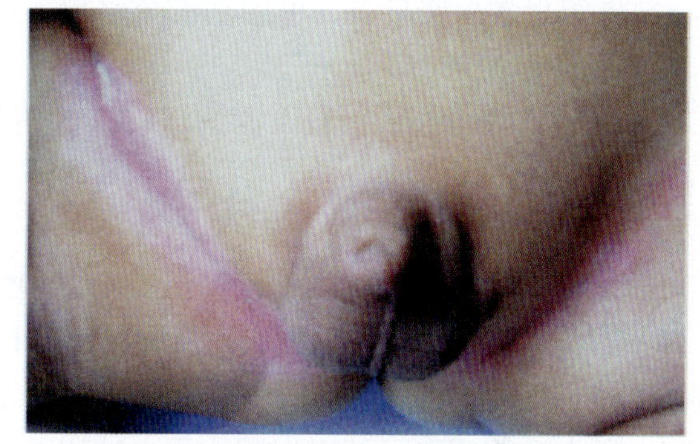

图 20－5　褶烂

2. 西医病因及发病机制　因皮肤皱襞处互相摩擦或汗液浸渍加之局部温热潮湿，使角质层变软而发生皮炎。

【临床表现】

损害初期皮损特点为局部鲜红或暗红斑，表面潮湿，边界与皱褶相当。若不及时处理，则出现糜烂、渗出，继发感染时有脓性分泌物，可伴臭味。亦可继发念珠菌感染。好发于颈部、腋窝、腹股沟、腹部、臀沟、乳房下、四肢关节屈侧等皱襞处（图 20－5）。常发于湿热季节，好发于婴儿和体胖成人。

【诊断要点】

根据湿热季节发病，在皱襞部位出现红斑、糜烂等特点，本病易于诊断。

【鉴别诊断】

本病应与急性湿疹、接触性皮炎、念珠菌性间擦红斑、股癣等相鉴别。

1. 急性湿疹　原因不明，部位不定，皮疹多形，境界不清，渗出明显，瘙痒剧烈。

2. 接触性皮炎　有接触史，多见于露出部位，皮损为红斑水疱，边界清楚。

3. 念珠菌性间擦红斑　初为一小疱，迅速变为脓疱、糜烂，表面无明显渗出，可向周围扩大，有炎性丘疹及环状脱屑，呈鲜红色。真菌镜检阳性。

4. 股癣 腹股沟等处可见环形或同心圆形红斑，边缘炎症明显，边界清楚。真菌镜检及培养阳性。

【治疗】

治疗原则：清热利湿、凉血解毒、疏风止痒；消炎干燥。

1. 中医治疗

［辨证论治］ 主要为湿热风毒证。

证候 皮肤皱褶处潮湿，潮红，糜烂，渗出，肿胀或有脓性分泌物，甚则有臭味；舌红，苔薄黄，脉数。

治法 清热利湿，凉血解毒，疏风止痒。

方药 除湿胃苓汤合消风散加减。

［外治］

①皮肤发红，可先用马齿苋水剂洗净患部，外扑新三妙散（苍术 3 份、青黛 2 份、金银花 1 份、冰片少量，分别碾成细末，混合）或复方黄柏散。

②渍烂渗出明显者，可用马齿苋水剂，连续冷湿敷。

2. 西医治疗

（1）*全身治疗*：一般不需内服药。如有继发感染（细菌、真菌）可选用抗生素和抗真菌药物。

（2）*局部治疗*

①红斑期外用扑粉（氧化锌滑石粉、10% 硼酸滑石粉等）。

②糜烂、有少量渗出时，可外用 40% 氧化锌油，渗出明显时可用 3% 硼酸液湿敷；伴继发感染时可用 0.1% 雷夫奴尔液湿敷，待干燥结痂后外用氧化锌糊或雷夫奴尔软膏，若念珠菌感染可外用克霉唑霜、特比萘芬软膏等。

【预防与调摄】

1. 皮肤皱襞处经常清洗，保持局部清洁干燥；或扑以粉剂，减少汗液浸渍和摩擦。

2. 患儿内衣、尿布等宜选用质地柔软、吸水性强的白色棉布，洗涤时宜用中性肥皂，用清水洗净，晒干备用。

第九节 放射性皮炎

放射性皮炎（radiodermatitis）是因接触和应用各种电离辐射包括 X 射线、α 射线、β 射线、γ 射线及放射性同位素照射时，由于防护不严或用量不当或短时间接受大剂量放射线等引起皮肤黏膜的炎症性皮肤病。放射性皮炎其损伤的程度取决于放射剂量、分割方法、照射种类、受照射面积、年龄、机体的整体状态、放射不良反应处理等多种因素。有其独有的特点：有一定的潜伏期；有明显的时相性；一旦皮肤损伤，即使停止接触辐射，创面仍会继续加重；创面愈合慢，迁延期长。

【病因与发病机理】

1. 中医病因病机 中医对本病的认识尚不明确。

2. 西医病因及发病机制 多见于长期从事放射性工作的人员或接受放射治疗的病人。其常见原因为放射工作者防护不严短期内接受放射线剂量过大或长期积累量过多等；电离辐射能引起组织细胞 DNA 发生可逆或不可逆性损伤，细胞死亡或 DNA 产生突变，以致皮肤出现炎症、萎缩及色素失调等。皮肤、黏膜损害发生的迟早及损害轻重与放射线的性质、剂量、照射面积、照射时间长短及患者个体差异有关。

【临床表现】

1. 急性放射性皮炎 常因短期内接受大剂量放射线所致，潜伏期为数日。

（1）*局部特点*：根据皮损形态分为三度。

①Ⅰ度：以境界清楚的局限性红斑、水肿为主，伴烧灼及瘙痒感。1 个月后出现脱屑及色素沉着。

②Ⅱ度：局部明显的红斑、水肿，伴水疱、糜烂、结痂。自觉烧灼和疼痛。1～3 个月痊愈，愈后留色素沉着或色素脱失，毛细血管扩张，皮肤萎缩或永久性脱毛及皮脂腺汗腺功能障碍。

③Ⅲ度：局部红肿显著，并很快出现组织坏死，形成大小、深浅不一的溃疡，深者可达皮下、肌肉，甚至达骨组织，自觉疼痛。常持续多年不愈。若痊愈后则形成萎缩性疤痕，色素沉着或色素脱失，毛发永久性脱落及毛细血管扩张。严重者在溃疡和瘢痕处可发生癌变。

（2）*全身症状*：轻重不一，可有头痛、头晕、食欲不振、恶心、呕吐、腹痛、出血等症状。白细胞减少严重时可危及生命。

2. 慢性放射性皮炎 多系长期反复接受小剂量放射线引起，亦可由急性放射性皮炎转变而来。潜伏期数月、数年不等。局部皮肤干燥萎缩，腺体功能减退，毛发脱失，毛细血管扩张，色素减退或沉着，指甲色暗、变脆、纵嵴、脱落等。日久可形成顽固性溃疡或皮肤癌。

【实验室检查】

白细胞总数可减少。

【组织病理】

1. 急性放射性皮炎 表皮海绵形成，棘层细胞空泡变性呈网状改变，基底细胞液化，真皮上部水肿，毛细血管扩张，周围炎性细胞浸润。

2. 慢性放射性皮炎 角化过度，表皮萎缩，真皮上部黑素细胞增加及毛细血管扩张，真皮胶原纤维均质化，皮脂腺、毛囊、汗腺均有不同程度的破坏。

【诊断要点】

根据患者有放射线接触史，损害发生在放射线接触部位及其特点，可明确诊断。

【鉴别诊断】

本病应与接触性皮炎、热灼伤等病鉴别。

【治疗】

治疗原则：急性期保护皮肤免受外界刺激；慢性期清热解毒利湿、补益气血。

1. 中医治疗

［辨证论治］ 主要是气血两虚证。

证候 慢性皮炎时，皮肤干燥，毛发消失，溃疡顽固不愈；面色苍白或萎黄，头痛，头晕眼花，四肢倦怠，食欲减退；舌质淡，苔薄白，脉细虚。

治法 补益气血。

方药 八珍汤或十全大补汤加减。

［中成药］ 十全大补丸。

［外治］ 糜烂、溃疡时可用2% ~3%甘草水或地榆煎液湿敷。干燥时可用鲜首乌藤糊剂、33%蜂蜜鱼肝油软膏外用。

2. 西医治疗

（1）*全身治疗*：炎症明显时可用糖皮质激素，如泼尼松20mg，每日3次口服，4～5日病情控制后可骤停。继发感染时可用抗生素如阿莫西林、头孢氨苄等。白细胞下降明显或出血时给予输血、白蛋白等支持疗法。溃疡疼痛时服镇痛剂，如高乌甲素片、氨酚待因片等。β－胡萝卜素15mg，每日3次口服。维生素E 100mg，每日3次口服。

（2）*局部治疗*

①急性Ⅰ度外用10%硼酸滑石粉、炉甘石洗剂等。

②Ⅱ、Ⅲ度皮损糜烂时，可用醋酸铝溶液或3%硼酸液湿敷。继发性感染用0.1%雷夫奴尔液湿敷，待干燥后外用40%氧化锌油或氧化锌糊剂。无渗出时可用皮质类固醇制剂如糠酸莫米松等。

③溃疡性皮损可用维生素 B_{12} 溶液（生理盐水500ml + 维生素 B_{12} 0.5mg×50 支），或用溶菌酶液（生理盐水、鸡蛋清按比例配置），或复方硫酸铜液稀释10倍，连续性湿敷，或应用重组牛碱性成纤维细胞生长因子以促进溃疡的愈合。对于长期不愈合的深溃疡，必要时手术切除。

④慢性皮炎时，外用保护性软膏，避免破损。

⑤癌前期角化性皮损外用5%5－氟尿嘧啶软膏或0.025% ~0.1%维A酸软膏，必要时手术切除。

（3）*物理治疗*：对顽固性溃疡行氦氖激光照射。

【预防与调摄】

1. 严格掌握放射治疗的适应证，能用其他方法治疗的疾病最好不用放射治疗。

2. 严格掌握治疗剂量，密切观察治疗变化，如发现皮炎应立即停止治疗，并定期进行追踪。

3. 严格执行放射工作的操作规程，加强对放射工作人员的防护措施；定期体检，发现有病变者，应及时避免再接受放射线。

4. 放射治疗前，在放射区部位外涂保护剂，直至治疗结束。

第二十一章　红斑及丘疹鳞屑性皮肤病

第一节　银屑病

银屑病（psoriasis）是一种常见的慢性复发性炎症性皮肤病。基本皮损为红斑、丘疹或斑块上覆有多层银白色鳞屑。本病相当于中医学的“白疕”，亦属中医文献“干癣”、“松皮癣”范畴。

【病因与发病机理】

1. 中医病因病机　本病总由营血亏损，血热内蕴，生风化燥，肌肤失养而成。初起多由血分有热，或湿热蕴积，复感外邪，致营卫不和，气血失调，郁于肌表而成；病久或因邪郁化火，耗伤阴血，气血失和，或化燥生风，肌肤失养，或脉络阻滞，气血凝结而见证多端。此外，饮食不节、肝肾亏损或冲任失调易导致营血亏虚；治疗不当，兼感毒邪，或邪郁日久，燥热成毒，热毒入于营血，内侵脏腑，易造成气血两燔。

2. 西医病因与发病机制　病因至今尚未完全明确。目前认为本病是一种由多种因素相互作用的多基因遗传病，通过免疫介导的共同通路最后引起角质形成细胞发生增殖。

（1）遗传因素：流行病学、HLA（组织相容性抗原）分析和全基因扫描分析研究均支持银屑病的遗传倾向。20%左右的银屑病有家族史，父母一方有银屑病时，其子女银屑病的发病率为16%左右；父母均为银屑病时，其子女发病率达50%。HLA系统中Ⅰ类抗原A1、A13、A28、B13、B17、B37和Ⅱ类抗原DR7在银屑病患者中表达的频率高于正常人，其中Cw6位点与银屑病相关性最明显。通过全基因扫描已经确定的银屑病易感基因位点有位于1p、1q、3q、4q、6p、17q、19p等区域的8个位点。

（2）环境因素：只有遗传因素不足以引起发病，环境因素在诱发和加重银屑病中起重要作用。可促发或加重银屑病的因素有：感染、精神紧张和应急事件、外伤、手术、妊娠、气候变化、潮湿、内分泌变化、吸烟和某些药物作用等，其中感染一直被认为是诱发或加重银屑病的重要因素。例如点滴性银屑病发病前常有咽部急性链球菌感染史，使用抗生素治疗后病情常好转。

（3）免疫因素：寻常型银屑病皮损处淋巴细胞、单核细胞浸润明显，尤其是T淋巴细胞在真皮浸润为银屑病的重要特征，表明免疫系统参与银屑病的发生发展，推测皮损中活化的T淋巴细胞释放细胞因子（IL－1、IL－6、IL－8，IFN－γ等）刺激角质形成细胞增生，促进并参与银屑病的发生发展。

【临床表现】

根据银屑病的临床特征分为寻常型、脓疱型、关节型和红皮病型。其中寻常型占99%以上，其他类型大多由寻常型转化而来。外用刺激性药物、系统使用糖皮质激素、免疫抑制剂过程中突然停药、感染及精神压力等可诱发。

1. 寻常型银屑病（psoriasis vulgaris） 临床最常见的一型。皮损好发于四肢伸侧、头皮，对称分布。初起为边界清楚的粟粒至绿豆大小的红色丘疹、斑丘疹，皮疹逐渐增多、扩大或融合成斑块，表面覆有较厚的银白色鳞屑（图21－1）。鳞屑容易刮除，刮除后可见淡红色发亮的半透明膜，称为薄膜现象。刮除薄膜则见露珠样小出血点，称点状出血现象（即Auspitz征）。银白色鳞屑、薄膜现象和点状出血现象是本病的特征性表现，具有诊断价值。皮疹形态多样，如点滴状、钱币状、地图状、回状、蛎壳状等。头皮皮损鳞屑较厚，头发呈束状（束状发）；甲板受累常有"顶针状"凹陷，可增厚，失去光泽，甚至脱落；黏膜损害常见于龟头、包皮内侧，为边界清楚的淡红色或灰白色浸润斑，刮之见银白色鳞屑及点状出血。本病病程长，可持续数年至数十年，病情可反复发作。

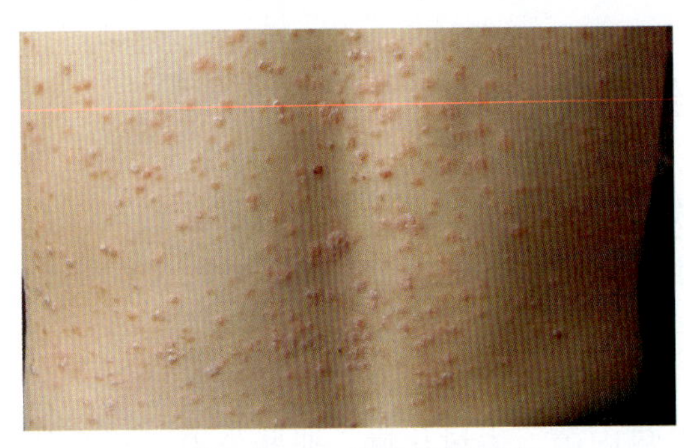

图21－1 寻常型银屑病

根据病情发展可分为3期：①进行期：新皮疹不断出现，原有皮损不断扩大，鳞屑增厚，炎症明显，周围有红晕，外伤、针刺、搔抓、手术等损伤可致受损部位出现典型的银屑病皮损，称为同形反应即Koebner现象。②静止期：基本无新皮疹出现，旧皮疹也无明显变化，病情稳定。③消退期：炎症渐消退，皮疹颜色变浅，鳞屑变薄，皮疹逐渐缩小，愈后留有色素沉着斑或色素减退斑。一般上肢、躯干皮疹消退较快，下肢、头皮较慢。

2. 脓疱型银屑病（psoriasis pustulosa） 分泛发性和局限性两种。

（1）*泛发性脓疱型银屑病*：急性发病，伴高热、全身不适、乏力及关节肿胀。全身各处均可发疹，但以四肢及皱襞部多见。在寻常型银屑病的基本损害上，出现水肿性红斑，其上见密集的针尖至粟粒大小的黄白色无菌小脓疱，可融合成"脓湖"（图21－2）。口腔黏膜可见集簇或多数散在小脓疱，指（趾）甲可出现肥厚、混浊、脱落，常伴有沟状舌。病程可达数月或更久，大多数呈周期性发作。患者也可因继发感染全身衰竭而死亡。

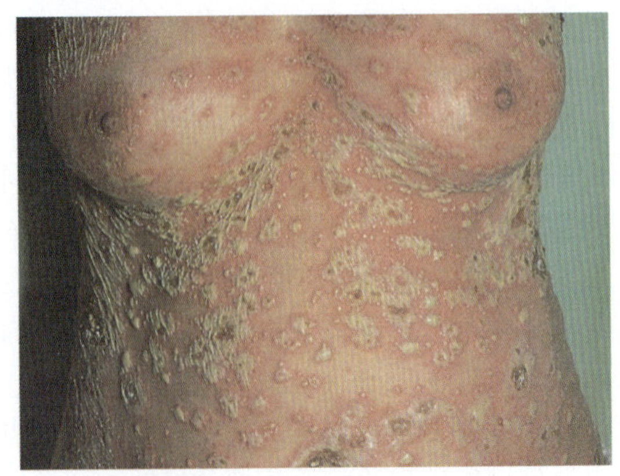

图21－2 脓疱型银屑病

（2）局限性脓疱型银屑病：皮疹局限于手掌及足跖部，对称分布。掌部首先出现于大小鱼际处，足跖好发于跖中部及内侧，在对称性红斑上很快出现粟粒大小的脓疱，疱壁厚不易破裂。1～2周后脓疱干涸、结痂、脱屑，鳞屑下常再出现成群的新脓疱。自觉痒痛。反复发作，时轻时重，经久不愈。甲受累可出现点状凹陷、横沟、纵嵴、混浊、肥厚、剥离，严重者甲下积脓。身体其他部位常可见银屑病皮疹。

3. 关节型银屑病（psoriasis arthropathica） 常继发于寻常型银屑病或其多次反复恶化后，或与脓疱型、红皮病型银屑病并发。除银屑病皮疹外，可出现关节病变，与皮损可同时或先后出现。任何关节均可受累，手、腕、足等小关节，特别是指（趾）末端关节多见，也可累及肘膝、骶髂、脊柱等大关节。受累关节可红肿疼痛、晨僵、活动受限及畸形，甚至强直。病程慢性，呈进行性发展。但类风湿因子常阴性。X线示软骨消失、骨质疏松、关节腔狭窄伴不同程度关节侵蚀和软组织肿胀。

4. 红皮病型银屑病（erythrodermic psoriasis） 较少见的一种银屑病。常因治疗不当引起，如寻常型银屑病进行期患者外用刺激性较强的或不适当的药物，长期大量应用糖皮质激素后减量过快或骤然停药；或见于泛发性脓疱型银屑病脓疱消退过程中。表现为全身皮肤弥漫潮红、浸润、肿胀，表面覆有大量鳞屑，不断脱落（图21－3）。皮疹间可出现小片正常皮肤（称“皮岛”），手足可见整片角质剥脱。指（趾）甲混浊、肥厚、变形，甚至脱落。口鼻黏膜充血，伴畏寒、发热、头痛等全身不适症状，浅表淋巴结肿大。病程较长，常复发。

【实验室检查】

脓疱型银屑病病程较长者，可出现白细胞总数增高、低血钙、血沉增快等。关节型银屑病患者可有血钙低、血沉增快，X线检查示软骨消失、骨质疏松、关节腔狭窄伴不同程度关节侵蚀和软组织肿胀，类风湿因子阴性。红皮病型银屑病患者可出现白细胞总数增高、低蛋白血症。

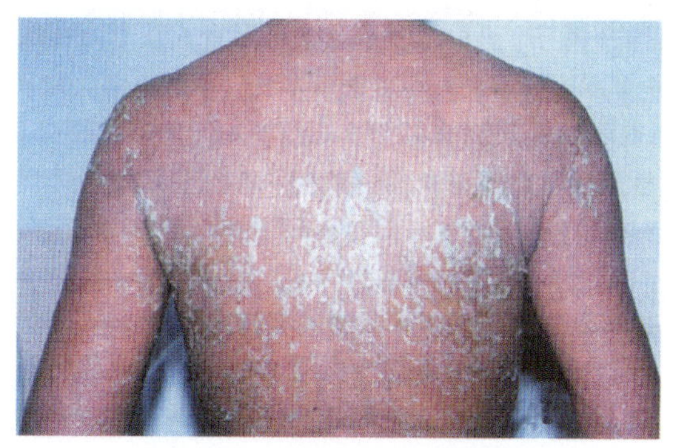
图21－3 红皮病型银屑病

【组织病理】

寻常型银屑病以表皮角化不全为主，伴角化过度，颗粒层变薄或消失，棘层增厚，表皮突延长，真皮乳头呈杵状向上延长，乳头上方表皮变薄，角质层内或其下方可见Munro微脓肿。脓疱型和红皮病型银屑病的病理与寻常型基本相同。脓疱型角化不全及表皮突延长较轻，在棘层上部出现海绵状脓疱，即Kogoj海绵状微脓疱，疱内为中性粒细胞，真皮内主要为淋巴细胞、组织细胞和少量中性粒细胞浸润。红皮病型炎症显著，主要有真皮上部水肿、毛细血管扩张等变化。

在病理生理学上，以表皮角质形成细胞增殖加速、细胞分裂周期和表皮更替时间缩短为重要特点。

【诊断要点】

1. 寻常型银屑病 ①好发于四肢伸侧、头皮；②皮疹特点：复层银白色鳞屑性斑丘疹或斑块，薄膜现象和点状出血；③慢性病程，夏轻冬重，反复发作，特殊的病理改变可以诊断。

2. 脓疱型银屑病 在寻常型银屑病基础上出现特征性小脓疱、脓湖，反复发作。

3. 关节型银屑病 银屑病皮疹和先后发生的关节炎，类风湿因子阴性。

4. 红皮病型银屑病 银屑病病史，全身弥漫潮红，脱屑。

【鉴别诊断】

1. 脂溢性皮炎 应与头皮银屑病鉴别。皮损为皮疹边缘不清的红斑，鳞屑薄，呈黄色油腻性，毛发可稀疏、细软、脱落，但无束状发。

2. 二期梅毒 有不洁性交和硬下疳史，典型皮损为掌跖部铜红色、浸润性斑疹或斑丘疹；梅毒血清反应阳性。

3. 玫瑰糠疹 好发于躯干及四肢近端，多数为椭圆形小斑片，其长轴与皮纹走行一致，鳞屑细薄。病程数周，愈后不易复发。

4. 扁平苔藓 紫红色多角形扁平丘疹，表面有蜡样光泽，可见网状纹理（Wickham纹），黏膜常受累，组织病理有特征性改变。

5. 毛发红糠疹 在红斑的周围常能见到毛囊角化性丘疹，鳞屑少，中心有毳毛穿过，第一、二指节背面多发。

【治疗】

治疗原则：本病应针对不同的病因、类型、病期进行相应治疗。西医以抑制角质形成细胞的过度增殖为主；中医以驱邪扶正为要，并重视心理治疗。

1. 中医治疗

［辨证论治］

①血热内蕴证

证候　多见于进行期。皮疹不断增多，疹色焮红，鳞屑较多，瘙痒明显；常伴有怕热，心烦，口渴，小便黄赤，大便干燥；舌质红，苔薄黄或腻，脉弦或滑数。

治法　疏风清热，凉血消斑。

方药　消风散合犀角地黄汤或口服复方青黛丸。

②血虚风燥证

证候　多见于静止期。病情稳定，皮疹不再扩大，基本无新疹出现，旧疹不见消退，或逐渐缩小，皮疹色淡红，皮肤干燥，瘙痒；可伴有头昏眼花，面色无华；舌质淡红，苔薄白，脉沉细。

治法　养血，祛风，润燥。

方药　当归饮子加减。

③瘀滞肌肤证

证候　多见于静止期或退行期。皮疹肥厚浸润，色暗红，呈斑块状或地图状，或见色素沉着，肌肤甲错，时有瘙痒；病程长，反复发作多年，经久不愈；舌质紫暗，或有瘀斑，脉涩或细缓。

治法　活血化瘀，养血润燥。

方药　桃红四物汤加减。

④湿热蕴结证

证候　多见于脓疱型银屑病。皮疹好发于皱襞（腋窝、腹股沟）部位，红斑浸渍糜烂，痂屑黏厚，或掌跖部有脓疱，阴雨季节加重；伴胸闷纳呆，神疲乏力，肢沉，或带下增多、色黄；舌苔薄黄腻，脉濡滑。

治法　清热利湿。

方药　萆薢渗湿汤加减。

⑤风湿寒痹证

证候　多见于关节型银屑病。皮疹红斑不鲜，鳞屑色白而厚，抓之易脱；伴关节肿痛，活动受限，严重者僵硬畸形；舌淡，苔白腻，脉濡滑。

治法　祛风除湿，活血通络。

方药　独活寄生汤加减。

⑥火毒炽盛证

证候　多见于红皮病型银屑病或脓疱型银屑病。全身弥漫性潮红，皮肤灼热，大量片状脱屑，或泛发密集小脓疱；伴壮热、口渴，便干溲黄，心烦；舌红绛，苔薄或无苔，脉滑数。

治法　清热解毒，清营凉血。

方药　黄连解毒汤合犀角地黄汤。

［针灸疗法］

①体针疗法：主穴：大椎、肺俞、曲池、合谷、血海、三阴交。配穴：头面部配风池、迎香、颧髎，上肢配支沟，下肢配足三里、丰隆。

②穴位注射：主穴取肺俞，配穴取曲池、足三里。常用药物为当归注射液、丹参注射液。

③放血疗法：在患者十二夹脊穴处常规消毒后，以三棱针点刺放血1～2滴，隔日1次，1周为1疗程。

④皮肤针治疗：用皮肤针均匀有力地弹叩皮损处，先轻后重至皮肤潮红或微量出血。隔日1次，10次为1疗程。

［外治］

①药膏：皮疹不断增多、疹色焮红、皮肤灼热、脓疱密集、浸渍糜烂者属病情进行期，可用安抚保护剂，禁用刺激性较强的药物，如黄连软膏及雄黄膏。对于皮疹肥厚浸润、色暗红、鳞屑色白而厚者，静止期或退行期，可给予10%硫黄膏或10%黑豆馏油软膏等。

②药浴：苦参、麦冬、桃叶各200g，加水5000ml，煮沸30分钟。适温洗浴。禁用于急性期。

2. 西医治疗

（1）外用药物：进行期用药宜温和，如保护剂和糖皮质激素制剂；静止期及消退期可用作用强的药物，如角质促成剂或免疫抑制剂。

①保护剂：10%硼酸软膏、氧化锌软膏。

②糖皮质激素制剂：可选用中、长效糖皮质激素，如糠酸莫米松、氟轻松、丙酸倍他米松等，应注意其不良反应。

③维A酸类：常用浓度为0.025%～0.1%，高浓度可引起急性或亚急性皮炎。第三代维A酸受体选择剂0.1%他扎罗汀凝胶外用治疗斑块型银屑病有较好疗效。

④角质促成剂：焦油类（5%黑豆馏油、煤焦油、松馏油或糠馏油）、5%水杨酸及地恩酚制剂等。面部及黏膜部位慎用。可与糖皮质激素或紫外线照射配合使用。

⑤卡泊三醇：维生素D_3衍生物，用于寻常型银屑病的治疗，每日2次，连用6周为1疗程，不宜用于面部和皱褶部位。

⑥其他：10%的环孢素治疗银屑病病甲；10%～15%的喜树碱治疗寻常型银屑病；0.1%～1%含氮酮的甲氨蝶呤治疗斑块型皮疹；15%～20%尿素软膏治疗掌跖脓疱型银屑病。

（2）全身治疗

①维A酸类：阿维A酯（依曲替酯，etretinate）和依曲替酸（etretin）治疗脓疱型及红皮病型银屑病效果较好，单独或联合其他疗法。

②免疫抑制剂：红皮病型、泛发性脓疱型、关节病型及其他疗法效果不佳的重症寻常型银屑病。甲氨蝶呤（MTX）每周15～30mg，单剂量口服、肌肉注射或静脉注射，每周剂量不得超过50mg；或每日口服2.5mg，连服5日，休息2日，再服5日，休息7日；或口服2.5～7.5mg，每12小时1次，连服3次，以后每周重复给药。环孢素A每日5～12mg/kg。雷公藤多甙每次10～20mg，每日3次。

③维生素：维生素A每日30万～60万U，分2次肌注；维生素B_{12}每日500μg，对儿童银屑病疗效较好。维生素C每日1g，静脉注射，用于急性初发、皮损广泛的点滴状银屑病患者。

④抗生素：伴上呼吸道症状的银屑病可用抗生素药物，泛发性脓疱型银屑病可用甲砜霉素。

⑤免疫调节剂：转移因子、胸腺素、左旋咪唑等。

⑥糖皮质激素：仅限于红皮病、关节病型或泛发性脓疱型银屑病，且在其他疗法无效时应用；对寻常型银屑病患者禁止内用。

（3）物理疗法

①光疗法：可采用窄波UVB照射或PUVA疗法。

②水疗：水浴、糠浴、焦油浴、矿泉浴及中药浴。

【预防与调摄】

1. 解除思想负担，保持乐观情绪，树立战胜疾病的信心。
2. 注意预防上呼吸道感染。
3. 避免物理、化学物质和药物的刺激，防止外伤和滥用药物。
4. 忌食辛辣及酒，少食脂肪肉类，多食新鲜蔬菜水果及豆制品。

第二节 副银屑病

副银屑病（parapsoriasis）也称类银屑病，是一组病因不明的，以鳞屑性红斑、丘疹为特征的慢性皮肤病。中医古籍中未见相应记载。

【病因与发病机理】

1. 中医病因病机 本病因阳热之体，复感风邪，风热相搏，郁于肌肤而成；或因素体气阴两虚，阴虚生内热，气虚则运血无力，导致血瘀，血热血瘀郁阻于肌肤而成。

2. 西医病因与发病机制 病因不明。有人认为为感染病灶致敏，但缺乏有力证据。

【临床表现】

本病分为 4 种类型。但根据临床表现、病理变化及预后，斑块型和苔藓样型副银屑病实际上是一个类型，两者可相互转化并均可演变为蕈样肉芽肿。

1. 点滴型副银屑病（Parapsoriasis Guttata） 此型较常见。好发于躯干、四肢屈侧，一般不发生于头面、掌跖及黏膜。为多数淡红色或红褐色针头至米粒大小的浸润丘疹、斑丘疹，表面覆有细薄的鳞屑，无点状出血现象，新旧皮疹可同时见到。病程慢性。男青年多见。

2. 斑块型副银屑病（Parapsoriasis Enplaques） 此型较少见。好发于躯干及四肢近端，头、面、手足偶可累及，黏膜不受侵犯。为境界清楚的肥厚性斑块，有轻度浸润，上覆细薄鳞屑，无点状出血。冬重夏轻。好发于中年男性，病程缓慢。

3. 苔藓样型副银屑病（Parapsoriasis Lichenoides） 此型较少见。好发于颈部两侧、躯干、四肢及乳房处，严重泛发全身，但颜面、掌跖及黏膜较少累及。为类似扁平苔藓的扁平丘疹，表面覆有细薄鳞屑，丛集成网状斑片，可有萎缩性皮肤异色症样改变。病程慢性，不易自愈。

4. 痘疮样型副银屑病（Parapsoriasis Varioliformis） 又称急性痘疮样苔藓状糠疹（Parapsoriasis lichenoides et varioliformis acuta），此型罕见。突发于躯干、上肢屈侧及腋部，不累及掌跖和黏膜。为淡红色或红褐色针尖至豌豆大小的圆形丘疹、丘疱疹或脓疱，并易坏死、出血及结痂，表面覆有鳞屑，有的可发生水痘样水疱。愈后留有光滑微凹陷的瘢痕。呈急性、亚急性或慢性病程，可自愈或数年不愈。愈后良好。多见于青年人，婴儿及老年人罕见。

【组织病理】

点滴型、斑块型及苔藓样型均为慢性炎症表现。点滴型可见局灶性角化不全，棘层肥厚，伴表皮突轻度延长及表皮水肿。斑块型表皮下见带状浸润，炎症细胞进入表皮。苔藓样型可见角化不全，真皮上部带状浸润。痘疮样型呈急性皮炎改变及灶性坏死，真皮可见淋巴细胞性血管炎改变。

【诊断要点】

根据慢性病程，有丘疹、红斑，伴脱屑，无明显自觉症状，中年患者，难以诊断为其他皮肤病时，应考虑本病。

【鉴别诊断】

1. 点滴状银屑病 鳞屑为银白色，较厚，刮除鳞屑后可见薄膜现象及点状出血，初发常有季节性加重，有痒感，易复发。

2. 玫瑰糠疹 好发于躯干及四肢近心端，有程度不一的痒感，皮疹长轴与皮纹一致。病程短，不易复发。

3. 扁平苔藓 为紫红色多角形扁平丘疹，表面可见 Wickham 纹，组织病理有特征性改变。

4. 二期梅毒 皮损分布广泛对称，常累及掌跖及黏膜，伴浅表淋巴结肿大；梅毒血清反应阳性。

【治疗】

治疗原则：西医尚无理想治疗方法，可以中医辨证治疗为主，配合西药治疗。中医治疗实证以驱邪为主，虚证以扶正为主。

1. 中医治疗

［辨证论治］

①风热血热证

证候 皮疹初起，为点滴状或片状淡红色斑疹，浸润明显，上有鳞屑；伴小便黄赤，大便秘结；舌苔黄，脉弦滑。常见于点滴样副银屑病。

治法 祛风清热，凉血解毒。

方药 消风散加减。

②血热毒盛证

证候 皮疹为红色圆形丘疹，丘疱疹，脓疱；伴发热，乏力，关节疼痛；舌绛，苔黄腻，脉弦滑数。常见于痘疮样副银屑病。

治法 清热解毒活血。

方药 凉血地黄汤加减。

③气阴两虚证

证候 初起皮疹为扁平丘疹，渐渐融合成网状，可见点状皮肤萎缩，表皮变薄；伴头昏，口干，口渴；舌胖嫩，苔白或舌红少苔，或苔剥；脉细或数。常见于苔藓样副银屑病。

治法 益气养阴，清热。

方药 八珍汤合增液汤加减。

④瘀血内阻证

证候 皮疹为浸润斑块，色紫暗，大小不一，可互相融合，上覆鳞屑，久病不愈；舌紫暗或尖红，苔白，脉弦滑。常见于斑块型副银屑病。

治法 活血化瘀通络。

方药 血府逐瘀汤加减。

［外治］ 可参见银屑病。

2. 西医治疗

（1）药物治疗：可口服雷公藤多甙、抗组胺药、维生素 D_2、维生素 E、B 族维生素、氨苯砜、甲氨蝶呤，严重者加服糖皮质激素。外用可选糖皮质激素软膏、维 A 酸软膏、10% 尿素软膏及各种焦油制剂软膏。

（2）物理治疗

①光疗法：UVB 照射，也可用 PUVA 治疗，对点滴型、斑块型及苔藓样型副银屑病有良效。

②X 线照射：有恶变或局限性浸润明显的斑块，在其他疗法无效时，可做 X 线照射。

③沐浴疗法：硫黄浴、矿泉浴等。

【预防与调摄】

清淡饮食，少食辛辣刺激性食物。

第三节 多形红斑

多形红斑（erythema multiforme，EM）又称渗出性多形红斑（erythema multiforme exudativum），是一种以靶形或虹膜状红斑为典型损害的自限性急性炎症性皮肤病。相当于中医的“猫眼疮”，属于中医文献“雁疮”范畴。好发于春秋季节，女性多于男性，10～30 岁为高发病率人群。

【病因与发病机理】

1. 中医病因病机 总由禀赋不耐所致。或因风寒外袭，营卫失和，气血凝滞而成；或因脾胃湿热内蕴，外感风热之邪，郁于皮肤为病；或火毒炽盛，蕴结肌肤所致。病灶感染、服药、鱼、虾、蟹等发物皆可成为诱发因素。

2. 西医病因与发病机制 本病病因复杂，感染、药物、食物及物理因素（如寒冷、日光、放射线等）均可引起本病。某些疾病（如风湿热、自身免疫病、恶性淋巴瘤等）也可出现多形性红斑样皮损。近年研究认为细胞介导的免疫反应在本病中起重要作用，多形性红斑皮损中有激活的 T 细胞，其中 $CD8^+$ 的细胞毒性或抑制性 T 细胞在表皮中占主导地位，而 $CD4^+$ 的辅助 T 细胞则主要分布于真皮。还发现轻型多形性红斑与 HLA－DQ3 密切相关，而重症型则与药物异常代谢相关。

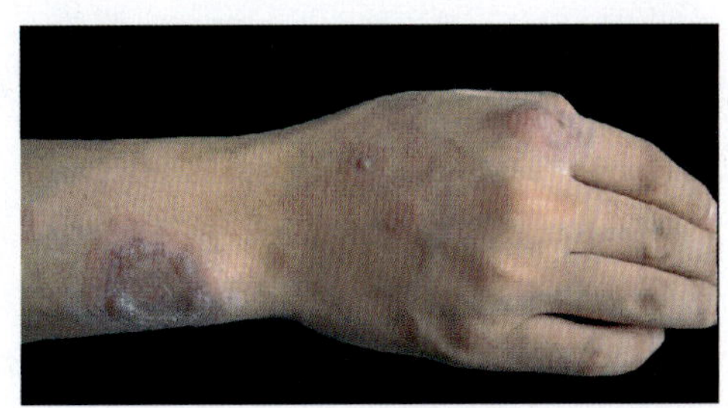

图 21－4 多形红斑

【临床表现】

前驱症状有头痛、低热、四肢倦怠、食欲不振、关节肌肉疼痛和咽喉疼痛。皮疹为多形性，有红斑、丘疹、水疱、大疱、紫癜、风团等（图 21－4）。按皮疹特点临床上可分为斑疹－丘疹型、水疱－大疱型和重症型。

1. 斑疹-丘疹型 此型最常见，也最轻。皮损常对称分布，好发于四肢远端的手足背、前臂和踝部等处。皮疹以红斑及丘疹为主，亦可见水疱、大疱、紫癜或风团等。初起为直径0.5~1cm大小水肿性圆形红斑或淡红色扁平丘疹，有时周围可见苍白晕。皮疹呈离心性扩大，1~2天内直径可达1~2cm。特征性损害为红斑中央略凹陷，其色较边缘略深，呈暗红色或紫红色，有时中央为一水疱或紫癜，形成虹膜状损害，称靶形或虹膜状红斑。伴有轻度瘙痒。黏膜损害较轻或无，无显著全身症状。本病损害可分批出现，皮损消退后可有暂时性色素沉着。整个病程2~4周。本型易复发。

2. 水疱-大疱型 以集簇或散在性水疱或大疱为主要皮疹。可由斑疹-丘疹型发展而来，亦可直接在红斑基础上发生水疱和大疱。疱壁较厚，有张力，不易破溃，有时为血疱。皮损分布较为广泛，除发生在四肢远端外，躯干部皮肤、口腔及生殖器等处黏膜也常受累，出现潮红、丘疹、糜烂和浅溃疡。眼可发生卡他性结合膜炎，少数侵犯角膜和巩膜。全身症状有关节痛、发热、蛋白尿和血尿等。

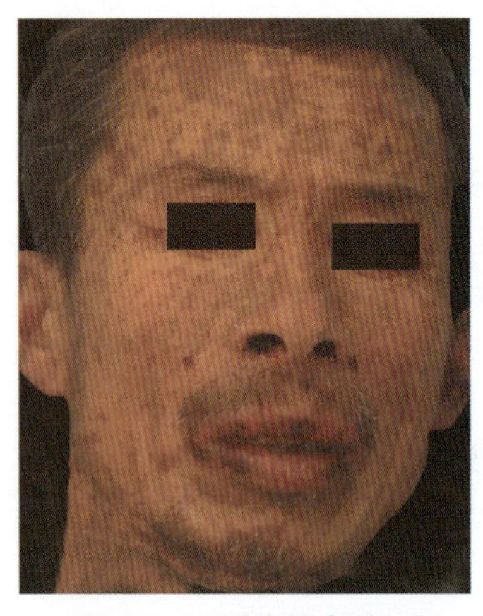
图21-5 重症型多形红斑

3. 重症型 即Steven-Johnson综合征。前驱症状明显，可有头痛、高热、乏力、口腔与扁桃体肿痛。起病急骤，全身症状严重，患者可在短期内进入衰竭状态。皮损常广泛分布于全身各处，有水肿性红斑、水疱、大疱、血疱和瘀斑等。黏膜损害发生早且严重，口腔、鼻、咽、眼、尿道、肛门和呼吸道黏膜广泛累及，发生大片糜烂和坏死，出现严重毒血症状，患者可伴发支气管肺炎、消化道出血、关节炎、心肌炎、心包炎、脑水肿和肝、肾损害而死亡（图21-5）。

本型的眼损害是最严重的，发生率高，约91%。包括角膜炎、角膜溃疡、虹膜炎、虹膜粘连、脓肿性结合膜炎，并可导致视力下降或失明。本型常见于儿童，男性多于女性，病程3~6周，病死率为5%~15%。

【实验室检查】

1. 一般检查 在重症病例中，可见白细胞增多、嗜酸性细胞增加、贫血、血沉增快、蛋白尿和血尿。

2. 胸片 10%~30%病例可见肺部炎症变化。

【组织病理】

本病主要有3种类型改变：

1. 真皮型 真皮乳头水肿，形成表皮下水疱，真皮上部有显著血管炎改变。血管周围有淋巴细胞浸润。

2. 表皮型 表皮角质形成细胞出现程度不同的坏死，严重者基底细胞液化变性。

3. 表皮真皮混合型 此型最常见。沿表皮的真皮边缘部位，毛细血管周围淋巴细胞浸润，基底细胞液化变性形成表皮下水疱，部分角质形成细胞变性坏死，细胞内水肿及海绵形成。

【诊断要点】

根据好发于儿童及青年，春秋季节多见，有多形性皮损且具虹膜样损害，好发于四肢远端，严重者有黏膜损害及全身症状等特点，可诊断本病。

【鉴别诊断】

1. 药疹（多形红斑型） 有明确服药史、潜伏期，无季节性和一定的好发部位。

2. 冻疮 冬季多见。好发于手足、耳郭、鼻尖及面颊等暴露部位，皮损为深紫红色水肿性红斑，无黏膜损害，自觉瘙痒，遇热加剧。

3. 中毒性表皮坏死松解症（TEN） 应与重症型多形红斑相鉴别。皮疹初起于面、颈及胸部，迅速波及全身，表皮大片松解坏死，呈棕红色烫伤样，尼氏征阳性，有严重的内脏损害，但早期也可出现典型的多形红斑样皮疹，使鉴别困难。

4. 大疱性类天疱疮 多发生于老年人，早期为水肿性红斑，常有大疱，结合组织病理可鉴别。

【治疗】

治疗原则：追查病因，停用一切可疑致敏药物。西医以抑制细胞炎性反应为主，中医以驱邪为主兼扶正。

1. 中医治疗

[辨证论治]

①湿热蕴结证

证候 皮疹鲜红，可见水疱，大疱，血疱等；可有黏膜损害，瘙痒明显；伴有发热、口干、关节肌肉酸痛，便干，溲赤；舌红苔薄黄或黄腻，脉滑数。

治法 清热利湿，疏风止痒。

方药 茵陈蒿汤合消风散加减。

②寒湿阻络证

证候 皮疹暗红，痒痛交加，遇冷加重，好发于肢末，皮温偏低；可伴恶风，形寒肢冷；苔薄白，脉濡缓。

治法 疏风散寒，活血化瘀。

方药 当归四逆汤加减。

③热毒炽盛证

证候 皮疹泛发，可见全身红斑，水疱，大疱，糜烂、出血及黏膜损害；伴有高热，畏寒，头痛，关节疼痛，甚至胸痛和呕吐腹泻；舌红苔黄，脉滑数。

治法 清热凉血解毒。

方药 清瘟败毒饮加减。

[针灸疗法] 上肢取外关、曲池、合谷；下肢取足三里、阳陵泉、解溪。针刺后用泻法，留针 30 分钟，每天 1 次。

[外治] 红斑、丘疹用三黄洗剂外涂；皮肤糜烂的可用三黄洗剂外敷，或青黛膏外擦；黏膜糜烂者用青吹口散或锡类散。

2. 西医治疗

（1）*全身治疗*：抗组胺制剂或加用钙剂和维生素 C 静脉滴注；水疱 - 大疱型及重症型者，早期足量使用糖皮质激素，合并感染及时给予抗感染治疗。如泼尼松每日 1 ~ 1.5mg/kg 口服，或等效剂量的地塞米松、甲泼尼龙静脉滴注；水疱、大疱消退，体温正常后逐渐减量，同时给予支持疗法，维持水、电解质平衡，保证热量、蛋白质和维生素的需要；合并感染及时给予抗感染治疗。单用大剂量糖皮质激素不能控制的，可配合免疫抑制剂。

（2）*局部治疗*：原则为消炎、收敛、止痒、预防感染。红斑、丘疹可外用炉甘石洗剂或糖皮质激素霜剂。水疱、渗出以湿敷为主，可用 3% 硼酸液、0.1% 雷夫奴尔、生理盐水等药。大疱可用注射器抽出疱液，口腔黏膜糜烂可用生理盐水或复方硼砂溶液漱口，眼部损害可外用糖皮质激素及抗生素眼药水。

【预防与调摄】

1. 停用可疑药物。
2. 风寒型要注意防寒，避免病情加重。
3. 重症患者，全身肌肤大疱糜烂、渗液，疮面暴露，应注意防止皮损感染。
4. 忌食鱼虾海鲜及姜、蒜、韭、辣椒等发物。

第四节 玫瑰糠疹

玫瑰糠疹（pityriasis rosea）是一种常见的病因不明的急性炎症性皮肤病。以长轴与皮肤纹理一致的椭圆形淡红色鳞屑斑片为临床特征。本病好发于躯干及四肢近端，多见于中青年，好发于春秋季节。中医学称之为“风热疮”。

【病因与发病机理】

1. 中医病因病机 本病多因血热之体，感受风邪，或汗出当风，风邪闭塞腠理，郁于肌肤所致；或由于情志抑郁，久则伤阴，化燥生风所致。

2. 西医病因与发病机制 病因不明，多认为与病毒（如柯萨奇 B 组病毒）感染有关。细胞免疫反应可能参与本病的发生。

【临床表现】

1. 皮肤损害 最初发生的皮疹称为“母斑”（herald patch），为椭圆形淡红色、黄红色、黄褐色斑片，上覆有领圈状糠状鳞屑，边缘可略微隆起，长轴与皮肤纹理或肋骨走行方向一致，直径为 2 ~ 5cm 或更大，多在躯干或四肢近端发生，常因自觉症状不明显而被忽视。1 ~ 2 周后躯干或四肢近端陆续出现与母斑相似、均小于母斑的皮疹，称为“子斑”（图 21 - 6）。子斑可散在或密集，很少融合，长轴也都与皮肤纹理走行方向一致。好发于躯干、四肢近端，个别者可波及颈部、头面、四肢远端。有程度不等的瘙痒。多数经 4 ~ 8 周消退，消退后一般不复发，少数经数月或更久才能消退。

2. 全身症状 不明显，部分患者在发疹前或开始发疹时有轻度全身不适。

【诊断要点】

椭圆形皮疹，好发于躯干及四肢近端，长轴与皮肤纹理或肋骨走行方向一致，先有母斑，后出现子斑，有自限性。

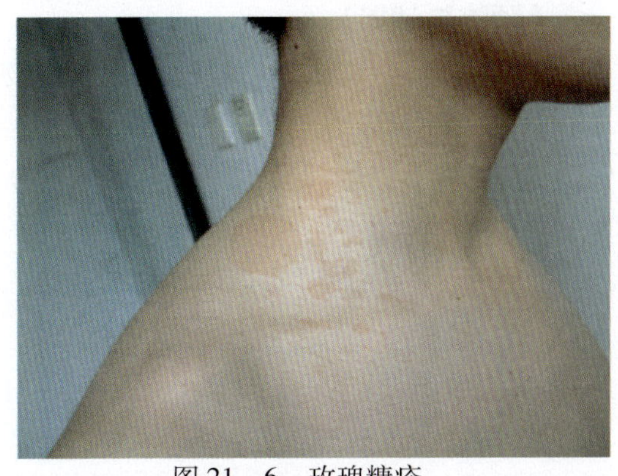

图 21－6 玫瑰糠疹

【鉴别诊断】

1. 体癣 皮疹多为圆形，偶有椭圆形者，长轴与皮纹、肋骨走行方向无关。边缘为丘疹、丘疱疹、水疱构成活跃的环状隆起，中心向愈，不断扩大，有的形成同心圆。有传染性，真菌检查阳性。

2. 银屑病 好发于四肢伸侧、头皮等处，鳞屑厚积，容易刮除，有“薄膜”、“点状出血”现象，形状不定，椭圆形者，长轴排列与皮纹、肋骨走行方向无关。病程长，反复发作。

3. 二期梅毒疹 有不洁性交和硬下疳史，躯干四肢近端的玫瑰色或褐红色圆形椭圆形斑疹互不融合，典型皮损为掌跖部铜红色、浸润性斑疹或斑丘疹，常有领圈样脱屑。梅毒血清反应阳性。

【治疗】

治疗原则：本病有自限性，原因不明确，中西医治疗都以减轻症状、缩短病程为主。

1. 中医治疗

［辨证论治］

①风热蕴肤证

证候 多为急性期。疹色较红，覆有糠状鳞屑；瘙痒较重，可有新疹发生；可伴有身热恶风，心烦口渴，小便黄，大便干；舌红，苔白或薄黄，脉数或浮数。

治法 疏风清热，凉血止痒。

方药 消风散或凉血消风散加减。

②风热血燥证

证候 体质较虚弱，病程较长。皮损范围大，疹色红或紫红，皮肤干燥，鳞屑较多；瘙痒较重，伴有抓痕；舌红或淡红，苔少，脉细数或弦数。

治法 养血润燥，祛风止痒。

方药 当归饮子加减。

2. 西医治疗

（1）根据情况，可酌用抗组织胺药、维生素 C、维生素 B_{12}、葡萄糖酸钙、硫代硫酸钠等。除重症和长期迁延不愈者外，一般不用糖皮质激素。

（2）局部用药：外用有保护性止痒作用的制剂，如炉甘石洗剂及糖皮质激素霜。

（3）物理疗法：可选用紫外线照射，也可用矿泉浴等治疗。

【预防与调摄】

1. 忌食辛辣刺激性食物、鱼腥等发物。

2. 不宜用热水、肥皂等烫洗或洗浴。

3. 避免用刺激性强的外用药。

第五节 单纯糠疹

单纯糠疹（pityriasis simplex）又名白色糠疹（pityriasis alba），是一种好发于儿童面部的鳞屑性色素减退斑。本病属中医学“桃花癣”、“吹花癣”、“虫斑”范畴。

【病因与发病机理】

1. 中医病因病机 感受风邪，邪郁肌肤，气血失和，局部失于气血濡养；或饮食不洁，虫积内生，脾失健运，清不升浊不降，熏蒸于面；或与风邪相搏，局部气血失和，肌肤失养而成本病。

2. 西医病因与发病机制 病因不明，营养不良、维生素缺乏、暴晒均可诱发本病。

【临床表现】

本病多见于儿童，无性别差异；多见于春季；好发于面部，偶见于颈部、四肢、躯干。初起的皮疹为少数或孤立的圆形、椭圆形的淡红色或浅白色斑片，大小不等，境界不太清楚，上覆细碎糠状鳞屑。一般无自觉症状，偶有微痒。病程慢，可自行消退，但可复发。

【诊断要点】

根据典型临床表现诊断容易。

【鉴别诊断】

本病应与白癜风、贫血痣、花斑癣进行鉴别。

【治疗】

治疗原则：本病无明显全身症状，局部症状轻，可自然消退，一般不必治疗。

1. 中医治疗

［辨证论治］

①风热外袭证

证候 多见于春季，疹色淡红，日晒后加重，甚至有轻度肿胀，轻度瘙痒；舌质红，苔薄白，脉数。

治法 疏风清热。

方药 银翘散或桑菊饮加减。

②虫积伤脾证

证候 疹色淡白，形体消瘦，纳差，时有绕脐疼痛；舌淡苔白，脉细。

治法 健脾化湿。

方药 参苓白术散或香砂六君子汤加减。

2. 西医治疗

（1）可口服B族维生素药。

（2）局部用药：可外用温和药物予以保护，一般不提倡使用糖皮质激素霜。

【预防与调摄】

1. 保持皮肤滋润和面部清洁，不用碱性强的肥皂。

2. 加强营养，增强体质，避免日晒。

第六节 扁平苔藓

扁平苔藓（lichen planus）又叫扁平红苔藓（lichen ruber planus），是一种皮肤和黏膜的慢性或亚急性炎症。典型的皮疹为紫红色多角形扁平丘疹，常伴有黏膜的损害，病程慢性，多见于成年人。相当于中医的“紫癜风”。

【病因与发病机理】

1. 中医病因病机 本病外因多为感受风湿热邪。内因多由情志失和，肝郁气滞，脾失健运，湿热火毒内生，或肝肾阴虚、阴血不足等。内外因相合，阻于皮肤、黏膜，形成局部气血瘀阻；或湿热火毒，虚火上炎，循经熏蒸于黏膜而发。日久瘀阻不去，气血阴液耗伤，虚实夹杂，形成血虚风燥或血瘀风燥、阴虚血瘀等证。

2. 西医病因与发病机制 病因尚未明确，可能与下列因素有关：

（1）免疫：表皮细胞中可找到扁平苔藓的特异性抗原（LPSA），血清中存在相应的抗体。因此，本病可能是一种自身免疫性疾病。

（2）遗传：有报告本病患者家族中有同病者。患者 HLA - A3、A5、BW35、B8 频度增高。

（3）药物：有些药物可导致本病的发生，或使本病加剧。

（4）其他：神经精神障碍、感染、内分泌紊乱、某些系统性疾病、吸烟等也与本病有关。

【临床表现】

本病可单发于皮肤或黏膜，也可以同时发生于皮肤和黏膜。

1. 皮肤损害 典型的皮疹为境界清楚、针头至高粱米大的多角形扁平丘疹，表面干燥发亮，有蜡样光泽。仔细看可见一些皮疹中央有一个腺管开口或毛囊口而略微凹陷，或中央有个微小角质栓而呈棘状。用液状石蜡涂拭表面后，再用放大镜观察，可见灰白色、有光泽小点或浅细的网状条纹，称为 Wickham 纹，为本病特征性损害（图 21 - 7）。丘疹可独立或融合成片，可呈苔藓样斑块或排列成带状、环状。

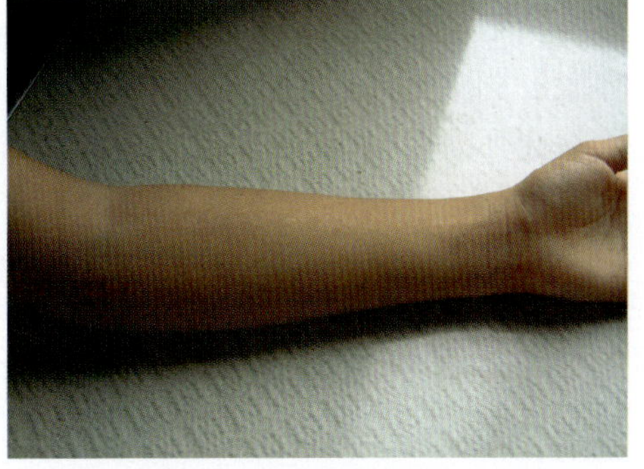

图 21 - 7 扁平苔藓

初发的皮疹较红，多为紫红色，日久可转为青紫色、淡褐色或接近正常皮色。好发于四肢，如腕部屈侧、前臂、小腿伸侧、大腿内侧。此外，躯干、颈部、肛门附近也可发生。急性期搔抓后有同形反应，即抓破部位有线状、串珠状排列的扁平苔藓损害。患者有不同程度的瘙痒，全身症状不重。累及指（趾）甲，可使少数或全部甲板不平或纵嵴沟纹，严重者甲板破坏、脱落及形成甲翼状胬肉改变。

2. 黏膜损害 本病有黏膜损害者约占半数，其中有些患者只有黏膜损害而无皮疹。本病的黏膜损害多发生在口腔的颊黏膜、舌、唇、牙龈等处，为树枝状或网状白色细纹或白色斑点、丘疹、斑块，可伴有水疱、糜烂、溃疡、疼痛等。发于龟头者，常为直径0.3～0.5cm大小的紫红色环状损害。亦可发于大小阴唇内侧、阴道、子宫颈，偶见于鼻咽黏膜、眼结膜等处。长期刺激，可继发癌症。

本病多为慢性经过，经数月或数年可自行消退，其中2/3左右的患者在1～2年内消退，消退后多遗留淡褐色斑疹。

3. 特殊类型

（1）*急性泛发性扁平苔藓*：发疹前，皮肤可以完全正常或先有1～2片皮疹。发疹时，扁平丘疹迅速扩散，很快遍及全身；皮肤可弥漫红肿、发生水疱、剧烈瘙痒，可见到典型扁平苔藓丘疹，可有发热等全身症状。1～2个月后，皮疹自然消退，少数人部分皮疹成为慢性损害。

（2）*肥厚性扁平苔藓*：又叫"疣状扁平苔藓"，多见于胫前、踝部，皮疹多融合成疣状肥厚性斑块。常有家族史，瘙痒较重。

（3）*线状扁平苔藓*：扁平丘疹集聚，沿某血管或神经走行呈线形或带状排列，多见于一侧肢体。

（4）*大疱性扁平苔藓*：在原有皮疹上或正常皮肤上，出现水疱或大疱。

（5）*毛囊性扁平苔藓*：又叫"扁平毛发苔藓"，损害为毛囊性丘疹，顶端有棘状小刺，多见于颈、肩胛、胸、四肢外侧。发生于头皮者，可引起瘢痕性永久脱发。此外，仍可见到扁平丘疹。

【组织病理】

本病的病理检查有诊断价值，主要表现：①表皮角化过度。②颗粒层增厚。③棘层不规则增厚，表皮突不规则延长呈锯齿状。④基底层细胞液化变性。⑤真皮上部有大量淋巴细胞、一些组织细胞，肥大细胞呈带状浸润，可侵入表皮，浸润下边有整齐清楚的界限；真皮上部可见到嗜酸性胶样小体及嗜黑素细胞。⑥黏膜部位的病理组织不含颗粒层，此外与皮肤病理组织变化大致相同。

【诊断要点】

根据皮疹特点，好发部位、慢性经过、瘙痒、组织病理等，不难确诊。

【鉴别诊断】

本病应与皮肤淀粉样变、唇部盘状红斑狼疮、银屑病、慢性湿疹、黏膜白斑等进行鉴别。

【治疗】

治疗原则：本病目前尚无十分有效的药物或疗法。①西医多用对症治疗或针对可能引起本病的病因用药，外用药则以抑制炎症或止痒为主。②中医从整体观念出发辨证论治，可以调节机体状态、增强抗病能力、对症消除症状、减轻或消除西药的毒副作用。

因此，中西医结合治疗较好。

1. 中医治疗　中医根据损害和发生部位，结合全身情况，综合分析，辨证治疗。有报告称，口腔黏膜扁平苔藓，有黏膜血管扩张瘀血等改变，多属血瘀证，用活血化瘀药有效。另有报告说，口腔黏膜扁平苔藓与慢性胃炎、幽门螺旋杆菌有关，辨证治愈幽门螺旋杆菌感染为重要病因的慢性胃炎和消化性溃疡，可同时有效治疗口腔黏膜扁平苔藓。

［辨证论治］

①风盛血瘀证

证候　多见于急性播散性扁平苔藓。病程短，突然发病，皮疹很快泛发全身，色紫红，瘙痒剧烈；全身可有发热、恶风、头痛；舌质紫红，苔黄，脉数。

治法　散风，活血，止痒。

方药　消风散加减。

②血虚风燥证

证候　病程较长，皮疹干燥呈片状、线状、环状排列或疣状肥厚，瘙痒剧烈；舌质淡，苔白，脉沉细。

治法　养血润燥，祛风止痒，活血软坚。

方药　当归饮子加减。根据辨证可酌加三棱、莪术、穿山甲、生珍珠母、生石决明、生牡蛎等。

③肝郁气滞证

证候　除皮肤、黏膜损害外，有性急易怒、胁痛、经前乳胀等，发病前多有郁怒史；舌红，苔白，脉弦。

治法　疏肝理气，活血化瘀。

方药　丹栀逍遥散加减。有肝经实火表现者，宜清肝泻火、活血化瘀，用龙胆泻肝汤加减。

④阴虚内热证

证候　多见于口腔黏膜扁平苔藓。伴有头晕耳鸣、五心潮热、腰膝酸软等；舌质红，脉细数。

治法　补益肝肾，滋阴降火。

方药　知柏地黄汤加减。

［针灸疗法］　线状扁平苔藓可根据皮疹分布部位所属经络，循经取穴，针刺治疗，隔日 1 次，10 次 1 疗程。

2. 西医治疗

（1）抗组织胺药和镇静药：用于瘙痒较重者。

（2）糖皮质激素：用于重症或泛发者，一般用中小剂量口服。

（3）维 A 酸制剂：如阿维 A 酸、异维 A 酸等。

（4）其他：免疫抑制剂如硫唑嘌呤、环磷酰胺、氨苯砜、环孢素等。糖皮质激素不敏感或顽固病例可用氯喹、羟氯喹。免疫调节剂如胸腺素、聚肌胞、左旋咪唑等。

（5）局部用药：皮疹局限者，可外用糖皮质激素制剂皮下或黏膜下注射，亦可外用0.05%～0.1%维A酸制剂。肥厚者，可用10%～20%水杨酸火棉胶外涂。口腔损害可用过氧化氢或复方硼酸溶液漱口。

（6）物理疗法：可用光化疗、激光、冷冻、浅层X线、同位素等方法。

【预防与调摄】

1. 消除或避免紧张、忧虑、失眠。
2. 忌用可能激惹本病的药物。
3. 积极治疗感染灶等其他疾病。
4. 口腔黏膜受累者，避免辛辣饮食、吸烟、义齿等刺激。

第七节　红皮病

红皮病（erythroderma）又叫剥脱性皮炎（exfoliative dermatitis），泛指一种以全身皮肤弥漫潮红、肿胀、脱屑为特征的炎症性皮肤病。

【病因与发病机理】

1. 中医病因病机　本病多为禀赋不耐，感受外来湿热火毒；或皮肤病失治误治，湿热火毒内生或加剧。湿热火毒炽盛，入于营血，燔灼气血，伤阴耗液；气血两燔，内伤脏腑，外泛肌肤，发生本病。日久，邪毒未尽、正气已虚，形成正虚邪实、邪郁致瘀、气阴两虚等情况。

2. 西医病因与发病机制　本病不是一种独立的皮肤病，多为以下几种因素引起的全身性皮肤炎症病变。

（1）外用药刺激、药物过敏及不恰当地应用或骤然停用糖皮质激素，都是引起本病的重要原因。

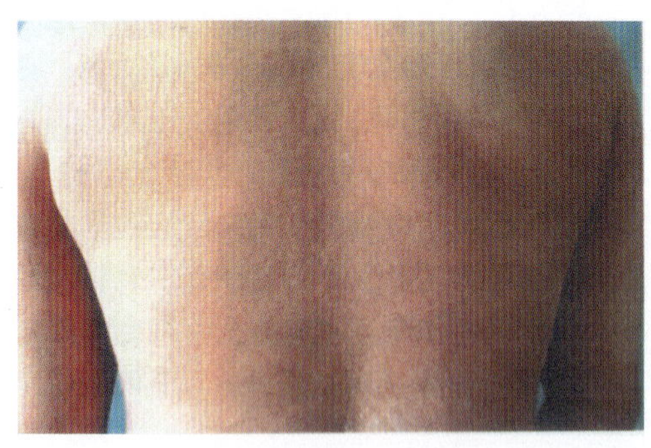

图21－8　红皮病

（2）有些皮肤病由于治疗不当或治疗不及时，演变成红皮病，其中以银屑病最多见。

（3）恶性肿瘤，如蕈样肉芽肿、霍奇金病、恶性淋巴瘤等可以发生红皮病，而且多数患者的红皮病先发于肿瘤数月、数年或更久。

（4）少数红皮病患者无确切病因，称特发性红皮病。

【临床表现】

根据发病情况和程度，本病分急性红皮病和慢性红皮病。

1. 急性红皮病　发病急，伴有高热、头痛、乏力及肝、脾、淋巴结等肿大。皮肤损害开始为泛发的、细小而密集的斑丘疹、斑片，如猩红热样或麻疹样；进而迅速发展、融合致全身皮肤弥漫性潮红、肿胀（图21－8）；数日后，肿胀减轻，有大量大片状或细糠状鳞屑脱落，手足脱屑可像手套样或袜套样。口腔、外阴、皱褶部位可发生糜烂、渗出、溃疡，还可以伴发唇炎、角膜炎、结膜炎等。病程为1～2个月，伴有剧烈瘙痒。

2. 慢性红皮病　为慢性全身皮肤弥漫性、浸润性潮红、肿胀。潮红色暗，肿胀渗出较轻，鳞屑为糠状，无大片鳞屑。全身症状较轻，但瘙痒剧烈，可迁延数月至数年。

由于发病原因不同，可出现不同的相应表现，重症可并发心血管病变、支气管肺炎、肝肾功能及造血系统障碍、内分泌失调、败血症等，甚至危及生命。

【组织病理】

以非特异性急性或亚急性炎症改变为主；继发于其他疾病者，可保留原有疾病的组织病理特征。

【诊断要点】

根据全身皮肤弥漫潮红肿胀、浸润及脱屑、瘙痒剧烈等，可以诊断本病，但寻找病因有时比较困难。

【鉴别诊断】

本病主要与大疱性表皮松解型药疹相鉴别。

【治疗】

治疗原则：治疗本病应针对病因适当治疗，如立即停用可疑致敏药物、积极治疗原发病等。本病用中西医结合治疗，优于单用中药或西药治疗：用西药可以很快控制病情，用中药辨证论治对恢复病人体质、改善全身状态、减少某些西药的副作用等有较好的疗效。

1. 中医治疗

［辨证论治］

①火毒炽盛证

证候　多见于急性红皮病。全身皮肤弥漫性红肿，灼热，脱屑，剧烈瘙痒；伴有高热，烦渴，便秘溲赤；舌质红绛，苔黄，脉数等。

治法　清热凉血，解毒消肿，佐以养阴。

方药　五味消毒饮合清营汤加减

②气阴两虚证

证候　见于慢性红皮病。皮色暗红，肿胀减轻，糜烂渗出亦少，鳞屑较多，瘙痒较重；全身无热或微热，不耐寒热，神疲乏力，纳食减少，口鼻干燥；舌胖嫩苔白，或舌红少苔，脉沉细无力。

治法　养阴清热，健脾益气，佐以活血化瘀。

方药　增液汤合参苓白术散及桃红四物汤。腰膝酸软、骨蒸潮热者，可用四君子汤合六味地黄汤加减。

红皮病是一种比较严重的皮肤病，容易发生并发症，而且往往较为严重，辨证治疗应该综合病因、皮肤损害和全身表现，随症加减。

2. 西医治疗

（1）糖皮质激素：由药物引起的红皮病，应该及时应用。伴有其他皮肤病或恶性肿瘤者，可酌情决定是否使用。

（2）*免疫抑制剂*：主要用于糖皮质激素疗效欠佳者，或由银屑病等继发的红皮病。

（3）*维A酸类*：可用于银屑病引起的红皮病。

（4）*其他*：如纠正水电解质紊乱，补充B族维生素及维生素E等。有并发症者，对症治疗。

（5）*局部用药*：原则上用作用温和的制剂，禁用有刺激性的药物。潮红肿胀明显者，可选用炉甘石洗剂、氧化锌粉等。有糜烂渗出、渗液少者可选用油剂，渗液多者宜用溶液做冷湿敷。

【预防和调摄】

1. 停用可疑的致敏药物，避免滥用药。
2. 患者宜卧床休息，不宜过劳。
3. 加强护理，密切观察，预防、及时发现并治疗并发症。
4. 避免用刺激性强的外用药。
5. 宜高蛋白饮食，多吃蔬菜水果，忌食辛辣、刺激性食物及发物。

第二十二章 瘙痒性皮肤病

皮肤瘙痒是皮肤病中最常见的症状，病情顽固难愈，病因繁多。全身性疾病是导致皮肤瘙痒的内在因素。气候变化、工作环境、生活习惯、衣物刺激等都是可以引起此病的外在因素。中医称之为“痒风”，《外科证治全书·痒风》记载：“遍身瘙痒，并无疮疥，搔之不止。”本章仅述常见几种瘙痒性皮肤病。

第一节 神经性皮炎

神经性皮炎（neurodermatitis）又名慢性单纯性苔藓（lichen simplex chronicus），是一种由神经功能障碍引起的阵发性剧烈瘙痒和皮肤苔藓样变的常见慢性皮肤病（图22－1）。好发于颈项、眼睑、四肢伸侧、外阴、骶尾等部位。中医称为“牛皮癣”、“摄领疮”、“顽癣”。

【病因与发病机理】

1. 中医病因病机

（1）风湿蕴肤：因风湿热邪，阻滞肌肤，以致气血运行失调，肌肤失于濡养而成。

（2）肝郁化火：因紧张劳累，肝火郁滞，情志不遂，郁闷不舒，心火上炎所致。

（3）血虚风燥：因脾蕴湿热，日久耗血伤阴，血虚化燥生风而发。《诸病源候论·摄领疮候》曰：“摄领疮，如癣之类，生于颈上痒痛，衣领拂着即剧。”

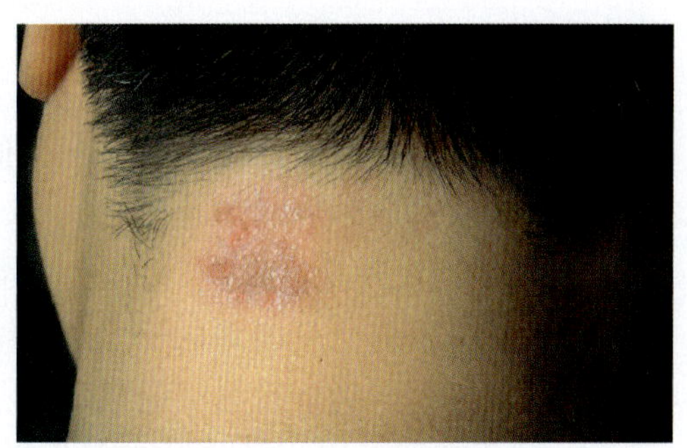

图22－1 神经性皮炎

2. 西医病因及发病机制 具体的病因还不十分清楚。

（1）神经系统功能障碍：患者多伴有精神紧张、焦虑、抑郁等神经官能症状，因此一般认为本病的发病与大脑皮质的抑制和兴奋功能失调有关。

（2）硬领机械性摩擦、日光照射、长期消化不良或便秘、内分泌紊乱、酒精中毒、感染性病灶的致敏等因素可促发本病。

【临床表现】

本病以20~40岁青、壮年多发，老年及儿童少见。根据皮肤受累范围大小，可将本病分为两型。如皮损局限于某一部位时，称局限性神经性皮炎；若皮损分布广泛，则称为泛发性或播散性神经性皮炎。

1. 局限性神经性皮炎 好发于颈后、颈侧、腕、踝、小腿、尾骶部、会阴、阴囊、上眼睑、耳后或外耳孔等部位。初期表现为局部皮肤阵发性瘙痒，无皮疹发生。经常摩擦或搔抓后，出现成群粟粒至米粒大小皮肤色、淡褐色或淡红色圆形或多角形扁平丘疹，质坚实，表面覆少许糠状鳞屑。久之，丘疹渐融合，形成边界清楚、皮纹加深和皮嵴隆起的苔藓样变，表面可见有抓痕或血痂及轻度色素沉着。自觉阵发性瘙痒。

2. 播散性或泛发性神经性皮炎 好发于成人及老年，皮疹分布广泛，皮损与局限性神经性皮炎相似。自觉奇痒难忍，搔抓后可出现表皮剥脱及血痂，严重影响睡眠和工作。

【组织病理】

组织病理可见角化过度，棘层肥厚，表皮突延长，细胞内及细胞间水肿，基层较多色素颗粒。真皮浅层高度水肿，血管及淋巴管水肿、扩张，血管周围有淋巴细胞、白细胞、浆细胞及肥大细胞，少见胶原纤维和张力纤维肿胀 。

【诊断要点】

本病根据典型的皮肤苔藓样变，阵发性剧烈瘙痒，好发部位，病程迁延，易于复发等特点即可作出诊断。

【鉴别诊断】

1. 慢性湿疹 多由急性或亚急性湿疹发展而来，多先存在皮疹后有瘙痒，无一定的好发部位。病程中皮损浸润肥厚明显，有湿润倾向，搔抓破溃后有渗出；神经性皮炎抓破后流血。

2. 遗传过敏性皮炎（异位性皮炎） 皮损可为苔藓样斑片，好发于肘、腘窝、颈部等处，有时与神经性皮炎不易区别，但本病哺乳期有婴儿湿疹史、本人或家族常有过敏病史，皮肤白色划痕征阳性。

3. 原发性皮肤淀粉样变 好发于小腿伸侧及上背部，损害为粟粒至绿豆大小球形或圆锥形褐色丘疹，呈串珠状密集排列。石蜡切片或冰冻切片用结晶紫染色呈现紫红色，用刚果染色呈现折光性浅绿色。

4. 扁平苔藓 皮疹呈圆形或多角形紫红色或青红色、褐红色扁平丘疹，有蜡样光泽，颊黏膜及龟头处常有损害，组织病理有特征性。

5. 银屑病 皮疹表面有银白色鳞屑，剥离鳞屑后基底可见筛状出血及薄膜现象，瘙痒不明显，并可见全身其他部位皮损。

【治疗】

治疗原则：解决精神过度紧张，寻找潜在性疾病，避免外在的各种机械性、物理性刺激。①西医酌给镇静、安定及抗组胺药，配合局部外用药及物理疗法；②中医辨证论治，解除患者精神负担。

1. 中医治疗

［辨证论治］

①肝郁化火证

证候 皮疹色红；伴心烦易怒，失眠多梦，头晕目眩，心悸，口苦咽干；舌尖红，脉弦数。

治法 疏肝理气，清肝泻火。

方药 龙胆泻肝汤加减。痒甚者，加刺蒺藜、白鲜皮。

②风湿蕴肤证

证候 皮损成片，粗糙肥厚，阵发剧痒，并伴有部分皮损潮红、糜烂、湿润和血痂；舌红，苔薄黄或黄腻，脉濡缓。

治法 疏风清热利湿。

方药 消风散加减。凡情绪波动、病情加剧者，加珍珠母（先煎）、生牡蛎（先煎）、五味子；大便溏烂不爽者，加土茯苓、茵陈蒿。

③血虚风燥证

证候 皮损肥厚粗糙，瘙痒夜间尤甚，病程较长；可伴有头晕，心悸怔忡，气短乏力，妇女月经量过多等；舌质淡，苔薄白，脉细。

治法 养血祛风，润燥止痒。

方药 四物消风饮或当归饮子加减。夹血瘀者，加桃仁、红花、丹参。

［外治］ 5% ~10% 土槿皮酊、1% ~2% 斑蝥酊及 5% ~6% 巴豆软膏。

［针灸疗法］ 用 1.5 寸 28 号毫针，在皮损周围沿皮向中心进针 0.5 ~1 寸，每次 10 ~30 针，最后在皮损中心直刺 1 ~3 针，留针 15 分钟，每周 2 次；或取穴曲池、血海、大椎、足三里、合谷、三阴交，或在皮损附近取穴，隔日针 1 次。

［划痕疗法］ 局部皮肤消毒后用手术刀片在皮损外缘作点状划痕一圈，然后在皮损内沿皮纹方向划痕，刀痕约长 0.5cm，每刀相距 0.3 cm，深度以有血清渗出或少量渗血为度。划后撒布少量消毒枯矾并用纱布轻擦片刻。当日纱布固定，4 ~5 天治疗 1 次。

2. 西医治疗

（1）*全身治疗*：主要用于泛发性。可服抗组胺药如赛庚啶、司他斯汀、咪唑斯汀、氯雷他定等，或抗抑郁药如盐酸多塞平、盐酸阿米替林等，失眠者可给镇静安神之剂如巴甫洛夫合剂、地西泮片、氯氮（利眠宁）。也可用 0.1% 普鲁卡因 500ml 静脉滴注，每日 1 次，10 次为 1 个疗程。用药前须做普鲁卡因皮试。

（2）*局部治疗*：各类皮质类固醇激素软膏、霜剂、二甲基亚砜制剂、焦油类等均有明显疗效。焦油剂中常用者有 5% ~10% 黑豆馏油、糠馏油、松馏油、煤焦油等，涂药后以塑料薄膜封包则效果更佳。亦可用曲安西龙或泼尼松龙 0.5 ~1.0ml 加等量 1% 普鲁卡因皮损内注射，每周 1 次。

（3）*物理及放射疗法*：适用于局限性。可外涂液氮或二氧化碳雪，皮损少且顽固者可选用 ^{90}Sr、^{32}P 敷贴或浅层 X 线放射治疗。

（4）*心理咨询*：对有潜在精神障碍的患者，用心理指导加药物方法，病情可得缓解。

【预防与调摄】

1. 注意生活的节律，保证充足的睡眠与休息，保持精神和情绪的稳定，调整神经系统机能。

2. 避免各种机械性、物理性刺激。

3. 饮食宜清淡，忌食辛辣发物，戒烟酒及各种刺激性食物。

第二节 瘙痒症

瘙痒症（pruritus）是指临床上无原发性皮损，而以瘙痒为主的感觉神经机能异常性皮肤病。临床上可分为全身性与局限性两种。本病与中医“风瘙痒”和“痒风”相似。

【病因与发病机理】

1. 中医病因病机

（1）血虚风燥：多因血虚肝旺，或风邪入侵，以致阴血不足，肌肤失养，生风生燥而成。《诸病源候论》曰：“风瘙痒者，是体虚受风，风入腠理，与血气相搏，而往来于皮肤之间。邪气微，不能冲击为痛，故但瘙痒也。”

（2）风湿热蕴：因风热湿热之邪，蕴阻于肌肤，肌肤蕴热，不得疏泄所致。又如《黄帝内经》云“诸痛痒疮，皆属于心”，指出了痒与脏腑的关系。

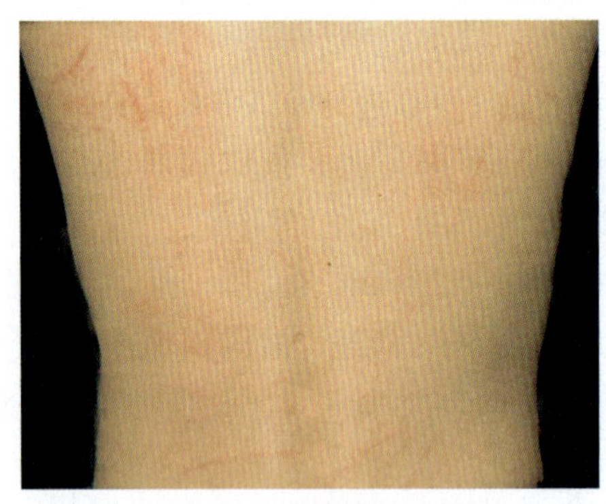

图 22－2 瘙痒症（抓痕）

2. 西医病因及发病机制 本病的发病因素比较复杂，可归纳为内因和外因两方面。常见的内因有感染性疾病、内分泌和代谢性疾病、肝脏疾病、肾脏疾病、自身免疫病、妊娠、神经性及神经精神性瘙痒、药物或食物过敏、自身中毒、酗酒等。外因与环境因素（季节、气温、湿度、工作场地等）、生活习惯（碱性强的肥皂、穿着毛衣或化纤物）、皮肤情况（皮肤干燥、皮肤萎缩）等有关。局限性瘙痒症主要由局部疾病或刺激所致。

【临床表现】

1. 全身性瘙痒症 瘙痒开始即为全身性，或先由一处开始，继而波及全身。瘙痒常呈阵发性，夜间加重（图 22－2）。瘙痒的时间久暂和程度轻重不一，饮用酒类、浓茶，吃海鲜食物，情绪刺激，衣服摩擦，甚至某些暗示均可使瘙痒发作或加重。除瘙痒外，有时还可有烧灼、蚁行等感觉。老年人因皮肤腺体功能减退，皮肤萎缩、干燥、粗糙，易泛发全身性瘙痒，称为老年瘙痒症。与季节关系明显者，如每逢冬季因寒冷诱发瘙痒而春暖缓解，或逢夏季瘙痒而秋凉自愈，称为季节性瘙痒症。

2. 局限性瘙痒症 好发于肛门、阴囊、女阴和小腿等部位。

（1）肛门瘙痒症：瘙痒一般局限于肛门及其周围皮肤，也可扩展累及会阴、阴囊或女阴。因反复搔抓，可致肛部黏膜及皮肤肥厚浸润，有辐射状皲裂、浸渍和湿疹等继发性改变。

(2) 阴囊瘙痒症：经常搔抓可致局部水肿、糜烂、渗液、抓痕、结痂、肥厚、色素改变或苔藓样变等。

(3) 女阴瘙痒症：主要发生于大阴唇外侧，亦可累及小阴唇、阴阜及阴蒂周围。瘙痒为阵发性，夜间为甚，因长期搔抓，局部肥厚、浸润及苔藓样变常见。

(4) 小腿瘙痒症：主要见于小腿伸侧，患鱼鳞病、静脉曲张或皮肤干燥者明显，寒冷刺激、裤腿太紧或用碱性洗剂太多而诱发。

3. 妊娠性瘙痒症 妊娠性瘙痒症（pruritus gestationis）为一种发生于孕妇的仅有皮肤瘙痒而无原发性皮损的皮肤病。首次妊娠者发病率为0.06%～0.43%，患者再次妊娠时发病率47%；85%患者是因雄激素增多引起的肝内胆汁淤积所致。瘙痒多为弥漫性，大多数于妊娠末期发生。部分患者在发生瘙痒2～3周后出现黄疸，但产后黄疸很快消失。

【诊断要点】

根据病史，初发时仅有症状而无皮疹，可诊断为本病。同时要仔细询问病史，寻找病因，排除内脏疾患和肿瘤的存在。

【鉴别诊断】

本病应与湿疹、神经性皮炎、疥疮、虱病等病鉴别。

【治疗】

治疗原则：寻找病因及原发疾患，进行相应治疗；内用药物以抗组胺剂及镇静止痒剂为主；妊娠性瘙痒症重在局部治疗及中医辨证论治。

1. 中医治疗

［辨证论治］

①血虚风燥证

证候 多见于体质虚弱及老年人，病程缠绵，痒无定处，入夜尤甚，皮肤干燥脱屑；舌质淡或者淡红，苔薄，脉细数或弦缓。

治法 养血润肤，疏风止痒。

方药 地黄饮子、当归饮子加减。年老体弱可重用党参、黄芪，顽固不愈，瘙痒症重加全蝎、地龙，伴有心烦失眠者加莲子心、五味子、栀子或润肤丸。

②风湿蕴阻证

证候 剧烈灼痒，遇热加剧，得凉即安；心烦口渴；舌质红，苔黄腻或薄黄，脉弦滑或弦数。

治法 祛风燥湿，润肤止痒。

方药 消风散合四物汤加减。如湿重加用苍术、厚朴或除湿丸合用，病程长及顽固者加用秦艽丸。

［外治］ 皮损有湿疹化者，可用三黄洗剂外搽，每日4～5次。

［针灸疗法］ 宜选用曲池、合谷、血海、足三里等穴，实证用泻法，虚证用补法，针刺得气后留针30分钟。每日1次，10次为1个疗程。

［穴位注射］　当归Ⅰ号注射液 4ml，取双侧足三里穴位进行注射，5 天 1 次，适用于老年性皮肤瘙痒症。鱼腥草注射液 4ml，取双侧足三里穴位进行注射，5 天 1 次，适用于风热血热证瘙痒症。

2. 西医治疗

（1）全身治疗

①内服抗组胺类及镇静止痒药，如第一代抗组胺药赛庚啶、盐酸苯海拉明、马来酸氯苯那敏片等，第二代抗组胺药司他斯汀、氯雷他定、西替利嗪、咪唑斯汀、盐酸非索非那定等，还有镇静及抗组胺的异丙嗪、盐酸去氯羟嗪（克敏嗪）、地西泮片（安定）等。

②瘙痒较重、皮损广泛者，可选用 10% 葡萄糖酸钙静脉注射，或 0.1% ~0.25% 普鲁卡因（须做皮试）加入适量维生素 C 静脉封闭，或 0.9% 生理盐水 500ml 亦可用，或 5% 葡萄糖 500ml 中加 0.25% 普鲁卡因静脉点滴，或三环类抗抑郁药盐酸多塞平 2mg 每天 1 次。

③对老年性皮肤瘙痒患者或更年期可采用激素治疗，男性可用丙酸睾酮 25 ~50mg，肌肉注射，每周 2 ~3 次；或苯丙酸诺龙 20 ~25mg，每周 2 ~3 次，肌肉注射。女性患者可用己烯雌酚 0.5mg，每周 1 ~2 次，肌肉注射。

（2）局部治疗

①对瘙痒不著者可外用炉甘石洗剂、止痒药水、各种类固醇乳剂、5% ~10% 黑豆馏油乳剂或软膏等。对瘙痒明显者，可选用 1% 薄荷脑软膏、1% 达克罗宁洗剂。对老年性皮肤瘙痒症患者，可选用 2% 樟脑霜、30% 甘油酒精洗剂。

②局部继发皮肤苔藓化、浸润肥厚者，可参照慢性湿疹及神经性皮炎的局部疗法。对女阴瘙痒症禁用酊剂。

【预防与调摄】

1. 忌饮酒类，少吃鱼虾蟹等动风发物，多吃蔬菜水果。

2. 内衣要柔软宽松，宜穿棉制品或丝织品，不宜穿毛制品。

第三节　痒　疹

痒疹（prurigo）是一组急性或慢性炎症性、瘙痒性，出现散在性小风团样丘疹的皮肤病。本病多见于儿童和中年妇女。本病与中医“顽湿聚结”、“粟疮”相似。《医宗金鉴·外科心法要诀》中说“粟疮形如粟粒，其色红，搔之愈痒，久而不瘥，亦能消耗血液，肤如蛇皮”。

【病因与发病机理】

1. 中医病因病机　本病的发生或因感受风、湿、热之邪，聚结皮肤；或因饮食不节，脏腑功能失调，湿热内生，日久不愈，化热化火，伤阴耗血，血燥生风，肌肤失养所致。

2. 西医病因与发病机制　病因尚不清楚，但多认为与变态反应有关。部分患者具有家族性遗传过敏史，伴发荨麻疹、哮喘、枯草热等。皮肤划痕试验阳性。此外，虫咬、精神因素、气候变化、慢性病灶等也可能与本病的发生有关。

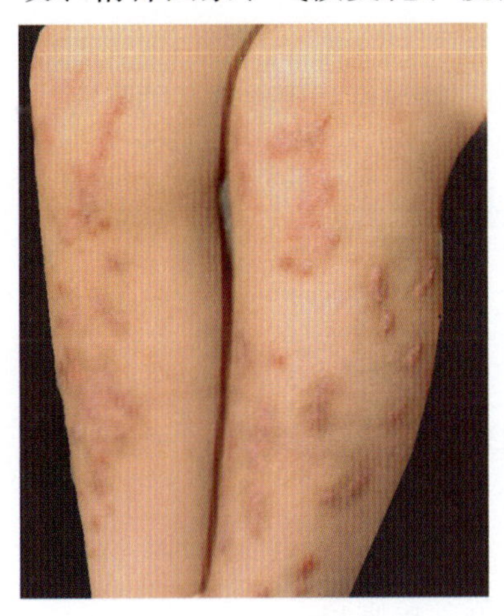

图 22-3 寻常性痒疹

【临床表现】

目前关于痒疹的分类尚未统一，通常根据年龄分为小儿痒疹与成人痒疹，妊娠期出现的痒疹为妊娠痒疹。

1. 小儿痒疹（Hebra 痒疹） 多自 1～2 岁发病。皮疹好发于四肢伸侧，以下肢为著，重者可泛发全身。初发皮疹多为风团或淡红色扁平小丘疹，皮疹逐渐增多，散漫全身。风团消散后，遗留米粒至高粱粒大小淡红、褐黄或类似正常皮色的坚硬小结节（痒疹小结节），自觉剧痒。长期搔抓可出现抓痕、血痂、色素沉着，形成苔藓化，亦可继发湿疹样改变或化脓感染。常伴有腹股沟淋巴结无痛性肿大，称为痒疹横痃。本病呈慢性经过，可反复发作，青春期可缓解或自愈。

2. 成人痒疹（prurigo adultorum） 本病又称寻常性痒疹（prurigo vulgaris）。好发于 30 岁以上成人，女性多见。皮损为米粒至绿豆大小风团样丘疹或丘疱疹，少数可形成水疱。好发于四肢伸侧、胸背、腰围，自觉阵发性剧痒（图 22-3）。亚急性病程，倾向慢性。常因搔抓继发抓痕、皮肤苔藓化、色素沉着等。

3. 妊娠性痒疹（prurigo gestationis） 是孕妇在妊娠期中出现的一种瘙痒性皮肤病，分娩后常可自行消失，其发生率约 2%，多见于妊娠 2 次以上的孕妇，按皮疹出现的时间分两型：①早发性妊娠性痒疹：多见于妊娠 6 周～4 个月。皮疹好发于躯干上部、上臂及腹部、股部等处，伸侧多见，两侧对称，为绿豆大小的丘疱疹，瘙痒剧烈，夜间尤甚。②迟发性妊娠性痒疹：常见于产前 2 周至 2 月。皮损起于腹壁妊娠纹处，逐渐延及全身。皮疹表现有丘疹、丘疱疹、风团样皮疹或多形红斑样皮疹，剧痒。本病一般产后第 2 周后逐渐消退，也有暂时性色素沉着，但下一次妊娠还会复发。中医认为本病是由于妊娠后气血不和，肌肤失其濡养所致。

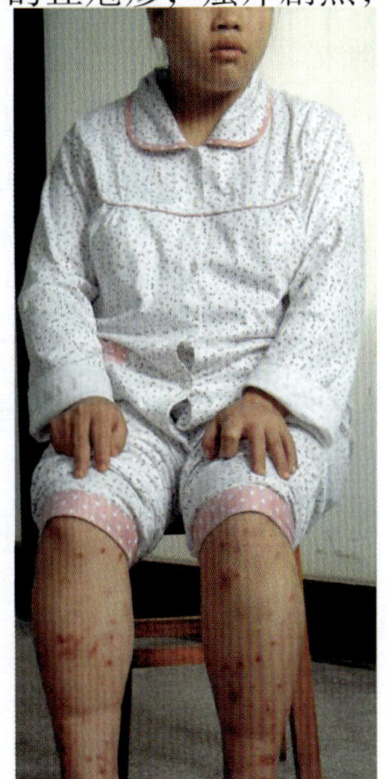

图 22-4 妊娠性痒疹

【组织病理】

表皮轻度角化过度和角化不全，棘层增厚，偶有海绵形成及小水疱，真皮上部结缔组织水肿，血管周围淋巴细胞浸润。

【诊断要点】

根据本病多发年龄、好发部位、皮肤损害的特征及剧烈瘙痒等临床表现，可以诊断。

【鉴别诊断】

1. 丘疹性荨麻疹 多在春秋季节发病，皮疹以纺锤形淡红色风团样丘疹为主，病程短，不伴发腹股沟淋巴结肿大。

2. 疥疮 无一定好发年龄，有接触传染史，皮疹多在指间、腕部、腋下、肘屈侧及腹股沟等处，以丘疹及丘疱疹为主。男性患者伴发阴囊疥疮结节。瘙痒以夜间为主，与季节无关。检查可见疥螨。硫黄软膏外用，收效甚速。

3. 疱疹样皮炎 皮疹虽为多形性，但以水疱或大疱为主。特异性病理改变有助鉴别。

【治疗】

治疗原则：寻找病因进行治疗，配合局部治疗及中医辨证施治。

1. 中医治疗

［辨证论治］

①风湿热证

证候 见于发病早期。以淡红色风团样丘疹为主，剧烈瘙痒，较多抓痕、血痂或水疱、脓疱；伴纳呆，大便稀溏，小便黄；舌红苔黄，脉数。

治法 清热祛风，利湿止痒。

方药 消风散加减。若搔抓后继发化脓性感染加蒲公英、鱼腥草。

②风燥血瘀证

证候 见于发病中后期。皮疹反复发作，皮肤干燥粗糙，色素沉着，苔藓样变或有硬实小结节；伴大便干结；舌红苔薄黄，或舌暗红少苔或有瘀点，脉细数。

治法 祛风润燥，化瘀止痒。

方药 当归饮子加减。

［外治］ 病初用三黄洗剂外搽，病久用25%百部酊外搽。

2. 西医治疗

（1）*全身治疗*

①酌情给予抗组胺类药物、维生素C、钙剂、硫代硫酸钠等，也可试用自血疗法。

②病情较重者，可短期系统使用糖皮质激素，如泼尼松（每天20～30mg）或地塞米松口服；或采用普鲁卡因静脉封闭。泛发性病变者可予氨苯砜100mg，口服，每天1次。有精神因素者，可服用镇静抗焦虑药如地西泮、多塞平、黛力新等。

（2）*局部治疗*：可外用各种止痒的药物，如炉甘石洗剂、糖皮质激素软膏或霜剂及焦油类软膏、含苯酚及薄荷的洗剂等，也可用硫黄或淀粉洗浴。

【预防与调摄】

1. 防止虫咬，清除感染灶。
2. 忌食辛辣刺激性食物以及肥甘厚腻之物，禁酒、浓咖啡等饮料。
3. 保持大便通畅，养成良好的排便习惯。
4. 电脑前不要久坐（影响胃肠蠕动及排泄且有辐射），应多活动。

第四节 结节性痒疹

结节性痒疹（prurigo nodularis）是一种伴有剧痒的结节性损害的慢性炎症性皮肤病。皮损主要见于四肢伸侧和腰背部，尤以小腿伸侧为多。本病好发于中年男女。本病属中医“马疥”的范畴。

【病因与发病机理】

1. 中医病因病机 本病形成的原因大多为夏秋季节湿热积聚或毒虫叮咬而成；少数可因忧思郁怒，七情所伤，冲任不调，营血不足，脉络瘀阻，肌肤失养所致。

2. 西医病因及发病机制 患者多为过敏性体质，昆虫叮咬常可促使本病发生。精神因素、胃肠功能障碍、内分泌失调亦与本病的发生相关。有人将本病视为局限性神经性皮炎的一种类型。

【临床表现】

皮疹好发于四肢，尤以小腿伸侧最为多见，严重时面、额、胸、背、腰、腹等处亦可发生。初为淡红色丘疹，迅速变为半球形结节，黄豆至蚕豆大小，顶端角化明显，成疣状外观，表面粗糙，红褐色或灰褐色，触之有坚实感。数目不定，数个至数十个不等，一般不相融合，孤立散在，有时呈条状排列。由于剧烈搔抓发生表皮剥脱、出血及血痂。结节周围的皮肤有色素沉着或增厚，呈苔藓样改变。病程慢性，常迁延多年。

【组织病理】

角化过度，棘层肥厚，表皮突向下，呈不规则向下，形成假上皮瘤状，真皮血管扩张、水肿，血管周围有淋巴细胞、组织细胞、浆细胞等炎性浸润。表皮与真皮间存在粗大结缔组织形成的硬化现象。结节的中央或边缘存在明显的神经组织增生。

【诊断要点】

根据四肢伸侧，尤以小腿伸侧出现的疣状结节性皮损，剧烈瘙痒，或伴有昆虫叮刺史，可以诊断。

【鉴别诊断】

1. 丘疹性荨麻疹 皮损主要为梭形风团，中央有丘疹及丘疱疹或水疱形成。病程较短，好发于儿童。

2. 肥厚性扁平苔藓 损害为疣状增殖的肥厚性圆形或卵圆形斑片，紫红色或紫色，并有细薄鳞屑。

3. 寻常疣 损害表面角质增殖，呈乳头样，色灰白或污黄，大多无自觉症状。好侵犯儿童及青年。皮损常见于手、足及足缘等处。

【治疗】

治疗原则：寻找病因，对症治疗；配合中医辨证施治及局部治疗。

1. 中医治疗

［辨证论治］

①湿热蕴结证

证候　皮疹呈半球形隆起，色淡红或暗红，散在孤立，触之坚实，较多抓痕或血痂；大便稀溏；舌质红，苔黄，脉滑。

治法　化湿清热止痒。

方药　除湿胃苓汤合消风散加减。结节重者，加牡蛎、玄参、浙贝母。

②风毒血瘀证

证候　皮疹日久不愈，呈坚实结节丘疹，色紫红或紫褐，皮肤肥厚，干燥粗糙；阵作瘙痒，大便干结，口干失眠；舌红少苔，或舌紫暗苔薄黄，脉细数或弦涩。

治法　搜风化瘀，散结止痒。

方药　乌蛇桃红汤。大便干结、口干明显者，加生地黄、麦冬、玄参；瘙痒失眠者，加酸枣仁、合欢皮、茯神。

［外治］　可用25%百部酊、止痒酊或复方土槿皮酊外搽，每日3次。

［针灸疗法］　主穴取血海、曲池、三阴交，配穴取内关、阴陵泉。针刺得气后留针30分钟，每日1次，10次为1个疗程。

［穴位注射］　可用1%普鲁卡因注射液3ml加强的松龙25mg，在双侧曲池、血海穴注射，2~3天1次，10次为1个疗程。也可用复方倍他米松注射液加普鲁卡因穴位注射，每2~4周注射1次。

2. 西医治疗

（1）*全身治疗*：可给予抗组胺药及镇静安眠药物。可试用反应停，每次25mg，每天3次口服，连续半年，一般在用药2~4周内瘙痒消失。但因其具有明显的致畸作用，育龄妇女忌用。

（2）*局部治疗*：常用各种剂型的糖皮质激素和焦油类制剂。角化显著者可外贴丁苯羟酸等，亦可给予醋酸曲安西龙A注射液于皮损内注射，每周1次。

（3）*物理治疗*：光疗PUVA对局限性皮损疗效较好，而UVB适用于泛发性皮损。液氮冷冻、激光烧灼、电灼治疗亦有一定疗效。

【预防与调摄】

1. 预防昆虫叮咬，避免搔抓、摩擦刺激和热水烫洗。
2. 保持心情舒畅，情绪稳定，避免精神刺激。
3. 饮食有节制，戒烟酒、咖啡、浓茶及腥膻发物。

第二十三章 血管性皮肤病

第一节 过敏性紫癜

过敏性紫癜（anaphylactoid purpura）是一种由循环IgA免疫复合物所引起的系统性的小血管炎。以血小板不减少性紫癜，常伴腹痛、关节痛和肾脏损害为临床特征。又称变应性紫癜（allergic purpura）及亨－许紫癜（Henoch－Schonlein purpura），好发于儿童和青少年，春季发病率较高。本病属中医学“血证”、“葡萄疫”、“紫斑病”范畴。

【病因与发病机理】

1. 中医病因病机 本病总由禀赋不耐，外感风热之邪，伤于营络；或脏腑蕴热，血热妄行，郁于肌肤，内侵于脏腑而发病；或因素禀脾虚，中气下陷，脾土失去统血之能，血溢脉外，而发为紫癜；或素蕴血热，外感风热时邪，蕴热化毒，热毒相搏，致血不循经，溢于肌肤，发为紫癜。

2. 西医病因及发病机制 病因复杂，发病前多有上呼吸道感染，细菌（溶血性链球菌）、病毒、食物、药物、虫咬、花粉、寒冷、注射疫苗等均可诱发本病。其发病机制可能为各种刺激因子，作用于机体激发β细胞克隆扩增，导致IgA介导的免疫反应，免疫复合物沉积于血管壁，激活补体，引起血管损伤和小血管壁及其周围炎症反应，血管壁通透性和脆性增加，导致皮肤黏膜、脏器出血及水肿。

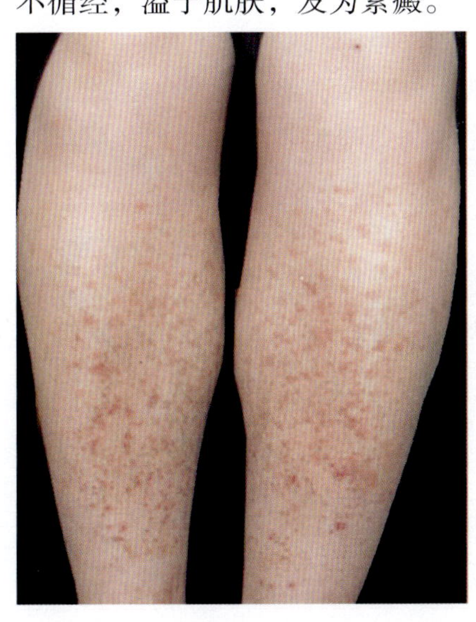

图23－1 过敏性紫癜

【临床表现】

发病前有低热、咽痛、头痛、全身乏力、食欲减退等前驱症状。初起皮损为分散的瘀点、瘀斑，压之不退色，双侧对称，成批出现（图23－1）。紫癜可融合成片，亦可形成血疱、溃疡或坏死。可反复发生。多见于下肢而以小腿伸侧为主，亦可累及上肢及躯干。根据受累部位和严重程度的不同，分为4型：

1. 单纯型 仅有皮损而无内脏损害。经过1～3周，皮损由暗红色转变为黄褐色而消退，自觉症状轻微，可有瘙痒。

2. 关节型 有关节疼痛、肿胀，少数有关节积液，多见于膝、踝关节，亦可累及肘、腕及手指关节。关节症状一般在数周内消退，但易复发。

3. 腹型 部分有脐周或下腹部阵发性绞痛、恶心、呕吐、便血，重者出现肠套叠或肠穿孔。

4. 肾型 约有50%发生肾脏损害，表现为蛋白尿、镜下血尿甚至肉眼血尿、管型尿，少数发展为慢性肾炎、肾病综合征，甚至肾衰竭。

非单纯型过敏性紫癜皮肤可呈多形性损害，除瘀点、瘀斑外，常可伴发风团、丘疹、血疱、溃疡等。

本病愈后较好，大多发病1～2个月后恢复；少数可因反复发作，迁延数月或1～2年。肾炎型愈后差，少数死于急性肾衰竭。

【实验室检查】

白细胞有轻度至中度增高，血沉加快，尿常规可检出红细胞、蛋白及管型。毛细血管脆性试验阳性。血小板计数、出凝血时间、凝血因子等均在正常范围。

【组织病理】

真皮浅层的毛细血管和细小血管的内皮细胞肿胀，管腔闭塞，管壁纤维蛋白样变性、坏死，血管壁及血管周围有中性粒细胞浸润和核尘，并有水肿及红细胞外渗，主要累及皮肤、肾、浆膜、滑膜等。肾脏可呈弥漫性或局灶性肾小球肾炎改变。

【诊断要点】

根据主要皮损为瘀点及瘀斑、对称分布，或伴有胃肠道、关节或肾脏等表现，凝血机能检验正常，可以确诊。

【鉴别诊断】

本病应与血小板减少性紫癜相鉴别。后者除皮肤紫癜外，常有鼻、牙龈等黏膜和内脏出血，血小板计数减少，出凝血时间延长。腹型紫癜应与急腹症相鉴别；当肾脏症状明显而皮疹不明显时，应与其他肾脏损害疾病相鉴别。

【治疗】

治疗原则：注重辨病与辨证相结合的中西医结合治疗，发作期以西医治疗为主，中医治疗为辅，重在清热凉血；缓解期以中医辨证治疗为主，活血化瘀治疗应贯穿始终。

1. 中医治疗

［辨证论治］

①风热伤营（络）证

证候 皮疹突然发生，稍高出皮面，分布较密，可逐渐融合，亦可发生血疱，自觉微痒；伴发热，口干，咽痛，腹痛，关节肿痛等；舌质红，苔薄黄，脉浮数。

治法 疏风清热，凉血止血。

方药 犀角地黄汤加减。

②热毒发斑证

证候 发病急，皮疹为鲜红色出血点，或大片紫癜；伴发热，咽痛，头痛，鼻衄，尿赤，便秘；舌红绛，苔黄腻，脉洪数。

治法 清热凉血，化瘀消斑。

方药 银翘散加减。

③阴虚火旺证

证候 病程长，反复发作，紫癜分布稀疏；伴低热，盗汗，五心烦热；舌红，无苔少津，脉细数。

治法 滋阴清热，凉血化斑。

方药 知柏地黄丸合大补阴丸加减。

④ 脾气亏虚证

证候 病程较长，时愈时发，皮疹紫暗，多为瘀斑或血肿；面色微黄，神疲乏力，纳呆；舌质淡，或有齿痕，少苔，脉沉细或弱。

治法 补气摄血，和中健脾。

方药 归脾汤加减。

［针灸疗法］ 选用曲池、足三里、气海、内关、天枢、合谷、飞扬、三阴交。手法以强刺激为主，每日1次。

2. 西医治疗 单纯型紫癜可用维生素C、钙剂、抗组胺药、复方芦丁等口服，10%葡萄糖酸钙、复方丹参等静脉注射。关节型、胃肠型、肾型紫癜可采用糖皮质激素治疗，对顽固的肾型可用免疫抑制剂如环磷酰胺、硫唑嘌呤等。

【预防与调摄】

1. 寻找并去除可能的致病因素。
2. 饮食清淡，多吃蔬菜和水果，忌食辛辣发物。
3. 防止呼吸道感染。
4. 注意适当休息，密切观察病情变化。

第二节 变应性皮肤血管炎

变应性皮肤血管炎（allergic cutaneous vasculitis）是一种主要累及真皮浅层毛细血管和小血管的坏死性血管炎。皮肤损害呈多形性，如斑丘疹、丘疹、紫癜、结节、溃疡、坏死等，重者可有发热、乏力、关节痛，少数内脏亦有受累又称白细胞碎裂性血管炎（leukocytoclastic angiitis）。本病属中医学“瘀血流注”范畴。

【病因与发病机理】

1. 中医病因病机

（1）热毒炽盛：因湿热内蕴，外感风邪，风湿热日久化毒，热毒聚结所致。

（2）寒湿凝聚：由于寒湿之邪，外客肌腠，凝聚肌肤，络道阻塞，气血凝滞而发。

2. 西医病因及发病机制 该病的发生与Ⅲ型变态反应关系密切。细菌、病毒、寄生虫、异性蛋白、药物或化学物品可作为抗原性物质导致免疫复合物的形成，沉积于血管壁而发病。补体系统、纤溶系统及血小板聚集在发病中起重要作用。结缔组织病、恶性肿瘤、乙型肝炎也可诱发本病。

【临床表现】

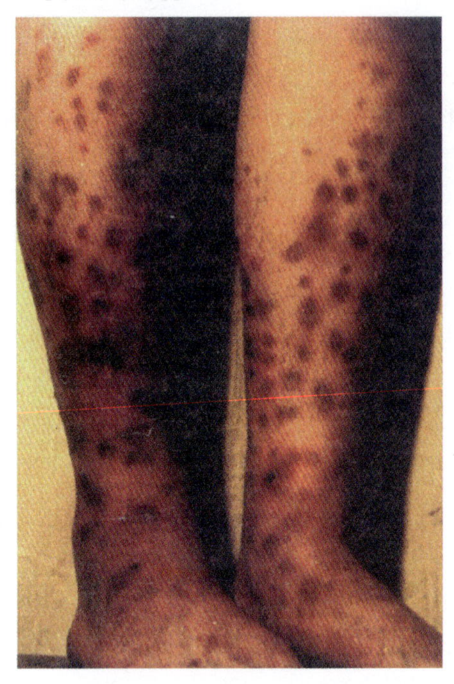

图 23－2 变应性皮肤血管炎

急性发作，初起为小红斑，其上迅速生成小水疱，继而陆续出现小为 1mm 大到数厘米的风团、紫癜、血疱、结节、溃疡等。常为多种损害同时存在，对称分布，特征性表现为紫癜性斑丘疹，鲜红色或紫红色，压之不退色，其上可发生血疱、溃疡、坏死（图 23－2）。好发于下肢及踝部，其次为背、臀部，亦可发生于全身各处。自觉瘙痒、灼热，少数有疼痛感，可有发热、头痛、关节痛等全身症状。累及黏膜者，发生衄血、便血、咯血。若累及肾脏，出现血尿、蛋白尿、管型尿等。胃肠道受累有腹痛、便血。神经系统受损害可出现头痛、感觉与运动障碍、出血性视网膜炎等。亦可累及心、肝、脾，发生多脏器损害，称为变应性皮肤－系统性血管炎。若为单个皮损可在 1～2 周内消退，部分反复发作，迁延不愈，病程可达数月至数年。

【实验室检查】

少数患者外周血白细胞总数、嗜酸性粒细胞增高，重者贫血，血沉加快，血清总补体下降。

【组织病理】

真皮毛细血管及小血管扩张，内皮细胞肿胀，管腔狭窄、闭塞，血栓形成，纤维蛋白样变性、坏死。血管壁及其周围有中性粒细胞为主的炎性细胞浸润，可见核碎裂和红细胞外渗等。

【诊断要点】

根据急性发病，慢性经过，反复发作，皮损具有斑丘疹、紫癜、风团、结节、溃疡、坏死等多种形态，好发于下肢，结合组织病理变化，可明确诊断。

【鉴别诊断】

本病应与过敏性紫癜相鉴别。后者多见于儿童和青少年，发病前常有上呼吸道感染等症状，皮损形态较单一，可伴有关节、肾脏、胃肠道症状；组织病理主要侵犯真皮浅层血管。

【治疗】

治疗原则：轻型患者，中西医治疗并重；重型患者，应以西医治疗为主，尽快控制症状后，配合中医化瘀通络治疗，以稳定病情、巩固疗效、防止复发。

1. 中医治疗

［辨证论治］

①热毒炽盛证

证候　皮损以多种损害并存，可见紫癜，结节，坏死，溃疡；自觉灼热，疼痛；伴发热，头痛，关节痛；舌质红，苔黄，脉弦或滑数。

治法　清热解毒，凉血活血。

方药　犀角地黄汤或凉血五根汤加减

②寒湿凝聚证

证候　皮损为紫癜性丘疹、斑丘疹，皮色正常或暗红；自觉轻微疼痛，口不渴，大便稀；舌质淡，苔白或腻，脉沉迟。

治法　温经散寒，理湿通络。

方药　阳和汤加减。气短乏力者，加党参、黄芪。

2. 西医治疗

（1）针对病因治疗。

（2）抗生素：红霉素、氯霉素、青霉素、氨苄西林等控制感染。

（3）解热镇痛药：阿司匹林、吲哚美辛等。

（4）抗组胺药：西替利嗪、氯雷他定等。

（5）糖皮质激素：对于皮损广泛、系统受累者可用糖皮质激素，如泼尼松每日20～40mg，能较好地控制症状，改善病情。

（6）对于病情进展迅速和有严重的系统性损害时，可加用免疫抑制剂如环磷酰胺每日2mg/kg或冲击疗法。

（7）氨苄砜：50mg，每日2～3次口服，对部分病人有效，但要注意观察其毒副作用。

【预防与调摄】

1. 适当休息，适当抬高患肢。
2. 尽量寻找并去除可能的诱发因素。

第三节　结节性红斑

结节性红斑（erythema nodosum，EN）是一种由真皮深层中小血管和脂膜炎症所引起的红斑结节性皮肤病。以皮内及皮下结节、好发于小腿伸侧、自觉疼痛为临床特征。多见于青年女性，以春秋季节发病者居多。本病属中医“湿毒流注”、“瓜藤缠”的范畴。

【病因与发病机理】

1. 中医病因病机　本病总因素禀血热内蕴之体，外感风湿热之邪，蕴结于肌肤，致经络阻滞、气血凝滞而成。

2. 西医病因及发病机制　病因复杂，细菌、病毒、真菌、衣原体、溴、碘、磺胺、避孕药等均可引起。多数发病前有上呼吸道感染；也可见于自身免疫性疾病，如白塞病、溃疡性结肠炎及恶性肿瘤、白血病等。发病机制可能与Ⅲ型或Ⅳ型变态反应有关。

【临床表现】

本病好发年龄在20～30岁，女与男比例为6.7∶1。可有发热、头痛、乏力、全身不适、食欲不振、肌痛及关节痛等前驱症状。皮损为散在分布的皮下结节，略高出于皮面或凹陷于皮下，大小不等，紧张坚硬。皮损初为紫红或鲜红，渐变为青紫色、黄色，有自发痛及压痛，一般经数周可消失，不破溃，不留疤痕，不萎缩。一般多见于小腿伸侧，少数可见于小腿屈侧、大腿、上肢及臀部（图23－3）。个别患者结节持久不消，炎症不退，持续1～2年亦不破溃。

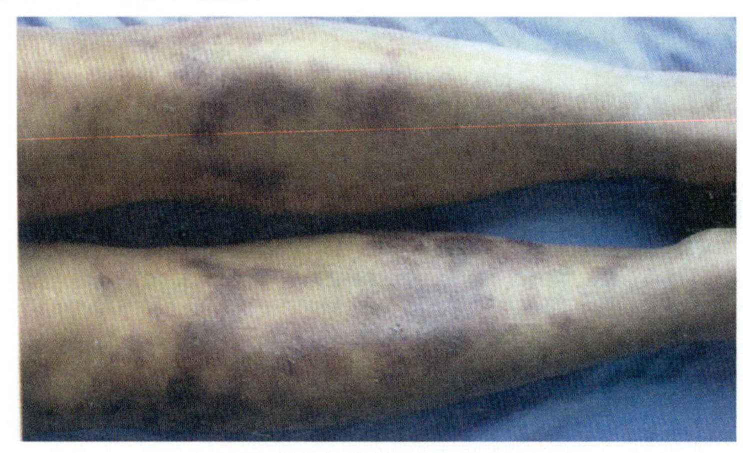

图23－3 结节性红斑

【组织病理】

真皮呈非特异性炎性血管炎改变。真皮深层血管周围有慢性炎细胞浸润。皮下组织脂肪间隔中小血管内膜增生，管壁有淋巴细胞及中性粒细胞浸润，管壁厚，内膜细胞肿胀、增生、变硬，管腔可部分闭塞。慢性者血管周围除上述损害外，尚可有多核巨细胞。

【诊断要点】

根据发病部位、皮损特点，结合组织病理可以确诊。

【鉴别诊断】

本病应与硬结性红斑、皮肤结节性血管炎、结节性发热性非化脓性脂膜炎相鉴别。

【治疗】

治疗原则：寻找病因，抗炎镇痛；中医辨证治疗。

1. 中医治疗

［辨证论治］

①湿热瘀阻证

证候　发病急骤，皮下结节，略高起于皮面，疹色鲜红，灼热疼痛，压痛明显；伴头痛，咽痛，关节肿痛，大便干，小便黄；舌红，苔腻，脉滑微数。

治法　清热利湿。

方药　三妙散加减。咽痛加桔梗、牛蒡子；发热加牛蒡子；关节酸痛加羌活、独活、鸡血藤、威灵仙、木瓜；下肢浮肿甚则加赤小豆、冬瓜皮。

②寒湿阻络证

证候　皮损暗红，此起彼落，缠绵不愈；伴关节疼痛，遇寒加重，肢冷，口不渴，大便不干；舌质淡，苔薄白或白腻，脉沉缓或迟。

治法　温经散寒，除湿通络。

方药　当归四逆汤加减。大便溏薄者，加白术、茯苓等。

③气滞血瘀证

证候　结节紫红或暗红，疼痛，质地坚实，压痛明显；大便干；舌暗红，边有瘀点，苔薄，脉弦或涩。

治法　和营活血，化瘀散结。

方药　桃红四物汤加减。

［外治］　金黄膏、玉露膏外敷，每日 1 次。

［针灸疗法］　取穴足三里、三阴交、阳陵泉、昆仑、太溪、丰隆等。足三里、三阴交、太溪行平补平泻，阳陵泉、昆仑、丰隆用泻法。

2. 西医治疗

（1）全身治疗

①抗生素：青霉素类、头孢类等静脉滴注。

②非甾体类抗炎剂：如吲哚美辛、布洛芬、阿司匹林、保太松等口服。

③糖皮质激素：疼痛剧烈、皮损广泛、炎症较重者，可选用泼尼松等，但应用时间不宜太长，待症状缓解后可逐渐减量至停药。

（2）局部治疗

①可选用鱼石脂软膏或糖皮质激素软膏。

②物理治疗可选用紫外线、微波、音频、激光等疗法。

【预防与调摄】

1. 注意休息，避免劳累，适当抬高患肢。

2. 积极寻找病因，有感染者应给予抗生素治疗。

3. 平素应注意防护，避风寒，防潮湿。

第四节　结节性血管炎

结节性血管炎（nodular vasculitis）又称 Whitfield 硬红斑（erythema induratum of Whitfield），是慢性复发性小叶脂膜炎伴有脂肪间隔的血管炎。常发生于中年女性，表现为小腿的触痛性结节或斑块，以后可发生溃疡。本病属中医学“梅核火丹”的范畴。

【病因与发病机理】

1. 中医病因病机　本病总因湿热蕴结，络道阻塞，气血凝滞所致；或因脾经湿热内蕴，风湿热三气杂至，痹阻脉络，气血瘀滞而发；或由寒湿之邪，外客肌腠，寒湿凝聚，阻塞络道，气血凝滞而引起。

2. 西医病因及发病机制 病因和发病机制与变应性皮肤血管炎相似，是多种抗原性触发因子包括感染和药物等引起超敏反应，导致皮下组织脂肪间隔的血管病变和小叶脂膜炎。

【临床表现】

本病多见于30～40岁中青年女性。好发部位为小腿，亦可见于大腿、臀部、足背、足底，偶可累及前臂。皮损为皮下结节，略高出皮面，颜色由紫红至暗红，结节单一，有时可排列成线状，有自发痛及压痛，结节可破溃发生溃疡。急性发作时可伴有低热、乏力、全身不适及食欲不振等症状。病程迁延，在一定阶段内反复发作，预后较好。

【组织病理】

本病主要侵犯脂肪间隔的小、中等动脉，有时可累及大动脉，甚至相应管径的静脉。早期病变可有血管的白细胞碎裂性血管炎，导致局部缺血性病变，随之发生炎症和脂肪细胞的损伤，血管阻塞，导致大片的化脓性脂肪小叶的坏死。化脓性改变向皮肤表面发展，形成溃疡。以后在坏死脂肪组织附近形成肉芽肿性炎症，可见混合的炎细胞，其中包括多核巨细胞、上皮样细胞浸润，最终发生纤维化。

【诊断要点】

根据好发于两小腿屈侧的疼痛性结节，排列成线状，慢性经过，多见于中青年女性，结合组织病理检查可确诊。

【诊断要点】

本病应与结节性红斑、硬红斑相鉴别。

【治疗】

治疗原则：中西医治疗并重，急性期给予糖皮质激素，活血化瘀治疗应贯穿始终。

1. 中医治疗

［辨证论治］

①湿热阻络证

证候 多见于足部及跖部，发病迅速，皮下结节小而多，色鲜红；自觉疼痛，下肢沉重乏力，时有间歇性跛行；舌质红，脉濡数。

治法 清热利湿，活血通络。

方药 桂枝茯苓丸加减。

②寒湿阻络证

证候 结节少而大，皮疹颜色多正常或暗红；疼痛较轻，慢性经过，反复发作；舌质淡，苔白或腻，脉沉迟。

治法 温经散寒，除湿化瘀。

方药 阳和汤加减。

［针灸治疗］ 取穴足三里、阳陵泉、三阴交、血海、复溜、太冲等。湿热阻络型，阳陵泉、血海行泻法，强刺激。寒湿阻络型，足三里、关元、气海行补法，配合温灸。

2. 西医治疗

（1）发现有感染病灶，给予敏感抗生素治疗。

（2）糖皮质激素可暂时缓解症状，适用于急性发作者。

（3）可口服维生素 C、维生素 E 等。疼痛可用非甾体抗炎药。

（4）碘化钾治疗有效。

【预防与调摄】

1. 防止感染，注意保暖，避免患肢受冻。
2. 保持心情愉快，避免精神紧张。
3. 支持性治疗，如穿弹力袜、抬高患肢。注意休息，避免劳累，

第五节　色素性紫癜性皮肤病

色素性紫癜性皮肤病（pigmented purpuric dencutosis）是一组由红细胞外渗所致的以多发于小腿瘀点和色素沉着为特征的皮肤病，包括进行性色素性紫癜性皮炎（progressive pigmentary purpuric dermatosis）、色素性紫癜性苔藓样皮炎（pigmented purpuric lichenoid dermatosis）、毛细血管扩张性环状紫癜（purpura annularis telangiectodes），它们之间关系密切，组织病理及临床表现相似。本病属中医“紫癜”、“血瘙”、“血疳”的范畴。

【病因与发病机理】

1. 中医病因病机　本病主要因内有积热，外感风邪，风热闭塞腠理，郁于血分，血溢脉外，瘀血凝滞而发；或日久耗伤阴血，肌肤失养而成。

2. 西医病因及发病机制　病因不明，可能与淋巴细胞介导的红细胞外漏而致的含铁血黄素堆积有关。重力和静脉压力升高是重要的局部诱发因素。发病机制可能与Ⅳ型变态反应有关。

【临床表现】

1. 进行性色素性紫癜性皮炎　好发于任何年龄，以成年男性多见，部分有家族史。初期为群集的针尖大小的红色瘀点，并密集成片，向外周扩展，中心部位变成棕褐色，色素沉着，新的瘀点不断发生，散在于陈旧皮损内或边缘，状如撒落的辣椒粉末样小点（图 23－4）。一般无自觉症状，偶有瘙痒，数年后可自愈。

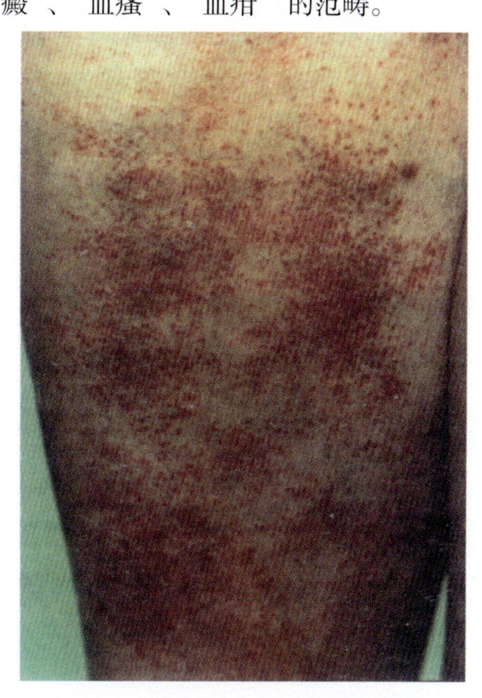

图 23－4　进行性色素性紫癜性皮炎

2. 色素性紫癜性苔藓样皮炎　多见于 40～60 岁男性，皮损为散在分布的细小铁锈色表面光滑的斑丘疹，伴有紫癜性损害，可融合成境界不清的苔藓样斑块，斑块为不同的颜色，压之不退色，好发小腿及躯干部，自觉瘙痒，病程慢性。

3. 毛细血管扩张性环状紫癜　本病少见，发生于任何年龄，以青年、成年人多见。初起为毛细血管扩张性出血斑疹，逐渐扩展成同心圆形或环状，中央遗留色素沉着及萎

缩，常常旧皮损消失，新皮损又再现。无丘疹苔藓样改变。一般无自觉症状。

【组织病理】

三种紫癜性皮肤病的病理变化基本相似，真皮上部和真皮乳头内毛细血管内皮细胞肿胀，毛细血管周围有红细胞外溢，有淋巴组织细胞和郎格汉斯细胞浸润，有不同程度的水肿，有不同量的含铁血黄素沉着，表皮棘细胞可见海绵形成或角化不全。

【诊断要点】

根据临床特征，结合组织病理，可明确诊断。

【鉴别诊断】

本病应与静脉曲张性淤积性皮炎、过敏性紫癜、高球蛋白性紫癜相鉴别。

【治疗】

治疗原则：本病应以降低毛细血管通透性、抗炎、化瘀及对症治疗为治则。

1. 中医治疗

［辨证论治］

①血热生瘀证

证候　病程短，皮疹色红或紫红，灼热，散在或相互融合；舌质红，脉弦数。

治法　清热凉血，活血化瘀。

方药　凉血五根汤合桃红四物汤加减。

②血燥伤阴证

证候　病程长，皮损粗糙、干燥，脱屑或色素沉着；口干；舌质红，少苔，脉细数。

治法　滋阴润燥，养血活血。

方药　养血润肤饮加减。

2. 西医治疗

（1）口服维生素C、维生素E、芦丁及抗组胺类药；静脉注射钙剂、复方丹参注射液等。

（2）糖皮质激素类如地塞米松乳膏或曲安西龙乳膏外涂。

【预防与调摄】

1. 宜清淡饮食，多食新鲜蔬菜、水果，忌食辛辣发物。

2. 注意休息，避免劳累，避免长时间站立，休息时应抬高患肢。

3. 避免过度搔抓，防止继发感染。

第二十四章　营养与代谢障碍性皮肤病

营养是构成机体的物质基础，有维持机体正常生理功能，促进正常生长、发育及保障健康的作用。当人体的营养代谢出现障碍时，机体相关系统及皮肤可产生相应损害，导致多种营养代谢性疾病。由于篇幅所限本章仅介绍维生素缺乏症和原发性皮肤淀粉样变。

第一节　维生素缺乏症

维生素缺乏症（avitaminosis）是指体内维生素不足所致的皮肤黏膜病变。维生素是人体物质代谢中必不可少的有机化合物，具有生物活性，参与蛋白质、脂肪、碳水化合物新陈代谢和组织形成。维生素过量或缺乏，都可引起一系列不同程度的皮肤和系统的损害。临床常见的有维生素 A 缺乏症、核黄素缺乏症及烟酸缺乏症。

【病因与发病机理】

1. 中医病因病机

（1）脾胃虚弱，肝血亏虚：本病多因脾胃虚弱，气血不足，运化失司，血虚不能濡养肌肤所致；或血虚无以滋养肝木，精气不能上承，目失所养而成。

（2）脾胃积热，湿热下注：本病多因劳累过度，或调换地区，饮食突然改变，均可导致脾胃失健，湿热内生，外泛肌肤，下注阴部而成。

（3）气阴两虚，血虚风燥：本病多因饮食不节，喜食辛辣，饮酒过度，脾胃失健，气血两亏，肌肤失养所致；或津液暗耗，血虚风燥所致；或日久则阴液亏耗、虚火上炎而成。

2. 西医病因与发病机制

（1）摄入量不足：如偏食、厌食引起进食维生素过少，或因食物烹调、处理、储存不当致食物中维生素丢失过多。

（2）需要量增加：机体在一些特殊情况下如妇女妊娠、哺乳期，儿童、青少年发育期，工作过度劳累或患有慢性消耗性疾病时，对维生素需要量增加，而未及时补充。

（3）吸收不良：某些消化道疾病及内分泌系统疾病，可致体内摄入维生素不能完全被吸收而排出体外。

（4）药物因素：长期使用利尿剂或异烟肼类药物时，可致维生素排泄量增加；长期使用广谱抗生素，则可引起肠道菌群失调，不能合成某些维生素。

【临床表现】

1. 维生素A缺乏症（vitamin A deficiency） 维生素A又名“视黄醇”，是大多存在于动物脂肪、肝脏、牛奶和极少量存在于绿叶蔬菜中的一种脂溶性维生素，对维持皮肤、眼和性腺的正常功能发挥了很大作用。在皮肤，维生素A最重要的功能是维持表皮的正常角化。维生素A缺乏症常见于儿童和青少年，男性多于女性，病程多呈慢性经过。主要表现为皮肤、黏膜及眼部症状。

（1）*皮肤症状*：皮损好发于四肢伸侧，初为皮肤干燥、粗糙脱屑，以后逐渐形成散在或密集的坚实毛囊角化性丘疹，中心有刺状角栓，皮损密集者状如蟾皮。自觉症状轻微。

（2）*眼部症状*：眼部症状一般最常见也最早出现。轻者出现视力异常包括夜盲、强光下视力障碍。重者可导致干眼症、毕脱斑（Bitot′s spots）和角膜软化甚至失明。

（3）*黏膜及其他症状*：呼吸道、泌尿道及消化道黏膜上皮可发生增殖角化，分泌减少，抵抗力降低，可造成呼吸道、泌尿道感染，腹泻及消化不良。此外，可伴发毛发稀疏干燥，甲变色、变脆有甲嵴。在婴幼儿时期可引起智力、骨、牙的发育迟缓。

2. 核黄素缺乏症（ariboflavinosis） 又称维生素B_2缺乏症（vitamin B_2 deficiency）。核黄素是参与构成各种黄酶的辅酶，是细胞进行氧化还原不可缺乏的物质，与糖、脂类和蛋白质的代谢有密切关系。当核黄素缺乏时，上述代谢发生紊乱，其特征性表现为：口角炎、唇炎、舌炎及阴囊炎，也可引起贝赫切特综合征。

（1）*口角炎*：表现为口角发白、浸渍、糜烂、皲裂、脓疱及结痂，常继发细菌和真菌感染；自觉疼痛明显，张口困难。

（2）*唇炎*：多发于下唇，表现为唇轻度红肿、脱屑、皲裂和色素沉着，偶有潮红糜烂，可有轻中度疼痛。

（3）*舌炎*：表现为舌鲜红、肿胀，舌面光滑无苔，舌乳头初期肥大，后期可变萎缩，舌中部可有深浅不等的裂纹；自觉疼痛，对刺激食物敏感，影响进食。

（4）*阴囊炎*：是最早出现和最常见症状，皮损形态分为红斑型、丘疹型和湿疹型，尤以红斑型多见。红斑型表现为阴囊中缝两侧对称性片状红斑，边界清楚，上覆有灰白色或褐色鳞屑；丘疹型初为阴囊单侧散在或密集融合的小丘疹，上覆灰白色干燥发亮鳞屑，以后可扩大到对侧；湿疹型为阴囊局限性或弥漫性浸润增厚，可有糜烂渗液，如慢性湿疹样改变。

3. 烟酸缺乏症（Pellagra） 又称“陪拉格”病。烟酸（维生素B_3）参与身体重要的氧化-还原反应。在表皮，烟酸参与脂质如神经酰胺类物质合成，它在皮肤屏障功能中发挥重要作用。本病系体内缺乏烟酸及其先质色氨酸所致以皮肤、胃肠道和神经精神等三方面症状为主的慢性疾病，典型的3“D”临床表现是皮炎、腹泻和痴呆。

（1）*皮肤损害*：皮损开始为暴露部位对称性红斑，类似晒斑，逐渐变为深红色或色素沉着伴脱屑和结痂（图24-1）。手掌、足底可有疼痛性裂隙。光敏性皮疹在颈周形成一条宽带，称为“Casal项链”。自觉瘙痒和灼痛，冬轻夏重。

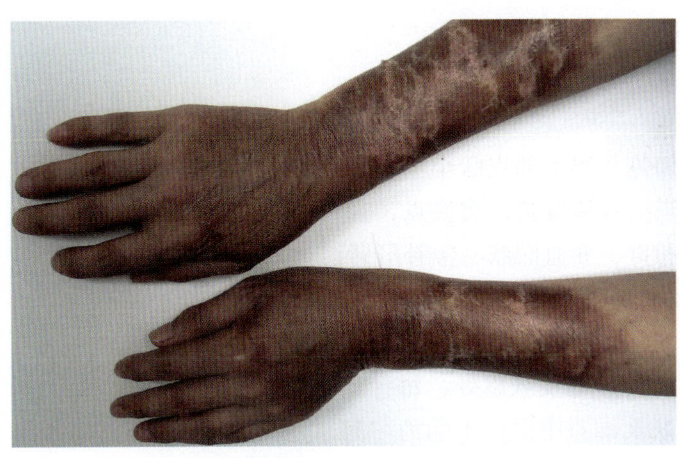

图 24-1 烟酸缺乏症

（2）胃肠道症状：轻者食欲不振，恶心、呕吐；重者可有腹泻、便秘或便中带血、黏液等。多数患者胃酸缺乏。还可伴有唇炎和红色萎缩性舌炎。

（3）神经精神症状：常见的是神经衰弱表现，如失眠、烦躁、焦虑及抑郁等。也可有周围神经病变，如手套或袜套样感觉异常、肢体麻木、震颤及烧灼感等。部分患者还可出现精神症状，如躁狂、谵妄、错乱甚至痴呆。

【实验室检查】

1. 维生素A缺乏症 暗适应检查，时间延长。血浆维生素A水平低于10μg/100ml（正常值20～40μg/100ml），血浆胡萝卜素含量低于20μg/100ml（正常值85～244μg/100ml）。

2. 核黄素缺乏症 血中核黄素水平降低（正常值15～60μg/100ml），24小时尿排泄核黄素减少（正常按每克肌酐计算在30μg以上）。

3. 烟酸缺乏症 全血烟酸低于正常（0.61mg/100ml），血清含量低于0.3mg/100ml，尿烟酸排泄量减少。

【诊断要点】

根据维生素缺乏病史、好发部位、皮损特征及伴发症状、相应维生素治疗有效等特点，本类疾病不难诊断。必要时分别做血浆维生素A、核黄素及烟酸检测，以确定诊断。

【鉴别诊断】

维生素A缺乏症主要应与毛囊角化性疾病相鉴别，如小棘苔藓、毛周角化症、毛发红糠疹等。核黄素缺乏症主要发生在阴囊时应与湿疹相鉴别，发生在口角时应与传染性口角炎相鉴别。烟酸缺乏症应与日光性皮炎、迟发型皮肤卟啉病、红斑狼疮相鉴别。

【治疗】

治疗原则：本病重在防治结合，寻找并去除病因尤为重要。西医治疗以补充缺乏的维生素为主，中医治疗主要为协同作用。

1. 中医治疗

（1）维生素A缺乏症：中医称本病为“蟾皮病”、“雀目”、“蟾皮癣”、“疳眼”，系脾胃虚弱、肌肤失养所致。

［辨证论治］

脾胃虚弱证

证候　四肢伸侧及躯干部皮肤小刺丛生，皮肤干燥脱屑，严重时可有肌肤甲错；常伴眼干，两目暗黑；舌质紫暗，有瘀点，苔白，脉沉或缓。

治法　健脾和胃，养血润肤，滋补肝肾。

方药　八珍汤加减。

［单方］　可选用加味保和丸、人参健脾丸等。

［外治］　白杨膏外用皮肤患处，每日2～3次。

（2）核黄素缺乏症：中医称本病为“口丫疮”、“唇风”、“口疳”、“绣球风”。辨证根据临床唇、舌、口角及阴囊表现可分为两种，即脾胃积热证和湿热下注证。

［辨证论治］

①脾胃积热证

证候　口角轻度红肿，浸渍糜烂，或横形皲裂；伴有渗血，口干；舌质红，苔薄白或花剥，脉数。

治法　清解脾胃积热。

方药　清胃散加味。

②湿热下注证

证候　阴囊红斑、鳞屑，搔破可有渗出，自觉灼热疼痛，或痒痛相间；口干，目痒，病久者可伴有头昏眼花、腰腿倦怠等症状；舌质红，苔薄黄或少苔，脉弦数或虚数。

治法　清热化湿，祛风止痒。

方药　龙胆泻肝汤加减。头晕眼花、腰膝酸软者加党参、菊花、枸杞、何首乌各12g。

［中成药］　可选用人参健脾丸、人参养荣丸。

［外治］　黄柏霜外用于口角、唇部及阴囊等皮肤患处，每日3次。

（3）烟酸缺乏症：中医称本病为“癞皮病”、“糙皮病”，辨证属气血两虚、阴虚血热证。

［辨证论治］

①气血两虚证

证候　颜面、四肢伸侧皮肤粗糙，皮疹色淡红或紫暗；舌质淡胖，苔剥，脉细。

治法　益气养血，滋阴润燥。

方药　八珍汤合增液汤加减。

②阴虚血热证

证候　颜面、四肢伸侧皮肤粗糙，皮疹色红或紫暗；舌质淡胖，舌尖红，苔剥，脉细。

治法　滋阴润燥，凉血解毒。

方药　解毒凉血汤加减。

［外治］　皮肤患处外用黄柏霜，每日1～2次；口腔黏膜及舌部可用青黛吹口散，每日1～2次。

2. 西医治疗

(1) 维生素A缺乏症：积极寻找致病原因并去除之，克服不良饮食习惯，膳食中补充富含维生素A或维生素A源丰富的食物；口服维生素A，轻者每日5万U，重症者每日10万～20万U。口服不吸收者可肌肉注射。防止本品长期大量应用而产生的维生素A过多症。皮损局部可外用鱼肝油软膏、10%尿素霜及0.05%～0.1%维A霜等。

(2) 核黄素缺乏症：纠正病因，多食蛋类、豆类及动物肝脏等富含核黄素的食品；口服核黄素5～15mg，每日2～3次，直至症状消失。局部可外用皮质类固醇软膏，注意预防继发感染，唇炎、舌炎裂隙可外用1%硝酸银水剂。

(3) 烟酸缺乏症：去除病因，避免日晒。据病情轻重补充相应剂量烟酸类维生素。轻者口服烟酸或烟酰胺，每次50～500mg，每日3次；严重者可用50～100mg，加入5%葡萄糖液500ml中静脉滴注，每日1次。同时补充B族维生素。注意使用烟酸后可出现血管扩张、局部皮肤潮红，饭后服则可减轻此副作用，烟酰胺则无此副作用。据皮损情况可局部外用角质溶解剂或保护剂。

【预防与调摄】

1. 纠正不良饮食习惯，平衡饮食营养结构，多吃含维生素丰富的食物，如胡萝卜、肝、蛋类及豆类等。

2. 积极寻找导致维生素缺乏的原因，对于儿童、孕妇及慢性消耗性疾病患者及过分限脂饮食者，应特别重视饮食调整，注意补充脂溶性和水溶性维生素。

3. 对烟酸缺乏症患者，若出现腹泻、便血等胃肠症状及躁狂、谵妄、焦虑、抑郁、失眠等精神症状，应同时给予对症处理。

4. 维生素A缺乏时，眼部症状应高度重视，并积极进行相应治疗。

第二节　原发性皮肤淀粉样变

原发性皮肤淀粉样变（primary cutaneous amyloidosis）是由淀粉样蛋白沉积于皮肤组织而不累及其他内脏器官的一种疾病。本病属中医“松皮癣”、“顽癣”范畴。

【病因与发病机理】

1. 中医病因病机

(1) 风湿结聚：本病是因患者先天气血不足，内蕴湿热，复感风热之邪，风湿结聚，使气血运行失调，客于肌肤凝滞而成。

(2) 阴血亏虚：因情志内伤饮食不节，郁久化热、化燥伤阴，阴血双亏，肤失濡养而引起。《医宗金鉴·外科心法要诀》记载：“松皮癣，状如苍松之皮，红白斑点相连，时时作痒。”

2. 西医病因与发病机制　西医关于淀粉样变的病因病机尚不清楚，多认为原发性皮肤淀粉样变与遗传、炎症、代谢紊乱及免疫反应关系密切。多种因素引起变性的表皮细胞逸入真皮中并转化为淀粉样蛋白，这种蛋白为嗜伊红性、透明性、不溶性和均质性的物质，沉积在真皮乳头内而致病。

【临床表现】

本病好发于青壮年男性，临床上分型以苔藓状、斑状、结节状及皮肤异色样淀粉样变为主。

1. 皮损多对称分布，初起为粟粒大褐色斑点，逐渐增至绿豆大的半球形丘疹，顶端圆形，呈浅褐色，质坚硬，表面有蜡样光泽，分布密集成片而不融合，常呈串珠状排列。皮损经长期搔抓，丘疹可融合成苔藓样变（图 24－2）。

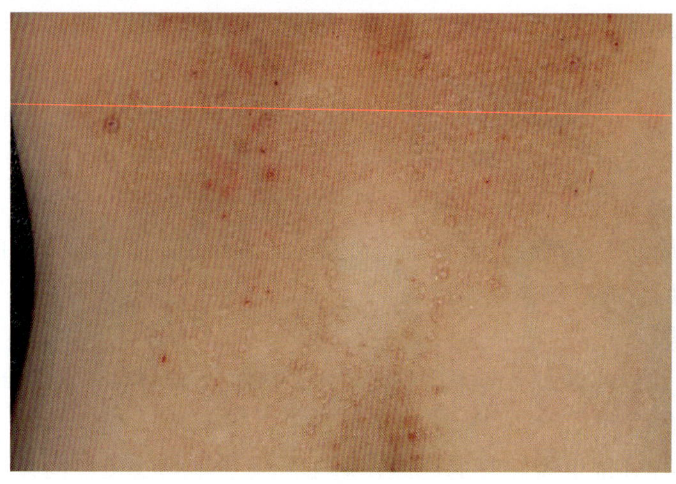

图 24－2 原发性皮肤淀粉样变

2. 好发部位与临床类型有关。如苔藓状淀粉样变是最常见的类型，多见于小腿侧伸；斑状淀粉样变，以背部肩胛间区褐色网状色素斑、表面粗糙不平呈疣状（似肥厚性扁平苔藓）为特点；结节状皮肤淀粉样变，也称淀粉样瘤，多见于耳后、面部，皮损为黄色或正常皮色的结节，此型罕见；皮肤异色样型淀粉样变，好发于四肢，苔藓样丘疹，皮肤萎缩，毛细血管扩张，色素沉着及减退，多伴有光敏感，患者身体矮小，掌跖角化，多系常染色体隐性遗传。

3. 本病呈慢性经过，迁延不愈，中间可自行消退，但仍可复发。

4. 自觉瘙痒剧烈。

【实验室检查】

1. 刚果红试验 亦称 Nomland 试验，为皮损不典型者的辅助诊断方法。将 1.5% 刚果红溶液 1ml 于皮损皮下注射，注射处皮肤呈弥漫性发红。24～48 小时后，周围正常皮肤色素被吸收，红色消退，皮损处呈红色，即刚果红试验阳性。

2. 血液检查 部分患者血常规、血脂、蛋白电泳及淋巴细胞转化试验可异常，但对诊断本病价值不大。

【组织病理】

特征性病理改变为真皮乳头局灶性无定形淀粉样蛋白沉积，这种蛋白对某些染料有明显的亲和力，遇碘后可表现出与淀粉相似的染色反应。如用结晶紫染色淀粉蛋白呈紫红色，实际上与淀粉毫无关系。

【诊断要点】

根据典型的皮损、好发部位、剧烈瘙痒，结合刚果红试验阳性及特征性组织病理改变，本病不难确诊。

【鉴别诊断】

本病应与局限性神经性皮炎、肥厚性扁平苔藓、结节性痒疹及皮肤异色症等相鉴别。

【治疗】

治疗原则：本病以局部对症治疗为主，酌情给予口服抗组胺药和抗角化治疗。

1. 中医治疗

［辨证论治］

①风湿结聚证

证候　小腿伸侧皮疹肥厚粗糙，干燥，密集成片而不融合，可见抓痕，少量渗液及结痂，自觉瘙痒或麻木；舌质淡红，苔薄白，脉濡数。

治法　祛风利湿，活血软坚。

方药　四物汤加减。

②阴血亏虚证

证候　皮疹呈泛发倾向，瘙痒难忍，久病不愈；舌质淡红，少苔或无苔，脉细数。

治法　养血润肤，滋阴止痒。

方药　大补阴丸合当归补血汤加减。

［外治］　用枫油膏外用加热烘疗法、黑色拔膏棍贴敷或熏药疗法。

2. 西医治疗

（1）全身治疗

①抗组胺药及抗角化药：对于瘙痒明显者，可口服抗组胺类药物，如去氯羟嗪、西替利嗪口服。对皮损肥厚者，可给予维 A 酸类药口服。

②静脉封闭：对皮损广泛、瘙痒剧烈者，可选用普鲁卡因静脉封闭，每日 1 次，10 次为 1 疗程。

③抗光敏药：对光敏感者，可口服氯喹 0.25g，每日 1 次，以起到止痒防光作用。

（2）局部治疗

①局部外用皮质类固醇制剂，尤以封包效果为佳。

②液氮冷冻治疗，可缓解症状。

③局限性小片皮损，采用曲安西龙悬混液加 2% 普鲁卡因于皮损内注射，每周 1 次，5～10 次为 1 疗程。

【预防与调摄】

本病在预防、调摄上无特殊要求，需慎食辛辣刺激之物，切勿过度搔抓、烫洗。

第二十五章　角化性和遗传性皮肤病

角化性皮肤病又称角皮病（keratoderma），是以表皮角质层增厚超过正常恒定的厚度（角化过度）为主要变化的一类皮肤病。其病因多数与遗传有关，有的则病因不明。临床表现可呈弥漫性或局限性皮肤角质增生、粗糙、增厚、干燥而有脱屑，患者可有瘙痒、疼痛等表现，也可无自觉症状。

第一节　鱼鳞病

鱼鳞病（ichthyosis）是一组皮肤干燥粗糙，以形如蛇皮状或鱼鳞状黏着性鳞屑为特征的遗传性角化异常性皮肤病。本病属中医学“蛇身”、“蛇皮”病范畴。

【病因与发病机理】

1. 中医病因病机

（1）禀赋不足：凡先天禀赋不足、肾精衰弱者，肌肤多失于精血濡养而肌肤甲错，精血不能荣润，日久化燥生风，或精血不足而外受风邪，致血虚风燥而发病。如《诸病源候论》曰：“蛇皮者，由风邪客于腠理也。人腠理受于风则闭密，使血气涩浊，不能荣润，皮肤斑剥，其状如蛇鳞，世呼蛇体也，亦谓之蛇皮也。”

（2）瘀血阻滞：因禀赋素弱，气血循行不畅，经脉瘀阻，新血不得以生，乃至肌肤失养，而呈鳞甲之状。诚如《诸病源候论》所说，蛇身“此由血气痞涩，不通润于皮肤故也”。

2. 西医病因与发病机制　病因迄今不甚清楚，但遗传是一个重要因素。除此以外，脂质代谢异常、维生素 A 水平低下以及由于细胞的脱屑增加和（或）细胞的脱屑减少而产生的表皮增生和脱落之间的不平衡是另一可能的原因。

（1）各型鱼鳞病的共同特点是表皮有角化过度的鳞屑，它或是由于表皮角质形成细胞增生，表皮通过时间缩短；或是由于角质形成细胞间的黏合异常（加强），使角质层的细胞不能正常脱落，堆积在皮肤表面所致。

（2）寻常型鱼鳞病，基因定位于 1q21，但尚未克隆出致病基因。性联隐性鱼鳞病，已证实约 80% 患者 X 染色体短臂类固醇硫酸酯酶的基因完全缺失，20% 患者基因突变。

【临床表现】

由于遗传方式、形态学和组织学的不同，本病可分为 7 型，本书仅介绍寻常型鱼鳞病和性联鱼鳞病2型。

1. 寻常型鱼鳞病（ichthyosis vulgaris） 此型最常见，是一种染色体显性遗传性疾病。

（1）皮损为淡褐色至深褐色菱形或多角形鳞屑，分布于背及四肢伸面，其边缘轻度游离，中央固着，对称分布。头皮可有细的糠状脱屑，臂及四肢伸面出现毛囊性角化丘疹，掌跖常见线状皲裂和掌纹加深，指（趾）甲改变，肘、膝、胫前、踝部有局限性角化过度（图25－1）。一般无自觉症状，但与季节有明显的关系，表现为冬重夏轻。

（2）好发部位为背及四肢伸面，下肢尤甚，四肢屈侧及皱褶部位常不受累；其次为头皮，幼儿可累及前额及面部。

（3）常在婴幼儿期发病，5岁后发病少见，本病经久不消退。

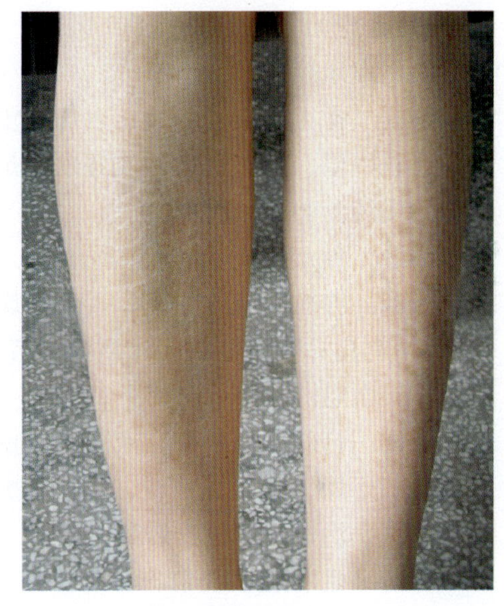

图25－1 鱼鳞病

2. 性联鱼鳞病（X－linked recessive ichthyosis） 是性联遗传方式引起的皮肤病，只累及男性，但一些携有异形合子的女性也可有轻度鱼鳞病表现。

（1）皮损为散在的、大的、棕黑色的鳞屑。皮肤及毛发粗糙干燥，有时有斑秃。本病可伴发精神抑郁、骨骼异常和性腺机能减退。不随年龄增长而减轻。

（2）好发部位为除掌跖外全身皮肤均可被累及，腋窝、肘窝、腹股沟、肛周及外生殖器等皱褶处稍轻。

（3）出生时或在1岁之前发病，皮损终生不消退。

【组织病理】

寻常型鱼鳞病表皮中等度角化过度，颗粒层变薄或消失，毛囊口有大的角质栓，棘层稍萎缩。真皮正常，而汗腺与皮脂腺减少。

性联鱼鳞病表皮中等度角化过度，颗粒层正常或稍增厚，棘层轻度肥厚，此与显性遗传寻常鱼鳞病的颗粒层与棘层均变薄不同。真皮明显变化。

【诊断要点】

寻常型鱼鳞病根据自幼出现肢体伸侧的干燥鳞片状鳞屑，冬重夏轻，结合家族中男女均可有同病患者，易于诊断。性联鱼鳞病在表现上与寻常型鱼鳞病相似，但只发生于男性，病情更重，不累及掌跖部位。

【鉴别诊断】

本病应与淋巴瘤、多发性骨髓瘤或甲状腺疾病等引起的获得性鱼鳞病相鉴别。

【治疗】

治疗原则：目前尚无根治疗法，可对症治疗以缓解症状。中医治疗以养血润肤为主。

1. 中医治疗

［辨证论治］

①血虚风燥证

证候　常无家族史，幼年发病，皮肤干燥粗糙，状如蛇皮，上覆污褐色或淡褐色鳞片，肌肤甲错，易于皲裂，或并发手足胼胝；自觉瘙痒，冬重夏轻，身体瘦弱，面色无华；舌质淡而苔净，脉弦细。

治法　养血活血，润燥息风。

方药　养血润肤饮加减。大便干燥者，加肉苁蓉、火麻仁；血虚甚者，加阿胶（烊化）、何首乌；面色萎黄、体质瘦弱者，加服十全大补丸。

②瘀血阻滞证

证候　自幼发病，常有家族史，皮肤呈弥漫性角化，头皮、面颈、膝肘状似鱼鳞蛇皮，肌肤干燥、粗糙、皲裂，两目暗黑；舌质紫暗无华，有瘀点或瘀斑，脉涩滞。

治法　活血化瘀，润燥养肤。

方药　血府逐瘀汤加减。舌暗瘀斑甚者，加水蛭、虻虫；血虚者，加鸡血藤、丹参、阿胶（烊化）。

［外治］

①轻者外涂润肌膏（当归 15g、紫草 3g、麻油 120g、黄蜡 15g，前二药与麻油同煎，然后滤渣放入黄蜡即成）或当归膏（当归200g、香油500g、黄蜡60g，先将香油熬开，入当归煎至枯焦，去渣入黄蜡冷却成膏），每日数次，涂药后摩擦皮肤至发热，以使药物透入。

②重者配用洗方（桃仁、杏仁、桂枝、白芷、川芎等）水煎外洗，每日 1～2 次，洗后外涂润肌膏。

［针灸疗法］　主穴取血海、风池、肾俞、足三里，配穴取曲池、绝骨、阴陵泉。血虚风燥证，足三里、肾俞施补法；瘀血阻滞证，血海、风池施泻法。余穴行平补平泻手法，每日 1 次。

2. 西医治疗

（1）大剂量维生素 A 注射或内服（每日 20 万～30 万 U）。

（2）维生素 E 每日 300～600mg，分 3 次服（维生素 E 与维生素 A 同服可适当减少维生素 A 的用量，以减轻副作用）。

（3）对重症患者可内服阿维 A 酯，每天 0.5mg/kg。

（4）局部可用 0.1% 维 A 酸软膏或霜剂、钙泊三醇软膏、10% ～20% 尿素霜、40% ～60% 丙二醇溶液外搽或封包过夜，可获得一定疗效。

【预防与调摄】

1. 避免用碱性皂液、热水洗擦和外用刺激性强的药物，有条件者可常洗矿泉浴；平时外涂绵羊油或润肌膏，可使皮肤柔软，减少鳞屑。

2. 注意保暖，避免寒冷刺激。

3. 忌食辛辣食物，宜食用清淡之物，多吃水果、新鲜蔬菜。

第二节 掌跖角化病

掌跖角化病（palmoplantar keratoderma & keratosis palmaris）是掌跖角化过度，以弥漫性或局限性掌跖增厚为主要临床表现的一类皮肤病。本病在中医学文献中未见明确病名记载，个别类型相当于中医的“厚皮疮”。

【病因与发病机理】

1. 中医病因病机

（1）禀赋不足，肝肾亏虚，阴精不足，致肝血虚少不能充养肌肤而发病。

（2）禀赋不足，脾肾阳虚，温煦无力，脏腑生化功能不足，而致气血不能达四末，肌肤失养而成病。

2. 西医病因与发病机制 西医认为先天性掌跖角化病是遗传性皮肤病。常染色体显性遗传型有弥漫性掌跖角化病、播散性掌跖角化病、条状角皮病、进行性掌跖角化病，常染色体隐性遗传型通常伴有其他外胚层发育不良症状。另有资料表明女性患者与妊娠等内分泌变化或紊乱有关。

【临床表现】

1. 弥漫性掌跖角化病（diffuse palmoplantar keratoderma）

（1）皮损特点为初起掌跖皮肤出现弥漫性红斑，在红斑的基础上皮肤开始粗糙增厚，并有不同程度的角化过度。随着病情的发展逐渐形成表面光滑的淡黄色坚硬角质，很像胼胝覆盖在整个手掌或足底，皮损界限清楚（图 25－2）。由于皮肤增厚缺乏弹性，皮肤纹理处容易发生皲裂，有时裂口很深引起疼痛。本病严重时，角化过度的皮肤可呈棕褐色或灰褐色，皮肤增厚表面不平，可有疣状突起或虫蚀状凹陷，并有很多裂口。

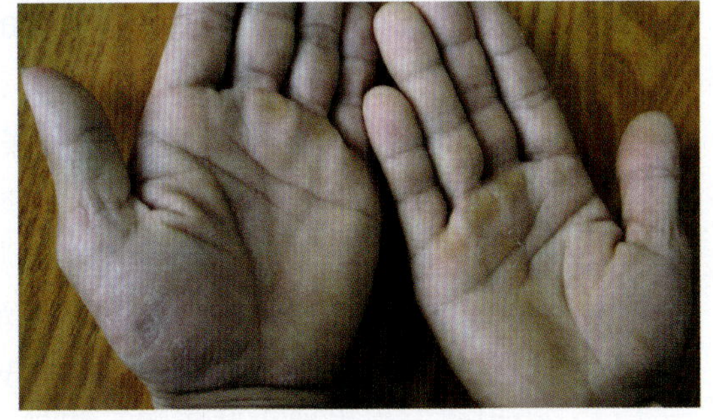

图 25－2 弥漫性掌跖角化病

（2）掌跖可同时发病，也可单独于掌或跖发病，对称分布。一般只发生于掌跖部位，有少数扩展到手背或足背。

（3）指（趾）甲可增厚、混浊、弯曲，毛发、牙齿一般无改变，可伴有掌跖多汗症。偶见合并手指弯曲、杵状畸形及假性断指症（假性阿洪病）。本病病情随年龄增加而逐渐加重，一旦得病很难痊愈。

2. 播散性掌跖角化病（keratoderma disseminata palmaris et plantaris） 或称点状掌跖角皮症（punctate palmoplantar keratoderma）。

（1）皮损特点为掌跖出现多数散在圆形或椭圆形、直径 2～10mm 褐黄色角化性坚硬丘疹，亦可聚集成片状，剥除后可在皮损中央部见有火山口样凹陷，损害常持续终生（图 25－3）。

（2）常疏散分布于掌跖（包括指、趾）或群集成片状、线状，在足跟与其他压力部位损害较多，一般位于足跖者较手掌为大。在少数患者皮损可不限于掌跖，而同时累及手足背、肘、膝，甚至其他部位。

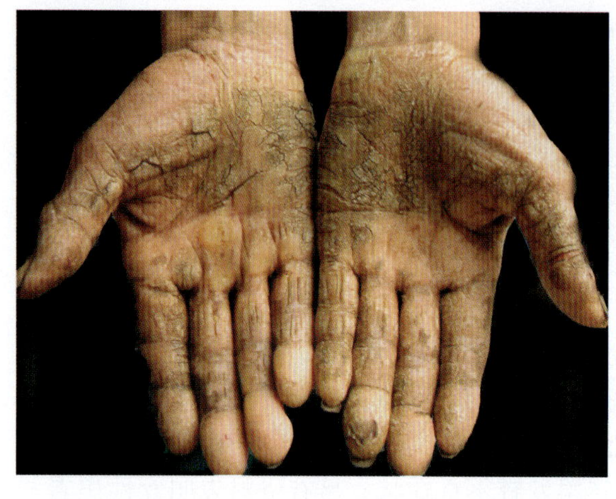

图 25－3　播散性掌跖角化病

（3）本病通常始于 15～30 岁，但 10～15 岁之间亦可发病。患者无掌跖多汗，除指（趾）甲有营养不良表现如纵裂、弯甲或缺甲外，鲜有其他缺损。

3. 纹状角皮病（striate keratoderma）

（1）皮损从手掌开始沿手指向外辐射，足底由跖部向足趾发展，呈条状角化过度，皮肤粗糙增厚。

（2）好发部位一般仅见于掌受累，偶见足跖同时受累。

（3）多在青春期发病。摩擦、受压或外伤可加重局部症状。可在口腔颊黏膜出现乳头瘤样改变，可伴发假性断指（趾）症。

4. 进行性掌跖角化病（progressive palmoplantar keratoderma）

（1）皮损特点为掌跖皮肤持续性增厚，呈疣状角化损害，可向手足侧面伸延，有红斑和较多鳞屑，颜面、前臂、小腿、手足等部可有棕褐色色素沉着及萎缩斑。

（2）好发部位为累及手足的侧缘及背面，臂、腿部也不规则地出现角化过度斑片。

（3）从婴儿期开始出现掌跖增厚，症状逐渐加重，范围扩大达几年之久，有时直至 30～40 岁方才停止发展。患者一般健康毫无影响，不伴甲、骨、智力等方面变化。

5. 进行性指掌角皮症（keratoderma tylodes palmaris progressiva）

（1）皮损特点为指端皮肤干燥、粗糙，可以轻度发红及脱屑，严重时有角质增厚及皲裂，指甲常增厚。

（2）好发部位多发生于右手拇指、食指及中指末端。病变缓慢扩展至手掌，无名指与小指受累较迟。有时左手也可发生病变。

（3）多见于成年妇女。一般冬季症状加重，患者常因疼痛影响掌指活动。局部无糜烂或瘙痒，也不扩展至手背及腕部。

【组织病理】

1. 弥漫性掌跖角化病　角层增厚，角化不良，粒层和棘层增厚，真皮浅层有轻度炎症细胞浸润，偶见汗腺和汗管萎缩。

2. 播散性掌跖角化病　角质层明显增厚，异常致密，角质栓向下延伸，粒层增厚，棘层轻度增厚，表皮突延长，真皮乳头水肿，小血管明显扩张。

3. 进行性掌跖角化病　不规则角化过度，部分角化不全，棘层显著增厚，血管周围有明显的淋巴细胞和组织细胞浸润。

【诊断要点】

先天性掌跖角化病根据有家族史，多于婴幼儿或青年期发病及掌跖皮肤角化过度的特点，可以作出诊断；并可根据皮损的特点，作出各种分型的诊断。

【鉴别诊断】

本病应与胼胝、皲裂性湿疹、角化型手足癣、进行性对称性红斑角化症相鉴别。

【治疗】

治疗原则：本病无特效疗法，主要为对症处理。如具有角质剥脱作用的维生素A和维A酸类，外用角质溶解剂。中医采用补益肝肾、养血润燥、活血和营等疗法。

1. 中医治疗

［辨证论治］

①肝肾阴虚证

证候　掌跖角化过度；伴有面色萎黄、身体瘦弱，或伴有发育迟缓、腰膝酸软无力，头晕目涩、口干咽燥、盗汗、五心烦热、心悸气短；舌质红，苔薄少津，脉细数。

治法　滋补肝肾，养血润燥。

方药　大补阴丸加减。口干明显者加玄参、麦冬；潮热者加地骨皮、青蒿；心悸气短者加玉竹、白薇；眼睛干涩者加菊花。

②脾肾阳虚证

证候　掌跖角化过度；伴有面色苍白，形寒怯冷，体倦懒言，腹胀便溏，腰酸重，夜尿频，气短无力或发育迟缓；舌淡有齿痕，苔白滑，脉沉迟。

治法　温补脾肾，益气和血。

方药　肾气丸合理中丸加减。腹胀明显者加厚朴；食欲不振者加砂仁、白蔻仁；腰膝无力者加杜仲、桑寄生；气短自汗者加黄芪、防风。

③脾虚血弱证

证候　掌跖皮损；伴有食少纳呆，食后腹胀，大便溏薄，四肢倦怠，少气懒言，面色萎黄无华，唇色淡白，心悸失眠，手足发麻，妇女月经量少或愆期甚至经闭；舌淡红，脉沉细无力。

治法　补脾养血。

方药　理中丸合当归补血汤加减。腹胀者加厚朴、木香；便溏者加苍术；食欲不振者加鸡内金；心悸失眠者加柏子仁、酸枣仁。

④肝郁血虚证

证候　掌跖皮肤损害；伴有情志抑郁，易怒，胸闷，善太息，胸胁胀痛，不寐或噩梦纷纭，眩晕，耳鸣如蝉，面色无华，妇女经量少或经闭；舌淡红，脉弦细。

治法　疏肝解郁，和血润燥。

方药　加味逍遥丸合当归饮子加减。胸胁胀痛明显者，加川楝子、延胡索；烦躁易怒者，加郁金、香附；不寐者，加酸枣仁、知母。

［外治］

①外涂润肌皮肤膏（大枫子仁、红粉、核桃仁、松香、蓖麻仁、樟脑、蜂蜡、麻

油），每日2次。可于涂药后加热烘10～20分钟，然后擦去药膏。

②外涂紫归治裂膏（当归、紫草、冰片、白蔹、松香、石蜡），每日2次。

2. 西医治疗

（1）内服或注射大剂量维生素A（每日20万～30万U）。

（2）内服阿维A酯和（或）异维A酸，阿维A酯每日最大剂量为1～1.5mg/kg。

（3）外涂5%～10%水杨酸软膏、30%丙二醇水溶液、20%～30%乳酸水溶液，或10%～12%尿素软膏、0.1%维A酸软膏。

（4）物理疗法：可选用感应电热烘疗法或浸浴疗法。

（5）严重而影响劳动者可施行成形手术。

【预防与调摄】

1. 多食蔬菜、水果，忌食辛辣刺激性食物。
2. 保持心情舒畅，加强体育锻炼。
3. 尽量避免外伤，避免接触肥皂、碱、矿物油等刺激性物质。

第三节　毛周角化病

毛周角化病（keratosis pilaris）又称毛发苔藓（lichen pilaris）或毛发角化病，是一种以毛囊口角化性丘疹、角栓形成为特征的常染色体显性遗传性角化性皮肤病。本病属中医学“鸡皮证”范畴。

【病因与发病机理】

1. 中医病因病机　本病多因先天禀赋不足，后天失于调摄，脾气虚弱，运化失司，致湿邪内盛，肌肤失养；或由先天不足，营血亏虚，致血虚生风，风胜则燥，皮肤失养所致。

2. 西医病因与发病机制　西医对本病病因尚不明确。本病可为一独立性皮肤病或与其他皮肤病、内脏疾病伴发。病因有以下几个方面：①生理性：本病发病大都始于儿童期，至青春期发病率最高，以后随着年龄增长皮疹可逐渐消退。②内分泌异常：肾上腺皮质功能亢进、长期大量服用皮质类固醇激素或甲状腺功能减退者发病率较高或皮损较严重，提示本病与内分泌失常有关。③其发病可能与维生素A缺乏、肥胖、遗传等有关。

【临床表现】

1. 皮损表现为毛囊性，针尖大小丘疹，呈正常肤色，偶有淡红色，有时丘疹顶端有角质小栓而呈淡褐色。角质栓由毛囊上皮细胞及皮脂性物质组成，内含盘曲的毛发，剥去角质栓，可出现一个微小的凹窝，但很快角质栓又可形成。有些病人角质物很少，大多数皮疹为点状红色丘疹。皮疹各自独立，不相融合，常簇集成团，境界明显，呈鸡皮外观。过程中不出现湿润变化倾向。

2. 好发于四肢伸侧、肩胛、颈项、两髋，呈对称分布。

3. 多见于青年及皮肤干燥者，发病多呈急性或亚急性，经过缓慢，冬季加重，入夏可稍有减轻。一般无自觉症状，有的伴轻度瘙痒，不影响全身健康。

【组织病理】

毛囊口扩大，内有角栓，其中可含有毛发，表皮角化过度，真皮可有轻度炎症变化。

【诊断要点】

本病好发于青少年，无显著炎症的散在的毛囊性丘疹伴角栓，以四肢伸侧为主，较易诊断。

【鉴别诊断】

1. 小棘苔藓 毛囊性丘疹密集成群，有明显的界限，丘疹顶端有一根丝状角质小棘。常见于颈、股外侧及臀外侧部位。

2. 毛发红糠疹 丘疹往往有炎症，且可融合成斑片，表面覆有糠样鳞屑；多见于头、颈、胸背、膝、肘及四肢伸侧，尤好发于手指第 1 ~2 节背面；头面部有脂溢性皮炎表现；掌跖角化明显。

3. 维生素 A 缺乏症 四肢伸侧有非炎性角化性丘疹，类似蟾皮或鸡皮，但皮疹稍大，患者皮肤干燥粗糙、毛发稀疏变脆，可伴有夜盲、眼干、角膜软化或溃疡等。

【治疗】

治疗原则：本病经过慢性，预后良好，故一般不需治疗。症状重者可内服维生素 A、维生素 E 或服用养血润肤中药等。

1. 中医治疗

［辨证论治］

①脾虚湿盛证

证候 皮肤干燥，四肢伸侧有密集的针头至粟粒大的与皮色一致的丘疹，不痒不痛，间或有微痒；舌质淡，舌体胖，苔薄白，脉沉缓。

治法 健脾，除湿，润肤。

方药 除湿胃苓汤加减。

②营血亏虚证

证候 皮肤干燥、粗糙，四肢伸侧有密集针头大小的丘疹，顶部有坚硬角质栓，周围微红；自觉瘙痒，入冬尤甚，至夏稍轻；舌质淡红，苔薄，脉细弱。

治法 养血，祛风，润肤。

方药 养血润肤饮加减。

［外治］ 可外涂紫草膏或润肌膏，每日 2 次。

2. 西医治疗

（1）维生素 A，每日 10 万 ~20 万 U；维生素 E，每日 0.3g，分 3 次服。

（2）外用角质松解剂配成软膏，如 3% ~5% 水杨酸或软膏、10% ~30% 尿素霜、10% 硫黄软膏、30% 鱼肝油软膏、0.1% 维 A 酸软膏或 0.1% 求偶素软膏等外涂。

（3）矿泉浴疗或紫外线照射。

【预防与调摄】

1. 尽量少接触肥皂等碱性物质。

2. 避免外用刺激性和有毒的药物。

3. 平日多食新鲜蔬菜和水果如胡萝卜、南瓜等。

第四节 毛囊角化病

毛囊角化病（keratosis follicularis）又名 Darier 病，是一种少见的以表皮细胞角化不良为基本病理变化的慢性皮肤病。临床上以毛囊角化性丘疹、油腻性痂皮及增殖性损害为特征。可发生于任何年龄，以少年起病较多见，成年期加重；男性较女性多发；夏季病情加重，冬季缓解。本病病程较长，发展缓慢，较难治愈。

中医学文献中无相应病名记载，但依据临床表现将本病列入肌肤甲错类予以辨证论治，可收到一定效果。

【病因与发病机理】

1. 中医病因病机 本病总因脾虚湿盛，津液不布或由先天禀赋不足，阴血素亏，肌肤失养而成。

（1）脾主运化水湿，输布津液。若中土失运，则脾不能为胃行其津液，水谷精微不能达于肌肤，肌肤失养而见毛囊角化性丘疹；或蕴湿生热，湿热交蒸，熏蒸肌肤而见油腻性痂皮、增殖性损害并有脓性分泌物，伴有恶臭。湿性黏腻，故病情缠绵不愈。病程日久，耗伤正气，加之素体脾虚，气血生化不足，而见病后期全身衰弱症状。

（2）素体阴血不足，则易于化燥生风。血燥则肌肤失养，气血不能濡煦，亦可致肌肤甲错，而成本病。

2. 西医病因与发病机制 本病病因尚不明确，有学者认为是常染色体显性遗传，目前已确定其突变基因为 ATP2A2，位于 12q23－24；另有学者认为与维生素 A 的代谢障碍、日光照射诱发、营养神经与血管运动神经机能障碍、内分泌失调、细胞免疫功能异常等有关。

【临床表现】

1. 皮损特点初起为针尖至绿豆大小的尖硬的毛囊性丘疹，正常肤色，以后每个丘疹表面逐渐滋生油腻性痂皮，去除痂皮后丘疹的中央可出现小凹窝。丘疹表面的痂皮逐渐加厚，颜色加深变为黄褐色、棕褐色、黑褐色，并有油腻性鳞屑。随病情的发展皮损可融合成片，形成增生性损害，可以呈疣状增生、乳头瘤样增生、蕈样斑块性增生。表面可有脓性分泌物，有恶臭，也可形成糜烂、浅溃疡。少数还可发生大疱性损害，称大疱性 Darier 病。

2. 本病皮损对称出现，好发于面部、腋窝、腹股沟以及四肢屈侧，亦可发生于掌跖部、口腔黏膜及阴道黏膜，甲床也可受累使指甲变形。

3. 病人常对日光敏感，经暴晒后病情常加重，或发病于晒伤以后。一般夏季症状明显而冬季有消退倾向，情绪激动也常使病情加重。病情发展缓慢，病程长，皮损可持续数年不变或进行性加重，偶尔可发展为鳞状细胞癌。皮损一般无自觉症状或有轻度瘙痒，偶可剧痒，损害溃破时则疼痛。本病不能自愈。

【组织病理】

本病的典型病理变化为特殊形态的角化不良，形成圆体细胞与谷粒细胞。其圆体细胞位于 Malpighi 层上方；基底细胞上方棘突松解，因而在基底细胞上面出现腔隙或陷窝。

【诊断要点】

根据毛囊性丘疹、油腻性痂皮、增殖性损害的皮损特点，日光照射后加重以及特异性组织病理表现，可以诊断为本病。

【鉴别诊断】

1. 脂溢性皮炎　无毛囊性丘疹，在炎性红斑的基础上覆盖油腻性痂皮。

2. 扁平疣　多见于青年，皮疹好发于面、手背等处，扁平丘疹，表面光滑。

3. 疣状痣　多为线状或带状损害，无毛囊性丘疹，皮损表现为疣状硬性丘疹或扁平斑块，无油腻性痂皮及脓性分泌物。

4. 黑棘皮病　无毛囊角化性丘疹，皮损为黑色柔软的乳头瘤样丘疹，无油腻性痂皮，好发于颈、腋窝、腹股沟等皮肤皱褶处，恶性型患者可伴发癌肿。

【治疗】

治疗原则：本病目前尚无满意疗法，应注意避免烈日暴晒，可采用对症治疗、中医辨证论治及针灸治疗等。

1. 中医治疗

［辨证论治］

①血燥失养证

证候　皮疹好发于头面、颈胸及四肢屈侧，表面多有油腻污痂，其损害呈粟粒大小，触之较硬，状如蟾皮，触之甲错，趾、指甲脆薄而裂；口舌干燥；舌质红，苔少，脉细数。

治法　养血润燥。

方药　清燥救肺汤加减。午后低热者，加地骨皮、牡丹皮、当归、生地黄、熟地黄；口舌干燥者，加天花粉、玉竹、沙参。

②脾虚湿盛证

证候　面部、头皮、颈部、腋下及骶部可见毛囊性丘疹上覆盖油腻性结痂；伴有肢体困重，腹胀，大便溏薄；舌淡红，苔白腻，脉濡缓。

治法　健脾祛湿。

方药　胃苓汤加减。瘙痒明显者，加防风、苦参；发于面部者，加菊花、白芷；腹胀明显者，加枳实、大腹皮。

③湿热熏蒸证

证候　皮损上油腻性痂皮逐渐增厚，出现增殖性皮损，有脓性分泌物并有恶臭；伴有口苦，烦躁，脘腹胀满，不欲饮食，小便短赤，大便不爽；舌红苔黄腻，脉濡数。

治法　清热利湿。

方药　萆薢渗湿汤加减。合并感染者加蒲公英、紫花地丁；湿热明显者加龙胆草、川楝子；大便干者加生大黄；痒甚者加苦参、蛇床子。

［外治］ 皮疹呈丘疹、干裂、脱屑，外用疯油膏；油腻性痂皮明显者，用大黄、黄柏、生侧柏叶各15g水煎外洗。

［针灸疗法］ 主穴取风池、曲池、足三里、血海，配穴取三阴交、绝骨、丰隆、条口、中脘、脾俞。每次选取2～4穴，用补法或平补平泻法，针后得气留针10分钟，每日1次。脾虚水湿蕴积型三阴交、公孙行补法，阴陵泉行泻法；阴虚血燥型足三里、血海、中脘、脾俞行补法；风池、风市行平补平泻手法。

2. 西医治疗

（1）维生素A，一般每日10万～15万U，疗程2个月以上。如无效应改用别法，效佳则考虑减量维持。

（2）芳香维A酸，每日50mg，3～4周后减为每日25～35mg。

（3）维胺脂25mg，1日3次，连服2～3个月，可获佳效。

（4）糖皮质激素：泼尼松每日30～40mg，应用时间不要过长。

（5）如增殖性且有恶臭脓痂的皮疹，可选用抗生素。

（6）外用5%水杨酸、10%鱼石脂软膏、10%硫黄软膏以去除鳞屑及痂壳。

（7）低浓度的糖皮质激素软膏外用，如1%氢化可的松软膏、曲安西龙霜。

（8）X线局部照射可使症状改善，境界线尤为合适，一般照射量200～300R，每周1次，总量1200～2000R。必要时休息1个月后，进行第2个疗程。

【预防与调摄】

1. 经常清洗皮肤，保持皮肤清洁，防止感染。
2. 少食油腻性食物及甜食，多食蔬菜。
3. 注意防晒，避免阳光暴晒。

第五节　毛发红糠疹

毛发红糠疹（pityriasis rubra pilaris）是一种以皮肤鳞屑性红斑、毛囊性小丘疹为特征的慢性炎症性皮肤病。本病类似于中医的“狐尿刺”。

【病因与发病机理】

1. 中医病因病机

（1）气虚风热：先天禀赋不足或后天失养，脾胃虚弱，中气不足，精微不化，不能温分肉、肥腠理、司开阖，风热之邪伺隙袭表，客于肌肤，致营卫不合而发病。

（2）血热风燥：脏腑积热，血热生风，风盛化燥，燥热客于肌肤，肌表失于濡润而致。

（3）血虚夹瘀：热邪久羁，耗伤阴血，脉络闭塞，气血瘀阻，肌肤失养而致。

2. 西医病因与发病机制 病因尚不明确。本病可在任何年龄发病。在儿童时发病的常有家族发病史，故认为与遗传有关；而成年人发病的可能与维生素A缺乏等因素有关。另有学者认为本病与角化障碍、内分泌障碍、肝功能障碍等有关。

【临床表现】

1. 皮损特点 头面部损害为边缘清楚的浸润性红斑，上有细小糠秕状干性鳞屑，颇似脂溢性皮炎。而在手背、指背、前臂伸侧、肘膝等处发生圆锥形毛囊角化性小丘疹，针头或粟米大小，黄红色或褐黄色，干燥而坚硬，顶端有一不易剥离的角质栓，中有一根细毛。皮疹聚集成片，如鸡皮样，触摸时粗硬刺手。丘疹融合消退而形成斑片，斑片基底红，大小形状不等，边缘清楚，表面附有一层细薄的鳞屑。皮疹可泛发全身，但其间可有正常皮岛，病情严重者可发展为红皮病。

2. 好发部位 本病好发于头面、躯干、四肢伸侧、肘膝关节及第 1、2 指节背面，皮损常由上半身向下蔓延。

【组织病理】

各型毛发红糠疹的组织学改变相同。虽然在临床上本病与银屑病相似，但在组织学上并不相同。本病的棘层肥厚与慢性皮炎相似，表皮突短粗，与银屑病时表皮突细长不同。乳头上方表皮增厚，有颗粒细胞层，角质层主要为角化过度，间有角化不全。毛囊漏斗部扩张，其中充以角质栓，毛囊周围表皮常有角化不全。

【诊断要点】

本病有红斑鳞屑和毛囊角化性丘疹特征性皮损，加上组织病理学变化即可诊断。

【鉴别诊断】

1. 脂溢性皮炎 皮损呈黄红色油腻性斑片，上覆油脂性鳞屑和痂皮，头发油光或干枯、稀少脱落，无毛囊角化性丘疹。

2. 银屑病 初发的红斑丘疹较大，上覆多层银白色鳞屑，刮除鳞屑后有薄膜现象和点状出血，头发呈束状，甲为顶针样损害，组织病理亦可区别。

3. 进行性对称性红斑角化病 发于掌跖部，局部有潮红斑片及角化过度，鳞屑为片状角质性，边缘常有色素沉着，逐渐累及手、足、肘、膝等部位，无毛囊角化性丘疹。

【治疗】

治疗原则：本病尚无特效疗法，西医对症处理，结合中医辨证施治。

1. 中医治疗

［辨证论治］

①气虚风热证

证候 皮损为红色密集的丘疹或红斑，自上而下发展，上覆细小鳞屑；瘙痒剧烈；伴恶风，低热，周身不适；舌淡红，苔薄白，脉浮数。

治法 疏风清热，调和营卫。

方药 消风散加减。脾虚不运者，加白术、陈皮；内热烦躁者，加黄芩、夜交藤；瘙痒重者，加地肤子、白蒺藜。

②血热风燥证

证候 发病急骤，头面浸润性红斑，上覆鳞屑干细如糠，手背、指背等处密集角化性丘疹，状如鸡皮，抚之刺手，基底潮红；伴瘙痒、口渴咽干，汗少或闭，心烦不宁；

舌质红，苔黄，脉数。

治法　清热凉血，祛风润燥。

方药　凉血消风汤加减。皮损燥裂者，加何首乌、天冬、麦冬；心烦不宁者，加炒枣仁、夜交藤；痒重者，加蝉蜕、皂角刺。

③血虚夹瘀证

证候　病程日久，皮损暗红干燥，融合成片，鳞屑细薄，周边有角化性丘疹，伴掌跖角化，指甲粗糙肥厚，毛发稀少，口干不欲饮；舌质暗，或有瘀点瘀斑，脉细涩。

治法　养血润燥，祛风化瘀。

方药　养血定风汤加减。瘀重者，加桃仁、红花；燥盛者，加玄参、麦冬；皮疹坚硬不消者，加穿山甲、僵蚕。

［外治］

①甘草油（甘草30g、人中黄3g、麻油300ml，将药浸入油中一夜，小火熬至黄枯，滤渣备用），每日涂3次。

②清凉膏（当归30g、紫草6g、大黄面4.5g、香油500g、黄蜡180g，用香油煎熬当归、紫草成焦黄色，过滤去渣，加黄蜡熔化，待冷后加大黄面搅匀成膏备用），每日1～2次，外涂。

2. 西医治疗

（1）维生素疗法

①维生素A有一定疗效，但毒性较大，应慎用。通常给予中等量，每日15万～20万U分3次口服，儿童每天10万U；胃肠吸收不好者可肌肉注射。

②维A酸类，常用13－顺维A酸和阿维A酯。13－顺维A酸的剂量为开始每日0.5～1mg/kg口服，以后可隔2～3周每千克每日增加0.5mg直至出现疗效或毒性，通常治疗剂量范围是每日0.5～2mg/kg。阿维A酯开始每日0.25mg/kg，加到最大每日1mg/kg，需连续服药数月，可缓解病情、缩短病程，但停药后可复发。近年来有用异维A胶丸口服治疗者。

③维生素E口服，100mg/次，1日3次，可保护维生素A不被氧化，可增强维生素A的效果。

（2）糖皮质激素：仅适用于急性期短期使用，本药仅能使症状暂时缓解，一旦停药皮疹常复发，因此一般不宜采用。

（3）免疫抑制剂：对病情较重特别是皮疹广泛或全身红皮病及其他治疗无效时可试用甲氨蝶呤，每周1次肌肉注射10～25mg，见效较慢，至少需用2～3个月。口服硫唑嘌呤有时有效，开始剂量每日50mg，以后增至每日100mg，病情好转后渐减药直至停药。

（4）外用药：外用2%～5%水杨酸软膏、10%尿素软膏等。对掌跖角化过度者，可用10%水杨酸软膏或15%～20%尿素软膏，亦可用0.1%～0.3%维A酸软膏，必要时可用皮质类固醇软膏或霜剂。

（5）物理疗法：皮疹泛发的病例可做水疗如糠麸浴、淀粉浴，有条件者可做温泉浴，每天或隔日 1 次。水疗配合 PUVA 治疗，对部分病例有效。

【预防与调摄】

1. 积极寻找一切可能的致病或诱发因素，避免使用刺激性药物。

2. 注意饮食营养，多食富含维生素食物，发病期忌食辛辣腥等动风之物。忌饮酒。

3. 宜用温和的保护安抚性外用药，避免碱性肥皂水烫洗或过度搔抓刺激；宜穿全棉而柔软宽松的内衣。

第二十六章 色素性皮肤病

第一节 雀 斑

雀斑（freckles）为发生在面部的褐色点状色素沉着性皮肤病。本病多见于皮肤较白的女性，男性也有发生。一般学龄前可少量发生，青春期则皮损明显增多，成年后停止发展。本病由于状如雀蛋上之斑点而得名，故中医学也名为“雀斑”或“雀儿斑”。

【病因与发病机理】

1. 中医病因病机 本病主要是先天肾水不足，不能荣华于上，虚火上炎，蕴蒸肌肤；或日晒热毒内蕴，郁于皮内所致。

2. 西医病因与发病机制 本病系常染色体显性遗传性色素沉着病，大部分患者有家族史。过度的日光照射会诱发本病，其斑点大小、数量和色素沉着的程度，随日晒而增加或加重。可能是易发生雀斑的表皮内有一种特殊类型的黑素细胞，受遗传基因控制，在紫外线照射下形成黑素。

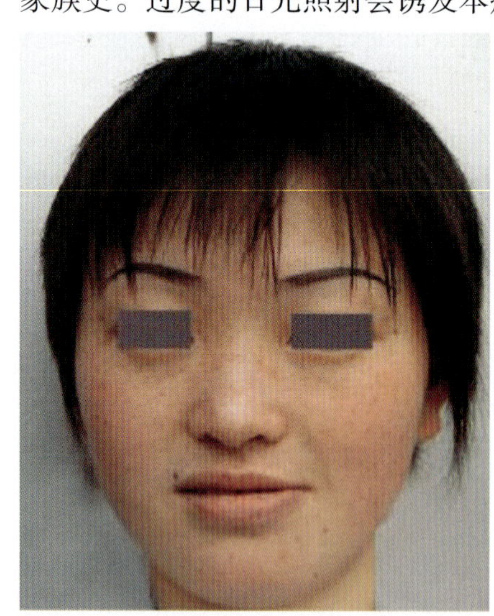

图 26－1 雀斑

【临床表现】

雀斑的皮损特点为境界清楚的淡褐色或深褐色点状斑点，针尖至绿豆大小，对称、稀散分布，相互不融合，表面光滑无鳞屑，无自觉症状。皮损好发于鼻部、侧颊部，也可见于颈部、胸背、前臂和手背，仅限于暴露部位（图 26－1）。常在 5 岁左右开始出现，女性多于男性，青春期时随年龄增长而皮损数量增多。色素深浅与日光照射有明显的关系，冬季明显减少。

【组织病理】

雀斑处表皮基底层黑素颗粒增多，但黑素细胞并不增多，真皮乳头中见噬黑素细胞。多巴反应强阳性。但从病理上与黄褐斑、咖啡斑很难鉴别。

【诊断要点】

根据皮损发生于颜面、颈、手背等暴露部位，边界清，对称分布的黄褐色、黑褐色点状色素沉着斑，无自觉症状，有家族史等可确诊。

【鉴别诊断】

本病应与雀斑样痣、着色性干皮病相鉴别。

1. 雀斑样痣　又称黑子，常在儿童期出现，也可见于成年人，皮损好发面颈部，不对称分布，颜色较深，色素深浅与季节无关。

2. 着色性干皮病　属于常染色体隐性遗传，有家族史，多发于幼儿面部。除有雀斑样损害外，常伴有皮肤干燥、毛细血管扩张和皮肤角化性损害。预后不良，患者成年后容易继发皮肤癌。

【治疗】

治疗原则：一般不需治疗。应避免或减少日光照射，夏季外出时可选用含有二氧化钛、对氨基苯甲酸等防晒避光剂。如皮损数量较多和色素较深，为了美容需要，可给予治疗。

1. 中医治疗

［辨证论治］　主要为阴虚内热证。

证候　面部肤色较白，遇日晒皮肤易红，点状色斑加深；舌质淡红，苔薄，脉平。

治法　补益肝肾，滋阴降火。

方药　知柏地黄汤加减。口干咽燥者，加玄参、芦根、枸杞、甘草；日晒皮肤易红者，加牡丹皮、地骨皮，煎水或泡茶饮。

［中成药］　知柏地黄丸或六味地黄丸，每次4.5g，每日2次口服；首乌片，每次5片，每日3次口服。

［外治］　五白膏外涂，白芷、白附子、白及、白薇、白丁香，研末和蜜成膏备用，每日晚外涂面部雀斑处。

［针灸疗法］　宜选用神门、三阴交、血海、太冲等穴位，施平补平泻法，留针30分钟；也可艾灸，每日1次。

2. 西医治疗

（1）*脱色剂疗法*：可选用各种脱色药外用，如3%氢醌霜或3%过氧化氢溶液等。上述药物需要长期外用，可使雀斑颜色变淡，但仅暂时有效。

（2）*腐蚀疗法*：可选用30%～50%三氯醋酸点涂治疗，局部色素斑点可变白，以后变红、结痂，逐渐脱色。此法适应皮损数量少者，而且需要由有经验的人员进行治疗，范围不宜过大，时间不宜过长，避免色素加深和引起瘢痕。

（3）*物理疗法*：液氮冷冻治疗、Q开关激光治疗、电解法治疗等。对较严重者可试用皮肤磨削术。

【预防与调摄】

避免日光照射，夏季外出宜戴宽边帽、使用遮光剂。

第二节 黄褐斑

黄褐斑（chloasma）是一种常见于面部的、对称性褐色色素沉着性皮肤病。其以面颊部出现大小不定、形状不规则、边界清楚的淡褐色或黄褐色斑为临床特征。本病多发生于中青年女性，男性亦可见。发生于妊娠期者，称为“妊娠斑”；因肝病而起者，称“肝斑”。本病属中医学“面尘”、“黧黑斑”范畴。

【病因与发病机理】

1. 中医病因病机 本病以肝、脾、肾三脏失调，气血不能上荣于面为主要病因病机。①情志不畅，肝郁气滞，郁久化热，灼伤阴血，颜面失养而发病。②肾水不足，不能制火，虚火上炎，致使颜面气血失和所致。③脾失健运，气虚湿热内生，熏蒸于面而生。

2. 西医病因与发病机制 本病病因和发病机制尚未清楚，多认为是各种原因引起内分泌障碍，而导致局部皮肤黑素增加。

（1）遗传因素：与黄褐斑的发生有一定关系，国外文献报告30%的患者有家族史。有研究认为，男性黄褐斑遗传是主要病因，亦有见单卵双胞胎姊妹成年后同患病的。

（2）生理性反应：常见于孕妇，多开始于妊娠2～5个月，分娩后逐渐消退，下次妊娠还可再发，称为妊娠性黄褐斑。可能因雌激素可刺激黑素细胞分泌黑素，而孕激素能促进黑素体转运和扩散所致。

（3）慢性疾病：与内分泌有关的女性生殖系统疾病，如月经不调、痛经、子宫附件炎、不孕症等以及甲状腺疾患、慢性肝功能不全、慢性肾上腺皮质功能不全、慢性酒精中毒、结核病、癌瘤等病患者较易发生黄褐斑。

（4）药物因素：长期口服避孕药的妇女黄褐斑的发病率约为20%，且皮损很难消退，停药后皮损可持续数年。其次长期服用氯丙嗪、苯妥英钠亦可诱发本病。

（5）其他因素：日光、热刺激、化妆品、外用药和营养缺乏（维生素A、维生素C、维生素E、烟酸及氨基酸）等也可为促发因素。精神状态与本病亦有密切关系，过度疲劳、休息不足、精神负担过重以及抑郁、精神创伤等，都可以引起色素加深。

【临床表现】

男女均可发病，但多见于中青年女性。皮损特点为黄褐色斑片，颜色深浅不一，淡褐色、深褐色或淡黑色色素沉着斑，大小不等，形状不规则，色斑融合成片可呈典型的蝴蝶状。皮损边界清楚，颜色较淡则模糊不清。表面光滑，无鳞屑，无自觉症状。皮损对称性分布于颜面，以颧部、前额及两颊最为明显，亦可累及颞部、鼻梁和上唇部，但不累及眼睑。部分患者的乳晕、外生殖器、腋窝及腹股沟等处皮肤色素也可加深。色素斑的深浅常随季节变化而有改变，夏季加深，冬季减轻。

【组织病理】

表皮黑素细胞数目正常，基底细胞层黑素增加，真皮浅层有少许噬黑素细胞和游离的黑素颗粒。有时在血管和毛囊周围有少数淋巴细胞浸润。

【诊断要点】

根据好发于中青年女性、面部的褐色斑片等临床特点，不难诊断。

【鉴别诊断】

1. 雀斑 浅褐色或暗褐色斑点，较小，分布散在而不融合，常在儿童期发病，青少年女性多见，常有家族史，冬轻夏重。

2. 瑞尔黑变病 好发于前额、颧部、颈及耳后，也可累及躯干及四肢，呈灰褐或蓝灰色损害，有时略呈网状，境界不清，色素斑上带有粉状鳞屑，可伴皮肤轻度发红及瘙痒。

3. 太田痣 沿三叉神经分布淡青色、深蓝色或蓝黑色斑片，多为单侧，结膜、巩膜亦可累及，多幼年发病。

【治疗】

治疗原则：本病应尽可能寻找和避免各种可能的诱发因素，积极治疗原发性疾病，并采取综合性治疗措施才能获得较好的效果。

1. 中医治疗

［辨证论治］

①肝郁气滞证

证候 多见于女性，面色无华，斑色黄褐；伴有心烦易怒，胸胁胀满，面部烘热，口干，月经不调或有痛经；舌红，苔薄白，脉弦。

治法 疏肝解郁，活血消斑。

方药 逍遥散加减。口苦咽干、大便秘结者加牡丹皮、栀子；月经不调加女贞子、当归、香附；心烦胸胁胀满者，加川楝子、郁金；色深晦暗者加桃仁、红花、益母草。

②肝肾阴虚证

证候 斑色褐黑，面色无华；伴有头昏耳鸣，腰膝酸软；舌淡，苔薄，脉沉细。

治法 补益肝肾，养颜消斑。

方药 六味地黄汤加减。腰膝酸软者，加杜仲、桑寄生、金毛狗脊；阴虚火旺明显者，加知母、黄柏。

③脾虚湿热证

证候 斑色污黄，如尘土附着；伴有纳呆、便秘、溲赤；舌质红，苔黄腻，脉滑数。

治法 健脾化浊，清热利湿。

方药 参苓白术散加减。湿盛者，加苍术、黄柏、白扁豆；便秘溲赤者，加制大黄、滑石、车前子。

④气滞血瘀证

证候 面色黧黑，斑色灰褐；或伴有慢性肝病，两胁胀痛；舌紫或有瘀斑，苔薄，脉弦细。

治法 理气活血，化瘀消斑。

方药 桃红四物汤加减。两胁胀痛者，加川楝子、柴胡、香附；面色黧黑者，加白蒺藜、白菊花、白芷。

［中成药］

①龙胆泻肝丸，每次4.5g，每日2次，口服。

②杞菊地黄丸，每次3.0g，每日2次，口服。

［外治］

①玉容散：甘松、山柰、茅香各15g，白僵蚕、白及、白蔹、白附子、天花粉、绿豆粉各20g，防风、零陵香、藁本、皂角各9g，香白芷30g，共研细末，每日早晚蘸末擦面。

②白附子、白芷、滑石各250g，共研细末，早晚洗面，擦患处。

③单味茯苓粉，每用1匙，早晚洗面。

④茉莉花籽粉外擦，每日1～2次。

⑤柿叶祛斑霜（柿叶研成细粉末，加入溶化的凡士林中搅拌成膏）外涂。

［针灸疗法］

①针刺：取穴于背部肾俞、肝俞和任脉的气海，进针得气后行平补平泻手法。或在面部双侧迎香穴进针，得气后留针15～30分钟。

②耳穴压豆：取中药王不留行籽或白芥子，按压在病变相应的一侧耳穴上，如肾、肝、心、肺、脾、肾上腺、皮质下、内分泌区，并用香桂活血膏固定，隔日交换1次。

［其他疗法］

①倒膜治疗：可应用不同面膜，如石膏膜或中药膜等。先进行手法按摩，然后将面膜均匀涂在面部色斑上，通过热、冷和收敛的物理作用，起到治疗和美容效果。

②按摩：每日睡前洗净面部，外擦营养霜在黄斑处，用手掌顺时针摩10次再逆时针摩18次，反复按摩10分钟，可促进血液循环，有利色斑消退。

③药物离子导入、超声波美容治疗仪或脉冲染料激光（波长510nm，能量2.5～3.5J/cm），对黄褐斑均有疗效。

2. 西医治疗

（1）全身治疗

①维生素C：每次0.1～0.3g口服，每日3次；或1.0～2.0g静脉注射，每日1次，10次为1疗程。维生素C能将多巴醌还原为多巴或抑制多巴氧化为多巴醌，以抑制黑素形成。

②维生素E：每次0.1g口服，每日2～3次，如与维生素C联合应用效果更好。

③氨甲环酸（止血环酸）：每次0.25～0.5g，每日3次，连用1～2个月或更长时间。氨甲环酸与酪氨酸结构部分相似，干扰了酪氨酸酶对酪氨酸的催化作用，最终抑制黑素合成。年龄较大、血黏度高的患者慎用。

④谷胱甘肽：每次0.4g和维生素C 1.0g混合静脉注射，每周2次。

（2）局部治疗

①氢醌：2%～3%氢醌霜或复方氢醌霜（0.1%地塞米松、0.1%维A酸、3%氢醌），每日外涂2次。能减少黑素形成，对黄褐斑和炎症后色素沉着均有效果。

②增白剂：目前新型脱色增白剂有3%～5%熊果酸、20%壬二酸霜、1%曲酸霜、SOD霜等，对治疗黄褐斑有不同疗效。

③遮光剂：遮光剂的应用既有预防也有治疗作用。常用的有5%二氧化钛霜、5%～10%锌氧糊、5%奎宁霜和10%水杨酸苯甲酯软膏。

【预防与调摄】

1. 避免过多日晒。
2. 育龄妇女，可采用其他避孕方式，尽量不用口服避孕药。
3. 面部忌滥用化妆品。
4. 注意劳逸结合，锻炼身体，以减少慢性疾病的发生率。
5. 调畅情志，减轻精神负担，保持心情舒畅、精神愉快。

第三节 瑞尔黑变病

瑞尔黑变病（Riehl's melanosis）是一组发生在暴露部位的弥漫性色素沉着性皮肤病。以面部网状色素沉着为临床特征，多见于青壮年妇女。本病属中医学“黧黑斑”、“面尘”的范畴。

【病因与发病机理】

1. 中医病因病机 本病系因脾虚不能化生精微，致气血亏虚，肌肤失养；或因肝郁气滞、日光照射及复染化妆品之毒，热毒结滞；或因肾虚阴亏不能制火，久致燥结，其色外泛而致。

2. 西医病因与发病机制 本病病因尚不十分明确，可能与多种因素有关。最早是1917年Riehl报告本病，故称Riehl黑变病。目前认为可能是长期使用含有光感性物质的化妆品，或饮食中缺乏维生素A、B族、烟酸，以及日光的暴晒等均可引起光敏性皮炎而导致色素代谢紊乱。此外，本病还可能与性腺、垂体、肾上腺皮质及甲状腺功能失调有关。

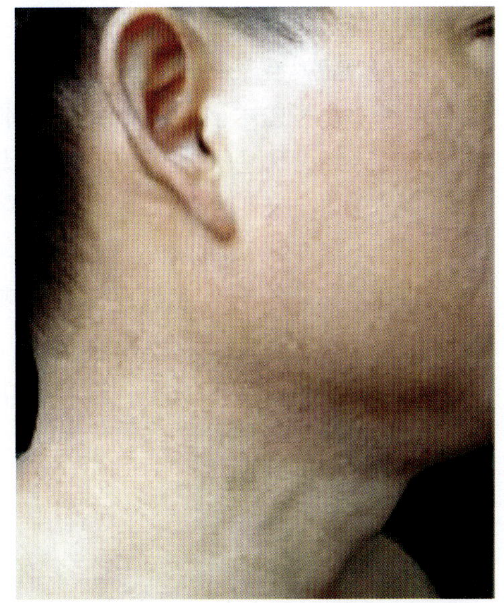

图26－2 瑞尔黑变病

【临床表现】

多数皮损为初期局部皮肤潮红、轻度肿胀，伴有瘙痒或灼热感，以后逐渐出现弥漫性色素沉着，呈淡褐色至深褐色斑，边界不清，有时呈网状分布，同时有毛细血管扩张、毛囊角化及少许细小鳞屑，像面粉撒在皮肤上，呈“粉尘”样外观（图26－2）。皮损主要分布在暴露部位如前额、面颊及颈部，其次为胸部、手臂及下肢等部位。病程慢性，女性多见。

【组织病理】

早期基底细胞液化变性，真皮浅层血管周围有淋巴细胞及组织细胞浸润，后期炎症浸润消失。真皮乳头及浅层血管周围有噬黑素细胞及游离的黑素颗粒。

【诊断要点】

根据面、颈部等暴露部位出现弥漫性淡褐色或深褐色色素沉着、网状分布、表面有糠秕状细屑，以及多有使用化妆品、日光照射或接触光敏物质的病史，即可诊断本病。

【鉴别诊断】

1. 黄褐斑 色斑多发于鼻、颧颊部，呈蝴蝶状分布，不出现红斑，常有妊娠、口服避孕药和妇科或肝脏疾病等因素。

2. 西瓦特皮肤异色病 皮疹主要对称性分布于面颈部。基本损害呈暗褐色、红褐色、青铜色网状色素沉着斑，夹杂淡白色萎缩性斑点及毛细血管扩张，自觉瘙痒。

3. 艾迪生病 全身性色素沉着外，口唇、口腔、牙龈黏膜也有褐黑色斑片，并有肾上腺皮质机能低下引起的全身症状，如神疲乏力、怕冷等。

【治疗】

治疗原则：首先应仔细询问各种可能的诱发因素并去除。尽量避免日光照射，避免接触和外用含有光敏物质的化妆品。加强劳动防护，避免接触可能诱发的致敏物质。

1. 中医治疗

［辨证论治］

①脾虚不运证

证候　面部及四肢有色素斑，晦暗无华；疲倦乏力，食少纳差，食后腹胀、便溏；舌质淡胖有齿痕，苔白，脉缓。

治法　健脾益气，养血消斑。

方药　参苓白术散加减。食后腹胀加陈皮、香附；便溏者，加炒扁豆、苍术；舌上有瘀斑、瘀点，斑色无华者，加鸡血藤、当归、川芎。

②肝郁化火证

证候　多在病初期，皮疹潮红，自觉刺痒，日晒更甚；常伴有性情急躁，或抑郁不舒，胸闷善叹息，纳呆泛恶，五心烦热；舌质红，苔薄，脉细数。

治法　疏肝解郁，清热凉血。

方药　丹栀逍遥散加减。皮疹潮红刺痒者，加赤芍、黄芩、生地黄、金银花；日晒更甚者，加青蒿、地骨皮。

③肾虚阴亏证

证候　多见患病日久，面色晦暗无华，头昏耳鸣，神疲乏力，腰膝酸软，五心烦热，口干欲饮；舌质红，苔少，脉沉细。

治法　补益肝肾，滋阴养颜。

方药　六味地黄丸加减。面色黧黑者，加莪术、桃仁、红花、僵蚕；气郁不舒者，加香橼、佛手。

[外治]

①茯苓粉涂擦面部色素斑，每日2次。

②白附子、茯苓、滑石粉共研细末，每次1匙，每日早晚洗脸摩擦患处，然后用清水洗净。

③可用中药面膜霜进行倒膜等综合性治疗。

2. 西医治疗

（1）全身治疗：内服复合维生素B或静脉注射维生素C。

（2）局部治疗：使用褪色剂，如3%氢醌霜、复方氢醌霜、SOD霜及15%壬二酸霜等。

【预防与调摄】

1. 积极寻找诱因，避免各种刺激、诱发因素。在夏季要做好个人防护，避免日光照射。

2. 禁忌使用含有光敏性物质的化妆品以及接触石油类物质。

3. 补充富含维生素A、B族维生素及烟酸的饮食。

第四节 白癜风

白癜风（vitiligo）是一种常见的原发性皮肤黏膜色素脱失性皮肤病。其以局部或泛发性白色斑片、形态不一、而无明显自觉症状为临床特征。我国患病率为0.1%～2.7%，男女发病无显著性别差异，任何年龄皆可发生，但以10～30岁居多。本病属中医学“白癜”、“白驳”或“白驳风”范畴。

【病因与发病机理】

1. 中医病因病机 本病总由气血失和、脉络瘀阻所致。①气滞血瘀：情志内伤，气机不畅，复感风邪，搏于肌肤，气血失和致气滞血瘀，肌肤失养。②肝肾阴虚：因素体肝肾不足，或久病伤及肝肾，致阴血不足，肤失濡养而发。③营卫失和：因素体不健，复感外邪，营卫失调，皮肤腠理失养。

2. 西医病因与发病机制 本病系多因性疾病，主要可能的致病因素有以下几点：

（1）遗传因素：据国外报道18.7%～40%患者有阳性家族史；国内较国外低，为3.9%～10.7%。本病确切的遗传模式尚未能完全肯定，可能系常染色体显性遗传伴有不同的外显率。

（2）自身免疫：本病可能是一种与自身免疫密切相关的疾病。据研究：①患者血清中存在抗黑素细胞抗体，其滴度与病变程度成正比；②将正常人皮肤移植到裸鼠，注射白癜风患者血IgG可使移植的皮肤出现白斑；③将活动性患者血清中提取的IgG加入培养基中，能引起补体介导的黑素破坏；④白癜风患者常合并有其他自身免疫疾病，如斑秃、晕痣、甲状腺功能亢进、艾迪生病、糖尿病等；⑤病理组织学显示白癜风表皮黑素细胞消失，活动性白斑边缘的真皮内有淋巴细胞浸润；⑥糖皮质激素和免疫抑制剂治疗有效。但关于自身免疫学说的具体机制以及抗黑素抗体是原发还是继发等问题还没有完全解决。

（3）神经精神因素：神经精神因素与白癜风的发病密切相关，约2/3的病例起病或皮损发展阶段有过度紧张、焦虑或精神创伤等情况。白癜风患者的皮损常对称或沿神经呈节段性分布，白癜风患者常伴发植物神经功能紊乱，如白斑处出汗异常等，均符合神经化学因子学说。因此推测周围神经末梢释放的某些化学因子可能有抑制黑素生成或损伤黑素细胞的作用。

（4）黑素细胞自毁：Lerner于1971年提出，白癜风的发生可能与表皮黑素细胞功能亢进，促使其耗损而过早衰退有关，也可能是由于黑素细胞合成黑素的中间产物过量造成黑素细胞本身的损伤或破坏。实验证实某些酚类和儿茶酚等对黑素细胞有损伤作用，具有很强的脱色活性。故由于职业等因素接触或吸收上述化学物质可诱发白癜风。

（5）其他因素：诸如某些微量元素（如铜）的缺乏、角质形成细胞的原发性功能障碍、自由基的增多、某些细胞因子的变化、外界因素如紫外线刺激等诸多因素，均可使黑素细胞产生黑素的能力减退或消失。

【临床表现】

白癜风可发生于任何年龄的男女，10～30岁为发病高峰。

1. 皮损特点 初期皮损为指甲至钱币大小色素减退斑，一片或几片，与正常皮肤分界不清。以后皮损逐渐发展扩大，表现为近圆形、椭圆形或不规则形的色素脱失性白斑，境界多明显，周边色素往往较正常皮色稍加深。白斑处皮肤无萎缩或脱屑等变化，毛发可脱色变白，也可正常（图26－3）。皮损进展和静止常交替进行，有的病人皮损可较长时期局限于某些部位，而有些病人则发展迅速，很快波及全身。有时机械刺激如压力、摩擦，其他如烧伤、外伤后也可继发白癜风（同形反应）。大多数病人无任何自觉症状，少数病人初发时局部可有轻微的瘙痒。

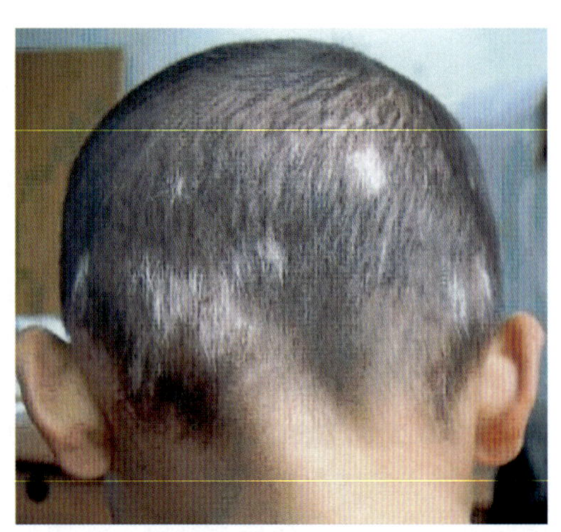

图26－3 白癜风

2. 好发部位 皮损可发生在身体的任何部位，但更多好发于易受摩擦及暴露部位，如颜面（特别是眉间、鼻根、耳前、帽檐处和唇红部）、颈部、躯干、手背、前臂（特别是伸侧）及尾骶部等处。黏膜部位如眼周、口唇、阴唇、龟头等也可受侵犯，视网膜也可累及（图26－4）。

3. 临床分型 根据发病部位、分布形态及范围将白癜风分为二型、二类、二期。二型即寻常型和节段型，寻常型又分局限性、散发性、泛发性和肢端性；节段型又称偏侧型。二类即完全性白斑（为纯白色或瓷白色，皮损组织内黑素细胞消失，多巴胺反应阴性）和不完全性白斑（白斑脱色不完全，皮损组织内黑素细胞减少，多巴胺反应阳性）；二期即进展期和稳定期。

【组织病理】

表皮基底层黑素细胞减少或消失，黑素颗粒缺乏，多巴染色阴性。病变边缘色素沉着处的黑素细胞异常增大，黑素增多。表皮真皮交界处及真皮浅层有不同程度的单核细胞浸润，主要为淋巴细胞，少量为组织细胞、浆细胞及肥大细胞。

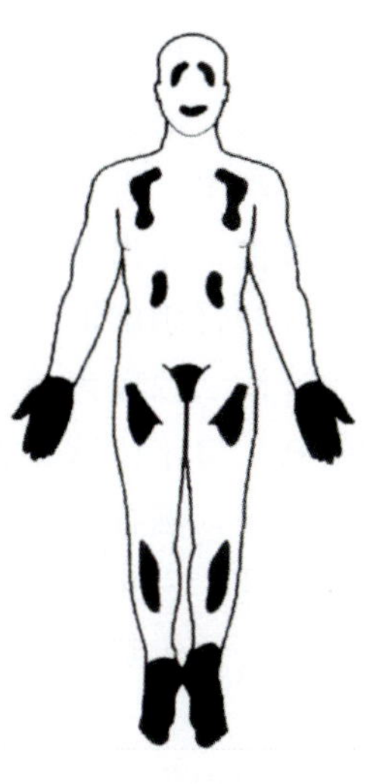

图 26－4 白癜风皮损好发部位

【诊断要点】

根据白斑呈乳白色、大小形状不一、境界清晰、边缘有色素沉着带、无痛痒感等特点，易于诊断。

【鉴别诊断】

1. 贫血痣 为先天性局限性白斑，多在出生时即已出现，一般单侧分布，以后很少再继续扩大。摩擦后白斑周围皮肤充血发红而皮损处仍苍白，以玻片压之，贫血痣处与周围变白的皮肤没有特殊界限。

2. 无色素痣 为出生或出生后不久发病，皮损往往沿神经节段分布，表现为局限或泛发色素减退，边缘呈锯齿状，周围无色素增殖晕，有时内有淡褐色粟粒至豆大雀斑样痣，是神经痣的一种。

3. 花斑癣 皮损为绿豆大小、圆形或椭圆形、边界清楚、大小相似的淡白色斑片，多发于胸前、腋下等多汗部位，表面覆以极微细鳞屑，鳞屑中可查见菌丝和孢子。病变处毛发不变白，且多数冬轻夏重。

4. 单纯糠疹 好发于儿童头面部，为色素减退斑，而非脱色斑，且皮损边界不清。色素减退斑周围无色素沉着环，表面覆以极细微的糠状鳞屑，可自然痊愈。

5. 盘状红斑狼疮 特发于面部的盘状红斑狼疮治愈后留下的界限清晰的色素脱失类似白癜风，但此种色素脱失斑伴有皮肤萎缩、毛细血管扩张等现象。

6. 黏膜白斑 口唇、会阴部的白癜风，易与黏膜白斑混淆。黏膜白斑多呈网状、条纹状或片状，常伴剧痒。

7. 其他 炎症后皮损部位黑素细胞消失，角质形成细胞分裂加速导致黑素细胞输入黑素减少等因素导致局部皮肤色素脱失；穿戴某些橡胶制品后引起色素脱失斑等均应与白癜风相鉴别。

【治疗】

治疗原则：白癜风应尽可能早期治疗，至少 3 个月以上才能判断疗效。小面积白斑以外用药为主，泛发性白斑或在短期内迅速蔓延者，应加用内服药物治疗，以控制病情。

1. 中医治疗

［辨证论治］

①气滞血瘀证

证候 白斑散在分布，无固定好发部位，皮损发展较缓慢，常随精神情绪变化而加剧；可伴气郁不舒，心烦不安；舌淡或有瘀斑，苔薄白，脉弦细。

治法　理气活血，祛风通络。

方药　逍遥散和通窍活血汤加减。白斑随精神情绪因素变化而加重者，加香附、郁金、合欢皮；舌有瘀斑者，加丹参、川芎、地龙、莪术、紫草等；血虚者加阿胶；气虚者加黄芪；汗出恶风者加桂枝、白芍。

②肝肾阴虚证

证候　白斑色暗，边界截然，脱色斑内毛发多变白；常伴头昏耳鸣，倦怠乏力，腰膝酸软，口干欲饮，心烦烘热；舌质红，苔少，脉沉细。

治法　滋补肝肾，养血祛风。

方药　六味地黄丸加减。腰膝酸软者，加仙灵脾、肉苁蓉、杜仲、桑寄生；有口干欲饮、心烦烘热者，加枸杞子、女贞子、玉竹、黄精；妇人伴月经淋漓不尽或崩漏者，加阿胶。

③营卫失和证

证候　初起白斑色淡，边界模糊；伴有畏寒，四肢不温；舌质淡，苔薄白，脉浮缓。

治法　调和营卫，活血祛风。

方药　桂枝汤加减。色白者，加当归、鸡血藤；恶风者，加荆芥、防风；肢软乏力者，加党参、白术、黄芪、山茱萸。

［中成药］

①白癜丸：内含白蒺藜、沙苑蒺藜、丹参、补骨脂、黄芪和红花等。每服6g，每日2次。

②白驳片：内含紫草、白薇、苍术、红花、桃仁、生首乌和海螵蛸等。每服6g，每日2次。

［针灸疗法］

①体针：疏经通络、调和气血。取地仓、印堂、合谷、百会、大椎、足三里、阳陵泉、阴陵泉、上星、颊车、上巨虚、阿是穴（皮损局部）等，隔日1次，交替用穴。

②灸法：皮损局部用白醋涂擦后用艾炷直接灸至皮肤发红为止。

③耳针：取穴肺、肾、内分泌、肾上腺、风溪、皮质下，每次选用2～3穴，单耳埋针，双耳交替进行，每周轮换。

④梅花针：局部用梅花针叩刺，可配合外用药物涂擦。在白斑周围用较强的刺激，有防止皮损扩大的作用。

2. 西医治疗

（1）进展期治疗

①糖皮质激素内服：对泛发性和进展期皮损可系统应用糖皮质激素，如泼尼松5mg每天3次，或15mg每天1次（早8点服），持续数月；见效后每月递减5mg。应注意糖皮质激素的禁忌证和不良反应。

②糖皮质激素外用：对局限性或早期损害，可局部应用糖皮质激素霜剂、软膏、溶液涂膜剂等，如0.05%卤美他松、0.1%倍他米松二甲基亚砜乙醇溶液、0.1%曲安西龙

霜，每日 1 次外涂。3 月内未见色素再生，应停止用药。亦可皮内注射糖皮质激素，但需要注意长期外用激素可引起局部皮肤萎缩、毛细血管扩张等副作用。

（2）稳定期治疗

①光化学疗法：即用光敏剂加长波紫外线照射治疗的一种方法，补骨脂素是常用的光敏剂。

内服法：常用 8 - 甲氧沙林（8 - MOP）0. 3 ~ 0. 6mg/kg，或三甲基补骨脂素（TMP）0. 6 ~ 0. 9mg/kg 口服，2 小时后照射日光或长波紫外线（UVA），每周 2 ~ 3 次，连续治疗 3 个月以上。照射时间和剂量应根据耐受性逐步增加，避免皮肤出现水疱。定期检查血常规和肝功能。

外用法：皮损局限者可外搽 0. 1% ~ 0. 5% 8 - MOP 酒精溶液或软膏，30 分钟后照射长波紫外线或日光，并根据反应程度，调节照射剂量、次数和涂药时间，一般需治疗数月。照射治疗期间需进行眼睛防护。

②黑素细胞移植：方法有钻孔移植、小片移植、薄片移植、自体表皮培养移植、自体黑素细胞移植等。将自体黑素细胞移植到脱色区，以达到色素恢复的目的，适用于病变范围较小、病情稳定且无瘢痕体质者。其缺点是部分病例再生色素不均匀，且费用较高，有一定的失败病例。

【预防与调摄】

1. 忌食酸辣刺激性食物。
2. 少食含丰富维生素 C 的食物。
3. 适当进行日光浴，有助于白癜风恢复。
4. 避免滥用外涂药物，以防损伤皮肤。

第二十七章　皮肤附属器疾病

第一节　痤　疮

痤疮（acne）又称青年痤疮，是一种由多因素所致的毛囊皮脂腺慢性炎症性皮肤病。其以发生粉刺、丘疹、脓疱、结节、囊肿等多种类形的皮疹为特征。好发于颜面、前胸、后背等处，多发于青春期男女，常伴有皮脂溢出。中医学称本病为“粉刺”或“肺风粉刺”。

【病因与发病机理】

1. 中医病因病机　本病因素体阳热偏盛，肺经蕴热，复受风邪，熏蒸面部而发；或过食辛辣肥甘厚味，助湿化热，湿热互结，上蒸颜面而致；或肺胃积热，久蕴不解，化湿生痰，痰湿凝结，致使粟疹、结节日渐扩大，结成囊肿。

2. 西医病因与发病机制

（1）内分泌因素：多在青春期发病，主要是雄激素的分泌及代谢产物的增多，而皮脂腺的发育和分泌功能直接受雄激素的支配，使皮脂腺的活性增强。

（2）毛囊皮脂腺导管有角化异常：因导管的口径变小，当毛囊壁脱落的上皮细胞与皮脂腺混合则栓塞在毛囊口内，从而形成粉刺。

（3）微生物的感染：主要是痤疮丙酸杆菌（PA），其次为卵圆形糠秕孢子菌及白色葡萄球菌。如PA的代谢活动造成非酯化脂肪酸的释放，会导致痤疮丘疹及脓疱的产生。

（4）免疫学因素：痤疮患者体液免疫中血清IgG水平增高，此外PA在体内产生循环抗体至局部参与早期的炎症反应。同时PA能通过经典及代谢途径激活补体，导致毛囊皮脂腺导管的炎症，而PA介导的细胞免疫也增强了痤疮的炎症反应。

（5）其他：本病与遗传因素、情绪紧张、刺激性饮食及某些化学刺激有关。

【临床表现】

本病多发于青春发育期的男女，好发于颜面、上胸、背部及肩胛等皮脂腺丰富的部位。皮损初起为针头大小的毛囊性丘疹、黑头粉刺或白头粉刺（亦称闭合性粉刺），为针帽大皮色丘疹，毛囊口不明显或较狭窄，不易挤出脂栓，较易引起毛囊周围炎症。继而出现炎性丘疹、脓疱、结节、囊肿等损害，囊肿可化脓，形成脓肿，破溃后常形成窦道或瘢痕（图 27－1）。各种损害大小深浅不一，往往以其中一两种损害为主。

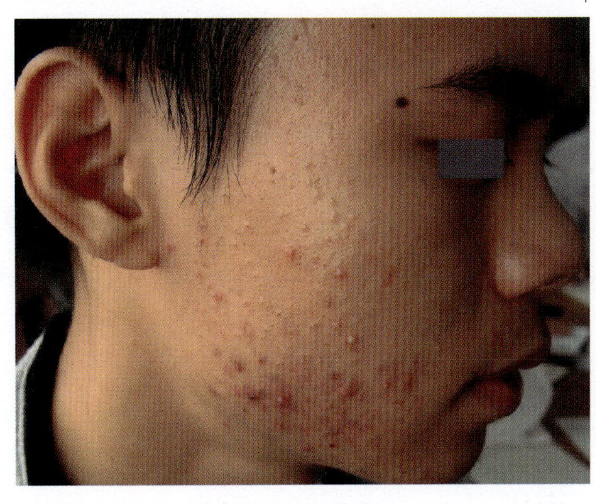

图 27－1 痤疮

自觉轻度瘙痒或无自觉症状，炎症明显时自感疼痛。病程长短不一，青春期后大多逐渐痊愈或减轻。

【诊断要点】

根据多发生于青年男女，常伴有皮脂溢出；好发于颜面、胸背及肩部等皮脂腺丰富的部位；皮损为白头粉刺、黑头粉刺、丘疹、脓疱、结节、囊肿及瘢痕等损害，诊断不难。

【鉴别诊断】

本病应与酒渣鼻、颜面播散性粟粒性狼疮等疾病相鉴别。

【治疗】

治疗原则：①西医主要治则为纠正毛囊内的异常角化，调节皮脂腺分泌，减少毛囊内的菌群，特别是痤疮丙酸杆菌，抗炎及预防继发感染。②中医药治疗本病具有独特的优势，结合中药的现代药理学作用，以调理气血、调整内分泌为原则。

1. 中医治疗

［辨证论治］

①肺经风热证

证候 丘疹色红，或有痒痛，或有脓疱；伴口渴喜饮，大便秘结，小便短赤；舌红，苔薄黄，脉浮数。

治法 疏风散热清肺。

方药 枇杷清肺饮加减。风热盛者，加鱼腥草、白花蛇舌草；脾胃湿热者，加生薏苡仁、苦参；大便秘结者，加虎杖、当归。

②湿热蕴结证

证候 皮肤油腻，皮损红肿疼痛，或有脓疱；口臭，便秘，尿黄；舌红，苔黄腻，脉滑数。

治法 清热解毒除湿。

方药 茵陈蒿汤加减。脓疱多者，加蒲公英、紫花地丁、金银花；冲任不调者，加益母草、当归、白芍。

③痰湿凝结证

证候 皮损结成囊肿，或有纳呆、便秘；舌淡胖，苔薄，脉滑。

治法 健脾渗湿化痰。

方药 海藻玉壶汤合参苓白术散加减。结节、囊肿多者，加夏枯草、浙贝母；病程长者，加丹参、三棱、莪术。

［针灸疗法］

①体针：多取大椎、合谷、四白、下关、颊车。肺经风热证加曲池、肺俞；湿热蕴结证加大肠俞、足三里、丰隆；月经不调加膈俞、三阴交。中等刺激，留针30分钟，每日1次，10次为1疗程。

②耳针（王不留行籽压穴法）：取肺、内分泌、交感、脑点、面颊、额区。皮脂溢出多者，加脾；便秘者，加大肠；冲任不调者，加子宫、肝。每次取穴4～5个，2～3天换贴1次，5次为1疗程。

2. 西医治疗

（1）抗生素：四环素0.25g，每日4次，连服10日，以后改为0.25g，每日2次，维持2个月；红霉素0.25g，每日4次，连服10日，以后改为0.25g，每日3次，连用1个月。

（2）维生素类药：常用有维生素 $B_2$10mg，每日3次，维生素 $B_6$20mg，每日3次，连服2个月，或口服复合维生素B，每次2片，每日3次；或维生素A 2.5万U，每日3次，连用4～8周。

（3）13－顺维A酸：口服，每日0.5～1mg/kg，连用4～8周，多用于较重的痤疮患者。本药能直接作用于皮脂腺，对皮脂的产生有较强的抑制作用，并对痤疮丙酸杆菌也有抑制作用。

（4）作用于内分泌的制剂：可选用：①己烯雌酚1mg，每日1次，6日为1疗程。若为女性病人，要在月经后第5天开始使用。②螺内酯片，每次20mg，每日3次，连服1个月。③西咪替丁片，每次0.2g，每日3次，连服1个月。

（5）外用药：常用的有复方硫黄洗剂、5%～10%过氧化苯甲酰乳剂，连用1～2个月，亦可与维A酸或抗生素类制剂联合外用，既可增强疗效，又可减少副作用。

【预防与调摄】

1. 经常用温水、硫黄香皂洗脸；不要滥用化妆品，有些粉质化妆品会堵塞毛孔，造成皮脂淤积而形成粉刺。

2. 禁止用手挤压粉刺，以免炎症扩散加重皮损。

3. 忌食辛辣及肥甘厚腻之类食物，如辣椒、酒类、牛肉、虾类；少食油腻、甜食；多食新鲜蔬菜、水果，保持大便通畅。

第二节　酒渣鼻

酒渣鼻（rosacea）亦称玫瑰痤疮，是一种主要发生于面部中央的以红斑和毛细血管扩张为特点的慢性皮肤病。损害为颜面部中央呈持续性红斑和毛细血管扩张，伴丘疹、脓疱、鼻赘。多发于中年人，男女均可发病。本病中医学同样叫“酒渣鼻”，也称“酒赤”。

【病因与发病机理】

1. 中医病因病机　本病因肺胃积热上蒸，复感风寒外袭，血瘀凝结而成；或嗜酒之人，酒气熏蒸，复感风寒之邪，交阻肌肤所致，如《诸病源候论·面体病诸侯·酒皶候》云："此由饮酒，热势冲面而遇风冷之气相搏所生，故令鼻面生皶，赤疱匝匝然也。"

2. 西医病因与发病机制 本病的发病尚未完全明了，大多认为可能是在皮脂溢出的基础上，由于消化功能障碍、内分泌失调、精神因素、病灶感染、嗜酒、嗜吃辛辣食物、高温及寒冷的刺激等各种因素作用引起局部生理及病理变化，使患部血管舒缩神经失调，毛细血管长期扩张所致。此外，本病与在毛囊皮脂腺的蠕形螨（即毛囊虫）感染及其代谢产物的刺激也有关。

【临床表现】

本病多见于中年时期，女性发病多于男性，但严重病例男性多见，常于饮酒或进食辛辣刺激食物后加重，无明显自觉症状。皮损以红斑为主，好发于鼻尖、鼻翼、两颊、前额等部位，少数鼻部可正常而皮损只发于两颊和额部。本病常并发痤疮及脂溢性皮炎，根据皮损特点分为3型。

1. 红斑期 颜面中部特别是鼻尖部出现红斑，亦有鼻部正常，只发生于两颊及前额者。红斑开始为暂时性，时起时消，当进食辛辣食物或热饮、环境温度突然升高及精神兴奋时，红斑更为明显，以后红斑持久不退，并伴有毛细血管扩张，呈细丝状、树枝状分布。

2. 丘疹脓疱期 皮损继续发展，在红斑基础上出现痤疮皮疹、脓疱，甚至结节，但无黑头粉刺形成。毛细血管扩张更明显，状如红丝缠绕，纵横交错，颜色由鲜红变为紫褐，可自觉轻度瘙痒。病程迁延数年不愈，极少数可发展成鼻赘。

3. 鼻赘期 临床较少见，多为病期长久者，鼻部结缔组织增多、皮脂腺异常增大，致使鼻尖部肥大，形成大小不等的结节状隆起，称为鼻赘。毛细血管扩张更为明显，表面皮肤增厚，凹凸不平，挤压有白色黏稠分泌物溢出。

【组织病理】

1. 红斑期 真皮上部毛细血管扩张，血管周围淋巴细胞浸润。

2. 丘疹脓疱期 除红斑期病变外，尚可见毛囊内及其周围中性粒细胞浸润，或已形成脓疱。有的病例真皮内出现结核样结节。

3. 鼻赘期 棘层细胞轻度增厚，真皮胶原纤维增生，皮脂腺大小及数目增加，毛囊口扩张并充满角蛋白质物质。

【诊断要点】

根据本病多发生于颜面中部、各期典型症状、好发于中年人、无明显自觉症状、经过缓慢等，诊断不难。

【鉴别诊断】

本病应与痤疮、脂溢性皮炎、口周皮炎等疾病相鉴别。

【治疗】

治疗原则：寻找病因以中西医相结合分型辨证论治；针刺治疗；辅以西医相应的治疗和调整；予以相应的外治和物理治疗。

1. 中医治疗

［辨证论治］

①热毒蕴肤证

证候　鼻部、双颊、前额广泛红斑，或在红斑的基础上起丘疹，脓疱，局部灼热；舌质红，苔黄腻，脉弦数或滑数。

治法　凉血清热。

方药　凉血四物汤合黄连解毒汤加减。脓疱多者，加紫花地丁、蒲公英、金银花、连翘。

②肺胃热盛证

证候　口鼻周围皮肤起轻度红斑，且有淡红色丘疹或伴有少数脓疱；自觉瘙痒；舌质红，苔薄黄，脉滑数。

治法　清肺胃之蕴热。

方药　枇杷清肺饮加减。肺经热盛者，加鱼腥草、白花蛇舌草；脾胃湿热盛者，加薏苡仁、苦参、茵陈；痒甚者加白鲜皮、海桐皮。

③气滞血瘀证

证候　鼻尖部结缔组织和皮脂腺增殖，毛囊口扩大或囊肿、丘疹、脓疱，皮损呈暗红；舌质暗红，脉弦。

治法　活血，化瘀，散结。

方药　通窍活血汤加减。皮损明显增生者，加夏枯草、浙贝母、丹参；伴有脓疱者，加金银花、连翘。

［针灸疗法］　主穴取印堂、素髎、迎香、地仓、承浆、颧髎，配穴取大迎、合谷、曲池，进针后轻度捻转，留针 30 分钟，隔 2 天 1 次。

［外治］　丘疹脓疱期或鼻赘期时，可用三棱针刺破放血。

2. 西医治疗

（1）药物治疗

①四环素 0.25g，每日 4 次，连服 2 周后减为 0.25g，每日 2 次，共服 2 个月。

②甲硝唑 0.2g，每日 3 次，连服 1 个月（适用于蠕形螨感染有关者）。

③羟氯喹 0.2g，每日 2 次，连服 2 周后改为每日 0.2g，共服 2 个月。

④严重者可口服 13 – 顺维 A 酸，每日 1 ~ 2mg/kg，每日 2 次，连用 15 ~ 20 天。

（2）局部治疗

①洗剂：复方硫黄洗剂或 0.25% 硫化硒洗剂外用。

②霜剂：1% ~ 2% 甲硝唑霜、0.05% 维 A 酸霜外用。

（3）物理疗法：冷冻疗法如以液氮喷射病损区，每次持续 3 ~ 5 秒，冻融 1 ~ 2 次。

【预防与调摄】

1. 忌食辛辣等刺激性食物和肥甘厚腻之品，保持大便通畅。
2. 避免过冷、过热及不洁物等刺激；避免精神紧张。
3. 纠正胃肠道功能障碍和内分泌失调。

第三节 脂溢性皮炎

脂溢性皮炎（seborrheic dermatitis）是多发生于皮脂溢出部位的一种慢性表浅性炎性皮肤病。损害以颜面淡红或淡黄色斑片、上覆糠秕状鳞屑为临床特征。常自头部开始向下蔓延，伴有不同程度瘙痒，成人及新生儿多见。本病属中医学“面游风”、“白屑风”范畴。

【病因与发病机理】

1. 中医病因病机 本病是由于素体湿热内蕴，感受风邪所致。风热之邪外袭，郁久耗伤阴血，阴伤血燥；或平素血燥之体，复感风热之邪，血虚生风，风热燥邪蕴阻肌肤，肌肤失于濡养而致；或由于嗜食肥甘油腻辛辣之品，以致脾胃运化失常，化湿生热，湿热蕴阻肌肤而成。

2. 西医病因与发病机制 本病发病原因尚未完全清楚，主要是在皮脂溢出的基础上所引起的皮肤继发性炎症。推测是其皮脂成分变化，表皮脂质明显增多而游离脂肪减少，并出现表皮区皮肤菌群紊乱，如卵圆形糠秕孢子菌大量生长繁殖而侵犯皮肤所致；另外，大量增多的皮脂，通过原来存在于皮肤上的非致病微生物如痤疮丙酸杆菌的作用，分解游离脂肪酸，刺激皮肤引起炎症。此外，遗传因素、精神因素、饮食习惯、B族维生素缺乏、嗜酒等对本病的发生发展可能有一定的影响。

【临床表现】

本病好发于青年或新生儿。皮损多发于头皮，症状加重时可向面部、耳后、腋窝、上胸部、肩胛、脐窝、耻骨部及腹股沟等皮脂腺分布较丰富的部位发展。

因皮脂腺常开口于毛囊口，本病初发皮损常表现毛囊周围红色小丘疹。随病情发展，丘疹互相融合而成大小不等的黄色斑片，境界清楚，其上有油腻性鳞屑或痂皮。皮损损害的部位不同，其临床表现略有差异。

头部轻型损害为片状灰白色糠秕状鳞屑，基底稍红，轻度瘙痒；重者表现为油腻性鳞屑，呈地图状斑片，可伴有渗出和厚痂。严重者全头部被覆有油腻性厚痂，并可有臭味。额部、眉部损害呈红色斑片上有灰白色鳞屑或黄痂；耳后部可有糜烂、黄厚痂或皲裂；躯干部的损害为境界清楚的油腻性斑片，可融合，或倾向中心痊愈而成环状或多环状损害，类似于玫瑰糠疹之皮损；腋窝、乳房下、腹股沟、大腿内侧、外生殖器部的损害呈大片红斑、糜烂而似褶烂，或边缘呈类似体癣的环形，易伴发念珠菌感染。

婴儿脂溢性皮炎常发生在出生后 3 ~4 周，头皮局部或全部布满厚薄不等的油腻性的灰黄色或黄褐色的痂皮或鳞屑，常可累及眉区、额部、双颊及耳后等部位，无全身症状，微痒，一般于 3 ~4 周或数月内痊愈（图 27 –2）。

病程慢性经过，易反复发生。伴有不同程度瘙痒。严重者皮疹可引发全身，皮肤弥漫潮红，脱屑显著，称为脂溢性皮炎红皮病。

【诊断要点】

临床根据本病好发于成年或新生儿，常自头皮开始，多发于皮脂腺丰富的部位，损

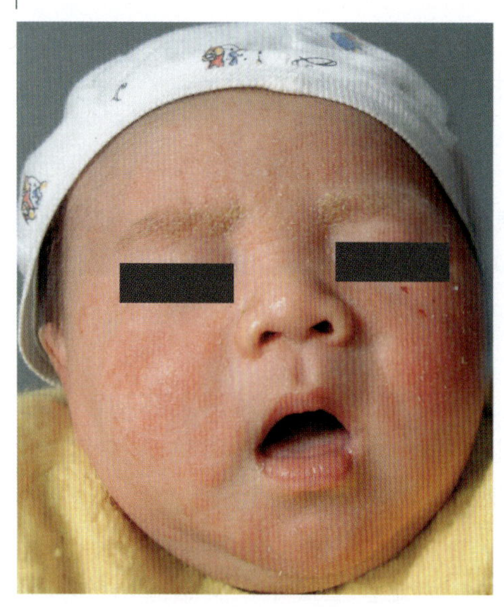

图 27－2　脂溢性皮炎

害为带油腻性鳞屑的黄红色斑片，可有不同程度瘙痒，病程慢性，易反复发作等特点可作出诊断。

【鉴别诊断】

头额部皮损应与头部银屑病相鉴别。躯干部的损害与玫瑰糠疹相鉴别，还应与湿疹、异位性皮炎、体癣等疾病相鉴别。

【治疗】

治疗原则：在调节饮食前提下，中西医结合、全身与局部用药并重，去脂、消炎、杀菌、止痒同治。

1. 中医治疗

［辨证论治］

①风热血燥证

证候　多见于干性，为黄红色干燥脱屑性斑疹，在头部有大量灰白色糠秕状鳞屑，头发干枯脱落；舌红苔少，脉弦滑。

治法　祛风清热，养血润燥。

方药　消风散合当归饮子加减。皮损颜色较红者，加牡丹皮、金银花、青蒿；瘙痒较重者，加白鲜皮、刺蒺藜；皮损干燥明显者，加玄参、麦冬、天花粉。

②肠胃湿热证

证候　多为皮脂分泌旺盛，皮损为红斑，表面有糜烂、渗液或灰黄色油腻性痂屑，味腥而黏，多发于腋窝、会阴等处；可伴瘙痒，口苦，纳差，便秘，小便短赤；舌红苔黄腻，脉濡数。

治法　健脾除湿，清热止痒。

方药　参苓白术散加减，糜烂渗出甚者，加土茯苓、苦参、马齿苋；热盛者，加桑白皮、黄芩。

［针灸疗法］　宜选用风池、风府，行平补平泻法；曲池、阴陵泉行泻法。点刺不留针，每日 1 次，连刺 1 周。

2. 西医治疗

（1）抗组胺药：赛庚啶 2mg，每日 3 次，口服；氯苯那敏 4mg，每日 3 次，口服。

（2）抗菌消炎药：适用于较重的病例，泼尼松 15mg，每日 2 次，口服；同时用红霉素或四环素 0.25g，每日 4 次，口服。

（3）B 族维生素：维生素 $B_6$20mg，每日 3 次，口服；维生素 $B_2$10mg，每日 3 次，口服；或复合维生素 B 片，每日 3 次，口服。

（4）局部用药：2% 酮康唑洗液或二硫化硒洗剂外用，主要用于头部，每周洗头 2 次；外搽 5% 硫黄霜等霜剂。

【预防与调摄】

1. 宜清淡饮食，多吃水果、蔬菜，避免多糖、多脂饮食，忌饮酒及食辛辣等刺激性食物。

2. 避免搔抓，不用刺激性强的肥皂洗涤。

3. 应注意生活有规律，保持充足睡眠，保持大便通畅。

第四节 多汗症

多汗症（hyperidrosis）是指局部或全身皮肤由小汗腺分泌的汗液异常增多的现象。在高温环境下或劳动时的出汗乃属正常生理现象。

【病因病理】

1. 中医病因病机 本病是由阳气虚弱，失于卫外，表虚不固引起；或因脾胃湿热，蕴蒸肌肤，迫津外溢所致。

2. 西医病因与发病机制 多汗症为异常生理反应，大多与神经系统功能障碍有关。亦可因局部交感神经损伤或异常生理反应，如精神紧张、情绪激动、焦虑烦躁，使神经冲动增多、乙酰胆碱分泌增多，导致小汗腺分泌过多汗液。或由于汗腺神经紧张增加，使它对正常温度的神经和非神经性刺激出汗的反应增加。还可发生于一些遗传性综合征，如 Spanlang – Tappeiner 综合征、Rillen – Day 综合征等。有时为某些疾病如甲状腺功能亢进、糖尿病等症状之一。

【临床表现】

本病有局限性及全身性两种。

1. 局限性多汗症 常见于手掌、足跖、腋下，其次为鼻尖、前额、阴部等，常始于儿童或青春期，25 岁后常可自然减轻。患者常伴有末梢循环障碍，如手足皮肤湿冷、青紫或苍白，易患冻疮等。足部多汗由于汗液蒸发不畅，致足底皮肤浸渍发白，伴足臭。腋窝部及阴部多汗时，由于该部位皮肤薄嫩，经常潮湿摩擦，易发生擦烂性红斑，伴毛囊炎、疖等。

2. 全身性多汗症 皮肤表面是湿润的，而且呈阵发性多汗；发生部位广泛，尤以汗腺分布丰富的部位，如头、面、手掌、足跖、会阴等处更为显著；汗液可呈点滴状不停地流滴，常浸湿衣被。由于某些疾病而引起的多汗，则有原发性疾病的临床表现。发热性疾病引起的多汗大多在退热时出现。结核病的出汗则在睡眠中大量出汗，称盗汗或夜汗。

【诊断要点】

根据好发部位及出汗过多的典型临床表现，可作出局限性和全身性多汗症诊断。

【鉴别诊断】

本病应与生理性出汗过多相鉴别。

【治疗】

治疗原则：局限性多汗症以局部用药收敛、控制汗腺分泌为主。全身性多汗症可采用镇静药、抗胆碱类药及中医辨证治疗。

1. 中医治疗

［辨证论治］

①表虚不固证

证候　畏寒，肢冷，自汗不止，多属全身性多汗；舌质淡，苔薄白，脉沉细而缓。

治法　固表止汗。

方药　玉屏风散加减。畏寒肢冷重者加桂枝、白芍；兼有肾阴虚者，加附子、五味子。

②湿热蕴阻证

证候　口渴而不欲饮，口淡乏味而黏，易烦易怒，四肢沉重或见关节疼痛，小便短少，女子带下；舌质淡红，苔白腻或黄腻，脉弦滑或沉缓。

治法　健脾，除湿，止汗。

方药　萆薢渗湿汤加减。出汗甚者，加麻黄、浮小麦、牡蛎；伴有关节酸痛者，加桂枝、秦艽。

［外治］

①明矾、葛根各 15～30g，研末煎汤，每日浸洗患部（适应手足）30 分钟左右。

②黄芪、葛根各 30g，荆芥 9g，煎汤先热熏后温洗 30 分钟左右，每日 1～2 次，适用于手足多汗症。

③麻黄根、牡蛎各 100g，研碎过 80 目筛，外擦患处。

［针灸疗法］　取鱼际、复溜、合谷等穴位施平补平泻法，留针 30 分钟，每日 1 次。

2. 西医治疗

（1）镇静药：氯丙嗪，口服，小儿每次 0.5～1mg，成人每次 12.5～50mg，每日 2～4 次。利舍平（利血平），口服，每次 0.125～0.25mg，每日 1～3 次。三溴片，口服，5 岁以下儿童，每次 0.3g，成人每次 0.3～0.9g，每日 3 次。苯巴比妥，口服，小儿每次1～2mg/kg，每日 2～3 次。对情绪性多汗症有效。

（2）抗胆碱能药物：阿托品，口服，小儿每次 0.01mg/kg，成人每次 0.3g～0.5g，每日 3 次；复方颠茄片，口服，成人每次 1～2 片，每日 2～3 次。普鲁苯辛片，口服，小儿每日 2mg/kg，分 4 次服，成人每次 15～30mg，每日 3～4 次。上述药均可适当应用，具有暂时性效果，但应注意其副作用。

（3）外用药：常用的局部止汗剂，如 0.5% 醋酸铝溶液，每日浸泡 1 次，每次 15～20 分钟；也可用 5% 明矾溶液或 5% 鞣酸溶液，用法同醋酸铝溶液。对掌跖部多汗症可外搽 3%～5% 甲醛溶液或 20%～25% 氯化铝溶液。

【预防与调摄】

1. 尽量减少精神紧张及情绪激动。

2. 对全身性多汗症要寻找原发性疾病，针对病因治疗。

第五节　斑　秃

斑秃（alopecia areata）是一种不知不觉发生的局限性斑片状脱发。其特点是脱发处头皮无炎症表现，脱发处光滑发亮，亦无任何自觉症状。斑秃也称圆形脱发，中医则称之为“油风”、“鬼剃头”。

【病因与发病机理】

1. 中医病因病机　中医认为肝藏血，发为血之余，肾主骨，其华在发。本病多因肝肾亏损，阴血不足，血为气之母，血虚则气虚，腠理不固，毛孔开大，风邪乘虚而入，风盛血燥，发失所养则发脱落。

2. 西医病因与发病机制　病因尚未完全清楚，目前多认为与自身免疫、精神因素、遗传因素等有关。大多数学者倾向于斑秃是自身免疫性疾病，其理由是：早期斑秃患者在脱发部位毛囊下端有淋巴细胞浸润；斑秃患者应用皮质激素可使脱发过程逆转，抗体消失；斑秃常与一些肯定的或可能的自身免疫性疾病并发；斑秃患者血清中发现抗自身组织的抗体；斑秃患者T淋巴细胞数明显减少。精神因素是诱发及促使病情加重的原因之一。遗传因素可能是发病原因之一，有10%～20%的斑秃病例有家族史。

【临床表现】

本病发病前可有精神过度紧张或精神创伤史。头皮突然出现圆形或椭圆形斑状脱发（图27－3），局部皮肤无炎症，平滑光亮，无自觉症状，脱落的毛发下端变细，毛球显著缩小，病情进展时周缘毛发松动易脱落，拔出时可见发干末端萎缩，且上粗下细如惊叹号（!）样。有的斑秃患者头皮可全部脱落，称全秃；有的甚至眉毛、胡须、腋毛、阴毛和毳毛全部脱落，称为普秃。有自愈倾向，但常可再发。病程可持续数月或更久，恢复期的新发呈纤细柔软黄白色毳毛状，逐渐变黑变粗恢复正常。

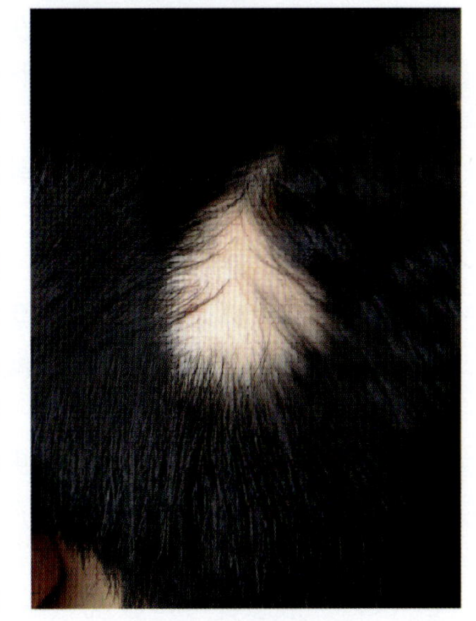

图27－3　斑秃

【组织病理】

斑秃早期可见毛囊上皮细胞变性，毛囊周围以淋巴细胞为主的慢性炎症浸润；以后退行期及休止期的毛囊数目增多，炎症细胞明显减少；皮脂腺无任何改变。

【诊断要点】

根据头部突然出现的圆形、椭圆形的脱发斑，局部皮肤无炎症，平滑光亮，无自觉症状即可诊断。

【鉴别诊断】

本病应与黄癣、假性斑秃、梅毒性脱发及秃发性毛囊炎相鉴别。

【治疗】

治疗原则：脱发期服用镇静剂，控制神经高度兴奋，必要时加用皮质类固醇激素；重在用中医辨证论治，调节免疫功能，改变局部血液循环，促进毛发生长。

1. 中医治疗

［辨证论治］

①血热风燥证

证候　突然出现脱发斑片，偶有头皮瘙痒或伴有头部烘热，心烦易怒，急躁不安；舌红苔薄，脉弦。

治法　凉血息风，养阴润燥。

方药　凉血消风散加减。风热者，加菊花、桑叶；失眠者加合欢皮、酸枣仁。

②气滞血瘀证

证候　病程长，头发脱落先有头痛或胸胁疼痛等症；伴失眠多梦，烦躁易怒；舌有瘀点、瘀斑，脉沉细。

治法　疏肝解郁，活血化瘀。

方药　逍遥散合桃红四物汤加减。

③气血亏虚证

证候　多在病后或产后头发呈片状脱落，并呈进行性加重，范围由小而大，毛发稀疏枯槁，触摸易落；伴唇白，心悸，气短懒言，倦怠乏力；舌淡，脉细弱。

治法　益气补血。

方药　八珍汤加减。若气虚较重者，加黄芪、党参；伴神志不安者，加酸枣仁、夜交藤、远志。

④肝肾不足证

证候　病程日久，平素头发焦黄或花白，发病时呈大片均匀脱落，甚或全身毛发脱落；伴头昏，耳鸣，目眩，腰膝酸软；舌淡，苔薄，脉细。

治法　滋补肝肾。

方药　七宝美髯丹加减。阴虚火旺、潮热遗精者，加知母、黄柏；肝肾阴虚者，加枸杞子、五味子、菟丝子。

2. 西医治疗

（1）一般患者可口服胱氨酸 100mg，每日 3 次；谷维素 20mg，每日 3 次，口服，同时内服或注射维生素 B_1、维生素 B_{12}。

（2）病情发展迅速、病情严重者可内服糖皮质激素，泼尼松每日 15～20mg，服 3～4周后，病情稳定有新发生长时，可逐渐减量，持续应用 2～3 个月，甚至要更长时间。

（3）局部治疗可选用 0.02% 盐酸氮芥酒精、5%～10% 斑蝥酊、10% 辣椒酊、30% 补骨脂酊等外用药外搽秃发区，每日 2 次；对顽固性难愈的小面积斑秃，可选用泼尼松或确炎舒松 A 混悬剂加等剂量的 2% 利多卡因，在秃发区常规消毒后做皮内或皮下点状注射，每周注射 1 次，3 次为 1 疗程。

【预防与调摄】

1. 劳逸结合，保持心情舒畅，睡眠充足。

2. 避免染发、烫发及剃发，以免损伤毛干，使脱发范围扩大。

3. 忌食辛辣、酒类等刺激性食物，保持大便通畅。

第六节　雄激素性脱发

雄激素性脱发（androgenetic alopecia）亦称男性型秃发、脂溢性脱发等，为雄性激素依赖的常染色体显性遗传性多变性疾病，其表现为头发密度进行性减少。中医称之为“蛀发癣”或“虫蛀脱发”。

【病因与发病机理】

1. 中医病因病机　本病主要由血热偏盛，导致风燥，进而耗伤阴血，阴血不能上潮巅顶，濡养毛根，毛根干涸，故发焦脱落；或者因脾胃湿热，脾虚运化无力，加之嗜食肥甘饮食，更能伤胃损脾，致使湿热上蒸巅顶，侵蚀发根，头发则出现黏腻而脱。

2. 西医病因与发病机制　病因尚未完全明了，但遗传因素是较肯定的因素。遗传的素质使头发对雄激素的生物学作用敏感性增加，当然雄性激素过多或对雄性激素敏感增加是主要因素。睾酮是男性循环中的主要激素，组织中的5α还原酶能使其转变为二氢睾酮，后者结合雄激素受体的能力比睾酮强5倍。研究者发现，在早秃患者的脱发部位二氢睾酮增加，可能与遗传素质还有5α还原酶异常有关。

【临床表现】

本病主要发生于20～30岁的男性，女性较少。男性脱发常从前额两侧发际开始，逐渐向头顶部扩展，前头与头顶部头发逐渐变得稀疏、纤细，终而大部分脱落。新生长的头发越来越细，柔软无力，失去光泽，脱发区皮肤光滑或仅遗留少许毳毛，前发线从两侧后退，因而前额变高，形成俗称的“高额”。也有部分患者从头顶部开始脱发，脱发区皮肤光滑或呈一片均匀、稀疏、细软的头发，最终头顶部毛发大部或全部脱落，但枕后及头部两侧毛发则基本保持正常。脱发的速度与程度因人而异，无明显自觉症状，仅发生头部脱发而胡须及其他处毛发不受侵犯。本病可有家族史。

【诊断要点】

根据病史及临床表现诊断不难。

【鉴别诊断】

本病主要与症状性脱发相鉴别，如产后脱发、系统性红斑狼疮、伤寒等。症状性脱发有原发病史，脱发往往是全头皮的毛发稀疏，无脂溢性皮炎的症状。

【治疗】

治疗原则：病程短者，采用一般辅助治疗及局部用药，以改善局部血液循环，促进毛发生长；病程长者，采用中药以健脾燥湿、养血祛风为主，还可采用西药对抗雄激素治疗。

1. 中医治疗

［辨证论治］

①脾胃湿热证

证候　平素喜食肥甘厚味，头发潮湿，状如油擦，甚则数根头发彼此粘连在一起，鳞屑油腻，呈橘黄色，粘着头皮，头皮瘙痒；舌质红，苔黄腻，脉细数。

治法　健脾祛湿，和营生发。

方药　萆薢渗湿汤加减。油腻甚者，加苍术、白术、茯苓；发短细软者，加茯苓、旱莲草、侧柏叶；仍有脱落者加透骨草、五味子。

②血热风燥证

证候　头发干燥，略有焦黄稀疏脱落，抓之则有白屑叠起，落之又生；自觉头部瘙痒，有时烘热；舌质红，苔薄黄，脉细数。

治法　凉血消风，润燥生发。

方药　凉血消风散加减。头发干燥甚者，加女贞子、鸡血藤、何首乌、当归；头风重者，加菊花、桑叶。

［针灸疗法］　主穴选用风池、百会、四神聪，脾胃湿热者配血海、足三里、大肠俞、内庭，血热风燥者配大椎、膈俞。用平补平泻法，留针30分钟。阿是穴周围围刺。

2. 西医治疗

（1）*一般治疗*：胱氨酸每日600mg，分3次口服；维生素B_6每日60mg，分3次口服；复合维生素B，每次2片，每日3次。

（2）*抗雄激素治疗*：螺内酯每日40～60mg，分2～3次口服；西咪替丁（甲氰咪胍）每日600mg，分3次口服。

（3）*局部治疗*：2%米诺地尔（敏乐啶）外搽脱发处，每日1次，并轻轻揉几分钟，2～4周为1疗程；2%～4%黄体酮酊搽患处，每日2次，需治疗半年左右。

【预防与调摄】

1. 嗜食肥甘厚味者，应适当调整饮食，少吃辛燥及油腻类食物，多吃蔬菜、水果之类，饮食以清淡而富有营养为佳。

2. 皮脂溢出多者，不要用碱性过强的洗发液洗头，洗头次数不宜过于频繁。

第二十八章　黏膜病

第一节　光线性唇炎

光线性唇炎（ actinic cheilitis）是常年过度日晒引起的一种唇部炎症反应，又名夏季唇炎、光化性剥脱性唇炎、日光性唇炎。本病属于中医“唇风”范畴。

【病因与发病机理】

1. 中医病因病机　中医认为本病多因湿热内蕴，郁久化火，火邪熏蒸而成。脾开窍于口，其华在唇，胃经环唇夹口。若过食膏粱厚味及辛辣之品，使胃内积热，热郁久而化火，上蒸于口唇则赤肿；火热盛则生风化燥而使唇部干燥、脱屑，临床表现为胃热化燥证。若饮食不节，湿热内蕴，上蒸于口唇则赤肿糜烂，临床表现为脾胃湿热证。

2. 西医病因及发病机制　本病与日光照射有密切关系，症状轻重与日光照射时间的长短成正比。多见于内服或外用含有光感性物质，再经日光照射致敏而发病。有些患者可于血中、尿中查出卟啉类物质。本病也有家族性发病病例。

【临床表现】

光线性唇炎主要累及下唇，表现为鳞屑、皲裂和肿胀（图 28 –1），也可出现黏膜白斑，甚至演变成鳞状细胞癌。临床上分为两种类型：

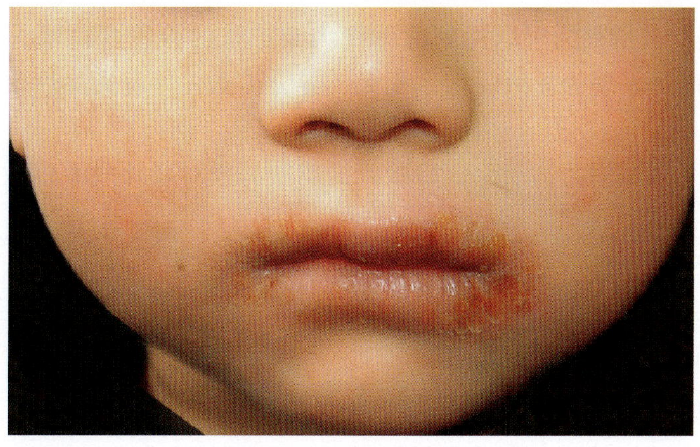

图 28 –1　急性光线性唇炎

1. 急性光线性唇炎 此型少见。发作前有强烈日光照射史，病变以下唇为主。表现为唇部急性肿胀、充血，继而糜烂，表面盖以黄棕色痂。继发感染后有脓性分泌物，并形成浅溃疡。轻者仅于进食或说话时有不适感；重者灼热和刺痛，妨碍进食和说话。

2. 慢性光线性唇炎 为隐性发病，或由急性患者发展而来。一般无全身症状。早期以脱屑为主，厚薄不等，鳞屑易撕去，不久又形成新的鳞屑。日久唇部组织增厚变硬，失去正常弹性，口唇表面出现褶皱和皲裂。自觉口唇干燥、发紧。长期不愈的患者，下唇黏膜失去正常红色，呈半透明象牙色，表面有光泽。进一步发展时表面粗糙，角化过度，出现浸润性乳白色斑块。组织学上若表皮细胞有异型改变，则应考虑为光线性白斑病，或光线性唇炎的白斑病型。最终可发展成疣状结节。部分黏膜白斑病可进一步发展成鳞状上皮细胞癌。

上述两型可混合存在。此外，尚可并发他处的日光性湿疹改变，也常合并有结膜炎、角膜炎等其他眼部症状。

【组织病理】

表皮角化过度、角化不全，棘层肥厚，真皮结缔组织嗜碱性变性，真皮以淋巴细胞为主的炎症细胞浸润。

【诊断要点】

疾病的发生发展与日光照射有关，皮损好发于下唇。唇部急性肿胀充血、糜烂或溃疡，以及反复脱屑，唇部组织逐渐增厚，失去正常的弹性。

【鉴别诊断】

1. 慢性接触性唇炎 接触性唇炎一般有明确的致敏物接触史，临床症状的程度与接触物的浓度、性质及接触的频率相关。斑贴试验多为阳性。

2. 盘状红斑狼疮 具有光敏性，在身体的其他部位可有典型的盘状红斑狼疮损害，下唇为主，可有糜烂结痂，中央可有萎缩并有鳞屑附着。必要时可做病理检查。

3. 扁平苔藓 常表现为斑片状损害，可上覆鳞屑、痂皮与皲裂等，其排列常成网状、花纹状或环状，而且其周围可见散在性紫红色、多角形的扁平丘疹。组织病理检查有诊断价值。

4. 腺性唇炎 其特征为可以见到腺体肥大及扩张的腺管开口部，可触及结节状的囊肿形成。组织病理表现为黏液腺增生肥大、导管扩张，伴有炎症性改变。

【治疗】

治疗原则：采用外用药物治疗，口服降低皮肤黏膜对紫外线敏感性药物，配合中医辨证治疗。

1. 中医治疗

［辨证论治］

①胃热化燥证

证候 口唇干燥，皲裂，出血，脱屑；兼有瘙痒，口干口苦，便秘；舌质红，苔黄。

治法 祛风清热，滋阴润燥。

方药 知柏地黄丸或当归丸加减。

②脾胃湿热证

证候 下唇部红肿，糜烂、结痂或溃疡；自觉灼热口干；舌质红。

治法 除湿清热、健脾和胃。

方药 萆薢渗湿汤或参苓白术散加减。

2. 西医治疗

(1) *全身治疗*：口服氯喹、复合维生素B、烟酰胺、对氨苯甲酸片或静脉注射硫代硫酸钠等。

(2) *局部治疗*：局部可使用5－氟尿嘧啶或咪喹莫特、较强的糖皮质激素、5－氨基酮戊酸光动力疗法。严重光线性唇炎的治疗可行唇红切除术，并送组织病理活检。二氧化碳激光切除也可用于此病的治疗。

【预防与调摄】

1. 寻找及去除可能诱发的因素，如唇膏、某些食物或药物。

2. 避免直接暴晒于阳光下，外出时可戴阔边帽、撑伞或涂防晒剂，如5%对氨基苯甲酸酒精液、3%奎宁或5%二氧化钛软膏等。

第二节 剥脱性唇炎

剥脱性唇炎（exfoliative cheilitis）是以唇红缘持续性脱屑为特征的慢性、浅表性、炎症性疾病。本病与中医记载的“唇风”相类似。

【病因与发病机理】

1. 中医病因病机 中医对本病的认识同光线性唇炎。

2. 西医病因及发病机制 本病原因不明。常伴有脂溢性皮炎、特应性皮炎、银屑病、维A酸治疗、经常性日光暴晒和习惯性舐唇。某些具有致敏物的唇膏、牙膏，有些含有抗生素或其他药品的漱口水，或某些食物（如咖啡、橘子汁、番茄汁等）或香料、纸烟等也可刺激而发生唇炎。念珠菌感染也是致病因素之一。情绪方面的变化也可能影响本病。

【临床表现】

本病损害多发生于下唇红缘，有时可波及上唇，偶可扩展至面部。炎症多起自下唇中部，表面结痂及有鳞屑。鳞屑脱落后露出鲜红发亮面，以后又逐渐发生鳞屑（图28－2）。唇红缘往往干燥而发生皲裂，易出血，伴疼痛与触痛。由于唇部干燥不适，患者经常用舌舐唇，甚至用牙咬唇，使干裂更加严重。病程为慢性，可持续数月至数年。

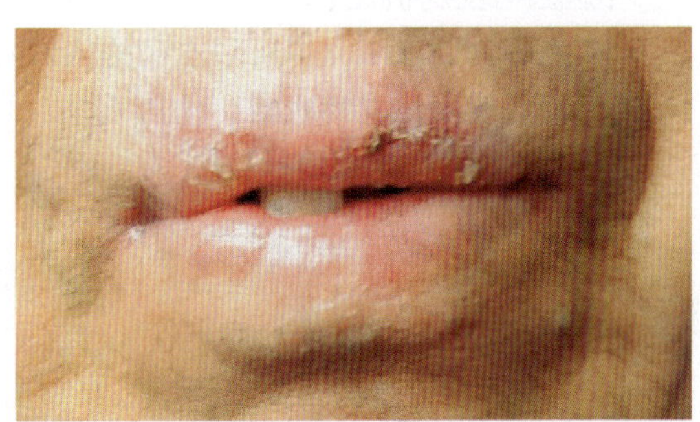

图28－2 剥脱性唇炎

【诊断要点】

根据病史、体征（唇红缘，特别是下唇红缘处反复发生鳞屑、结痂性损害）及临床症状可作出诊断。

【鉴别诊断】

1. 接触性唇炎 有明确的接触史，症状轻重与接触物性质、浓度、时间有关。斑贴试验常呈阳性。

2. 光线性唇炎 唇部干燥、脱屑性损害发生在暴晒阳光之后，每于夏季加重或诱发。

3. 腺性唇炎 可见到肥大的腺体和扩张的腺管开口部，有时可摸到囊肿形成的结节。

4. 盘状红斑狼疮 唇部盘状红斑狼疮亦可见鳞屑、结痂与皲裂等现象，但是仔细检查可见此损害边界清楚、毛囊口扩大以及萎缩性变化与毛细血管扩张。

【治 疗】

治疗原则：以局部治疗为主，配合中医中药治疗。

1. 中医治疗 同光线性唇炎。

2. 西医治疗 可选用糖皮质激素制剂、氧化锌软膏或1%硝酸银液烧灼，亦可酌情考虑X线局部照射治疗。

【预防与调摄】

1. 应该寻找及去除可疑的病因。
2. 注意口腔卫生，避免风吹或日晒等外界刺激。
3. 保持良好的精神状态，控制情绪变化。

第三节 腺性唇炎

腺性唇炎（cheilitis glandularis）又称唇黏液腺炎、脓肿性腺性唇炎，是下唇增厚、外翻，伴有唇部黏液腺增生、导管扩张和不同程度的炎症反应。本病同中医“茧唇”相类似。

【病因与发病机理】

1. 中医病因病机 中医对本病的认识同光线性唇炎。

2. 西医病因及发病机制 病因不明，可能是先天性，呈常染色体显性遗传。后天因素包括吸烟、日光损伤、口腔卫生不良、感染等。

【临床表现】

本病好发于下唇，而上唇、颊部及喉部黏膜可同时有肥厚的黏液腺。表现为唇部肿胀，上覆一层胶黏的薄膜。每当晨起时，上唇和下唇往往粘贴在一起。在下唇红缘及齿面部有多数界限清楚的黏液腺管口，像筛孔似地散布在黏膜的表面，用手指捏摸时，这些肿大的黏液腺有砂粒样感。患处有肿胀、绷紧感，有时有触痛和感觉过敏。临床上依症状及病变的程度分为两型。

1. 单纯型腺性唇炎 以黏液腺的增生和导管排泄孔的扩大为主，而无炎症症状。临床上见唇黏膜潮湿结痂，浸润肥厚处散在数个至数十个直径为2～4mm的黄红或黄色小结节，从两侧挤压唇部时，有“露珠状”黏液排出。多数无自觉症状。

2. 化脓型腺性唇炎 唇黏膜表面出现脓痂，且有肿胀和疼痛。可分为：

（1）*浅表性化脓性腺性唇炎*：炎症仅侵犯导管。唇部肿胀、疼痛，伴浅表性溃疡。表面结痂，痂下有脓性分泌物，除去痂后，露出红色湿润的基底。挤压时有透明或混浊的黏液从腺口排出。在慢性阶段，黏膜表面有时呈白斑病样改变。

（2）*深部化脓性腺性唇炎*：为唇部深在感染伴有脓肿和瘘管形成。脓肿反复发作并伴有疤痕形成，黏膜表面溃烂、结痂，唇部增大，有不同程度的疼痛和不适感。全身症状表现轻或不明显。

【诊断要点】

唇部，特别是下唇红缘伴有肥厚性黏液腺的炎症性改变时可明确诊断。

【鉴别诊断】

1. 光线性唇炎 唇部干燥、脱屑性损害与日光照射有关，每于夏季加重或诱发。

2. 接触性唇炎 有明确接触史，斑贴实验常呈阳性。

【治疗】

治疗原则：中西医结合局部及全身对症治疗。

1. 中医治疗 同光线性唇炎。

2. 西医治疗

（1）*全身治疗*：对于单纯性腺性唇炎可内服碘化钾1～2个月，或可见效。对炎症性、化脓性腺性唇炎加用抗生素。

（2）*局部治疗*：对于单纯性腺性唇炎局部可试用糖皮质激素软膏，有脓肿和瘘管时，应切开引流并使用抗生素。对肉芽增殖和纤维化的病例，可切除后整形。皮损内注射曲安西龙对部分病例有效。

【预防与调摄】

1. 注意口腔清洁卫生。
2. 寻找及排除可疑的原因。
3. 有恶变迹象时应手术切除，进行根治疗法。

第四节 复发性阿弗他口腔炎

复发性阿弗他口腔炎（recurrent aphthous stomatitis）是指发生于口腔黏膜的疼痛性、复发性、单发或多发性浅表溃疡，形态为圆形或椭圆形。病程有自限性，一般1～4周可愈。本病相当于中医的“口疳”、“口疮”。

【病因与发病机理】

1. 中医病因病机 《诸病源候论·口舌疮候》记载：“腑脏热盛，热乘心脾，气冲于口与舌，故令口舌生疮也。”又如《外科证治全书》记载：“有经年不愈者，有时愈时发者，皆原素食肥甘所致，食肥多热，食甘满中，其气上溢，生疳。”故中医认为本病系心脾积热，加之外感风热之邪，循经上攻，熏灼口舌而生疮；或因阴虚内热，虚火上炎口舌而成；或因脾虚湿困，湿郁久化热，热气熏蒸于口舌而发病。

2. 西医病因及发病机制 病因不清，很可能是一种受多因素影响的疾病。有人认为本病是免疫系统紊乱，导致免疫介导的上皮细胞损害。这种异常的免疫反应可以由创伤、缺铁性贫血、激素水平波动、精神压力、食物过敏、基因因素、HIV 感染和谷胶蛋白敏感性肠病等诱发。

【临床表现】

1. 皮损特点 皮损初为高起的丘疹或小疱，不久表面成灰白色，然后形成溃疡，周围绕以红晕，表面凹陷呈碟状，被覆有淡黄色纤维素膜，溃疡孤立或散在分布，愈后不留瘢痕。

2. 好发部位 溃疡最常见于颊黏膜，也可发生于唇黏膜、龈颊沟、舌、软腭及口咽。除口腔外，生殖器和直肠黏膜也可发生类似病变。

3. 自觉症状 局部自觉有灼痛感，重者有明显的疼痛，说话进食均受影响。

4. 病程 7～14 日，有自限性，可反复发作。

【诊断要点】

根据口腔黏膜有疼痛性、复发性浅表性溃疡诊断不难。

【鉴别诊断】

1. 发生于口腔的单纯疱疹 为小而浅的疱疹性或溃疡性病变，密集成簇分布，常常只有一片。若能做病毒分离，更能区别两者。

2. 白塞病 除口腔黏膜损害外，尚有眼及生殖器黏膜损害。常伴有结节性红斑、毛囊炎、血栓静脉炎等多种症状。针刺试验阳性。

【治疗】

治疗原则：以局部抗炎、减少疼痛及中医辨证治疗为治则。

1. 中医治疗

［辨证论治］

①心火上炎证

证候 口臭，疼痛，满口多处糜烂生疮，进食困难；伴恶寒发热，口干便秘；舌质红，苔黄或腻，脉洪大或数。

治法 清心泻火。

方药 竹叶石膏汤合导赤散加减。

②阴虚火旺证

证候 此型易复发，口舌生疮，时愈时发；伴低热，咽干口燥，五心烦热，失眠多梦；舌红苔薄白，脉细数。

治法 滋阴降火，养血清热。

方药 增液汤合四物汤加减。

③脾虚湿困证

证候　满口生疮；兼见面黄，纳差，乏味，胃脘胀痛，身倦乏力，大便时稀时干；舌质淡体胖嫩，苔白腻，脉滑或沉缓。

治法　益气健脾，行气化湿。

方药　参苓白术散加减。

［外治］　可外用锡类散、冰硼散等药物治疗。

2. 西医治疗

（1）*全身治疗*：可内服或注射维生素 B_1、维生素 B_2 及维生素 C 等。根据病情适当选用镇静止痛剂。秋水仙碱、氨苯砜、反应停及非甾体抗炎药对一些严重病例有一定疗效。发作频繁或病情较重者，也可用泼尼松每次 5～10mg，每日 3 次；或地塞米松 0.75mg，每日 3 次。

（2）*局部治疗*：局部早期应用超强效糖皮质激素的贴膜，可以明显减少疼痛和缩短治愈时间。局部应用镇痛药可以短暂缓解疼痛。

【预防与调摄】

1. 注意口腔卫生。
2. 发作期间应注意休息，避免过度紧张。
3. 忌食辛辣、酒等刺激性食物。

第五节　贝赫切特综合征

贝赫切特综合征（Behcet's Syndrome），又称为白塞病（Behcet's disease），是一种以口腔损害、生殖器溃疡、眼部病变为主要表现的综合征，可出现系统损害。相当于中医学所称的“狐惑病”。

【病因与发病机理】

1. 中医病因病机　本病多因肝、脾、肾不足，湿热蕴毒，循经走窜而发。

2. 西医病因及发病机制　病因不清，有证据表明是一种自身免疫性系统性血管炎。

【临床表现】

本病发病前可有发热、头痛、乏力、食欲不振和关节疼痛等前驱症状。

1. 复发性口腔溃疡　最早出现，几乎所有患者都可出现，是诊断的必要条件。表现为单发性或多发性米粒至黄豆大小疼痛性溃疡。好发于唇、舌、颊及齿龈。

2. 眼部损害　较晚发生，发生率为 50%～85%。主要表现为虹膜睫状体炎、前房积脓、结膜炎和角膜炎，偶有球后病变，可致盲。

3. 生殖器损害　发生率约 75%，好发生龟头、阴道、阴唇、尿道口、阴囊、肛门和会阴等处。

4. 皮肤损害　以结节性红斑多见，亦可有毛囊炎样损害、脓疱、疖、溃疡性脓皮病、痤疮样皮疹、迁移性血栓性静脉炎和多形红斑样皮疹。有 40～70% 可出现同形反应。

此外，本病还可出现关节症状、消化道症状、神经系统症状和心血管病变等。病情缓解与恶化周期性交替进行，呈慢性经过。

【实验室检查】

实验室异常多为非特异性，与相应内脏器官系统受累有关。活动期外周血白细胞轻度增高、血沉加快，血清黏蛋白增高、白蛋白降低，C－反应蛋白阳性，血清 α2 球蛋白和 γ 球蛋白增高。反复发作可出现贫血。

【诊断要点】

本病诊断以临床表现为主。根据 1990 年国际研究小组（ISG）诊断标准：①主要标准：复发性口腔溃疡。特发性口腔溃疡的发生由患者本人或医生观察，至少 12 个月内复发 3 次。②加上以下任意两项次要标准：复发性生殖器溃疡；眼损害；皮肤损害；针刺试验阳性。

【鉴别诊断】

本病应与硬下疳、软下疳、单纯疱疹、Reiter 综合征、急性女阴溃疡和复发性阿弗他口腔炎相鉴别。

【治疗】

治疗原则：本病中医辨证治疗，西医以平衡免疫、抗炎及局部对症治疗为治则。

1. 中医治疗

［辨证论治］

①湿热毒结证

证候　多见于急性发作期。目赤湿烂，刺痛难睁，视物不清，下肢红斑、结节，或外阴溃疡、口疮疼痛，亦可见毛囊炎、疖、蜂窝织炎而红肿热痛；舌红，苔黄腻，脉弦滑数。

治法　清热利湿。

方药　龙胆泻肝汤合五苓散加减。溃疡难愈者加天花粉、大黄；前房积脓者，加蒲公英、紫花地丁、茵陈蒿。

②肝肾阴虚证

证候　口、眼、外阴溃疡时轻时重，反复发作，缠绵难愈；兼有头目眩晕，月经不调，或遗经盗汗，腰膝酸软，五心烦热，口苦咽干；舌红少津或裂纹舌，苔少或无苔，脉细数。

治法　滋补肝肾，养阴清热。

方药　知柏地黄丸加减。目赤翳肿者，加杭菊花、旱莲草；溃疡反复难愈者，加西洋参、黄芪。

③脾肾阳虚证

证候　以久病不愈或体质虚弱者多见。皮疹以阴部溃疡为主，面积较大，反复发作；双目干涩发红，视物不清，皮疹色淡；伴面色苍白，气短懒言，体瘦纳呆，头晕目眩，五心烦热；舌淡红，少苔或无苔，脉弦细。

治法　扶脾补肾，益气温阳。

方药　四君子汤合金匮肾气丸加减。腰膝酸软者，加杜仲、枸杞、菟丝子；外阴溃疡日久不愈者，加黄芪、白蔹。

［外治］　口腔溃疡可外用锡类散、冰硼散；外阴溃疡可用苦参或黄连溶液湿敷。

［单方验方］　甘草泻心汤加减，对改善白塞病预后有一定作用。

2. 西医治疗　糖皮质激素和免疫抑制剂等可缓解症状。

（1）*糖皮质激素*：对控制血管炎、减轻急性炎症反应效果确切。一般每日给予泼尼松30～60mg，病情控制后减量，并维持一段时间。个别严重患者可考虑冲击疗法。

（2）*免疫抑制剂*：糖皮质激素效果不佳或减量时可联合应用。可选用硫唑嘌呤、环磷酰胺、环孢素等。

（3）*秋水仙碱*：对色素膜炎、关节炎、静脉炎疗效较好。每日0.5～1mg。

（4）*免疫调节剂*：可选用左旋咪唑、转移因子、胸腺素等。

（5）*局部治疗*：口腔溃疡局部可外涂糖皮质激素制剂，生殖器溃疡可用高锰酸钾溶液湿敷。

（6）*其他*：还可选用非甾体类抗炎药和抗凝疗法、反应停、低分子右旋糖酐等。

【预防与调摄】

1. 增强体质，注意劳逸结合，保持精神愉悦。
2. 清淡饮食，忌烟酒及辛辣发物。
3. 注意口腔清洁，以防损伤黏膜；经常清洗，保持外阴干燥。

第二十九章　皮肤肿瘤及癌前期皮肤病

第一节　皮肤良性肿瘤

一、痣细胞痣

痣细胞痣（nevus cell nevus）又称色素痣（nevus pigmentosus），系黑素细胞在局部积聚而成，为人类最常见的皮肤良性肿瘤。可在出生时即存在，但常在2岁后发生，进展缓慢，无自觉症状。根据初生时是否存在分为先天性及获得性色素痣两大类。中医文献称本病为“黑痣”或“黑子”、“黑子靥”等。

【病因与发病机理】

1. 中医病因病机　多因皮肤脉络失疏，浊气、瘀血聚结而成。

（1）血气各循其道，周流全身，脏腑、经络、四肢百骸等无不得以滋养。若风邪搏于血气，致使气滞血瘀，经络痹阻，遂生黑痣；或孙络之血，滞于卫分，阳气束结而成。

（2）肾中浊气熏蒸于面，阳气收束而致。

2. 西医病因及发病机制　病因不明，有人认为系常染色体显性遗传，患者常有家族史；有人认为与紫外线照射有关。其病理变化是黑素细胞在局部聚积而成。

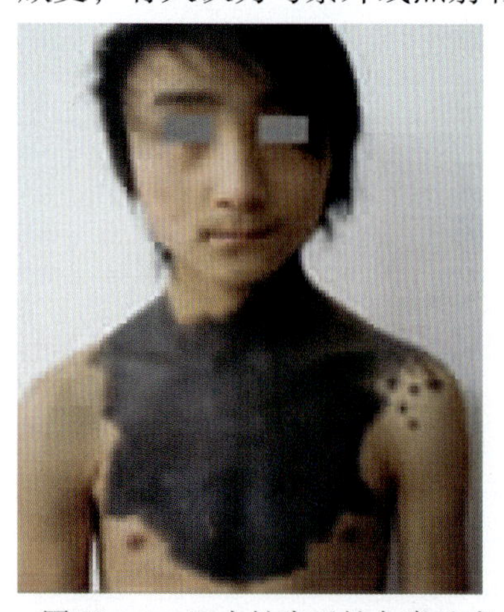

图29－1　巨大性先天性色素毛痣

【临床表现】

1. 先天性色素痣　出生时即有，一般较大，大多为直径1cm以上的黑褐色稍隆起皮面的斑块，有的面积很大，包括整个肢体，其上呈乳头状或颗粒状高低不平，可有多数毛发，称为巨大性先天性色素毛痣（图29－1）。无任何自觉症状。

2. 后天性色素痣　根据痣细胞在皮肤内的部位，病理上可分为交界痣、皮内痣、混合痣。

（1）交界痣（junctional nevus）：多在出生后发生，少有出生时即有。直径0.1～1cm，表面光滑，无毛，扁平或略高出皮面，呈淡棕、深褐或黑色。发生于掌、跖或外阴部的痣细胞痣，往往为交界痣。交界痣易发生恶变，恶变时，局部常有轻度疼痛、灼热或刺痛，周围发红，表面有结痂形成，或变成溃疡，或附近淋巴结增大，边缘处出现卫星小点。如损害突然增大、颜色加深，有炎症反应、破溃或出血时，应高度怀疑恶变。

（2）皮内痣（intradermal nevus）：成人较为常见，多见于头、面、颈部，不发生于掌跖或外生殖器部位，损害为半球形隆起丘疹或结节，或乳头瘤状，淡棕褐色或黑褐色，逐渐增大，其直径数毫米至数厘米，表面光滑或有蒂或含毛发。

（3）混合痣（compound nevus）：外观似交界痣，为高出皮肤表面的棕或黑色的斑丘疹，表面光滑或粗糙，可有毛发穿出。

【组织病理】

1. 交界痣　痣细胞呈巢状排列，位于表皮与真皮交界处的基底细胞层内，其形态类似于上皮样细胞，常含有大量黑色素颗粒，处于活跃状态。

2. 皮内痣　痣细胞多成立方形团块状，位于真皮浅层，其形态类似于淋巴样细胞，含黑色素很少，痣细胞相对地处于静止状态。

3. 混合痣　同时具有交界痣与皮内痣的特点。痣细胞位于表皮内与真皮内，在真皮上部者其形态类似于上皮样细胞，呈立方形，胞浆丰富；位于真皮深部痣细胞巢的痣细胞呈梭形，类似成纤维细胞，不含或含有很少的色素。

【诊断要点】

1. 皮肤褐黑色圆形小斑点，小者如黍，大者如豆，或略高出皮肤表面。

2. 多数自幼发生。

3. 不觉痛痒，多数长期无变化。

4. 结合组织病理可诊断。

【鉴别诊断】

1. 雀斑　多发于面部，褐黄色小斑点，密集分布，日晒后加深。组织病理可见基底细胞层中黑色素增多，无痣细胞。

2. 色素性荨麻疹　损害为棕黄色的斑疹或丘疹，皮肤划痕征阳性，组织病理可见肥大细胞。

【治疗】

治疗原则：一般不必治疗，对于小于 1.5cm 直径的先天性色素痣，可以长期观察。对先天性发生于手掌、足跖或外阴部的痣细胞痣以及巨大性先天性色素痣，有 1% 恶变的可能性，以切除为佳。对后天性发生在面部单个痣细胞痣有碍美容要求治疗者，可用外治法，如贯穿缝扎术及物理疗法去除。

1. 中医治疗

［外治］

①去疣饼：糯米 100 粒，石灰拇指大 1 块，巴豆 3 粒（去壳研）。放入瓷瓶密封 3 日，以竹签挑粟许点痣上。

②除痣膏：氢氧化钾 3g，糯米 26g，蒸馏水 10ml。先将氢氧化钾放入瓶中，加糯

米，再兑入水，静止几小时，呈糊状，挑少许点痣上。

③五妙水仙膏：少许点痣上。

［针灸疗法］ 采用火针法，取痣区阿是穴，常规消毒，依痣大小选用粗细适宜的针具（24～26号），在酒精灯上，将针尖烧红约2cm后，迅速刺入痣中心，深度视痣的种类不同而异。痣与皮肤相平，进针不宜超过皮下；痣高出皮肤表面，进针可稍深，均以不刺伤正常组织为度。刺后1周内勿接触水，以防感染。结痂后自行脱落，不可用手去揭。

2. 西医治疗

（1）手术切除：色素痣突然增大，颜色加深，周围发红，表面有结痂形成或脱屑，糜烂出血或变成溃疡，或附近淋巴结增大，或周围有卫星状小点等恶变体征时，应立即进行切除，并做病理。

（2）冷冻治疗：可采用液氮冷冻治疗。

（3）激光烧灼：应慎用。

【预防与调摄】

1. 色素痣切忌搔抓、手抠刺激，以免引起恶变。

2. 对于易受摩擦部位的如掌跖、腰围、腋窝、腹股沟、肩部等处的色素痣，应予以预防性切除，切除中应包括痣外0.5cm正常的皮肤，同时做病理检查。

3. 不能用药物腐蚀，如用硫酸、三氯乙酸、苯酚等。

二、血管瘤

血管瘤（hemangioma）为起源于中胚叶的先天性良性血管肿瘤，多见于婴幼儿，在出生时或出生不久即出现，以后随身体生长而缓慢增大，到一定程度后就不再增大，有的可自然消失。中医称之为“血瘤”、“血痣”、“赤疵”。

【病因与发病机理】

1. 中医病因病机

（1）先天禀赋不足，素体火旺，血不循经，溢于孙络，凝聚而成。《医宗金鉴》曰：“此患由先天肾中伏火，精有血丝，以气相传，生子故有此疾。”

（2）心火妄动，逼血沸腾，外受寒凉，相互凝结，显露于肌肤而成。明代《薛氏医案》曰：“心裹血而主脉……若劳役火动，阴血沸腾，外邪所搏而为肿者，自肌肉肿起，久而有赤缕，或皮俱赤者，名曰血瘤。”

2. 西医病因及发病机制 本病系胚胎期血管组织畸形发育所形成的良性肿瘤，是由残余的胚胎血管细胞发展而成的一种错构瘤。

【临床表现】

临床可分鲜红斑痣、单纯性血管瘤和海绵状血管瘤3种：

1. 鲜红斑痣（naevus flammeus） 又名毛细血管扩张痣或葡萄酒样痣，表现为一个或数个暗红色或青红色斑片，边缘不整，不高出皮面，表面光滑，压之退色（图29-2）。常在出生时出现，头、颈、面部多见，随着人体长大而面积增大。生于枕部、额部及鼻梁部者可在 2 岁前自行消退。

2. 单纯性血管瘤（hemangioma） 又称草莓状血管瘤，为紫红或鲜红色柔软扁平隆起，质软，压之退色，也可呈桑椹状或草莓状分叶小肿瘤（图 29－3）。多发于面部和头皮，创伤后易出血。通常在生后 1～3 个月发生，3～6 个月内迅速生长，1 岁内可长到最大限度，2～3 岁后停止发展，约 3/4 以上的患者 5～7 岁以内自行消退。

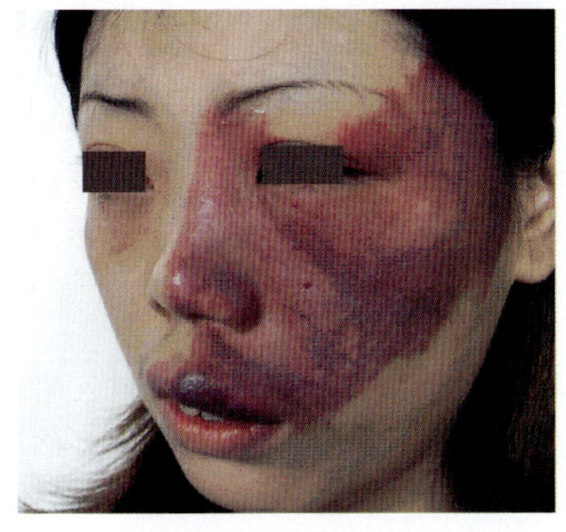

图 29－2 鲜红斑痣

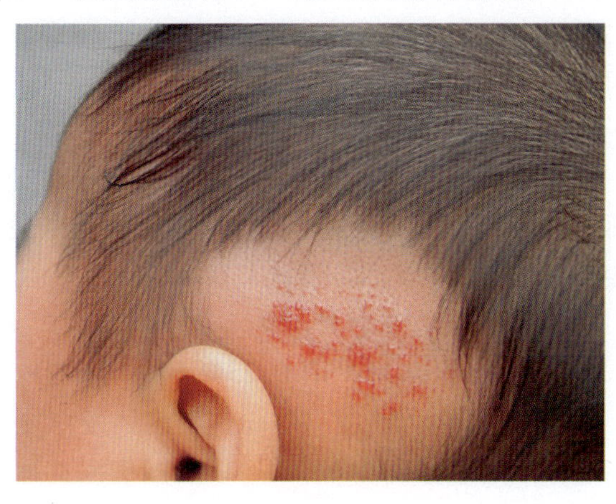

图 29－3 单纯性血管瘤

3. 海绵状血管瘤（cavernous hemangioma） 皮损为位于皮肤及黏膜下的一个或数个黄豆大、豌豆大至草莓大的结节，紫红色，位于深部者为皮色或紫蓝色，质柔软，状如海绵（图 29－4），指压后体积可以缩小。常在出生时或生后不久发病，好发于头、颈部。此型血管瘤可持续存在或不断增大，少数损害在数年内变小甚至消退。

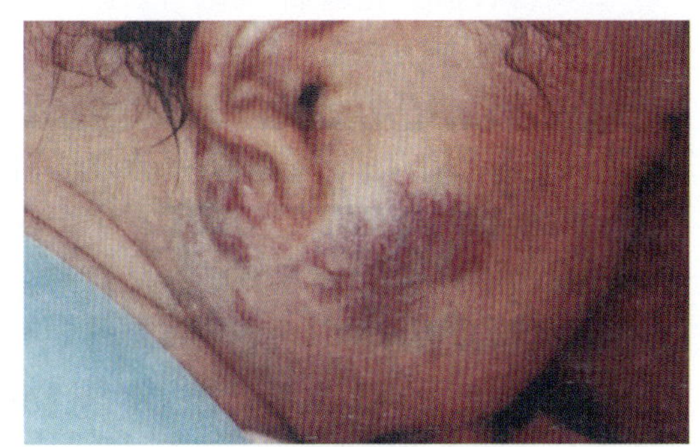

图 29－4 海绵状血管瘤

4. 混合型血管瘤 上述 3 型中，两者或三者同时存在。

【组织病理】

鲜红斑痣组织病理为真皮内毛细血管增多与管壁扩张，内皮细胞增生。单纯性血管瘤组织病理为毛细血管增生，婴儿期以血管内皮增生为主，细胞大而多层，管腔窄小或不清。海绵状血管瘤病理为真皮深层及皮下有多数、广泛扩张的薄壁、大而不规则的血管腔，形似静脉窦。

【诊断要点】

1. 鲜红斑痣 ①皮损为一个或数个淡红色或紫红色斑片，压之退色，外形不规则，表面平滑，部分可呈结节状或疣状增生。②出生时或生后不久即发，随年龄增长而扩大，颜色也逐渐加深。③中位性鲜红斑痣，多见于枕部、鼻梁部、前额眉间，不伴有其他畸形，2 岁前几乎全部自行消退。④侧位性鲜红斑痣，见于颜面或肢体一侧，可伴有某些器官的损害。

2. 单纯性血管瘤 ①紫红或鲜红色柔软扁平隆起，质软，压之退色，亦可呈桑椹状或草莓状分叶小肿瘤。②初发如帽针头至黄豆大，可逐渐增大，多为单个。③生后1～2个月出现，多发生于面部，亦可见于颈、胸、背等躯干部，部分患者5～7岁时自然或因外伤消退，消退后遗留瘢痕。

3. 海绵状血管瘤 ①生后即出现，病情随年龄而增长，达成年时即停止。②皮损为半球形结节，扁平隆起或分叶状肿瘤，界限清楚；质软如海绵，呈鲜红或紫红色，压之可缩小，去压后又复原。③好发于颜面、颈、项及头部，可恶性变，继发为血管肉瘤。

【治疗】

治疗原则：鲜红斑痣一般不需治疗，单纯性及海绵状血管瘤可观察数年至7岁，如不消退再进行治疗。过早治疗会遗留瘢痕和萎缩，但无法肯定一定会消退，故可采用一些治疗。

1. 中医治疗 以外治为主。

（1）局部注射：用0.25%利多卡因与消痔灵按1∶1.25比例配制，刺入瘤体0.3cm，缓慢注入药液3～5ml，待瘤体发白变硬为止，再将针头向深刺入0.2cm，然后向瘤体四周中分别注入1ml，以阻断瘤深部血液供给。纱布保护，7天后如瘤体未消退，再如此重复。1cm之内的瘤体2～3次可治愈，直径超过1.5cm者需治疗4～5次。

（2）药物外用

①五妙水仙膏：鲜红斑痣可酌情选用七仙膏。

②花蕊石散：花蕊石15g，南星、白芷、厚朴、羌活、没药、紫苏、轻粉、煅龙骨、细辛、檀香、乳香、苏木、蛇含石、当归各6g，麝香1g，共研细末，用于血瘤触破流血。

（3）火针法：适用于直径小的毛细血管瘤。局部消毒后采用大小适宜的针，在酒精灯上烧红针尖，快速垂直插入瘤体中央凸出部位0.1～0.2cm，随即拔针，外盖消毒敷料。一般小者1次即愈，不留瘢痕；大者每次刺2～3针，每周2次。

2. 西医治疗

（1）鲜红斑痣：可试用同位素^{90}Sr敷贴、液氮冷冻、氩离子激光器治疗，有一定疗效。脉冲染料激光有良效。

（2）单纯性血管瘤：小的可用脉冲染料激光、液氮冷冻、激光治疗、同位素敷贴或手术切除，大者用浅层X线治疗，均可达到满意疗效。

（3）海绵状血管瘤：瘤体较小的可手术切除，或用硬化剂局部注射；深而大的瘤体可使用放射治疗、浅层X线照射或激光，如钕钇铝石榴石（Nd∶YAG）激光疗效较好。对瘤体增长迅速，并伴有血小板减少者，可考虑短程皮质激素治疗，必要时采取手术切除，植皮。

【预防与调护】

1. 未治疗前保护好瘤体，防止碰伤出血。

2. 禁用或慎用剧毒药或强腐蚀药，以防中毒和出血不止。

三、瘢痕疙瘩

瘢痕疙瘩（keloid）为皮肤损伤后结缔组织过度增生所引起的良性皮肤肿瘤。中医称之为“锯痕证”、“蟹足肿”、“肉龟疮”等。

【病因与发病机理】

瘢痕疙瘩，多发生在特异素质的个体，皮肤外伤是常见的发病原因，种族、遗传、免疫等因素也与发病有一定关系。

1. 中医病因病机

（1）先天禀赋不足，素体特异，金刃、水火外伤或痈疽疔疮愈后，余毒未尽，复受外邪，湿热火毒搏结，气滞血瘀而成。

（2）先天营卫失和，各种外伤或外邪侵袭造成局部的气虚血滞，痰瘀互结，积聚肌肤而生。

2. 西医病因及发病机制

（1）体质因素：患本病者称瘢痕体质，属单基因遗传病，有时有家族史，呈常染色体隐性或显性遗传。这种体质有种族差异，有色人种较多发病。特异体质，机体免疫修复功能失常，对创伤愈合发生超常反应所致，这是该病的内因。

（2）外伤：创伤（如烧、烫伤）、接种、异物、虫咬、搔抓及某些炎症性皮肤病如痤疮、穿掘性毛囊炎或未被察觉的皮肤轻微擦伤等，在修复过程中，引起真皮内胶原纤维组织过度增生，这是该病的外因。

【临床表现】

在皮肤的外伤瘢痕处（有的无外伤史）发生超出原来范围的形状不一的圆或卵圆形坚硬而有弹性的隆起斑块，表面光滑，有时痒痛，天气变化时加重，并逐渐缓慢向四周扩张，呈蟹足状。早期红色、粉红色，周围有红晕，常有毛细血管扩张，日久变为暗红色或苍白色（图 29－5）。

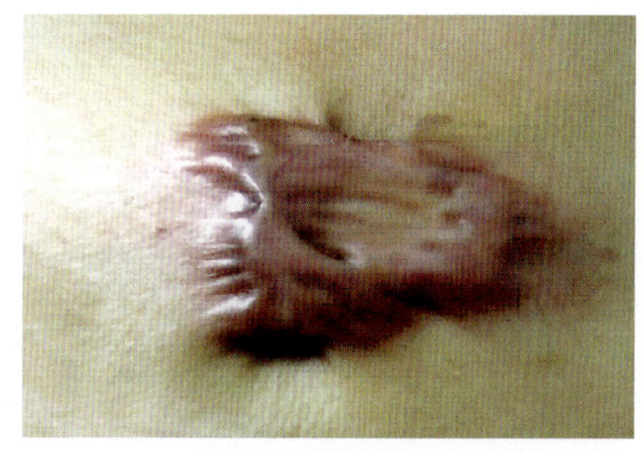

图 29－5 瘢痕疙瘩

好发于前胸、肩、背及四肢。皮损发展到一定程度可自行停止发展，部分病例，可自行消退。

根据病因，可分为特发性和继发性两种。特发性者无明显诱因，常于正常皮肤上发生，或由未被察觉的轻微擦伤或经搔抓而成。继发者多见于创伤、手术、烧伤、药物腐蚀或溃疡愈合后发生。

【组织病理】

在真皮内有大量胶原纤维增生，成透明化。浅层胶原纤维束与表皮平行排列，而深层胶原纤维束增生致密，排列成涡纹状，成透明化，真皮乳头因受压而变平，弹力纤维缺如，其间夹杂有血管和炎症细胞，没有包膜，临近附属器如毛囊、汗腺、皮脂腺被挤向一侧，逐渐萎缩。

【诊断要点】

1. 常继发于创伤、术后或化脓性损害如痤疮之后。

2. 损害为性质坚硬的扁平隆起，表面光滑，有弹性，形状不一，粉红色或暗红色，其范围超出原创伤疤痕范围，有时表面可见毛细血管扩张，或呈树枝状增生，呈不规则地向外周扩张延伸。

3. 好发于胸骨前区，其次为肩胛、背部及四肢受压迫部位，严重者可见多处皮损。

4. 自觉局部瘙痒、刺痛或知觉减退，发于关节处可影响关节功能。

5. 组织病理检查多见结缔组织增生，弹力纤维减少，附件被挤压而萎缩。

【鉴别诊断】

1. 肥厚性瘢痕（hypertrophic scar） 局限于原损伤部位，而瘢痕疙瘩侵犯邻近皮肤，超过原损伤部位。无蟹足状伸展，皮损经一年至数年后变平，而瘢痕疙瘩则持续存在。组织病理：瘢痕疙瘩胶原纤维透明化，呈不规则漩涡状排列，可见大量黏多糖沉积，成纤维细胞少及异物反应等可与肥厚性瘢痕鉴别。

2. 瘢痕结节病 本病发生于瘢痕部位，皮疹类似瘢痕疙瘩，但病理改变为上皮细胞聚集而成的结节（肉芽肿），可资鉴别。

【治疗】

治疗原则：抑制成纤细胞的增生，减少胶原合成，增加胶原降解，抑制过剩胶原沉积。但应避免破坏性治疗，禁用腐蚀剂，不主张单纯手术切除。

1. 中医治疗 以外治为主。

（1）*黑布药膏方*：外涂此膏需2～3mm厚，2～3天换药1次，用黑布或厚布盖上。以达到破瘀软坚的功效。

（2）*鸦胆子膏*：将药膏涂于患处2～3mm厚，不要触及正常皮肤，第1次隔48小时换药，以后可隔2～4天换药1次。

（3）*疤痕软化膏*：取少量中药粉加入氧化锌膏中混匀，外敷患处，3～4天换药1次。

2. 西医治疗

（1）*放射疗法*：镭疗或浅层X线照射疗效较好，适用于新发生柔软、压之退色而较小的皮损。

（2）*对特发性瘢痕疙瘩*：可行^{32}P、局部敷贴、^{90}Sr照射，可止痒并使皮损变软变平。

（3）*冷冻疗法*：对小面积皮损可用液氮冷冻治疗，每2～3周1次，治疗后局部注射曲安西龙或外用皮质激素封包。

（4）*皮损内注射疗法*：适用于小面积者，可用争光霉素、玻璃酸酶：①博来霉素2.5～5mg加1%盐酸普鲁卡因注射液1～2ml混合，每次选1～3点，注射于皮损基底或损害内，每3～5天1次。②玻璃酸酶50国际单位溶于20ml生理盐水或0.5%盐酸普鲁卡因溶剂，注射于皮损内或皮损基底部，可选1～3点分次注射，每3～5天1次。

（5）*糖皮质激素皮损内注射法*：是治疗本病的有效手段，可单独或与手术及其他疗法联合应用，皮质激素通过减少胶原合成和使胶原酶抑制物的水平降低，使胶原酶降解增加，而起治疗作用。常用2.5%醋酸泼尼松龙混悬液或0.1%曲安西龙加入0.5%盐酸普鲁卡因溶液，局部点状注入皮损内或基底部。目前常用曲安奈德（或倍他松磷酸二钠及二丙酸倍他米松的复合药，前者起效迅速，后者作用持久，注射量依病人年龄及皮损面积而定，一般每月注射1次，每次1ml）或曲安西龙混悬液（1～40mg/ml），对较大的损害，可局部注射于活动性的边缘，可制止进一步发展，一般1～2周注射1次，共3～4次。

（6）手术配合放射治疗：对于发生已久、硬而面积较大呈深红或红色者可先行外科切除，然后植皮，植皮后2周，再照射新皮与原皮肤的联合处（不照移植的新皮）。X线可抑制纤维组织增殖和新血管增生。

（7）维A酸外用：维A酸具有干扰成纤维细胞的DNA合成、抑制其增殖并阻止其合成胶原的作用。一般外用0.05%维A酸霜剂，每天2次外涂，连用数月。

【预防与调摄】

1. 瘢痕体质者应尽量避免一切外伤、搔抓等各种刺激以及皮肤感染。
2. 禁用单纯手术切除及腐蚀剂，避免疤痕扩大。
3. 少食辛辣刺激及鱼腥发物。

四、脂溢性角化病

脂溢性角化病（seborrheic keratosis）又名老年疣（senile wart）、基底细胞乳头状瘤，是一种常见于50岁以上的老年人的良性皮肤肿瘤。病因不明，其特点为淡褐色黑色的疣状物，上有油脂性角化鳞屑。病程发展缓慢，可长期存在，极少发生恶变。

【病因与发病机理】

1. 中医病因病机 本病多因先天禀赋不足，年老脏腑功能衰退，气滞血瘀，阻于肌肤，或阴血不足，肌肤失养所致。

2. 西医病因 病因尚不清楚，与常染色体显性遗传、日晒、慢性炎症刺激有关。

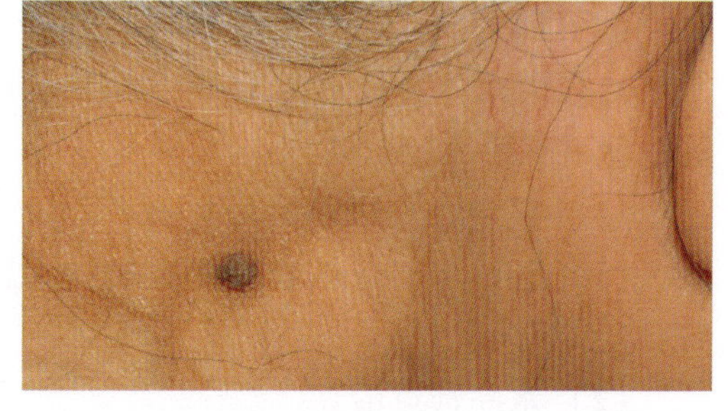

图29－6 脂溢性角化病

【临床表现】

初起损害为圆形或椭圆形的淡褐色、淡黄色，境界清楚的扁平斑疹，略高于皮肤，似扁平疣样，表面光滑或粗糙，有油脂性角化鳞屑，易于试去，不易出血，直径多不超过1cm，以后逐渐增大、变厚、数目增多（图29－6），色素变深。本病可单发，但大多数为多发，多见于中年之后，随年龄增大而发病增多。常无自觉症状，偶有痒感。好发于颜面、躯干或股部，尤其是颞部，除掌跖外，亦见于四肢其他部位。病程长达数年，呈良性经过，不自行消退，一般不发生恶变，偶有伴发鳞癌及基底细胞癌的报道。

【组织病理】

本病呈多样性，共同特点是角化过度、棘层肥厚和乳头瘤样增生，根据其增生的程度不同可分为棘层肥厚型、角化过度型、网状型（腺样型）、菌落型、刺激型、黑色棘皮瘤6型。肿瘤内常可见到数量不等的假性角囊肿，其损害下界平坦，并与两侧正常表皮位于一条直线上，增生的瘤组织由鳞状细胞和基底样细胞组成。

【诊断要点】

1. 好发于老年人，尤以50岁以上的男性多发，患者多伴有皮脂溢出增多。

2. 皮损为扁平疣状，略高出皮肤，圆形或不规则的椭圆形，孤立、散在，污黄、黄褐至黑色，质地柔软，表面稍粗糙，覆有油脂状薄屑，剥离后可见红润的基底部。

3. 好发于颜面，特别是耳前、颞部、颈部、手背、胸前、后背、前臂伸侧、股部等部位，无自觉症状或轻度痒感。

4. 组织病理：表皮过度角化，棘细胞层不规则肥厚，有乳头瘤样增生，表皮下界整齐，与附近正常皮肤的下界在一个水平线上，表皮突无向下生长倾向。上皮内有多数角质小囊肿，基底层有大量黑色素沉积。

【鉴别诊断】

1. 老年性雀斑样痣 本病位于日晒部位，故也称日光样雀斑样痣，为大小不等的浅褐色或深褐色斑，不高出皮面，与脂溢性角化病早期损害相似；但后者角化明显，略高出皮肤，可有脂溢性鳞屑。组织病理不同，可以区别。

2. 痣细胞痣 表面光滑，不呈疣状，无脂溢性鳞屑，组织病理可鉴别。

3. 日光性角化病 是一种癌前期皮肤病，多见于中年以上的成年人，且暴露部位多见。皮损初发类似脂溢性角化病，为扁豆大的圆形或不规则形非炎症斑片，质硬，微隆起于皮面，不久即发展为肥厚角化扁平隆起，表面干燥，覆有黄褐色或黑褐色鳞痂，与下面组织紧密粘连，强力剥去易出血，皮损单发。组织病理显示，表皮突向下不规则增长，有角化不良和不典型细胞，常见角化不全。

【治疗】

治疗原则：一般不需治疗，单发者可酌用外涂三氯醋酸，也可用冷冻、电凝、激光、微波或手术治疗。

1. 中医治疗 以外治为主。

（1）五妙水仙膏点治。用生理盐水清洗局部后，根据瘤体大小用药膏反复点治至疣体脱落即可。

（2）水晶膏点治。

2. 西医治疗

（1）30%～60%三氯醋酸溶液涂抹，较小的损害一般几次即可脱落。

（2）液氮冷冻疗法：用棉签蘸液氮，迅速涂于较小的皮损上，反复2次。治疗后可涂2%甲紫，以预防继发性感染。冷冻局部发白，数分钟后解冻肿胀，1～2天内局部发生水疱或大疱，此时可按冻伤处理，干燥结痂后，1～2周脱痂而愈。

（3）激光疗法：利用激光的热效应，使皮肤组织发生凝固、坏死、炭化和气化。

在老年皮损处常规消毒，用1%～2%的普鲁卡因或利多卡因作局部麻醉，再调试所需光束烧灼或切除损害。

（4）手术治疗是将单个比较大的疣体在局麻下进行切除，对黑棘皮瘤型应切除做病理检查，以区别黑色素瘤。

【预防与调摄】

1. 注意避免过度日晒。

2. 注意局部清洁护理，避免搔抓、摩擦，以防感染。

3. 饮食宜清淡，忌食辛辣刺激性食物。

五、皮脂腺囊肿

皮脂腺囊肿（sebaceous cyst）又称脂瘤，也称粉瘤（atheroma），是发生在皮肤和皮下的增生性和肥大性皮肤良性肿瘤。其特点为皮下结块，与皮肤粘连，上有黑头，易感染化脓，排出豆渣样物质，有臭味，多见于青年。中医称“粉瘤”。

【病因与发病机理】

1. 中医病因病机　素禀湿盛之体，又过食肥甘、油腻腥荤，脾虚不运，湿痰内生，蕴阻于皮肤之间，郁结不散，日久聚而成瘤。

2. 西医病因及发病机制　本病是由于皮肤皮脂腺管闭塞，皮脂排泄障碍、郁积而形成的囊性肿瘤。

【临床表现】

本病多见于青壮年，男女皆可患病，好发于头面、项背、阴囊、臀部等皮质腺丰富之处。在皮肤内有大小不一的圆形肿块，小如豆粒，大如鸡卵，质软而界限明显或突出于皮肤，与皮肤粘连，局部皮肤变薄发亮，中央有一针头大的黑色小孔，用力挤压，有粉渣样物溢出，略带臭味。若感染发炎则红肿热痛，继则化脓，脓中夹有粉渣样物质，如不彻底去除包囊，容易复发。

【组织病理】

组织病理呈囊肿性变化，囊肿壁由上皮细胞构成，该种上皮细胞无细胞间桥，也不角化，细胞内常有空泡。外围一层呈栅状排列。囊内充满无定形物质，是由皮脂物质逐渐分解而成。囊肿内还可有很多胆固醇结晶。

【诊断要点】

1. 本病多发于青壮年。

2. 常见于头面、项背、肩胛、臀部、阴囊，单个或多个。

3. 皮损为皮内有一肿物，小如豆粒，大如鸡囊，球形或半球形，质中等，境界清楚，高出皮面，略带黄色或青色，肿块多与表皮粘连，但可移动，中央有一针头大之黑色斑点，挤压有粉渣样物质溢出。

4. 一般无自觉症状，继发感染时局部红肿热痛、化脓。

5. 组织病理：由2～3层扁平上皮细胞组成囊壁，内含脂肪、角化物质及胆脂素。

【鉴别诊断】

本病应与脂肪瘤、皮肤纤维瘤、表皮囊肿相鉴别，化脓感染时，应与痈或蜂窝织炎鉴别。

1. 脂肪瘤 皮损为柔软的圆形肿块，体积较大者，通常有分叶，不与皮肤粘连，中央无小孔，可以移动，不会化脓。组织病理为脂肪组织。

2. 皮肤纤维瘤 皮损为皮内小结节，多发于四肢，以小腿或上臂最常见；顶部中心处皮肤表面无黑头粉刺，亦无扩大的毛囊孔。组织病理可鉴别。

3. 表皮囊肿 皮损为坚硬的皮下结节，表面皮肤没有黑头粉刺样小栓或扩大的毛囊口。病理检查可资鉴别。

4. 痈（有头疽） 好发于项背部，痈初起时在硬结的肿块上有一粟米状脓头，破溃后形如蜂窝，无粉渣样物质流出，发病前病变部无肿块存在，可资鉴别。

【治疗】

治疗原则：①西医对本病的治疗，一般以手术治疗为主，局部感染化脓时应切开引流。②中医则采取外治为主，结合内治，用腐蚀药使囊壁蚀净，防止复发。

1. 中医治疗 以外治为主，若出现粉瘤染毒，局部红肿热痛、化脓者，治以清热解毒化湿，方用五味消毒饮加减。

（1）感染时，红肿未溃，可用金黄膏或千捶膏外敷；脓成则十字切开排脓；溃后可先用七三丹以棉花或纱布蘸药塞入囊壁底部，使囊壁腐蚀脱落，再用红油膏、九一丹引流，最后用白玉膏生肌散收口。

（2）白降丹1份、熟石膏9份，先切开囊肿，排出豆腐渣样物后，用棉球饱蘸稀释的白降丹纳入囊腔腐蚀囊壁，待囊壁脱落后再用生肌散收口。

（3）火针法：将中粗针在酒精灯上烧至针尖端发红，对准瘤体中央黑点，迅速垂直进针至基底部（不论化脓与否），出针后，从针孔内挤出其内容物（粉渣样物或脓），再用消毒纱布包扎，一般针后3～6天针眼即愈合，瘤体消失。大多行针1次即效，无效可行第2次。

2. 西医治疗

1. 手术摘除囊膜，对于反复感染或体积较大者，应彻底清除囊膜。
2. 感染化脓时，切开排脓，并配合应用抗生素。

【预防与调摄】

1. 忌食辛辣刺激、油腻食品和甜食。
2. 肿块处不宜挤压，以免继发感染而化脓。

六、脂肪瘤

脂肪瘤（lipoma）是发生在真皮及皮下组织，由成熟脂肪细胞组成的良性肿瘤。其特点为皮下柔软的肿块，大小不同，形态各异，单发或多发。中医称之为“肉瘤”。

【病因与发病机理】

1. 中医病因病机 素禀脾虚痰湿内盛之体，情志内伤，肝郁气滞；或饮食不节，脾失建运，痰湿内生，痰湿、气滞结聚肌肤则成肉瘤。

2. 西医病因及发病机制　本病发病机理不明，肥胖、糖尿病、血清胆固醇升高的患者发生率较高；部分似乎与创伤有关，可由大的血肿传化而来。在大约2/3的患者中会发现克隆性染色体异常。家族性多发性脂肪瘤病，有遗传因素的参与。

【临床表现】

脂肪瘤可发生于任何年龄，以40～50岁女性多见，可单发或多发，皮损为皮下的圆形或分叶状、质地柔软、边界清楚、略有弹性、可以移动、大小不一的肿块。可因所含结缔组织的多少而硬度稍不同，表面皮肤正常，或略显青黄色，多无自觉症状，逐渐增大到一定程度后停止发展，如压迫神经可引起疼痛。皮损可发于任何部位，主要见于颈、肩、背、腹部、乳房、腋部、前臂、上肢、股部的皮下组织。临床上可见到几种特殊的脂肪瘤：①多发性脂肪瘤：又称脂肪瘤病。可有家族史，肿瘤较小，数目较多，可达数十至数百个，或成群融合成无痛性、形状不一的肿瘤，见于身体的任何部位，生长快时可有疼痛，偶可伴有神经、呼吸、消化系统的内脏肿瘤，女性多见。②颈部对称性脂肪沉积症：又名马德隆氏颈、肥颈病。好发于老年男性，在颈、枕、上背部发生弥漫性、分叶状、质地坚实的皮下肿块，呈披肩样分布。③先天性弥漫性脂肪瘤：生后即发现多发性脂肪瘤，呈弥漫性，位于一侧肢体或部分指（趾）关节，逐渐增大，质软，可伴发巨肢，或伴发弥漫性静脉血管瘤。此外尚有隆起状脂肪沉积（多发生臀部，俗称脂臀）、纤维脂肪瘤（含有相当多的结缔组织）、浸润脂肪瘤（无包膜脂肪瘤，出现在深层组织中，可达骨骼）等。

【组织病理】

本病为一层薄的结缔组织束形成的包膜，包着成熟的脂肪细胞，此种细胞大而透明，球形或多角形，胞质内有单个大脂肪空泡，核被推移至细胞周围，有些脂肪瘤内可伴毛细血管增生。

【诊断要点】

本病可分为单纯性及弥漫性两种。

1. 单纯性者为单个或多数球形、半球形、分叶状皮下柔软结节或包块，触诊有囊性感，栗子至鸡卵大，高出皮面或陷于组织中，可以移动，表面皮肤正常或略带青色，一般无自觉症状。生长缓慢，达一定程度即停止发展。有时可自行萎缩、钙化或液化，多见于成人。

2. 弥漫性者为皮下浸润包块或局限性扁平隆起，性质韧硬，无明显界限，好发于颈、项、前臂、腰、臀部。

3. 组织病理：肿瘤包绕有薄薄的结缔组织包膜，其内部为发育成熟的脂肪细胞，可伴有明显的血管增生。

【鉴别诊断】

1. 纤维瘤　脂肪瘤单发者应与纤维瘤鉴别。二者硬度不同，脂肪瘤软似面团，而纤维瘤硬似馒头，亦有弹性感；组织病理容易区别。

2. 皮脂腺囊肿　形似脂肪瘤，但囊肿中心有点状小黑窝可资鉴别。

3. 血管脂肪瘤 多发十数个至数百个、杏仁至核桃大小的皮下结块，成批发生时，可伴有发热、神疲乏力、关节疼痛等症状。

【治疗】

治疗原则：因本病无自觉症状，亦少见恶变。若不影响面容或功能活动时，单发的皮下脂肪瘤可以不必治疗；对于单发性、瘤体过大、有明显增长倾向或伴有疼痛者可行手术切除；对于多发性脂肪瘤或弥漫性者可试用中药治疗。

1. 中医治疗

［辨证论治］ 主要为痰凝气滞证。

证候 皮下肿块，质软如绵，位于皮里肉外，或圆或分叶，光滑能移，边界清楚，不痛不痒；常伴形体肥胖，困倦无力；苔薄白，脉弦滑。

治法 燥湿化痰，行气散结。

方药 海藻玉壶汤加减。

［中成药］ 小金片，每次4片，每日2～3次。散结灵，每次4片，每日2～3次。

［外治］

①巴豆3g，冰片5g，制草乌10g，生大黄、青木香、土鳖虫各15g，威灵仙30g，草果仁18g，炒莱菔子21g，炒苍术15g，各药研细和匀备用。用时取适量，用白醋和白酒（1∶2）调敷患处，2天换药1次。药干用上述酒醋湿润，疗程不限，病愈停药。

②消瘤膏：硼砂、阿魏各等份，麝香少许，共研细末，同大蒜捣烂成膏，外敷患处。

［针灸疗法］

①局部常规消毒，用毫针分别从四个方向沿瘤体根部刺入，深度根据瘤体大小而定，不能刺透，留针20分钟，隔日1次。肿瘤生于四肢者，针后用小竹板捆扎加压，效果更好。7次为1疗程，停2～4天，再行下一疗程，直至痊愈。

②散针刺法：从瘤块根盘周围横刺2～4针（大者可酌增），每刺1针需要穿刺对面，施以强刺激以麻木为度，再从块中直刺1～2针，使针达根部，留针加灸10～20分钟。

③攒针刺法：医者左手拇、食指固定瘤块，右手持三棱针，对准瘤块，从外到内频频针刺。不留针。

2. 西医治疗 手术切除，适用于单发、较大的或伴有疼痛的脂肪瘤。

【预防与调摄】

1. 避免过食鱼腥海鲜、辛辣肥甘食品，以防助湿生痰；饮食宜清淡，多食新鲜蔬菜、水果或豆制品。

2. 患处不可挤压，避免磕碰，以防染毒化脓。

第二节　癌前期皮肤病

一、日光性角化病

日光性角化病（solar keratosis），又名光化性角化病（actinic keratosis）、老年性角化病（Senile Keratosis），是人体暴露部位的皮肤癌前期病变，可发展为鳞癌。多见于中、老年皮色白皙者，男性多于女性。中医古籍无明确记载，可根据皮损的表现分别归属于"疣"、"湿脑"的范畴。

【病因与发病机理】

1. 中医病因病机　先天禀赋不足，后天脾胃失调，营血亏损，皮肤白皙，腠理不密，复因火毒侵犯肌肤而发；或脾虚不运，肝肾亏虚，复因光毒侵犯，痰瘀互结于肌肤而生。

2. 西医病因及发病机制　发病机理尚不十分清楚，一般认为日光、紫外线、放射线、砷剂、煤焦油产物、沥青等均可诱发本病发生；患者的易感性起决定作用。

【临床表现】

一般40～50岁时发病，男性多于女性。好发于暴露部位，如面颊、颞部、颈侧、耳、手背及手臂等处。

皮损初起为暴露部位皮肤上出现针头至数厘米大小散在性的斑疹或结节，正常皮色或淡红色，其上有干燥的黏着性鳞屑，边界不清，圆形或不规则形，或为色素斑、毛细血管扩张。日久皮损变成黄褐或黑褐色，表面干燥，角化显著，呈疣状增殖，甚至形成皮角样损害，有固于基底的硬痂，不易剥离。若强行除之，可见轻度出血。部分有炎症反应或出现糜烂、溃疡，继发鳞癌。

一般无自觉症状或有轻度痒感，有皲裂时可有局部疼痛。

【组织病理】

表皮角化过度伴角化不全，颗粒层消失，棘层肥厚和萎缩相间存在，肥厚部分显示不规则向下增生，棘层细胞排列紊乱，出现空泡变性，角化不良和部分细胞不典型性，核大深染，有核丝分裂相。基底膜常完整，在连接处基底细胞形成多数突起，真皮淋巴细胞浸润，胶原、弹力纤维肿胀变形。一般可分为肥厚型、萎缩型、色素型、原位癌样型、棘突松解型。

【诊断要点】

根据发病年龄、临床表现和组织病理学特征即可确诊。

【鉴别诊断】

本病应与脂溢性角化症、砷性角化病、盘状红斑狼疮等相鉴别。

【治疗】

治疗原则：以局部治疗、祛除病灶为主，或西医药物、物理、手术治疗，或中医外治；皮损泛发者，常需中西医结合、内外治并举，在中西医外治的基础上，辅以辨证论治。

1. 中医治疗

［辨证论治］

①血虚热蕴证

证候　皮损皮色或淡红色结节、丘疹，有干燥黏着性鳞屑；伴有痒感；舌质红，苔薄黄，脉细数。

治法　养血活血，凉血祛风。

方药　当归饮子加减。

②痰瘀凝结证

证候　皮损黄褐或黑褐色，表面干燥，角化显著，呈疣状增殖或有皮角；伴胸闷痰多；舌暗红，或有斑点，苔腻，脉滑或滑数。

治法　活血祛瘀，化痰软坚。

方药　桃红四物汤加减。

［外治］

①皮损数目较少者，用五妙水仙膏、鸦胆子油点治。

②皮损多发，以木贼草、香附、生牡蛎、蜂房煎水外洗。

2. 西医治疗

（1）皮损较少者，可选用液氮冷冻、激光、电灼、电干燥、手术切除等方法治疗。

（2）皮损泛发者则采用细胞毒性药物，如20%足叶草脂、5%的5－氟尿嘧啶、10%的5－氟尿嘧啶丙二醇等治疗。

【预防与调摄】

1. 避免阳光暴晒，使用防光剂有一定预防作用。
2. 经中西医治愈患者，应定期随访，观察有无复发。
3. 忌食辛辣刺激、鱼腥发物及光敏性食物。

二、黏膜白斑

黏膜白斑（Leukoplakia），又称癌前期白斑角化病（Precancerous leukokeratosis），是口腔或女阴黏膜发生过度角化而形成的白斑。根据发病部位不同，可分为口腔黏膜白斑和女阴黏膜白斑。前者以40～70岁年龄最为常见，男性多于女性；后者多见于中老年妇女，以肥胖者居多。中医古代文献无明确记载，根据临床症状可分属于“口疮”、“阴痒”、“阴疮”的范畴。

【病因与发病机理】

1. 中医病因病机

（1）心脾虚火：心神过劳，思虑过度，阴血暗耗，或恣食辛辣、油腻肥甘炙煿之品，致脾胃积热，久而化火、化毒，火毒循经上炎或下趋而发病。

（2）肝郁脾湿：七情内伤，肝郁化火，脾土被克，脾不健运，积湿生热，湿热下注阴户或熏蒸于口而生。

(3) 肝肾阴虚：房劳过度，肝肾阴液亏损，难以滋润口、女阴所致。

(4) 气血两亏：久病耗伤，气血两亏，口与阴户失其濡养而发。

(5) 脾肾阳虚：病程旷久或迁延不愈，肾阳虚不能温煦脾阳，火虚土衰，或脾阳久虚，进而损及肾阳而致肾阳虚，口和阴户不得温煦，寒湿凝结而发。

2. 西医病因及发病机制 病因尚不十分明确，可能与吸烟、牙残冠和残根、辛辣食品、局部卫生不良、白色念珠菌感染、女阴萎缩、硬化萎缩性苔藓等长期机械、化学、物理刺激有关。

【临床表现】

1. 口腔黏膜白斑 好发于口腔、舌、唇黏膜，也见于硬腭、齿龈和无牙的牙槽嵴等处。皮损初期为点滴状到小斑片微亮的乳白色斑及斑片，边界清楚，表面光滑，间有色素沉着而呈网状，晚期皮损可变厚，表面粗糙不平，间有糜烂、脱屑，如遇损伤则可溃破。一般无自觉症状，对局部刺激敏感。若除去局部刺激，多数可以消退，少数持久不消，甚至发生恶变。

2. 女阴黏膜白斑 常见于女性的阴蒂、小阴唇、大阴唇内侧，也可发生于原发性萎缩、硬化性萎缩苔藓样变、受损伤或完全正常的黏膜上。皮损为大小不一、不甚规则的白色或灰白色的肥厚性斑或斑片，数目一个或数个，表面光滑或粗糙，若发生裂隙或溃破则示有恶变。自觉有痒感。如有裂隙则出现疼痛。

【组织病理】

黏膜上皮发育不良，显示角化过度，有时有角化不全，颗粒层增厚，在角化不全处则变薄或消失，棘层不规则肥厚，表皮突轻度伸长与变宽，真皮上部有较密集的淋巴细胞和组织细胞浸润，并混有较多的浆细胞。部分黏膜白斑可出现不同程度的间变，表现为不典型增生，胞核大、不规则、深染、失去极性、排列紊乱，少数可发展为鳞状细胞癌。

【诊断要点】

根据发病年龄、部位、皮损，一般可作出诊断，必要时做组织病理学检查，以协助诊断。

【鉴别诊断】

1. 扁平苔藓 也常累及口腔，皮损为乳白色丘疹，可融合成网状，表面光泽而无角化粗糙，多伴有皮肤扁平苔藓。组织病理有特异性。

2. 口唇红斑狼疮 为边界清楚的红斑或灰白色斑，其上可有粘连性鳞屑或糜烂，有时皮损周围绕以紫红色晕，在颜面、耳轮等处有盘状红斑狼疮损害。组织病理及直接免疫荧光检查可以鉴别。

3. 白癜风 为色素脱失之白斑，边界清楚，边缘有色素加深，无角化肥厚，以黏膜以外的皮肤发病多见。

4. 萎缩硬化性苔藓 发于大小阴唇、肛周，皮损为边界清楚的淡白色损害，晚期出现阴唇、阴蒂萎缩，阴道口狭窄，部分患者伴有皮肤萎缩硬化性苔藓。组织病理有特异性。

【治疗】

治疗原则：以局部去除病灶为主，或西医药物、物理、手术治疗，或以中医外治；病情严重者，在外治的基础上辅以中医辨证论治。

1. 中医治疗

［辨证论治］

①心脾虚火证

证候　唇、颊、舌背、上腭等处乳白色小点，扩大融合成网状斑片，日久变厚，热、冷、辛辣刺激时感疼痛；伴心烦多虑，夜寐欠安，口干；舌红，苔少，脉细数。

治法　养阴清热，解毒安神。

方药　增液汤加减。

②肝郁脾湿证

证候　白斑或稍红，入夜阴户奇痒，抓破则红肿灼痛；伴胁胀作痛，口苦，喜太息，腹胀食少，情绪抑郁，便溏不爽，带下色黄；舌红，苔黄腻，脉弦滑而数。

治法　疏肝理脾，清热利湿。

方药　逍遥散加减。

③肝肾阴虚证

证候　外阴白斑，干燥、皲裂，分泌物少，自觉干涩，阵发性瘙痒；伴眩晕耳鸣，五心烦热，低热颧红，胁痛，腰膝酸软；舌红，少苔，脉细数。

治法　滋补肝肾，息风潜阳。

方药　归芍地黄丸加减。

④气血两虚证

证候　白斑色淡枯萎，痒轻；伴神疲乏力，气短懒言，面色淡白或萎黄，头晕目眩，唇甲色淡，心悸失眠；舌淡，苔薄白，脉弱。

治法　补益气血。

方药　八珍汤加减。

⑤脾肾阳虚证

证候　白斑粗厚，色泽枯白或枯萎，喜热怕冷，瘙痒不适；伴畏冷肢凉，面色㿠白，腰部冷痛，久泄久痢，或完谷不化，或浮肿尿少；舌淡胖，苔白滑，脉沉迟无力。

治法　温肾健脾，活血散坚。

方药　二仙汤合理中汤加减。

［外治］

①中药外洗，如选用地肤子、蛇床子、白鲜皮、苦参等煎水外洗，适用于发病初期、局部瘙痒者。

②药散外扑或吹口，如青吹口散、养阴生肌散等，适用于局部糜烂、溃疡者。

③膏剂外搽：如治白一号膏，适用于白斑肥厚者；治白二号膏，适用于白斑皲裂、溃破者。

［针灸疗法］

①体针疗法：循经取穴太溪、三阴交、会阴，邻近取穴曲骨、长强、阿是穴。虚证用补法，实证用泻法，针刺得气后留针 30 分钟，2 日 1 次。

②耳针法：取神门、外生殖器、肺、内分泌。针后留针 30 分钟，其间行针3～6次，2 日 1 次。

③穴位注射：主穴取横骨、会阴，配穴取血海、神门。以 5% 地丁注射液，针刺得气后，每穴位注射 1～1.5ml，日 2 日 1 次。

2. 西医治疗　一般不需处理。若能确诊为有癌变倾向者，则可采用电凝固、液氮冷冻、激光疗法，必要时以手术切除。

【预防与调摄】

1. 注意口腔、女阴卫生，尽量避免局部不良刺激，如吸烟、辛辣、腐蚀性药物、搔抓等。

2. 定期观察随访，积极治疗口腔、外阴、阴道炎症。

第三节　恶性皮肤肿瘤

一、Bowen 病

Bowen 病（Bowen's disease），亦称原位鳞癌（Squamous Cell carcinoma in situ），为一种早期皮肤原位癌。任何年龄均可发病，以 60 岁以上者多见，男性多于女性。中医古代文献无明确记载，现归属于“癌疮”的范畴。

【病因与发病机理】

1. 中医病因病机

（1）湿热毒盛：情志内伤，肝郁气结，痰湿凝聚，日久化热化毒，蕴结肌肤而发。

（2）气虚血瘀：病久气虚，气能行血，气虚则推动无力而血瘀，瘀血凝结不散而生。

（3）肝肾阴虚：房劳过度，肝肾阴虚，相火妄动，肝经血燥，火邪郁结，阻塞经络而致。

2. 西医病因及发病机制　发病原因尚不十分清楚。一般认为，长期日光暴晒、接触砷剂等可能是本病的重要病因。芥子气吸入、PUVA、紫外线、HPV12 感染、HPV13 感染、HPV34 感染、遗传、外伤等与本病的发生有一定相关。

【临床表现】

本病好发于颜面、躯干及四肢远端，亦可累及口腔、女阴、龟头、肛门、泌尿道和眼等处黏膜。

皮损初为孤立的淡红色或暗红色丘疹，表面有少量鳞屑或结痂，边界清楚，圆形或不规则形。少数为多发，分布散在或密集。逐渐增大，常融合成数毫米至十余厘米不等的斑块。表面常有鳞屑、结痂和渗出，除去鳞屑和结痂，可露出暗红色颗粒状或肉芽状湿润面，很少出血或不出血。部分皮损亦可为不规则隆起或结节状。口腔黏膜损害可为点状、线状或不规则形斑疹，乳白色或呈息肉样增厚，偶有糜烂。女阴损害多位于皮肤黏膜的交界处或皮肤上，为白色、红色或棕色斑片，表面粗糙不平，逐渐增大，各处皮损若有糜烂或破溃应注意恶变。

一般无自觉症状，少数有不同程度的瘙痒。病程缓慢，自数年至数十年不等。

绝大多数患者可终身保持其原位癌状态，但有 20% ~30% 的患者可演变为浸润癌，部分患者可出现内脏肿瘤。

【组织病理】

表皮角化过度，常有角化不全，棘层肥厚，表皮突增宽并延长，基底膜完整。表皮内细胞排列紊乱，呈高度不典型性，大小形态不一，核大而深染，有异常核分裂，常见瘤巨细胞。少数表皮细胞角化不良，表现为细胞大而圆、胞浆呈均质性强嗜伊红性、核染色质深。真皮上部伴慢性炎症细胞浸润。

【诊断要点】

根据典型皮损表现，结合组织病理学检查，本病不难诊断。

【鉴别诊断】

本病有时应与浅表基底细胞癌、银屑病、慢性湿疹、Paget 病、光化性角化病、三期梅毒等相鉴别。

【治疗】

治疗原则：本病以局部治疗、去除病灶为原则；皮损泛发者可采取中西医结合治疗，在局部中医或西医治疗的基础上，配合辨证施治，以提高疗效。

1. 中医治疗

［辨证论治］

①湿热毒盛证

证候　皮肤或黏膜持久性红斑，表面结痂，粗糙不平，或糜烂流滋或溃破流脓；伴大便秘结，小便黄；舌红，苔黄腻，脉滑数。

治法　清热利湿，解毒散结。

方药　五神汤合萆薢渗湿汤加减。

②气虚血瘀证

证候　病程日久，皮损暗红不鲜，痂皮干燥；伴面淡而暗，身倦乏力，少气懒言，口渴咽干；舌淡紫，或有瘀斑，脉沉涩无力。

治法　益气活血，扶正祛邪。

方药　八珍汤加减。

③肝肾阴虚证

证候　病程日久，皮损结痂干燥；伴眩晕耳鸣，五心烦热，低热颧红，腰膝酸软；舌红，少苔，脉细数。

治法　滋补肝肾，理气散结。

方药　六味地黄汤加减。

［外治］

①中药外洗：如生大黄、露蜂房、三棱、莪术、野菊花、蒲公英、桔梗等，煎水外洗。

②中药散剂：如千金散、砒矾散、倍枣散等外用。

［针灸疗法］

①体针疗法：主穴取肺俞、脾俞、曲池、合谷、足三里、三阴交，配穴取大肠俞、胃俞、风池、血海、绝骨等。每次选4～5穴，用泻法或补泻兼施，每日1次。

②穴位注射：取肺俞、足三里、曲池、丰隆、风门及病变部位经络之穴。每次取2～3穴，选用维生素 B_{12} 100μg 或异丙嗪 25mg 或 0.25% 普鲁卡因溶液穴位注射，2日1次。

2. 西医治疗

（1）首选手术切除，其他也可采用冷冻、微波、激光、电灼、浅X线或 ^{60}Co 照射等。

（2）可局部外用1%5－氟尿嘧啶丙二醇、0.7%斑蝥素丙酮明胶混合液等。

【预防与调摄】

1. 避免日光过度暴晒及各种射线、化学药物的长期接触，及时治疗皮肤慢性炎症或慢性溃疡。

2. 保持局部清洁，防止感染的发生。

二、Paget 病

Paget 病（Paget disease）又称湿疹样癌（eczematous carcinoma），是一种临床上表现以湿疹样皮损、组织病理上表皮内有大而淡染的异形细胞（Paget 细胞）为特点的特殊类型癌，可分为乳房型和乳房外型两种类型。中医古代文献无明确记载，根据临床表现可归属于“癌疮”、“乳疳”的范畴。

【病因与发病机理】

1. 中医病因病机

（1）肝脾湿热：情志内伤，饮食不节，肝气郁结，脾失健运，湿邪内生，蕴湿化热，湿热内蕴，外溢肌肤而成。

（2）瘀痰阻络：情志内伤，肝郁气滞，气滞血瘀，脾虚生痰，瘀痰循径，阻络而发。

（3）正虚邪恋：肿块溃破，脓腐排泄，日久肝肾脾胃均损，气血衰败，以致局部溃烂，肉芽不鲜，全身消瘦、低热。

2. 西医病因及发病机制　病因不清，目前多认为可能是起源于乳腺导管及顶泌汗腺导管开口部位的原位癌，向内侵入乳腺形成乳癌，向外侵入表皮，形成皮肤损害。

【临床表现】

1. 乳房 Paget 病　几乎均发于女性，平均发病年龄为55岁，男性极少见。一般发生于单侧乳房和乳晕部，皮损初为鳞屑性红斑或斑块，边界清楚，触之硬结样，常有湿疹样改变或表浅糜烂、渗液或结痂，浸润明显，偶可伴有血性液体溢出。病程慢性，皮损逐渐扩大，边缘略隆起，累及乳晕周围的皮肤，可形成溃疡和乳头回缩，常伴发乳腺癌，可有腋窝淋巴结转移。自觉瘙痒或轻微灼痛。

2. 乳房外 Paget 病 以女性为多。发病年龄较乳房 Paget 病大。好发于肛门生殖器部位，如女阴、阴囊、会阴、肛周，亦可见于含顶泌汗腺的腋窝等非生殖器部位。皮损初为红色斑片或斑块，边界清楚，表面糜烂、渗出、结痂。皮损较乳房 Paget 病大，多为单发。自觉有瘙痒或疼痛。可伴有皮肤附属器腺癌、内脏恶性肿瘤、泌尿生殖系统及消化系统的肿瘤。

【组织病理】

早期表皮棘层肥厚，表皮突延长，晚期则表皮变薄变平，常有表皮缺损及渗出，真皮内有慢性炎症细胞浸润。特征性的病理变化为表皮内出现 Paget 细胞，早期少数散在，晚期则多密集。周围表皮细胞挤成圆状，基层细胞挤成细带状。Paget 细胞体积大，圆形或椭圆形，无细胞间桥，胞核大，胞浆半突淡染或呈空泡状，PAS 反应阳性。

【诊断要点】

根据发病部位、年龄、皮损表现，结合组织病理检查可确立诊断。

【鉴别诊断】

1. 湿疹 多形皮损呈对称性分布，边界清楚，反复发作，瘙痒明显，按湿疹治疗有效。组织病理学检查无 Paget 细胞。

2. Bowen 病 可发生于任何部位的皮肤或黏膜。组织病理检查有角化不良及多核巨细胞，无 Paget 细胞。

3. 乳头侵蚀性腺瘤病 早期与 Paget 病相似，但晚期乳头呈结节状肿大。组织病理可见从表皮向下伸展的不规则扩张管状结构。

【治疗】

治疗原则：以局部治疗为主，去除局部病灶为原则。西医局部治疗配合中医辨证施治和外治。

1. 中医治疗

［辨证论治］

①肝脾湿热证

证候 局部红斑、糜烂、渗出、结痂，瘙痒相兼；伴胁胀、腹胀，口苦微干，恶心，大便不畅；舌红，苔黄腻，脉弦滑数。

治法 清热利湿解毒。

方药 龙胆泻肝汤加减。

②痰瘀阻络证

证候 局部结块明显，色泽暗褐，自觉疼痛；伴头昏肢软，腋窝、股内臖核肿胀；舌暗红或有瘀斑、瘀点，苔黄腻，脉滑数或涩。

治法 活血化痰，软坚通络。

方药 桃仁四物汤合香贝养营汤加减。

③正虚邪恋证

证候　肿块溃破以后，长期渗流脓血，不能愈合，疮面色暗不鲜，胬肉翻花；伴低热，神疲乏力，气短懒言，消瘦；舌淡红或暗红，苔白或无苔，脉沉细。

治法　补益气血，解毒化瘀。

方药　归脾汤加减。

［外治］

①中药外洗：如马齿苋、黄柏、苦参、白鲜皮、枯矾等煎水外洗，适用于局部糜烂、渗出时。

②中药散剂：如青黛散、鹿角散、珠红散，调麻油外涂，适用于局部糜烂、渗液减少后。

③中药膏剂：如藜芦膏、黑布膏外涂，适用于局部无渗液糜烂的皮损。

2. 西医治疗　手术治疗为主。乳房 Paget 病可根据病情选用单纯乳房切除术、改良乳癌根治术；乳房外 Paget 病的损害进行广泛深切除以免复发。

【预防与调摄】

1. 注意皮肤护理，早发现、早治疗，定期复查，以防复发。

2. 忌食辛辣鱼腥发物。

三、基底细胞癌

基底细胞癌（basal cell carcinoma）是一种起源于表皮及其附属器基底细胞的恶性上皮肿瘤。很少发生转移，主要发生于老年人，男女发病无明显差异。本病属中医“癌疮”的范畴。

【病因与发病机理】

1. 中医病因病机　内因情志不畅，肝脾两伤，气郁血瘀，痰凝湿聚，结滞肌肤；外因风湿热邪侵袭，内外合邪，湿热相蕴，日久化毒，毒蚀肌肤而发。

2. 西医病因及发病机制　病因尚不明确，发病可能与长期日晒、大剂量 X 线照射、烧伤、瘢痕、砷剂等致癌因素有不同程度的关系。

【临床表现】

本病好发于暴露部位，特别是颜面部，损害常单发，形态多样。临床上常分为以下 5 型：

1. 结节溃疡型　最多见，损害常为单个，好发于颜面部，特别是颊、鼻唇沟、额和眼睑等处。初起为半透明的“珍珠样”小丘疹，肉色至淡红色，质较硬，表面光滑，常见扩张的毛细血管，以后缓慢扩大，中央凹陷，边缘隆起，最后形成溃疡。由于溃疡不停地侵蚀周围组织，呈参差不齐和破坏性外观，故称之侵蚀性溃疡。溃疡可破坏眼、鼻，甚至穿通颅骨，侵及硬脑膜或大量出血而导致死亡。

2. 表浅型　损害常为多发，常发生于躯干部，特别是背部和胸部。损害为卵圆形或不规则形半透明红色斑疹或斑块，向周围缓慢扩大，境界清楚，常绕以细线状珍珠样边缘，中央常有萎缩，可有轻度色素沉着和覆以细小鳞屑，有时可发生小片表浅性溃疡和结痂，愈后留有光滑萎缩性瘢痕。

3. 硬皮病样型或硬化型 罕见，常单发，好发于头面部。损害为白色或淡黄白色小斑块，扁平或稍隆起，边界不清，表面光滑，有光泽，质硬，发展缓慢，类似于局限性硬皮病。与结节溃疡型相比，本型无溃疡及结痂。

4. 色素型 罕见，与结节溃疡型相似，但损害呈褐色或深黑色，边缘部分色较深，中央呈点状或网状，易误诊为恶性黑素瘤。

5. 纤维上皮瘤型 好发于成人躯干，特别是下背部，损害单发或多发，为无蒂或有蒂的丘疹或结节，表面光滑或呈结节状，质硬，生长缓慢，类似于纤维瘤。

【组织病理】

瘤细胞的胞质少，胞核较大，呈卵圆形或长棱形，大小和形状以及着色程度极其一致，无不典型性，无细胞间桥，核分裂相较少见。瘤细胞间边界不清，瘤细胞排列成团，或在周边呈栅栏状排列，而结缔组织基质包绕肿瘤团块并以平行的多股排列，基质内可有成纤维细胞，基质内的黏蛋白黏多糖成分在组织固定期间丧失，从而肿瘤团块与间质出现收缩间隙。

【诊断要点】

根据发病年龄、损害特点，结合组织病理学检查可以明确诊断。

【鉴别诊断】

本病应注意与鳞状细胞癌、Bowen 病、Paget 病、日光性角化病、脂溢性角化病等相鉴别。

【治疗】

治疗原则：以局部去除病灶为主，用西药或中药或物理、化学、手术疗法。病情较重者，则辅以中医辨证论治及西医全身治疗。

1. 中医治疗

[辨证论治]

①痰瘀互结证

证候 皮肤起丘疹或小结节，质硬，逐渐扩大，中央部糜烂，结黄色痂，边缘隆起或伴有色素，不痛不痒；伴肢体麻木，胸闷痰多；舌质紫暗或有斑点，苔腻，脉弦涩。

治法 行气化痰，祛瘀散结。

方药 活血逐瘀汤加减。

②湿毒蕴结证

证候 损害以结节、溃疡为主，常有浆液性分泌物及出血，其味恶臭，久久不愈，可形成较深溃口，如鼠咬状；舌质红，苔黄腻，脉弦滑。

治法 化湿解毒，行气散结

方药 除湿解毒汤加减。

③气血两虚证

证候 病变后期溃疡久不愈合，时流稀薄血水，局部疼痛，夜间更甚；伴神疲乏力，气短懒言，面色淡白或萎黄，头晕目眩，唇甲色淡，心悸失眠；舌质淡，苔薄白，脉细无力。

治法 补益气血，解毒利湿。

方药 八珍汤加减。

［外治］ 根据病情选用五虎丹、五烟丹、皮癌净、蟾酥软膏、白砒条、砒矾散等外用。

2. 西医治疗 治疗方法的选择应根据肿瘤部位、大小和患者年龄加以考虑。理想的疗法是手术切除或切除植皮，建议应用 Mohs 外科切除技术。其他可应用光动力学治疗、冷冻、刮除、电干燥、放疗、激光以及氟尿嘧啶等治疗方法。

【预防与调摄】

1. 讲究个人卫生，注意体表皮肤、黏膜的清洁。
2. 防止皮肤过度的日光暴晒。

四、鳞状细胞癌

鳞状细胞癌（squamous cell carcinoma）简称鳞癌，为起源于皮肤、皮肤附属器或黏膜角质形成细胞的一种恶性肿瘤。主要发生于老年人，男女比例为 1.5～2.2∶1。本病属中医“翻花疮”的范畴。

【病因与发病机理】

1. 中医病因病机 中医认为本病总因禀赋不耐，风、热、湿毒阻于肌肤所致。或因疮疡溃后，日久不敛，复感风湿热毒；或因情志内伤，肝郁气滞血瘀，郁久化火，灼伤阴血，瘀毒互结；或因年老体虚，肝肾不足，精气亏损，经脉失畅，运行不周，痰湿凝聚，气血郁阻所致。

2. 西医病因及发病机制 本病的确切机制未明，发病主要与下列因素有关：①长期紫外线照射、X 线、境界线、γ 射线等慢性辐射，热损伤；②化学致癌物质如砷剂、沥青、焦油、润滑油、燃料油、蒽油、杂酚油、煤油、石蜡等；③人乳头瘤病毒感染、癌前期病变、慢性溃疡、瘘管、瘢痕及某些慢性皮肤病如寻常狼疮、红斑狼疮、扁平苔藓、汗孔角化症等；④免疫抑制剂长期使用。

【临床表现】

本病好发于老年人，常见于头皮、面、颈和手背等暴露部位。但通常继发于原有皮肤病皮损基础上。

早期损害为浸润性小斑块或坚硬小结节，淡红色或褐红色，边界不清，以后逐渐增大形成斑块、结节、疣状或乳头瘤状，表面可有鳞屑，中央易发生溃疡，溃疡表面呈颗粒状，有脓性渗出物，伴恶臭，易坏死、出血，溃疡边缘较宽、高起呈菜花状，质坚硬。肿瘤进行性增大，可进一步侵犯肌肉、骨骼等组织。

病程慢性，可引起局部淋巴结转移。

【组织病理】

癌团由异形的鳞状细胞组成 ，侵入真皮达网状层或更深。癌细胞的特点为细胞大小和形态不一，排列紊乱；核增大，染色深，出现病理性核分裂；细胞间桥缺乏；癌细胞朝角化方向分化，而角化常以角珠的方式存在，后者由同心排列的鳞状细胞组成，愈近中心角化愈明显，但其中心常为不全角化，其内的透明角质颗粒稀少或缺乏。根据癌细胞分化成熟的程度，可将鳞癌分为4级。

【诊断要点】

根据发病部位、皮损，结合组织病理检查可作出诊断。

【鉴别诊断】

本病应注意与慢性溃疡、光化性角化病、疣、尖锐湿疣、基底细胞上皮瘤、角化棘皮瘤、Bowen病、小汗腺汗管瘤、恶性黑色素瘤等相鉴别。

【治疗】

治疗原则：以局部治疗、彻底去除病灶为主，或西医或中医。病情严重者，应采取中西结合、内外治并举。

1. 中医治疗

［辨证论治］

①复感风毒证

证候　疮疡日久不愈，胬肉外翻，头大蒂小形如菌状，色泽晦暗，时流腥臭脓水，易出血；舌质淡，苔黄，脉弦数。

治法　清肝解郁，息风化毒。

方药　逍遥散加减。

②肝火血燥证

证候　疮形干涸，痂皮固着难脱，疮面高低不平，形如堆粟，稍有触动则渗血不止，其色鲜红；伴两胁胀痛，灼热，烦躁易怒，每遇情绪波动而病情明显加重或恶化，口干咽燥，夜卧不宁；舌质暗红，苔少或无苔，脉弦数。

治法　清肝热，养肝血。

方药　栀子清肝散加减。

③湿毒聚结证

证候　皮肤肿块溃破，溃疡表面污秽，湿烂流滋，恶臭；伴身热口渴，四肢困倦，大便溏；舌红，苔黄腻，脉滑数。

治法　清热利湿，解毒散结。

方药　除湿化瘀汤加减。

④脾肾亏虚证

证候　疮面板滞，疮色灰褐或灰黑，疮顶腐溃，恶肉难脱，稍有触动则污血外溢，自觉疼痛剧烈；伴食少腹胀，便溏耳鸣，腰酸腰痛，面目浮肿；舌淡，少苔，脉细弱。

治法　补益脾肾，固本托毒。

方药　八珍汤加减。

［外治］

①中药外洗：如皮癌外洗2号方（大黄、五倍子、紫草、枯矾、苦参、荆芥、牡丹皮、三棱、莪术）煎水微温外洗患处，适用于鳞癌上药前清洁癌肿创面。

②膏、丹、散外用：如皮癌净、五虎丹、信枣散、砒矾散、藜芦膏、五烟丹等外用，具有促进解毒及溃疡腐肉脱落、破坏瘤体、缩小病变范围等作用。

2. 西医治疗

（1）根据肿瘤大小、形态、部位、组织分化程度及患者的年龄、身体状况，选用适当治疗方法。手术、放疗、电干燥为标准疗法，其他如光动力学疗法、维A酸、干扰素、冷冻、激光可酌情选用。

（2）已转移或晚期患者，可配合5－氟尿嘧啶、丝裂霉素、顺铂、博来霉素等药物化学疗法。

【预防与调摄】

1. 讲究个人卫生，积极治疗老年慢性皮肤病。
2. 避免强烈日光暴晒。
3. 保持心情舒畅，树立战胜疾病的信心。

五、蕈样肉样肿

蕈样肉样肿（granuloma fungoides）又名蕈样霉菌病（mycosis fungoides，MF），是T淋巴细胞特别是T辅助细胞亚群起源的一种原发于皮肤的皮肤T细胞淋巴瘤。多发于老年人，男性多于女性。本病属中医“蕈样恶疮”的范畴。

【病因与发病机理】

1. 中医病因病机　本病内因禀赋不耐、情志内伤、功能失调、气血阴阳失衡，外因风湿热毒外侵，内外合邪，致湿热瘀毒结于肌肤而成。

2. 西医病因及发病机制　病因尚不明确，发病可能与遗传、感染、环境或职业因素如接触石油工业品、杀虫剂、去污剂、消毒剂、工业废物、废气、放射性污染物、农药或止痛、安定、噻嗪类药物等有关。

【临床表现】

典型的蕈样肉芽肿一般可分为红斑期、斑块期和肿瘤期3期。

1. 红斑期　又称蕈样前期或湿疹样期。皮损无特异性，可见红斑、丘疹、斑片、苔藓样变等多形性皮损，但以红色或红褐色斑片最常见，表面附以鳞屑，境界清楚，椭圆形或不规则。本期病程较长，伴剧烈顽固性瘙痒。

2. 斑块期　由红斑期发展而来，或一发病即为本期，一般数月后转入肿瘤期，亦可持续较长时间。在原先皮损处或外表正常的皮肤上出现不规则的浸润性斑块或结节，边界清楚，表面光亮，暗红至紫色，可自行消失，亦可融合成大的斑块，边缘呈环状、弓形或匍行性，浸润处毛发常脱落，颜面受累时皱褶加深形成“狮面”。

3. 肿瘤期　好发于躯干，多从斑块期发展而来，有时也可从正常皮肤上逐渐或突然出现隆起或结节，半球状或分叶状，黄红或棕红色，易早期溃破，形成深在性卵圆形溃疡，基底被覆坏死性灰白色物质，边缘卷曲，因继发感染，可伴疼痛及恶臭。若皮损未经红斑期或斑块期，发病即表现为肿瘤者，称暴发型蕈样肉芽肿，预后差。皮损泛发，呈红皮病样外观，表现为全身弥漫性潮红、掌跖角化、毛发稀疏、甲营养不良，或有泛发性色素沉着，血中 Sezary 细胞超过 10% 者，称之为 Sezary 综合征。

本病除皮肤外，淋巴结、内脏等也受累及。

【组织病理】

1. 红斑期 扁平不萎缩斑片早期在真皮乳头及乳头下层可见非特异性炎症浸润细胞，时常可见亲表皮现象，提示为早期蕈样肉芽肿。此外，在出现亲表皮现象时，可见表皮内散在单个的单一核细胞，与周围角质形成细胞有一透明间隔或空晕将其分开；偶尔可见由几个单一核细胞聚集一起，周围有空晕，则提示为小的 Pautrier 微脓肿。萎缩性斑片可见表皮突变平，基底细胞空泡化，表皮下有带状单一核细胞浸润，部分区域可见侵入表皮。

2. 斑块期 出现亲表皮现象和 Pautrier 微脓肿，有诊断意义。表皮浸润呈带状或斑片状，出现相当多的 MF 细胞，其核深染，外形、大小不规则，呈异形表现。

3. 肿瘤期 亲表皮现象不明显，真皮内有大片浸润，往往深达皮下组织。在多数病例中浸润主要由 MF 细胞组成，核异形、深染，大小有显著差异，而有时在真皮乳头层却无或极少浸润。

【诊断要点】

红斑期由于临床表现、组织病理改变无特异性，故难以作出明确诊断，因此对临床上怀疑为本病患者，应密切观察，及时活检。斑块期与肿瘤期，根据临床表现，结合组织病理改变易于诊断。

【治疗】

治疗原则：以西医治疗为主，中医治疗为辅；早期采用局部治疗、去除病灶，晚期扶正祛邪、攻补兼施。

1. 中医治疗

［辨证论治］

①湿热毒盛证

证候 皮损为苔藓样或鱼鳞样斑块，表面光泽，皮肤瘙痒；舌红，苔黄腻，脉滑数。

治法 清热化湿，解毒祛斑。

方药 黄连解毒汤合龙胆泻肝汤加减。

②血热化燥证

证候 皮肤红斑、硬结，瘙痒剧烈；伴口干，烦躁发热，大便燥结，尿黄量少；舌红，苔薄黄，脉细数。

治法 养血润燥，疏风解毒。

方药 清肝芦荟丸加减。

③气血亏虚证

证候 病程日久，皮肤肿瘤向表面隆起，甚至如蕈样，有时破溃，多处肿大；伴神疲乏力，气短懒言，面色淡白或萎黄，头晕目眩，唇甲色淡，心悸失眠；舌淡，苔少，脉细弱。

治法 补益气血，解毒散结。

方药 八珍汤加减。

［外治］

①中药洗剂：如选用荆芥、苦参、紫草、赤芍、大黄、地肤子等煎水外洗。

②中药膏剂：如喜树软膏、硫氧膏、止痒药膏等外涂。

2. 西医治疗

（1）早期损害以干扰素、胸腺因子 D、左旋咪唑、卡介苗多糖核酸、转移因子等以增强患者免疫力。局部外用糖皮质激素、氮芥、卡莫司汀，或选用 X 线、电子束照射、光化学疗法等局部治疗。

（2）晚期损害采用环磷酰胺、苯丁酸氮芥、甲氨蝶呤、长春新碱、博来霉素、泼尼松、放线菌素 D 等化疗，同时配合局部治疗。

【预防与调摄】

1. 避免日光过度暴晒。

2. 注意局部皮肤清洁护理，避免搔抓、摩擦，以防感染。

3. 饮食宜清淡，忌食辛辣刺激性食物。

六、恶性黑素瘤

恶性黑素瘤（malignant melanoma，MM）简称恶黑或黑素瘤，是一种来源于黑素细胞的具有高度恶性的肿瘤，多发生于皮肤，占皮肤恶性肿瘤的第三位。常见于中老年，尤以老年患者为多，男女发病无明显差异。本病属中医“黑砂瘤”的范畴。

【病因与发病机理】

1. 中医病因病机 本病发生内因禀赋不耐、情志内伤、脏腑功能失调，外因邪毒外袭、跌扑损伤、摩擦刺激，致使色滞血瘀，瘀久化热，热毒蕴结所致。

2. 西医病因及发病机制 本病的病因尚不完全清楚，一般认为与以下因素相关：①种族与遗传：白种人发病率比有色人种高，3% ~10% 有家族史；②创伤与刺激：本病发生在容易摩擦部位，有 10% ~60% 的恶黑患者恶变前有创伤史；③病毒：有人在田鼠和人的 MM 细胞中发现病毒颗粒，但在病因方面所起作用尚难肯定；④日光：MM 的发病率与日光，特别是紫外线的照射有关；⑤良性黑素细胞肿瘤恶变：如后天发育不良性痣细胞痣、先天性痣细胞痣等恶变。

【临床表现】

恶黑早期，瘤细胞在表皮内水平生长，称原位恶黑；以后向下侵入真皮垂直生长，为侵袭性恶黑。侵袭性恶黑临床上可分为浅表扩展性黑素瘤、结节性黑素瘤、肢端雀斑样痣黑素瘤、恶性雀斑样痣黑素瘤。其中以浅表扩展性黑素瘤最为常见。

1. 浅表扩展性黑素瘤 由原位浅表黑素瘤发展而来，原位病变可发生于任何部位，但以背上部和小腿等非暴露部位多见。损害通常较恶性雀斑样痣小，直径很少超过 2.5cm，呈不规则或边缘呈锯齿状，有的部分呈弧形，颜色多变而不一致，可为黄褐色、褐色、黑色、淡红色、蓝色或灰色，出现丘疹、结节或弥漫性硬化时则发展成浅表扩展性黑素瘤，溃疡发生较晚。

2. 结节性黑素瘤 好发于头颈、躯干、足底、外阴、下肢等处，损害初起为隆起的斑块、结节或深在的结节，黑色或青黑色，以后很快增大，可发生溃疡或隆起如乳头瘤状、蕈状。

3. 肢端雀斑样痣黑素瘤 由原位肢端雀斑样痣黑素瘤发展而来，原位病变好发于掌跖、甲床和甲周。损害为色素不均匀、边界不规则的斑片，位于甲母质时，甲板及甲床可呈纵行色素带或色素条纹。本型发展快，可在短期内迅速肿大，发生溃疡与转移，预后差。

4. 恶性雀斑痣样黑素瘤 由原位雀斑样痣发展而来。多见于老年人面部等暴露部位，损害通常为淡褐色或褐色不均匀的色素斑片，其中伴有暗褐色至黑色小斑点。一般不隆起，边缘不规则，逐渐向周围扩大。损害变硬，或出现一个或数个蓝黑色结节，则已发展为恶性雀斑痣样黑素瘤。本型生长缓慢，故较晚发生转移，转移多局限于局部淋巴结。

【组织病理】

表皮内有许多黑素瘤细胞分散或呈巢状分布，瘤细胞可以水平方向或垂直方向扩散直达真皮甚至皮下组织。黑素瘤细胞形态多样，大致可分为 4 型：①上皮样细胞：常见，特别见于浅表扩展性恶黑。比交界痣细胞大，呈多边形，边界清楚，排列常松散，胞质丰富，呈颗粒状至“粉尘样”，可见“假核”包涵体，胞核大而圆，核仁清楚，明显多形和涤染。②梭形细胞：常见于恶性雀斑样痣与肢端雀斑样痣样恶性黑素瘤。胞质呈原纤维核，核伸长、多形，常深染，排列成束或无排列方式。③痣样上皮样细胞：树枝状细胞，比正常黑素细胞大，胞核异形，对 Dopa 呈阳性反应。④少见型细胞：表现为巨细胞、多核细胞和气球状细胞。

恶性黑素瘤真皮内有炎症细胞浸润，晚期肿瘤向深部侵袭时，炎症细胞减少或消失。

【诊断要点】

根据损害表现结合组织病理改变以明确诊断。

【鉴别诊断】

本病应与色素性基底细胞上皮瘤、脂溢性角化病、化脓性肉芽肿、Kaposi 肉瘤、甲下外伤性血肿、黑踵等相鉴别。

【治疗】

治疗原则：以西医治疗为主，中医治疗为辅。早期去除病灶，祛邪扶正；晚期攻补兼施，采取综合疗法。

1. 中医治疗

［辨证论治］

①气滞血瘀证

证候　肿块乌黑，疼痛；伴胸胁脘腹胀闷窜痛，偶有刺痛，肌肤甲错；舌暗红，或有瘀斑瘀点，苔薄白或薄黄，脉弦涩。

治法　行气活血，化瘀通络。

方药　逍遥散合桃红四物汤加减。

②瘀毒蕴结证

证候　肿块乌黑，或红或溃烂流脓血水，或散漫一片，流滋，疼痛；伴口干口苦，大便干结，小便黄赤；舌质红，苔黄腻，脉弦滑数。

治法　清热解毒，活血祛瘀。

方药　五味消毒饮合西黄丸加减。

③气血两虚证

证候　病程日久或肿瘤行手术切除、化疗放疗之后；纳差便溏，神疲乏力，少气懒言，动则汗出，面色苍白或萎黄，头晕眼花，心悸失眠；舌质淡嫩，苔薄白，脉细弱。

治法　益气养血，扶正培本。

方药　八珍汤加减。

［外治］

药、膏、丹、散：如黎芦膏、五虎丹、皮癌净、信枣散、砒矾散等外用，以解毒拔毒、祛腐散结。

2. 西医治疗　早期诊断与及时手术切除是防止转移、提高疗效的最佳处理方法。晚期已转移患者，可采取化疗或联合化疗，但疗效较差。局部物理治疗如二氧化碳激光、液氮冷冻、微波，仅适用于不适合手术切除或早期患者，放射疗法则常与其他疗法合并应用，免疫疗法有一定疗效也可采用。

【预防与调摄】

1. 注意保护皮肤，避免日光暴晒及接触煤焦油类物质。

2. 皮肤上雀斑、黑素痣应避免搔抓、外伤等刺激；如在短期内雀斑、黑素痣颜色加深，出现浸润、疼痛或出血等应及时诊治。

第三篇 性病学各论

性病（venereal disease）是以性行为作为主要传播途径的一组传染病，也称为性传播疾病（sexually transmitted disease，STD）。传统性病包括梅毒、淋病、软下疳、性病性淋巴肉芽肿和腹股沟肉芽肿，又称经典性病。其他一些由于性接触或类似性行为所致疾病，目前也归为性病，统称性传播疾病。如尖锐湿疣、生殖器疱疹、生殖系统念珠菌病、滴虫病、生殖道衣原体感染、细菌性阴道炎、阴虱病、获得性免疫缺陷综合征、疥疮、传染性软疣、乙型肝炎、甲型肝炎、巨细胞病毒感染、梨形鞭毛虫病、阿米巴病、沙门菌病、B 型链球菌病、性病性盆腔炎等。目前对 STD 的范围和应包括的病种尚未统一，本篇着重列出 8 种重点防治的性病。

第三十章 梅 毒

梅毒（syphilis）是由梅毒螺旋体所引起的一种慢性感染性性传播疾病。早期主要侵犯皮肤和黏膜，晚期可侵犯全身各器官，特别易侵犯心脏和中枢神经系统。也可多年无症状，称潜伏梅毒。中医称之为“霉疮”、“广疮”、“杨梅疮”、“疳疮”等。本病1505 年传入我国，明代陈司成撰写了我国第一部梅毒专著《霉疮秘录》，书中详细记载了梅毒的传播途径、临床表现及治疗方法。

【病因与发病机理】

1. 中医病因病机 本病的发生总由淫秽疫毒与湿、热、风邪杂合所致。梅毒的传染主要有精化传染、气化传染及胎中染毒。邪毒初染，疫毒结于阴器或肛门，则发为疳疮；后期疫毒内侵，伤于脏腑、骨髓、官窍，变化多端，证候复杂。

（1）精化传染是与患者性接触时，疫毒乘肝肾之虚入里而生。

（2）气化传染是通过接吻、哺乳、接触污染物品等非性接触方式内传而发。

（3）胎中染毒是禀受于母体之毒，遗毒于胎儿所致。

2. 西医病因与发病机制

（1）病原学：梅毒的病原体为苍白螺旋体（*Treponema pallidum*，TP），亦称梅毒螺旋体。在暗视野显微镜下，螺旋体呈金色闪光，其活动性较强，能以旋转、蛇行、伸缩等运动方式做缓慢而有规律的运动。梅毒螺旋体在体外不易生存，干燥、阳光照射、肥皂水、一般消毒液（如0.1%苯酚、苯扎溴铵、稀酒精）等均容易将其杀死。在41℃～42℃时1～2小时可死亡，在48℃仅半小时则失去感染力，但在0℃时可生活48小时，在低温中（－78℃）保存数年，仍可保持其形态、活动及毒力。梅毒螺旋体以横断分裂方式繁殖，每30～33小时繁殖1次，可接种于猴、荷兰猪、兔体内进行实验研究。目前还不能体外培养。

（2）传播途径：获得性梅毒主要为性行为传播，90%以上是通过性交传染，其他包括口交、肛交、接吻、授乳、输血、医疗器械等传染。未经治疗的患者，感染1～2年内传染性极强，感染2年以上传染性较小。胎传性梅毒为患梅毒的母亲在妊娠期内通过胎盘血液传染给胎儿，主要发生在妊娠4个月以后。

【梅毒的分期】

梅毒根据传染途径的不同可分为获得性（后天）梅毒和胎传（先天）梅毒。又可根据感染时间，以2年为界，分为早期梅毒和晚期梅毒（表30－1）。

表30－1 梅毒的分期

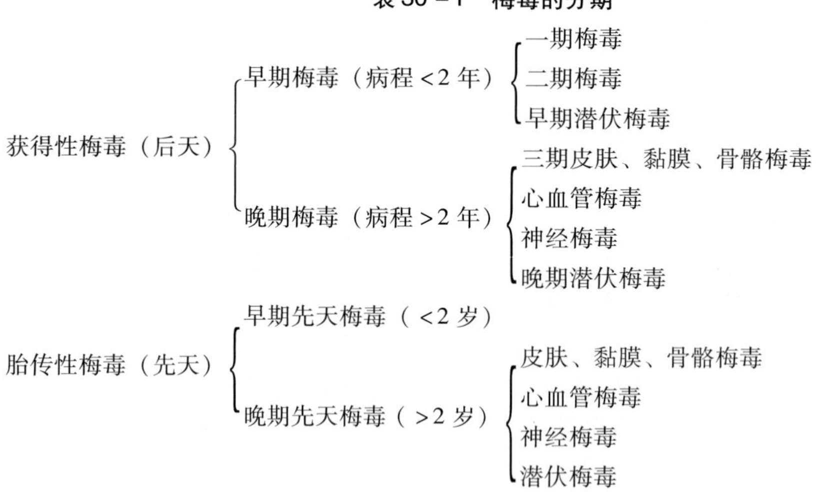

获得性梅毒（后天）	早期梅毒（病程＜2年）	一期梅毒
		二期梅毒
		早期潜伏梅毒
	晚期梅毒（病程＞2年）	三期皮肤、黏膜、骨骼梅毒
		心血管梅毒
		神经梅毒
		晚期潜伏梅毒
胎传性梅毒（先天）	早期先天梅毒（＜2岁）	
	晚期先天梅毒（＞2岁）	皮肤、黏膜、骨骼梅毒
		心血管梅毒
		神经梅毒
		潜伏梅毒

注：美国疾病控制中心（CDC）的资料提出感染1年内的潜伏梅毒称早期潜伏梅毒，超过者为晚期潜伏梅毒。

【临床表现】

1. 获得性梅毒（后天梅毒）（syphilis acquisita）

（1）一期梅毒（primary syphilis）：主要症状为硬下疳（chancre）和无痛横痃。

硬下疳为梅毒最先出现的皮肤黏膜损害，潜伏期1周～2个月，平均2～4周。初起为小斑疹，以后变为无痛性、浸润性硬结，表面可有轻度糜烂，上覆薄痂，圆形或椭圆形（图30－1），直径约1cm，边界清楚，边缘隆起，疮面平坦，硬如软骨，肉红色，分泌物少，内有大量螺旋体。好发于阴茎冠状沟、包皮龟头，女性则多见于大小阴唇或子宫颈（图 30－2）。一般为单发，少数有 2～3 个或更多。硬下疳经 5～7 周，可不治自愈，不留瘢痕或轻度萎缩性瘢痕。

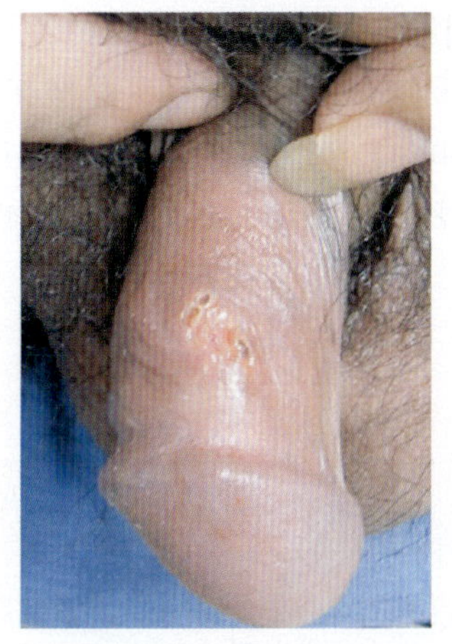

图 30－1 一期梅毒硬下疳（男）

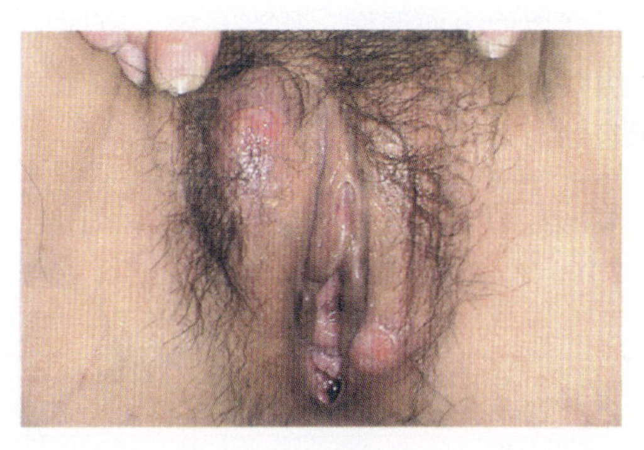

图 30－2 一期梅毒硬下疳（女）

无痛横痃为硬下疳出现 1～2 周，一侧局部淋巴结肿大，不红、不痛、不粘连、亦不化脓，以腹股沟处为多见。

（2）二期梅毒（secondary syphilis）：在硬下疳出现后 6～8 周发病。此时，螺旋体经血循环播散至全身，传染性极强。初起有低热、头痛、关节酸痛、全身不适、周身淋巴结肿大等前驱症状。

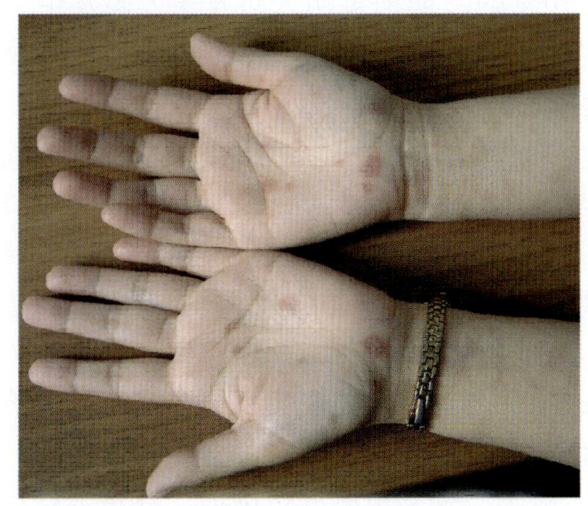

图 30－3 掌跖梅毒疹（掌部梅毒疹）

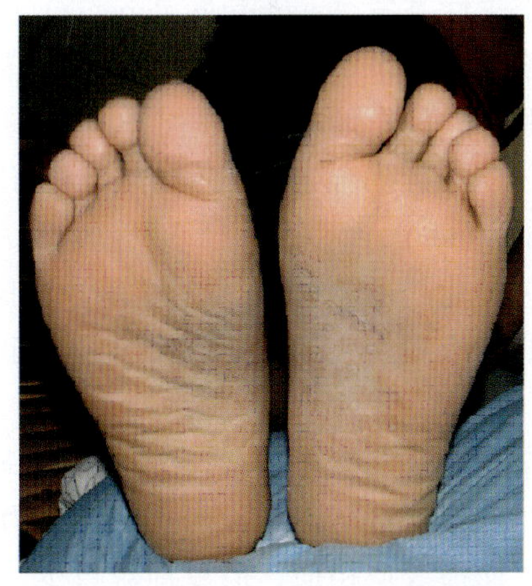

图30－4 掌跖梅毒疹（跖部梅毒疹）

①二期皮肤黏膜损害：二期梅毒皮疹特点为广泛、对称、不痛不痒、损害表浅，很少破溃，痊愈后无瘢痕。

掌跖梅毒疹（palmaris et plantaris syphilid）：常见为掌跖部圆形或椭圆形红斑，散在、对称、边缘可覆黏着性鳞屑（图 30－3，图 30－4）。

斑疹型梅毒疹（macular syphilid）：出现较早，为玫瑰色或褐红色斑疹，压之退色，圆形或椭圆形，皮疹数目多，常对称分布于颜面、躯干及四肢近端（图 30－5）。

丘疹型梅毒疹（papular syphilid）：较常见，约占二期梅毒的40%，发生时间较迟，可分为大型丘疹及小型丘疹。大型丘疹为扁豆至指甲盖大小、中央微突起的扁平样损害，境界明显，呈特异铜红色，玻片压之不退色，触之平滑坚韧，缺乏自觉症状。好发于胸腹侧面、四肢屈侧，亦可见于颜面。发生于外阴、肛门、乳房下部时，往往因汗液浸渍或摩擦使表面湿润，称湿丘疹。有时湿丘疹因长时间刺激显著增殖，形成1～2cm或更大的灰白色扁平隆起，称为扁平湿疣（condyloma latum）（图30－6）。小型丘疹亦称粟粒性梅毒疹或梅毒苔藓，临床上少见，为散在或簇集粟粒大小、铜红色毛囊性小丘疹，多见于背部或四肢，可自然消退。

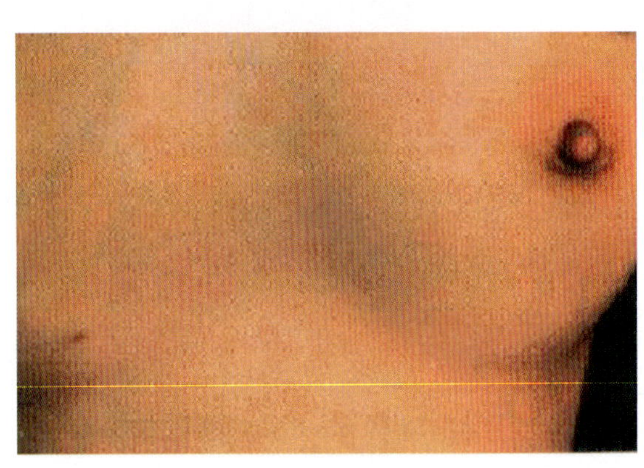

图30－5 斑疹型梅毒疹

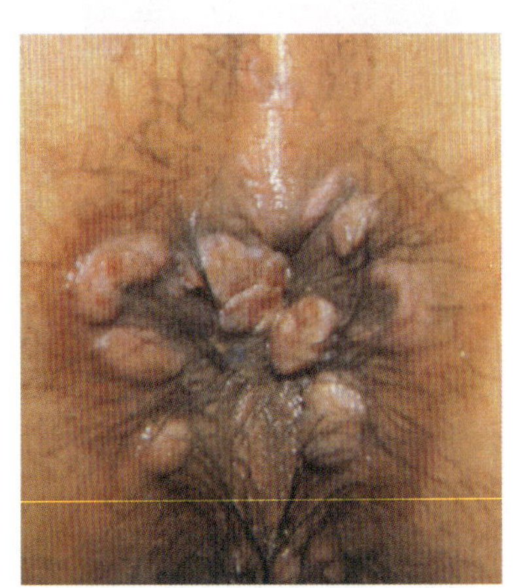

图30－6 二期梅毒扁平湿疣

梅毒性秃发（syphilitic alopecia）：约10%的二期梅毒病人会发生。多发生于枕部及颞部，为0.5cm左右的秃发斑，呈鼠咬状，也可呈弥散性脱发，甚至眉毛、胡须及阴毛也脱落。梅毒性脱发不是永久性的，经治疗可再生，也可自然恢复。

二期梅毒的黏膜损害可单发或与其他梅毒疹并发，常见为黏膜白斑（leukoplasia mucous patch）。损害为圆形或椭圆形，境界清楚，表面糜烂，略高于黏膜面的灰白色或乳白色斑片，周围有暗红色浸润，大小如指甲盖或稍大，数目多少不定，并可发展成溃疡。好发于口腔、生殖器黏膜或肛门黏膜，发生于肛门黏膜者可出现便血和排便时疼痛。

②二期复发性梅毒（recurrent secondary syphilis）：二期早发梅毒未经治疗或治疗不彻底，皮损可自行消退，当患者免疫力降低，又出现二期皮疹者称二期复发梅毒。其特点与二期梅毒疹相似，但皮损数目少，形态较大，常为单侧簇集排列，分布不对称，破坏性大。除皮疹外二期复发梅毒可侵犯眼、骨骼及内脏，预后较差。

（3）三期梅毒（tertiary syphilis）：也称晚期梅毒（late syphilis），大多数在感染后的3～4年发生，而心血管及神经梅毒时间更长，约40%的患者发生晚期梅毒。除皮肤黏膜外，晚期梅毒还可侵犯心血管和神经系统等重要器官，危及生命。

①皮肤黏膜损害：皮疹特点是数目少，不对称，具有硬结，进展缓慢，破坏性大，常形成溃疡，愈后有瘢痕，损害内不易查到螺旋体，传染性不强或无传染性。

结节性梅毒疹（nodular syphilid）：损害好发于头部、肩部、四肢，为一群直径

0.3～1.0cm 大小的结节，铜红色，质硬，呈簇集、环状或马蹄形排列，结节吸收后留下小的萎缩斑，亦可形成溃疡，愈后留下浅瘢痕。新旧皮疹此起彼伏，可迁延数年。

树胶肿（gumma）：为典型晚期梅毒损害，多在感染后 3－5 年内发生。树胶肿主要发生在皮肤黏膜（占 80%），亦可发生于骨骼与内脏器官。初起为皮下结节，暗红色，逐渐增大可达 3～5cm，中心软化破溃，损害一端愈合、一端发展，形成特异的肾形或马蹄形溃疡，境界清楚，边缘锐利坚硬，基底紫红，分泌黏稠脓汁似树胶状，故名树胶肿（图 30－7）。树胶肿在头、额部者常破坏骨质，损害迁延数月或数年，愈合后留下萎缩性瘢痕。树胶肿可侵犯口腔、鼻黏膜，引起树胶肿舌炎；侵犯硬腭及鼻骨，造成上腭、鼻中隔穿孔及马鞍鼻。

晚期梅毒近关节结节（juxta－articular nodule of late syphilis）：又称梅毒性纤维瘤。表现为豌豆至胡桃大小或更大的圆形、椭圆形硬性结节，表面皮色正常，对称分布于肘、膝、髋关节附近，无疼痛及压痛等自觉症状。

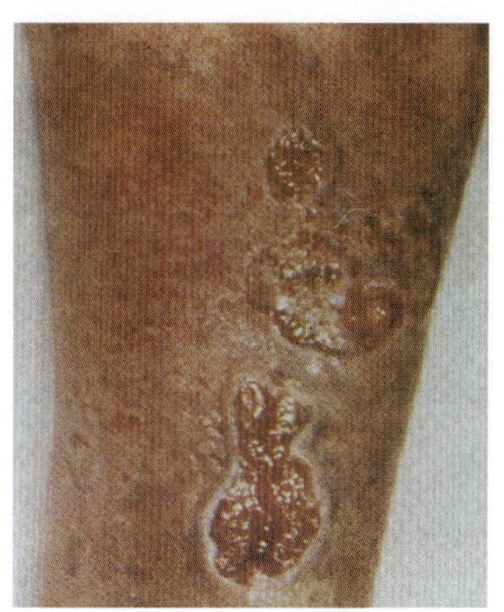
图 30－7 三期梅毒树胶肿

②骨梅毒：有骨树胶肿、骨膜炎、骨髓炎、骨炎、关节炎等。

③眼梅毒：和二期梅毒的相同，有虹膜炎、虹膜睫状体炎、脉络膜炎、视神经视网膜炎、视神经炎、间质性角膜炎、眼部树胶肿等。

④心血管梅毒（cardiovascular syphilis）：多发生于感染后 10～30 年，有主动脉炎、主动脉瓣关闭不全、主动脉瘤、冠状动脉狭窄或阻塞、心肌梅毒树胶肿等。

⑤神经梅毒（neurosyphilis）：多在感染后 3～20 年发病，可分为：无症状型神经梅毒，无神经系统症状，仅脑脊液 VDRL 阳性；间质性神经梅毒，系脑脊膜和小动脉受侵犯，引起神经功能障碍；实质性神经梅毒，包括脊髓痨、麻痹性痴呆等。

（4）潜伏梅毒（latent syphilis）：又称隐性梅毒，有梅毒感染史，但无临床表现或临床表现已消失，梅毒血清反应阳性，脑脊液检查正常。本病以感染后 2 年为界，又可分为早期和晚期潜伏梅毒。

2. 先天梅毒（胎传梅毒，congenital syphilis） 先天梅毒是患病孕妇在妊娠达 4 个月后，梅毒螺旋体经胎盘传给胎儿所致。2 岁以内为早期先天梅毒，超过 2 岁为晚期先天梅毒。由于梅毒螺旋体经血行通过胎盘传染胎儿，因此不发生硬下疳。早期病变较后天梅毒为重，晚期较轻，心血管受累少，骨骼、感官系统如眼、耳、鼻受累多见。

（1）早期先天梅毒（early congenital syphilis）：在出生后不久发病者多为早产儿，发育营养均差，皮肤松弛，貌似老人。

①皮肤黏膜损害：皮肤损害与后天二期梅毒相似，有斑疹、丘疹、大疱及脓疱等。斑疹、斑丘疹多发于臀部，常融合成暗红色浸润性斑块，表面可呈湿润或有轻度脱屑。

在口周常呈放射状皲裂，愈后形成放射状瘢痕，有诊断意义。脓疱疹常见于掌跖，称梅毒性天疱疮。在肛周、外阴常呈湿丘疹及扁平湿疣。

②梅毒性鼻炎（syphilitic rhinitis）：有鼻塞、流涕或带血性分泌物，严重者可波及鼻软骨及鼻骨，使鼻骨破坏，形成鞍鼻及硬腭穿孔。

③骨梅毒：可出现骨软骨炎、骨膜炎，以上肢长骨多见，常有触痛，患儿不愿活动，称为巴罗（Parrot）假性瘫痪。梅毒性指炎见于指骨，呈梭形肿胀，不痛、不化脓。

④内脏梅毒（visceral syphilis）：常有全身淋巴结肿大、肝脾大、肾病综合征等。神经系统可被累及，以脑膜炎多见，可发生脑软化、脑水肿及癫痫样发作。

（2）晚期先天性梅毒（late congenital syphilis）：常侵犯皮肤、黏膜、骨骼、眼及神经系统，大致同于后天梅毒，但很少侵犯心血管系统。

①皮肤黏膜损害：以树胶肿多见，好发于硬腭和鼻中隔黏膜，破溃后形成上腭、鼻中隔穿孔及马鞍鼻。

②骨梅毒：常见为胫骨骨膜炎，引起胫骨中部向前突出、弯曲，称军刀胫。关节病变常见于膝关节和踝关节等处，关节肿胀，关节腔积液，但不疼痛，称克鲁顿（Clutton）关节。

③眼梅毒：常见为基质性角膜炎、视网膜炎、脉络膜炎、虹膜炎、视神经萎缩。

④哈钦森（Hutchinson）三大征：哈钦森齿，门齿下缘呈半月形缺损，牙体短而厚，上宽下窄；基质性角膜炎，初起为急性角膜炎，继之角膜混浊，可导致失明；神经性耳聋，为迷路炎，见于15岁以下儿童，突然发病，多侵及两耳，最后可致听力丧失。

（3）先天潜伏梅毒：无临床症状，梅毒血清反应呈阳性。

【实验室检查】

1. 暗视野显微镜检查梅毒螺旋体 适用于早期梅毒，在皮损处用玻片刮取组织渗出液或淋巴结穿刺液，可见活动的梅毒螺旋体。

2. 梅毒血清试验 根据所用抗原不同，梅毒血清试验分为下列两大类。

（1）非梅毒螺旋体抗原血清试验：以心磷脂作为抗原，与患者体液内的抗心磷脂抗体（反应素）发生反应，检查其强度。

①性病研究实验室试验（venereal disease research laboratory test，VDRL）：用心磷脂加卵磷脂及胆固醇为抗原，抗原及对照已标准化，可做定量及定性试验。此法应用广泛，操作简单，需用显微镜读取结果；缺点为抗原必须当天新鲜配制，敏感性不高。

②快速血浆反应素试验（rapid plasma reagin test，RPR）：是VDRL抗原的改良，敏感性及特异性与VDRL相似，优点是肉眼即可读出结果。

③血清不加热反应素试验（unheated serum reagin test，USR）：也是VDRL抗原的改良，敏感性及特异性与VDRL相似。

④甲苯胺红试验（tolulized red unheated serum test，TRUST）：原理与RPR试验相同，唯加入甲苯胺红染料颗粒代替碳颗粒，使阳性结果呈红色絮状凝集。

（2）梅毒螺旋体抗原血清试验：用活的或死的梅毒螺旋体或其成分作为抗原测定抗螺旋体抗体。

①荧光螺旋体抗体吸收试验（fluorescent treponemal antibody - absorption test，FTA - ABS）：用间接免疫荧光技术检测血清中抗梅毒螺旋体，此法敏感性和特异性均高。

②梅毒螺旋体血凝试验（treponema pallidum hemagglutination assay，TPHA）：以被动血凝法检测病人血清中的抗梅毒螺旋体抗体，敏感性和特异性比较高。

③梅毒螺旋体明胶颗粒凝集试验（treponema pallidum particle assay，TPPA）：此法用染色明胶颗粒取代 TPHA 的醛化红细胞。

3. 脑脊液（CSF）检查　用于诊断神经梅毒，包括细胞计数、蛋白量、VDRL 试验和胶体金试验等。白细胞计数：正常成人 $<3\times10^6/L$，如 $>10\times10^6/L$ 时示中枢神经系统炎症存在。蛋白测定：总蛋白正常为 10～40mg/100ml，神经梅毒可升高至 100～220mg/100ml。神经梅毒患者，CSF 的 VDRL 特异性强，但敏感性低，可有阴性结果；而 FTA - ABS 特异性较 VDRL 差，但敏感性却较好。脑脊液 VDRL 是脑脊液中的标准血清方法，若显示阳性应考虑为神经梅毒。

【诊断要点】

1. 获得性梅毒

（1）一期梅毒

①有不洁性交史。

②潜伏期 3 周左右。

③有硬性下疳和无痛横痃。

④实验室检查：在硬下疳处取材，用暗视野显微镜下可查到螺旋体；梅毒血清学试验初期为阴性，后逐渐转为阳性。

（2）二期梅毒

①有不洁性交史和硬下疳史。

②有多种皮疹，全身不适及全身淋巴结肿大。

③实验室检查：黏膜损害处取材，在暗视野显微镜下可查到螺旋体；梅毒血清学试验呈强阳性。

（3）三期梅毒

①有不洁性交、早期梅毒史。

②典型的症状如结节性梅毒疹、树胶肿及心血管、神经系统损害。

③梅毒血清学实验阳性及脑脊液检查可确诊。

2. 先天性梅毒

（1）其母患梅毒。

（2）有典型的早期或晚期梅毒症状。

（3）梅毒血清试验阳性。

【治疗】

治疗原则：①中医根据临床表现进行辨证论治；②西医以青霉素类药为主，若有过敏者可用其他抗生素药如多西环素、盐酸四环素等。

1. 中医治疗

［辨证论治］

①湿热下注证

证候　多见于一期梅毒，皮疹为疳疮，色红质硬，溃烂而润，或伴有横痃；兼见胸胁胀痛，心烦易怒，口苦纳呆，小便短赤，大便秘结；舌质红，苔黄腻，脉滑数。

治法　清热利湿，解毒驱梅。

方药　龙胆泻肝汤加减。湿热重者，酌加土茯苓、牡丹皮、虎杖。

②热毒炽盛证

证候　多见于二期梅毒，全身出疹，形态各异，疹色暗红或呈古铜色，而无痛痒；兼见全身不适，咽干而红，便干溲赤；舌质红，苔黄，脉数。

治法　清热解毒，凉血散瘀。

方药　清营汤加味。毒热重酌加黄连、黄芩、栀子、大青叶。

③痰湿凝聚证

证候　疳疮呈暗红色，四周坚硬突起，或横痃坚韧，或结节破溃，反复缠绵；兼见食少纳呆，倦怠乏力；舌淡胖，苔腻或滑润，脉濡缓。

治法　祛痰解毒，燥湿散结，

方药　二陈汤。血瘀者加桃仁、红花、独活；刺痛者加木瓜、羌活、牛膝。

④ 脾虚湿蕴证

证候　疳疮破溃，疮面淡润，或结毒遍生，皮色褐暗，或皮肤水疱，滋流黄水，或腐肉败脱，久不收口；伴筋骨酸痛，胸闷纳呆，食少便溏，肢倦体重；舌胖，苔腻，脉滑或濡。

治法　健脾化湿，解毒祛浊。

方药　芎归二术汤加减。

⑤ 气血两虚证

证候　病程日久，结毒溃面，肉芽苍白，脓水清稀，久不收口；面色萎黄，伴头晕，眼花，心悸怔忡，气短懒言；舌淡，苔薄，脉细无力。

治法　益气养血，扶正固本，

方药　十全大补汤加减。

［外治］

①疳疮：可选用珍珠散外敷患处。

②横痃：杨梅结毒未破时，选用金黄膏外敷；溃后先用四黄膏祛腐提脓，脓尽后再用生肌散外涂收口。

③杨梅疮：可用蛇床子、忍冬藤、大青叶、川椒、紫花地丁、白鲜皮煎汤熏洗或蒸汽治疗。

早期梅毒患者通过及时充分治疗 30% 可以根治，下疳期治愈率更高，三期梅毒出现骨、关节、心血管及神经系统损害者预后较差。治疗后一般观察 2～3 年，应每 3 个月至半年复查 1 次。

2. 西医治疗 迄今为止青霉素仍是治疗梅毒的最好药物，尚未发现对青霉素耐药的梅毒螺旋体株。水剂青霉素吸收快、半衰期短，不能在血液中维持有效的抑菌浓度，因此应使用长效青霉素如普鲁卡因青霉素、苄星青霉素。对青霉素过敏患者可使用多西环素、盐酸四环素或红霉素。

（1）梅毒的治疗方案

①早期梅毒（包括一期、二期及早期潜伏梅毒）：苄星青霉素240万U，分两侧臀部肌注，每周1次，共2～3次；或普鲁卡因青霉素，80万U，每日1次，肌注，连续10～15日。对青霉素过敏者，用多西环素0.1g，每日2次，口服，连续15日；或盐酸四环素0.5g，每日4次，口服，连续15日；或红霉素，用法同盐酸四环素。

②晚期梅毒（即三期皮肤、黏膜、骨骼梅毒，晚期潜伏梅毒或不能确定病期的潜伏梅毒）及二期复发梅毒：苄星青霉素240万U，臀部肌注，每周1次，连续3周；或普鲁卡因青霉素，80万U，每日1次，肌注，连续20日为1疗程。也可根据情况停药，2周后进行第2个疗程。对青霉素过敏者，用多西环素、盐酸四环素或红霉素口服，连续30日。

③心血管梅毒：应住院治疗，如有心力衰竭，应予以控制后，再行抗梅毒治疗。为避免吉海反应，青霉素注射前一日口服泼尼松，每次10mg，每日2次，连续3日。水剂青霉素应从小剂量开始，逐渐增加剂量。首日10万U，每日1次，肌注；次日10万U，每日2次，肌注：第3日20万U，每日2次，肌注；自第4日起用普鲁卡因青霉素，80万U，肌注，每日1次，连续15日为1疗程，总量1200万U，共2个疗程，疗程间停药2周。必要时可给予多个疗程。对青霉素过敏者，选用多西环素或盐酸四环素。

④神经梅毒：应住院治疗，为避免吉海反应，可在青霉素注射前一日口服泼尼松，每次10mg，每日2次，连续3日。水剂青霉素，每日800万～2400万U，静脉滴注，即每次300万～400万U，每4小时1次，连续10～14日，继以苄星青霉素240万U，每日1次，肌注，连续3次。对青霉素过敏者，可选用多西环素或盐酸四环素。

⑤妊娠梅毒：根据孕妇梅毒的分期不同，采用相应的青霉素方案进行治疗，用法及用量与同期其他梅毒患者相同，禁服四环素、多西环素，必要时可增加疗程。

普鲁卡因青霉素，每日80万U，肌注，连续10日。妊娠初3个月内，注射1疗程，妊娠末3个月注射1疗程。

对青霉素过敏者，选用红霉素治疗，每次0.5g，每日4次，早期梅毒连服15日，二期复发及晚期梅毒连服30日。妊娠初3个月与妊娠末3个月各进行1个疗程。但其所生婴儿应用青霉素补治。

⑤先天梅毒（胎传梅毒）：分为早期和晚期先天梅素（以2岁为界）。

早期先天梅毒（2岁以内）：脑脊液异常者用水剂青霉素，每天10万～15万U/kg，出生7日以内的新生儿，每次以5万U/kg，静注，每12小时1次；出生7日以后的婴儿每8小时1次，总疗程10～14日。或普鲁卡因青霉素，每次5万U/kg，肌注，每日1次，连续10～14日。脑脊液正常者用苄星青霉素，5万U/kg，每周1次，分两侧臀部肌注。如无条件检查脑脊液者，可按脑脊液异常者进行治疗。

晚期先天梅毒（2 岁以上）：普鲁卡因青霉素，每日 5 万 U/kg，肌注，连续 10 日为 1 个疗程。对较大儿童的青霉素用量，不应该超过成人同期患者的治疗用量。对青霉素过敏者，选用红霉素 7.5～12.5mg/kg，分 4 次口服，连服 30 日。

（2）吉海反应（Jarisch－Herxheimer reaction）：常发生于首次抗梅毒治疗后数小时至 24 小时，可出现发热、乏力、全身不适、头痛、肌痛、骨骼痛、心悸及恶心等全身反应。部分患者发生吉海反应可使皮损加重，妊娠妇女可致早产及胎儿窒息，神经梅毒、心血管梅毒可使病情恶化，危及生命。对吉海反应的预防，WHO 主张治疗前一天口服泼尼松 5mg，每日 4 次，连服 3～4 日。

【预防与调摄】

1. 净化社会风尚，禁止卖淫嫖娼，加强性病防治。
2. 早诊断、早治疗，规范用药、坚持疗程，并建立追踪随访制度。
3. 孕妇胎前检查，必要时避孕或中止妊娠。
4. 坚持“查出必治、治必彻底”的原则。
5. 夫妇双方共同防治。

第三十一章　淋　　病

淋病（gonorrhea）是由淋病双球菌（*gonococcus*）或奈瑟淋球菌（*Neisseria gonorrhoeae*，简称淋球菌）引起的泌尿生殖系统的化脓性感染，也包括眼、咽、直肠感染和播散性淋球菌感染。淋病潜伏期短、传染性强，可导致多种并发症和后遗症。本病属中医学“花柳毒淋”等范畴。

【病因与发病机理】

1. 中医病因病机　触染邪毒，致湿热秽浊之邪由前阴窍口入侵，阻滞于尿道、精道、膀胱、精室等，使局部气血运行不畅，气化失司，湿热熏蒸，精败肉腐所致。秽浊湿热之邪，一则伤津耗气，一则阻滞气血，久病及肾，导致肾虚阴亏，瘀热内结；病程日久，形成本虚标实或虚实夹杂之证。

2. 西医病因与发病机制

（1）病原体：淋病的病原体是淋球菌，又称为淋病双球菌（图 31－1），革兰染色呈阴性，呈卵圆形或肾形，无鞭毛及芽孢，常成对排列，接触面平坦或稍凹陷，直径为 0.6～0.8μm。淋球菌适宜在温度为 35℃～36℃、pH 值 7.2～7.5、含 5%～7% CO_2 的潮湿条件下生长。淋球菌对理化因素的抵抗力较弱，一般消毒剂容易将其杀死。

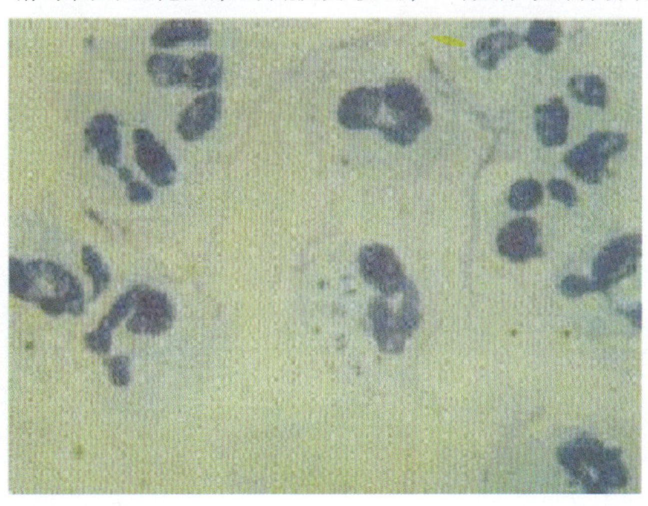

图 31－1　淋病双球菌

人类是淋球菌唯一的天然宿主。淋球菌主要侵犯黏膜，如侵入男性前尿道、女性尿道及宫颈等处，通过菌毛、外膜蛋白Ⅱ及IgA分解酶迅速与尿道上皮细胞结合进行繁殖，并沿泌尿生殖道上行，逐渐由黏膜细胞间隙进入黏膜下层引起炎症反应。淋球菌内毒素及外膜脂多糖与补体结合后产生化学毒素，能诱导中性粒细胞聚集和吞噬，引起局部急性炎症，出现充血、水肿、化脓和疼痛；如治疗不及时，淋球菌可进入尿道腺体和隐窝，成为慢性病灶。近年来有研究表明淋球菌的菌毛和外膜主要蛋白具有抑制中性粒细胞、巨噬细胞杀伤作用的能力。另外，淋球菌容易产生耐药菌株，即产生β-内酰胺酶的耐青霉素淋球菌株和耐四环素菌株，近来又发现耐大观霉素的菌株。许多地区耐青霉素淋球菌株已占50%或更多，因此青霉素不应再作为治疗淋病的首选药，建立淋球菌药敏监测系统，有利于指导淋病的治疗。

（2）传播途径：淋病主要通过性接触传染，淋病患者是其传染源。偶尔可因接触含淋球菌的分泌物或被污染的用具而被传染。女性（包括幼女）因其尿道和生殖道短且上皮细胞发育不完全，很易感染；新生儿经过患淋病母亲的产道时，眼部被感染可引起新生儿淋菌性眼炎；妊娠期女性患者感染可累及羊膜腔导致胎儿感染。

【临床表现】

淋病可发生于任何年龄，但多发于性活跃的中青年。潜伏期一般为2~10天，平均3~5天，潜伏期患者具有传染性。

1. 单纯性淋病

（1）淋菌性尿道炎：早期症状有尿频、尿急、尿痛，很快出现尿道口红肿，有稀薄的黏液流出，24小时后病情加重，分泌物变为黄色脓性，且量增多，可有尿道刺激症状，有时可伴发腹股沟淋巴结炎（图31-2~图31-4）。后尿道受累时可出现终末血尿、血精，会阴部轻度坠胀等，夜间常有阴茎痛性勃起。一般全身症状较轻，少数可有发热、全身不适、食欲不振等。

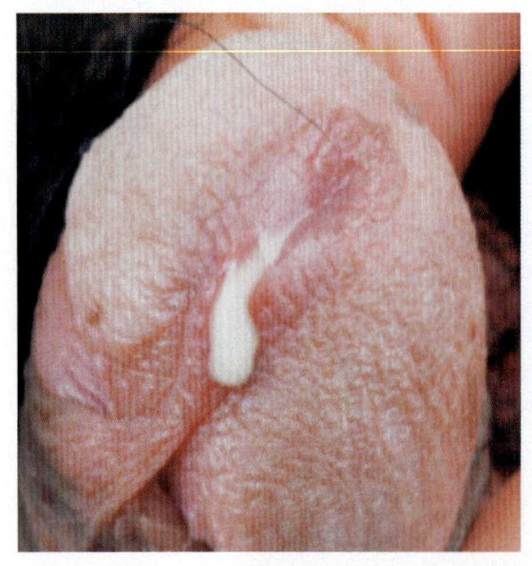

图31-2 淋菌性尿道炎（A）

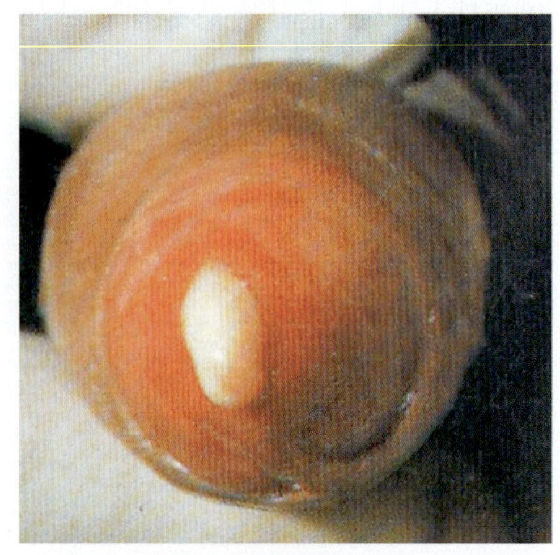

图31-3 淋菌性尿道炎（B）

（2）淋菌性宫颈炎：女性泌尿生殖道系感染的主要部位是子宫颈内膜和尿道，70%的女性患者无症状或症状轻微，最常见症状是阴道分泌物增多、尿痛、非经期子宫

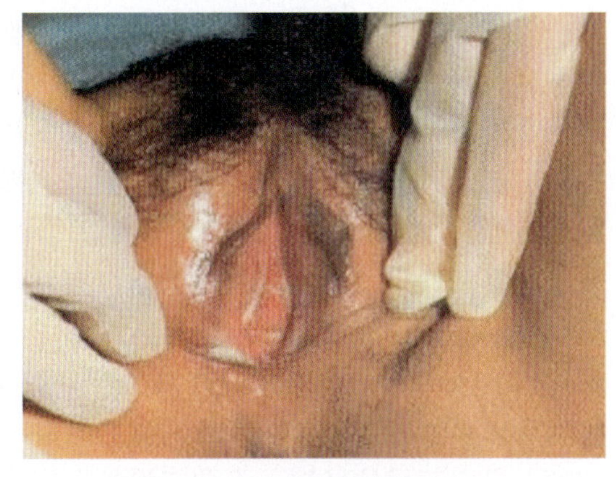
图 31－4 淋菌性尿道炎（C）

出血、经血过多等。淋菌性宫颈炎的分泌物初为黏液性，后转为脓性，体检可见宫颈口红肿、触痛、脓性分泌物。淋菌性尿道炎、尿道旁腺炎表现为尿道口红肿，有压痛及脓性分泌物。淋菌性前庭大腺炎表现为单侧前庭大腺红肿、疼痛，严重时形成脓肿，可有全身症状和发热等。

女童淋病多为与患淋病的父母密切接触和共用浴室用具而感染，少数因性虐待所致。常见弥漫性阴道炎继发外阴炎，有时累及肛门和直肠。

（3）淋菌性肛门直肠炎：主要见于男性同性恋者。女性可由淋菌性宫颈炎的分泌物直接感染肛门直肠所致。轻者仅有肛门瘙痒、烧灼感，排出黏液和脓性分泌物，重者有里急后重，可排出大量脓性和血性分泌物。

（4）淋菌性咽炎：主要见于口交者，约 80% 咽部淋球菌感染者无症状，可表现为轻度咽炎或扁桃体炎，偶伴有发热和淋巴结肿大，有咽干不适、咽痛和吞咽痛等不适。

（5）淋菌性眼结膜炎：成人多因自我接种或接触被分泌物污染的物品所感染，多为单侧；新生儿多为母亲产道感染引起，常为双侧。表现为眼结膜充血水肿，有大量脓性分泌物（图 31－5，图 31－6），体检可见角膜呈云雾状，严重时角膜发生溃疡，引起穿孔，甚至导致失明。

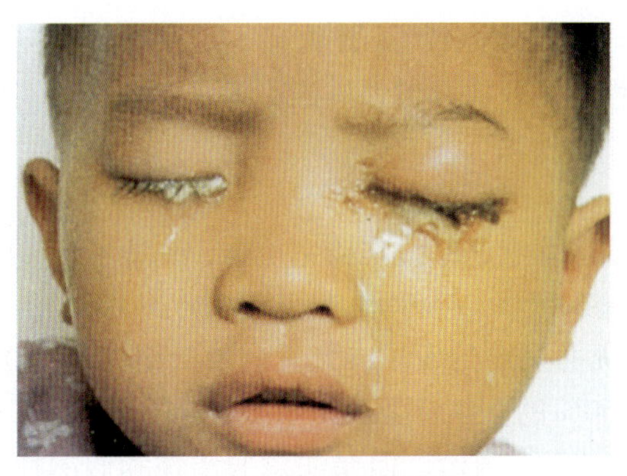
图 31－5 淋菌性眼结膜炎

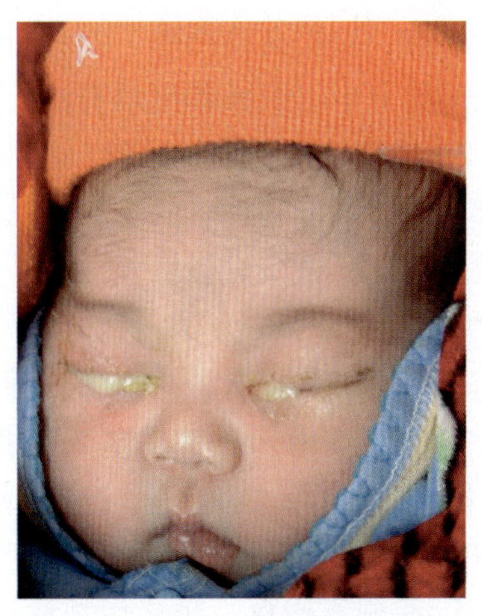
图31－6 新生儿淋菌性眼结膜炎

2. 淋病并发症

（1）男性淋病并发症：患者因治疗不当或酗酒、性交等影响，导致感染进一步发展并蔓延至后尿道，引起后尿道炎、前列腺炎、精囊炎、附睾炎等；炎症反复发作形成瘢痕后引起尿道狭窄，部分发生输精管狭窄或梗阻，也可导致不育。

①淋菌性前列腺炎：急性前列腺炎有发热、尿频、会阴疼痛，直肠指检示前列腺肿

大、触痛明显；分泌物检查可发现上皮细胞、少数脓细胞和淋球菌，如不及时治疗可形成脓肿。慢性患者一般无明显自觉症状，可有晨起尿道分泌物和会阴部不适。

②淋菌性精囊炎：急性感染时可有发热、尿频、尿痛等，终末尿混浊并带血；直肠指检可触及肿大的精囊，并有剧烈触痛。慢性者一般无明显自觉症状，直肠指检可触及精囊发硬。

③淋菌性附睾炎：多为单侧，可有发热，阴囊红肿、疼痛，同侧腹股沟和下腹部有反射性抽痛，尿液常混浊。

（2）女性淋病并发症：有淋菌性盆腔炎（包括子宫内膜炎、急性输卵管炎、继发输卵管卵巢囊肿及破裂后所致的盆腔脓肿、腹膜炎等），反复发作可导致输卵管狭窄或闭塞，可引起异位妊娠、不孕或慢性下腹痛等。

3. 播散性淋球菌感染 占淋病患者的1%～3%，常见于月经期或妊娠妇女。淋球菌通过血管、淋巴管播散全身，可发生菌血症，病情严重，若不及时治疗可危及生命。临床表现有发热、寒战、全身不适，常在四肢关节附近出现皮损，开始为红斑，以后发展为脓疱、血疱或中心坏死，散在分布，数目常不多；还可发生关节炎、腱鞘炎、心内膜炎、心包炎、胸膜炎、肝周炎及肺炎等。诊断主要根据临床表现和血液、关节液、皮损等处的淋球菌培养结果。

【实验室检查】

1. 涂片检查 取材于尿道或宫颈分泌物，进行革兰染色，高倍镜下可见多形核白细胞内有呈革兰阴性的双球菌。此法简单易行，对男性有尿道炎者，阳性率可达90%，女性50%～60%。慢性淋病由于分泌物中淋球菌较少，阳性率低。因此男性要取前列腺按摩液，以提高检出率。女性宫颈分泌物中杂菌多，敏感性及特异性差，有假阳性，因此世界卫生组织推荐用培养法检查女性患者。

2. 培养检查及药敏试验 淋球菌培养是诊断淋病的重要佐证，是目前世界卫生组织推荐的过筛淋病患者的主要方法。对女性淋病及男性慢性淋病，为了进一步证实诊断及做药敏试验，应进行培养。

【诊断要点】

根据病史、泌尿道及生殖道等部位的临床症状，结合实验室检查，一般不难诊断。

1. 病史 有婚外性接触或配偶有淋病感染史，以及其他密切接触史。

2. 临床表现 如前所述，但应注意有无并发症的发生，且发病潜伏期为2～10天，平均3～5天，注意有5%～20%的男性和60%的女性感染后无明显症状。

3. 实验室检查 涂片找到或培养出淋球菌可确诊，但要注意假阳性和假阴性。其他相关检验项目可帮助诊断。

【鉴别诊断】

本病应与生殖道衣原体感染鉴别。女性患者还应与念珠菌、滴虫等所致阴道炎等鉴别，主要鉴别要点为病原学检查，结合临床病史及症状特点不难鉴别。

1. 生殖道衣原体感染 潜伏期较长（1～3周），临床症状较轻微，尿道分泌物呈稀薄黏液样，病原体为沙眼衣原体，而淋球菌检查阴性。

2. 念珠菌性阴道炎　外阴、阴道剧烈瘙痒，白带增多，呈白色凝乳样或豆腐渣样，略有臭味，小阴唇肿胀肥厚，阴道黏膜充血水肿、糜烂，表面有白色伪膜。白膜镜检可见成群卵形孢子及假菌丝。

3. 滴虫性阴道炎　外阴瘙痒，有大量黄绿色分泌物，呈泡沫状，有腥臭味，阴道黏膜及宫颈明显充血并有斑点状出血，宫颈呈草莓状外观，分泌物镜检可见毛滴虫。

4. 细菌性阴道炎　白带增多，呈灰白色，均匀一致如面糊状黏附于阴道壁，有鱼腥恶臭味。

【治疗】

治疗原则：以早期、及时、足量、规则使用抗生素为主；针对不同的病情采用不同的治疗方法；中西医结合治疗，尤其是对慢性淋病和有并发症淋病更具优势。

1. 中医治疗

［辨证论治］

①湿热毒蕴证（急性淋病）

证候　尿道口红肿溢脓，尿急，尿频，尿痛，淋漓不止，尿液混浊如脂；女性出现宫颈充血、触痛，有脓性分泌物，前庭大腺红肿热痛；伴发热等全身症状；舌红，苔黄腻，脉滑数。

治法　清热利湿，解毒化浊。

方药　龙胆泻肝汤加减。

②正虚毒恋证（慢性淋病）

证候　小便短涩，淋漓不尽，女性带下多；食少纳差，腰酸腿软，五心烦热，酒后或疲劳易发；舌红，苔薄，脉沉细弱。

治法　滋阴降火，利湿祛浊。

方药　知柏地黄丸加减。

③毒邪流窜证（伴有并发症者）

证候　男性前列腺肿痛、拒按，小便溢浊或点滴淋漓，有腰酸下坠感；女性有下腹部隐痛、压痛，外阴瘙痒，白带多，可有低热；舌红，苔薄黄，脉滑数。

治法　清热利湿，解毒化浊。

方药　五味消毒饮合龙胆泻肝汤加减。

④热毒入络证（淋病性败血症）

证候　小便灼热刺痛，尿液赤涩，下腹痛；头痛高热，或寒热往来，心悸烦闷，或神情淡漠，面目浮肿，四肢关节酸痛；舌红绛，苔黄燥，脉滑数。

治法　清热解毒，凉血化浊。

方药　清营汤加减。

［针灸疗法］　取穴心俞、白环俞，用平补平泻法，针刺得气后，留针 30 分钟，每日 1 次。灸法可取脾俞、曲泉，直接灸，每次 5 ~ 10 分钟，或隔姜灸，用于虚证。

［外治］　大黄、千里光、野菊花、苦参、穿心莲、黄柏、土茯苓，煎水外洗，每日 2 次。

2. 西医治疗

（1）淋菌性尿道炎、宫颈炎、直肠炎：头孢曲松250mg，1次肌注；或大观霉素2.0g（宫颈炎4.0g），1次肌注；或氧氟沙星400mg（女性600mg），1次口服。后者禁用于肝肾功能障碍者、孕妇及18岁以下少年儿童。

（2）淋菌性咽炎：可选用头孢曲松250mg，1次肌注；或环丙沙星500mg，1次口服；或氧氟沙星400mg，1次口服。

（3）淋菌性眼炎：新生儿淋菌性眼炎，可选用头孢曲松25～50mg/kg（单次剂量不超过125mg），静脉点滴或肌注，每日1次，连续7天；或大观霉素40mg/kg，肌注，每日1次，连续7天。成人患者选用头孢曲松每天1.0g肌注，连续7天；或大观霉素每天2.0g肌注，连续7天，同时用生理盐水冲洗眼部，每小时1次，冲洗后用0.5%红霉素或1%硝酸银液滴眼。

（4）儿童淋病：头孢曲松125mg，1次肌肉注射；或大观霉素40mg/kg，1次肌注。体重大于45kg按成人方案治疗。

（5）妊娠期淋病：头孢曲松250mg，1次肌肉注射；或大观霉素4.0g，1次肌注。禁用氟喹诺酮类和四环素类药物。

（6）淋菌性附睾炎：头孢曲松每天250～500mg肌注，连续10天；或大观霉素每天2.0g肌注，连续10天。

（7）淋菌性盆腔炎：头孢曲松每天500mg肌注，连续10天；或大观霉素2.0g肌注，连续10天。应加用甲硝唑每天800mg，分2次口服，或多西环素每天200mg，分2次口服，连续10天。

（8）播散性淋病：头孢曲松每天1.0g肌注或静脉注射，连续10天以上；或大观霉素每天4.0g，分2次肌注，连续10天以上。淋菌性脑膜炎疗程约2周，心内膜炎疗程要4周以上。

（9）合并衣原体或支原体感染：应在上述药物治疗中加用多西环素每天200mg，分2次口服，连服7天以上；或阿奇霉素1g，1次口服。

（10）预防新生儿眼病：对每一个新生儿都要用1%硝酸银滴眼。

治愈标准为全部症状与体征消失，停药4～7天从患病部位取材涂片或培养检查2次均为阴性，则判断治愈。

【预防与调摄】

1. 加强宣传教育，普及性病防治知识；提倡使用避孕套；严禁卖淫嫖娼；洁身自爱，杜绝性乱。

2. 性伴侣一方患病，另一方应接受检查和治疗。

3. 执行新生儿硝酸银溶液或其他抗生素滴眼的制度，防止发生淋菌性眼炎。

4. 治疗期间忌烟酒及辛辣刺激之品。

第三十二章 生殖道衣原体感染

生殖道衣原体感染（chlamydial trachomatis genital infection）是一种以衣原体为致病菌的泌尿生殖道系统感染，主要通过性接触传染，临床过程隐匿、迁延、症状轻微。常并发生殖道感染，亦可累及眼、肺及其他脏器，可引起母婴传播，因此生殖道衣原体感染具有十分重要的公共卫生意义。本病属于中医的“淋证”、“淋浊”等范畴。

【病因与发病机理】

1. 中医病因病机 下焦湿热、肝郁气滞、脾肾亏虚导致膀胱功能失调，三焦水道通调不利为本病的主要病因病机。

2. 西医病因与发病机制 本病主要通过性接触传染，性活跃人群及多性伴侣者均为本病的易感者。目前已证实，沙眼衣原体是引起本病的主要病原体。它是一类能通过细胞滤器、有独特发育周期、严格细胞内寄生的原核细胞型微生物，广泛寄生于人类、哺乳动物及鸟类，但仅有少数致病。其中引起人类疾病的有沙眼衣原体和鹦鹉热衣原体（鸟类传播致病）。衣原体对热敏感，在56℃～60℃可存活5～10分钟，但在－70℃可存活达数年之久，常用消毒剂（如0.1%甲醛液、0.5%苯酚和75%乙醇等）均可将其杀死。

【临床表现】

本病多由于性接触而传染，男女均可发病，新生儿经产道分娩时感染，潜伏期1～3周，但大约有一半以上无症状。有症状者男性主要表现为尿道炎，女性则为泌尿生殖道炎。

1. 男性尿道炎 临床主要表现为尿道刺痒、刺痛、烧灼感或坠胀感，少数出现尿频或尿痛，体检可见尿道口轻度红肿，分泌物稀薄呈浆液性、量少，有些患者长时间不排尿或晨起时见尿道口有少量分泌物结成痂封住了尿道口（又称糊口现象）或内裤有污渍等。

未经治疗的尿道炎经常上行感染引起并发症，常见的有以下几种。①附睾炎：表现为单侧附睾灼热、肿胀、疼痛或会阴坠胀不适等。②前列腺炎：多为慢性，主要症状为排尿及尿道不适，尿道口时有白色黏性分泌物溢出，会阴部、腰骶部、耻骨上区等处隐痛不适等。③Reiter综合征（又称尿道－眼－滑膜综合征）：主要发生在具有HLA－B27遗传素质的男性，沙眼衣原体是其病因之一。一般发生于尿道炎之后，潜伏期平均为4周。临床上以尿道炎、双侧眼结膜炎、关节炎病变为特点。

2. 女性黏液性宫颈炎 主要表现为白带增多，体检时可见子宫颈水肿或糜烂、阴道充血等症状。上行感染可引起输卵管炎、子宫内膜炎，甚至可造成宫外孕、流产、宫内死胎、不孕等，甚至肝周炎。如出现尿道内感染，则有尿道炎症状，表现为尿道口充血、尿频，甚至排尿困难等泌尿系统症状，此外还可出现外阴瘙痒、小腹不适等症状。沙眼衣原体也可由口－生殖器接触导致咽部感染，还可引起前庭大腺炎。

3. 新生儿感染 新生儿衣原体感染，经产道感染 1～2 周后发生结膜炎，损害视力，4～12 周后可出现间质性肺炎。

【实验室检查】

1. 显微镜检查 涂片吉姆萨染色、碘染色或帕氏染色直接镜检可发现沙眼衣原体包涵体。只适用于新生儿眼结膜刮片的检查。

2. 细胞培养法 沙眼衣原体细胞培养呈阳性。

3. 抗原检测 酶联免疫吸附试验、直接免疫荧光法或免疫扩散试验检测沙眼衣原体抗原呈阳性。

4. 抗体检测 血清抗体升高（1∶64），见于沙眼衣原体性附睾炎、输卵管炎。

5. 核酸检测 聚合酶链反应法等检测沙眼衣原体核酸呈阳性。

【诊断要点】

根据病史及临床表现及实验室检查，诊断不难。

1. 初次发病者常在 1～3 周前有不洁性交史，或有配偶感染史。

2. 对具有典型浆液性尿道炎或宫颈炎表现的诊断较易，但对无典型症状患者，诊断较困难。

3. 实验室检查注意排除奈瑟淋球菌感染，确定尿道炎的存在。

【鉴别要点】

本病应与淋病、泌尿道其他细菌感染相鉴别。

1. 淋病 淋病潜伏期短、发病急，分泌物呈脓性、量多，伴有明显的尿频、尿急、尿痛等症状。尿道分泌物涂片镜检阳性或培养出淋球菌。

2. 泌尿道其他细菌感染 通常由化脓性细菌如葡萄球菌和大肠杆菌引起，与性接触无关，出现明显的尿频、尿急、尿痛症状。结合实验室检查易于鉴别，如尿常规有多数白细胞、尿液培养可培养出细菌等。

【治疗】

治疗原则：早期诊断、早期治疗，及时、足量、规则用药，治疗方案个体化；性伴侣应同时接受治疗。对于顽固的患者，可在使用抗生素的基础上，配合中医辨证治疗。

1. 中医治疗

［辨证论治］

①湿热下注证

证候 尿道外口或宫颈口微红肿，分泌物色黄而少，小便短赤，灼热刺痛；伴口苦；舌质红，苔黄或腻，脉数。

治法 清利湿热，分清泌浊。

方药　萆薢分清饮加减。

②肝郁气滞证

证候　小便涩痛，排尿不畅；小腹或胸胁胀满，隐痛不适，情志抑郁，或多烦善怒，口苦；舌质红，苔薄，脉弦。

治法　疏肝解郁，理气通淋。

方药　丹栀逍遥散加减。

③脾肾亏虚证

证候　久病缠绵，小便淋漓不尽，分泌物清稀；伴遇劳即发，神疲纳呆，面色无华，形寒肢冷；舌质淡，后边有齿痕，苔白，脉沉细无力。

治法　健脾温肾，利湿化浊。

方药　金匮肾气丸加减。

［针灸疗法］　选用肾俞、关元、三阴交、阴陵泉、太溪等为主穴，再辨证配穴，实证施泻法，虚证施补法，留针30分钟，每日1次。亦可施灸法。

2. 西医治疗　沙眼衣原体感染的治疗目的是防止产生并发症，阻断进一步传播，缓解症状。由于沙眼衣原体具有独特的生物学性质，要求抗生素具有较好的细胞穿透性，所用的抗生素疗程应延长或使用半衰期长的抗生素。

（1）推荐方案：阿奇霉素1g饭前1小时或饭后2小时1次顿服，或多西环素每日200mg，分2次口服，连服7～10日。

（2）替代方案：米诺环素100mg，每日2次，共10日；或罗红霉素0.15g口服，每日2次，共10日；或盐酸四环素500mg，口服，每日4次，连服7～10日；或克拉霉素0.25g，口服，每日2次，共7～10日；或氧氟沙星0.3g，口服，每日2次，连服7～10日；司帕沙星0.2g，口服，每日1次，连服10日。

（3）妊娠期：红霉素500mg，口服，每日4次，共7日；或阿奇霉素1g 1次顿服。不宜用四环素类药物。

（4）新生儿衣原体眼结膜炎：红霉素干糖浆粉剂每日50mg/kg，分4次口服，连服14日；如有效再延长服1～2周。0.5%红霉素眼膏或1%四环素眼膏出生后立即滴入眼中，对衣原体感染有一定预防作用。

【预防与调摄】

1. 对性活跃人群进行性医学教育，提高防范意识，洁身自爱，杜绝性乱。

2. 公共场所的卫浴用具应严格消毒，防止交叉感染。

3. 患者要克服讳疾忌医心理，及早诊断、彻底治疗，以防疾病迁延或发生并发症，增加治疗难度。

4. 性伴侣一方患病，同时另一方也应检查和治疗。

第三十三章　尖锐湿疣

尖锐湿疣（condyloma acuminatum）又称生殖器疣或性病疣，是由于人体感染人类乳头瘤病毒（HPV）所致的皮肤黏膜良性赘生物。其以外阴及肛周皮肤黏膜交界处出现疣状赘生物为特征。本病属中医学“臊瘊”、“臊瘊”的范畴。

【病因与发病机理】

1. 中医病因病机　本病的发病是因房事不洁，触染邪毒，毒邪蕴聚，酿生湿热，湿热下注所致；或由于湿毒为阴邪，其性黏滞，缠绵难去，耗伤正气，以致脾虚毒蕴而发。

2. 西医病因与发病机制　本病的病原体为人类乳头瘤病毒（human papilloma virus，HPV）。HPV 是一种 DNA 病毒，人类是其唯一的宿主，主要通过直接与患者发生性接触或间接接触被患者传染的物品而患病。引起尖锐湿疣的病毒主要是 HPV－6、HPV－11、HPV－16、HPV－18 等，HPV 主要感染上皮组织，对肛门生殖器癌的发生有一定致病作用。

【临床表现】

发病前常有不洁性交史或间接接触史，发病有一定的潜伏期，一般为 1 个月至数月，平均为 3 个月。皮损初起为淡红色丘疹，逐渐增大，表面不平，柔软湿润，呈乳头状、蕈样或菜花状突起，红色或淡灰色，根部常有蒂，触之易出血（图 33－1，图 33－2）。

皮损好发于男女外生殖器、肛门，少数患者可见于腹股沟、口腔、乳房、指（趾）等处。部分病人可在数月内自然消退，亦有少数尖锐湿疣可发生癌变。

【实验室检查】

醋酸白试验和聚合酶链反应（PCR）对临床诊断有一定的参考价值。

【组织病理】

表皮呈乳头瘤样增生，棘层肥厚，角化过度或角化不全。棘细胞层有特征性的凹空细胞，该细胞核大小不一，核深染而固缩，核周胞浆空泡化。真皮水肿，血管扩张和炎性细胞浸润。

【诊断要点】

根据有不洁性接触史、特殊的好发部位、典型的皮损表现，一般不难诊断；必要时可结合醋酸白试验或组织病理等检查。

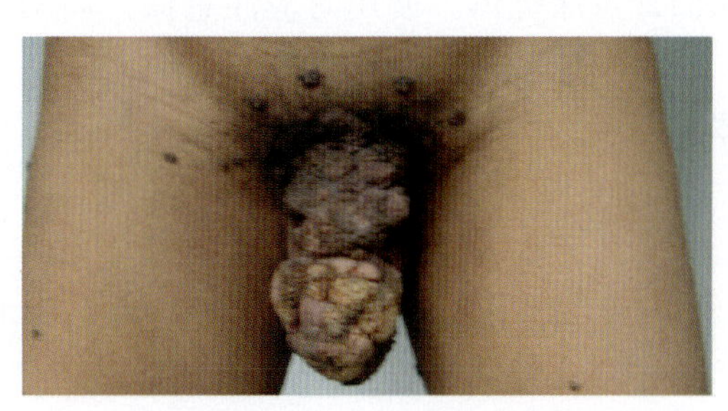

图 33－1　尖锐湿疣（男）

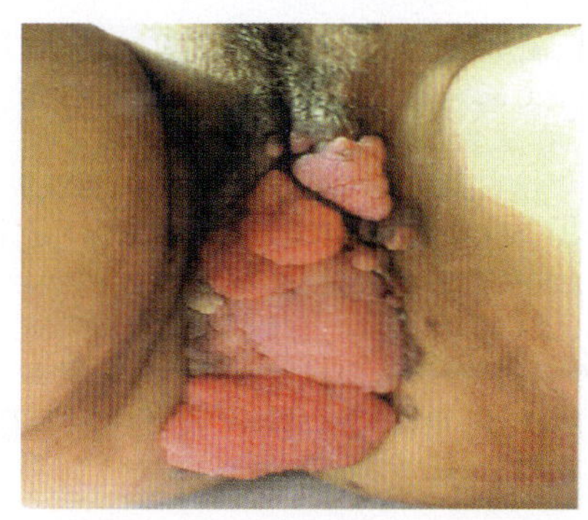

图 33－2　尖锐湿疣（女）

【鉴别诊断】

本病尚应与扁平湿疣、假性湿疣及阴茎珍珠状丘疹相鉴别。

1. 扁平湿疣　为二期梅毒患者在生殖器或肛门出现的皮肤损害，为扁平潮湿的丘疹，表面较光滑，暗视野检查可查到梅毒螺旋体，梅毒血清反应阳性。

2. 假性湿疣　又名绒毛状小阴唇，是发生在阴唇黏膜的一种良性乳头瘤，皮肤多发生于小阴唇内侧，表面光滑无菜花状改变，无不洁性接触史。病理检查可进一步明确诊断。

3. 阴茎珍珠状丘疹　为环绕阴茎冠状沟的小珍珠状丘疹，表面光滑，多见于青壮年。发病与不洁性接触无关。

【治疗】

治疗原则：以中西医结合局部治疗为主，辅以全身抗病毒、提高细胞免疫力及益气健脾、清热解毒、利湿化浊等综合治疗。

1. 中医治疗

［辨证论治］

①湿热下注证

证候　外生殖器或肛门等处出现疣状或菜花状赘生物，色褐或淡红，质软，表面秽浊潮湿，触之易出血，常伴恶臭；大便秘结，小便黄；苔黄腻，脉滑或弦数。

治法　清热解毒，利湿化浊。

方药　萆薢化毒汤加减。皮损干燥、坚硬者，加红花、桃仁、浙贝母、甲珠；瘙痒重者，加白鲜皮、地肤子。

②脾虚毒蕴证

证候　外生殖器或肛门处反复出现疣状赘生物，屡治不愈；体弱肢倦，食少纳差，声低懒言，大便溏，小便清长；舌质淡胖，苔白，脉细弱。

治法　益气健脾，化湿解毒。

方药　参苓白术散合黄连解毒汤加减。皮损坚硬者，加莪术、红花、桃仁、浙贝母、甲珠。

［外治］

①熏洗法：龙胆草、虎杖、大黄、香附各 30g，枯矾、皂矾、莪术 20g，侧柏叶、

薏苡仁各50g。煎水先熏后洗，每天1～2次。

②点涂法：疣体小而少者，可用五妙水仙膏点涂疣体。使用时应注意保护周围正常皮肤。

③灸法：局部麻醉后，将艾炷放在疣体上点燃，任其烧尽。视疣体大小每次灸1～3炷，每天1次，至疣体脱落。

2. 西医治疗

（1）内用药物疗法：可酌情选用干扰素、阿昔洛韦、转移因子等抗病毒药物和免疫调节药物。

（2）局部治疗

①局部外用药物治疗：如足叶草脂、足叶草毒素、三氯醋酸溶液、酞丁安等。

②物理治疗：可选用CO_2激光、高频电刀、液氮冷冻等进行治疗，巨大疣体可选择手术切除治疗。

【预防与调摄】

1. 患有本病时，性伴侣必须同时治疗。
2. 在治疗期间应禁房事，保持局部清洁并对衣物进行消毒处理。
3. 加强个人修养，避免不洁性交。

第三十四章 生殖器疱疹

生殖器疱疹（genital herpes，GH）是由单纯疱疹病毒（herpes simplex virus，HSV）引起的性传播疾病。HSV 有两个血清型：HSV－1 和 HSV－2，大多数生殖器疱疹由 HSV－2 引起。本病可呈慢性复发过程。本病属中医学“阴疮”范畴。

法国 Astruc 医生于 1736 年首次描述本病，如今 GH 的发病率越来越高，据世界卫生组织（WHO）统计，GH 每年的新发病例约 2000 万。HSV 成为不少国家和地区生殖器溃疡的首要病因，同时与宫颈癌病因及新生儿疱疹病的传染源有一定关系。

【病因与发病机理】

1. 中医病因病机 总病因病机为正气不足，触染毒邪。①肝经湿热：嗜食肥甘厚味，损伤脾胃，脾失健运，水湿内蕴，与外邪相合，以致湿热蕴积于下焦，注于阴部（肝经循行过阴器）。②热毒蕴结：由于不洁性交，触染毒邪，搏结肌肤而发。③阴虚邪恋：由于房事过度，耗伤肾阴，或由于湿热淫毒久蕴，耗气伤阴，造成阴虚邪恋而发病。

2. 西医病因及发病机制

（1）病原体

①HSV 有两个血清型：HSV－1 和 HSV－2。HSV－1 和 HSV－2 的基因组中，约 50% 的核苷酸序列是同源的，故两种病毒亚型感染的临床表现很难区别。但是，疾病的复发率和感染部位与病毒亚型相关。HSV－2 是 GH 的主要病原体，90% 的 GH 由HSV－2 引起，10% 由 HSV－1 引起。但 HSV－2 所致者比HSV－1更易出现临床复发，二者的复发率分别为 80% 及 55%，故大多数复发性 GH 由 HSV－2 引起。

②HSV 抵抗力：HSV 病毒可在毛巾、马桶座圈或柜台表面上存活达 30 分钟，但接触这些物品并不发生 HSV 感染；病毒亦可在水中或潮湿的表面短期存活，但水中的卤化物能使其迅速丧失传染力。HSV 对热、干燥、紫外线较敏感，50℃ 湿热或 90℃ 干燥环境下 30 分钟即可灭活，对紫外线的半数致死期为 5～7 秒，一般消毒剂也可使之灭活，但在 50% 甘油中 4℃～8℃ 可保存半年，冻干后可保存数年。

（2）传染源：主要传染源是 GH 患者及无症状的病毒携带者。

①带菌情况：在免疫正常的成人，有 2%～3% 能从生殖道分离出 HSV－2，20%～30% 能检测到病毒的 DNA；对于口腔分泌物的检测也能得到相似的数据。GH 患者患病

第1年HSV携带率更高，可达30%～50%。

②显性HSV患者：原发性生殖器HSV－2感染的平均排毒时间约为12天，而从水疱出现至结痂期开始的平均时间为10.5天左右；由于排毒时间与结痂时间之间有明显的重叠，且黏膜损害并不结痂，故患者在损害完全再上皮化（损害发生至损害完全再上皮化的平均时间女性为19.5天，男性为16.5天）之前不应有性生活。

③无症状病毒携带者：生殖器HSV－2感染者比HSV－1感染者更常出现无症状性排毒。病程短于12个月者也常有无症状性排毒。有报道在诊所就诊的妇女中，78%的HSV－2血清学阳性者无GH感染史和临床表现，其中4%为无症状性排毒者。

（3）传播途径

①直接接触：感染主要通过皮肤黏膜直接接触，约95%的原发感染发生在性接触之后。传染可以通过和有活动性溃疡损害的患者发生性接触传播；也可以与没有皮损但有病毒潜伏的皮肤黏膜表面性接触传播，接吻也能传播HSV。

②母婴传播：婴儿主要通过产道感染，亦有经宫内感染者。

③间接接触：公用茶杯或剃须刀传染。

（4）发病机制

①入侵与复制：HSV通过皮肤裂口或易感黏膜（如口咽、宫颈、结膜）进入体内，并在表皮或真皮细胞内复制，从而引起细胞的气球样变和局灶性坏死、单核巨细胞的形成以及嗜酸性核内包涵体（A型Cowdry小体，Cowdry type A body）的产生。

②上行神经节－潜伏：初次感染的同时，HSV沿着周围感觉神经上行，并进入感觉或自主神经根的神经节，病毒基因在细胞内处于抑制潜伏状态。

③激活－复发：病毒的基因能被激活，恢复病毒的表达、复制和释放。病毒从神经细胞中释放并到达表皮细胞，导致单纯疱疹复发，这一过程被称为再活化。

【临床表现】

女性感染HSV－2的危险性大于男性，多性伴侣者HSV－2抗体阳性率较高。HSV感染的临床过程见表34－1。既往HSV－1感染者再感染HSV－2时全身症状及局部症状较轻，病程缩短。

表34－1 生殖器疱疹主要常见类型

分类	特征	病程	排毒时间
初发生殖器疱疹	初次感染80%～90%呈隐性感染，显性只占少数	18～21天	12天
原发生殖器疱疹	既往无HSV感染史，血清中无HSV抗体		
非原发生殖器疱疹	既往有HSV感染史，血清中有HSV抗体		
复发性生殖器疱疹	常有一定诱因，多见于HSV－2感染	9～10天	3～4天
亚临床/无症状感染	亚临床HSV感染、再激活，无症状排毒		感染6个月内

1. 初发感染 患者初次发病，可分为原发感染和非原发感染两种。初次感染中

80%～90%为隐性感染，显性感染只占少数，一般初次感染恢复后多数转为潜伏感染。

(1) 原发感染：①潜伏期1～45天，平均为6天，原发感染即首次感染HSV-1或HSV-2，既往无HSV感染史，此时血清中无HSV抗体；②此型症状最重，常伴有全身症状如发热、头痛、乏力、肌痛及腹股沟淋巴结炎；③生殖器部位出现损害，可见痛性红斑、丘疹、水疱（图34-1）、脓疱、糜烂、溃疡、疼痛或瘙痒，持续1～2周，一般3～4周损害结痂、愈合。

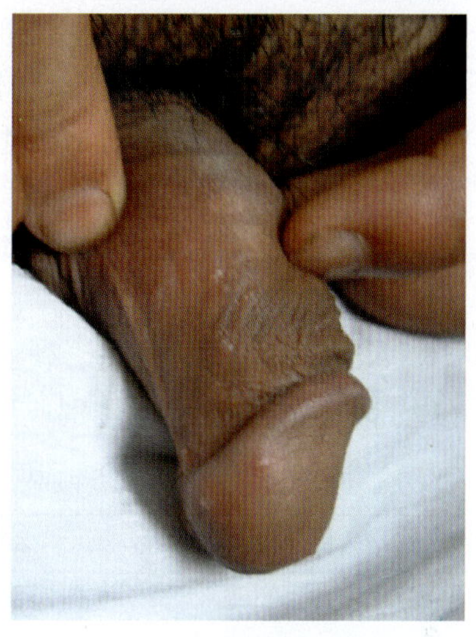

图34-1 生殖器疱疹

(2) 非原发感染：以往有HSV感染史，而且血清中有抗HSV抗体，其症状比原发感染轻，此外，以往感染过HSV-1的患者，其生殖器疱疹的最初表现与初次感染生殖器疱疹者相比，全身症状较少，皮损愈合较快。

2. 复发 复发疱疹损害与初发非原发感染相似，多位于生殖器部位，症状较轻，愈合快，没有全身症状。一般在原发疱疹消退后1～4个月内发生。

3. 潜伏感染和复发 病毒以潜伏状态长期存在宿主体内，首发HSV-2感染中约90%在12个月内出现1次复发（平均复发4次），患者受发热、月经、日晒、寒冷、某些病毒感染等的影响而复发。

4. 其他HSV感染 有直肠、肛门感染，孕妇、胎儿和新生儿感染。近来研究发现HSV-2感染与子宫颈癌的发生有密切关系。

5. HSV亚临床激活/无症状排毒

(1) 排毒差异及频率：HSV-2感染的无症状排毒比HSV-1感染更为常见。HSV-2感染在最初的12个月内的无症状排毒率最高，甚至10年之后仍可检出亚临床排出的病毒。

(2) 排毒部位：男性无症状排毒部位为阴茎皮肤、尿道和肛门。女性为宫颈、尿道、外阴和肛门。

(3) 临床意义：亚临床/无症状排毒者是重要的传染源，大多数性传播和垂直传播都在此排毒期受染。由于经常出现亚临床排毒，为了控制生殖器疱疹的传播，就不能仅限于在病变复发时避免性接触，因为没有病变时也可能传播。

【实验室检查】

1. 病毒培养 从水疱底部取材做组织培养，阳性率为60%～90%，是目前最敏感、最特异的检查方法。

2. 细胞学检查 Tzanck试验或Papanicolaou涂片寻找多核巨细胞和包涵体，敏感性仅为病毒培养的60%，且不能区分HSV感染与水痘-带状疱疹病毒感染。

3. 抗原检测 对早期损害有较高的敏感性和特异性，常用的方法有酶免疫试验

（EIA）、放射免疫测定、免疫荧光法及聚合酶链反应（PCR）。

4. 抗体检测 应用最广泛的是 HSV－2 抗体检测。原发的 HSV－1、HSV－2 感染，急性期血清抗 HSV 抗体可以阴性，而恢复期血清可阳性。但只有 5% 的复发黏膜 HSV 感染者，其恢复期血清抗 HSV 抗体比急性期可有 4 倍以上升高。

【诊断要点】

依据病史、临床和实验室检查结果诊断不难。

【鉴别诊断】

本病主要应与硬下疳、软下疳、接触性皮炎及带状疱疹（如第 3 骶神经根受累，可在臀部及阴茎发生）等鉴别，见表 34－2。

表 34－2 生殖器疱疹与硬下疳、软下疳鉴别要点

	生殖器疱疹	硬下疳	软下疳
皮损	红斑、成群水疱，可发展成糜烂或溃疡	单个质硬的溃疡	质软的溃疡
疼痛	＋＋	－	＋＋
反复发生	常有	无	无
实验室检查	HSV－2（＋）或 HSV－1（＋）	USR（＋）或 RPR（＋），梅毒螺旋体（＋）	杜克雷嗜血杆菌（＋）

【治疗】

治疗原则：西医抗病毒治疗，配合中医清热解毒除湿。复发性生殖器疱疹中医治疗以养肝滋肾为主，佐以解毒除湿。

1. 中医治疗

［辨证论治］

①肝经湿热证

证候 患处成簇水疱，糜烂或溃疡，自觉轻痒或疼痛；小便黄赤，大便干结；舌质红，苔黄腻，脉弦数。

治法 清热泻火，利湿解毒。

方药 龙胆泻肝汤加减。

②热毒蕴结证

证候 阴部疱疹大而红，局部肿胀，疼痛明显，腹股沟淋巴结肿大；或有低热，排尿困难；舌红绛，脉滑数。

治法 清热解毒，凉血利湿。

方药 五味消毒饮合黄连解毒汤加减。

③阴虚邪恋证

主证 外生殖器反复出现潮红、疱疹、糜烂，自觉灼痒或灼痛；伴有腰膝酸软，神疲乏力，心烦口干，五心烦热，失眠多梦；舌质红，苔少或薄腻，脉细数。

治法 滋阴降火，解毒除湿。

方药　知柏地黄丸合萆薢渗湿汤加减。

［外治］

①青黛散：皮疹未破可用青黛散加麻油调涂患处。

②中药水剂：皮疹为糜烂、溃疡者，采用马齿苋、地榆、苦参、野菊花各30g，水煎去渣，冷后湿敷或外洗，每日2～3次。

2. 西医治疗

（1）首次发作治疗：阿昔洛韦（acyclovir，ACV）400mg，口服，1日3次，用7～10日；或阿昔洛韦200mg，口服，1日5次，用7～10日；或泛昔洛韦（famciclovir）250mg，口服，1日3次，用7～10日；或伐昔洛韦（valacyclovir）0.3g，口服，1日2次，用7～10日。如10日后仍未完全愈合，疗程可延长。

（2）复发治疗：阿昔洛韦400mg，口服，1日3次，用5日；或阿昔洛韦200mg，口服，1日5次，用5日；或阿昔洛韦800mg，口服，1日2次，用5日；或泛昔洛韦125～250mg，口服，1日3次，用5日；或伐昔洛韦300mg，口服，1日2次，用5日。

（3）每日抑制治疗：对频繁复发患者（即每年在6次或以上）的治疗方案：阿昔洛韦400mg，口服，1日2次；泛昔洛韦125～250mg，口服，1日2次；伐昔洛韦300mg，口服，1日1次。疗程为4个月至1年。

耐HSV毒株：可选用膦甲酸（foscarnet），剂量为40～60mg/kg，静脉注射，每8小时1次，直至临床缓解。最常见的毒性是肾功能障碍。

（4）严重感染：如播散性感染肺炎、肝炎或中枢神经系统并发症如脑膜炎或脑炎，应静脉给药，方案有阿昔洛韦5～10mg/kg，静脉滴注，每8小时1次，共5～7日或至临床症状消失。

（5）妊娠HSV感染：复发性GH患者因其免疫系统已经产生抗HSV抗体，虽可经脐血传递给胎儿，但对胎儿或新生儿的传染性低。然而妊娠期，尤其是妊娠晚期所发生的原发性GH，病毒滴度高，且母体来不及产生保护性抗体传递给胎儿，新生儿易被HSV感染。因此，预防胎儿或新生儿感染的主要措施是妊娠期HSV感染的预防和控制。

首次发作GH患者可用阿昔洛韦口服治疗。如为危及生命的HSV感染（如播散性感染、脑炎、肺炎或肝炎），则阿昔洛韦适于静脉给药。

目前对孕妇使用阿昔洛韦、伐昔洛韦尚有争议，其安全性尚未肯定，但研究发现，用ACV的孕妇畸胎发生率与正常人群相比并无增高，但ACV对妊娠及胎儿的危险性尚未得出可靠结论。

孕妇初发生殖器疱疹患者可口服阿昔洛韦治疗；有严重并发症而可能危及生命者，应静脉滴注阿昔洛韦治疗。

复发频繁或新近感染的生殖器疱疹患者或近足月孕妇，用阿昔洛韦治疗，可通过减少活动性损害的出现而降低剖宫产率。然而，仅仅既往有生殖器疱疹复发史但近足月时无复发迹象的孕妇，不推荐此时用口服阿昔洛韦治疗。

亦有学者认为在复发性GH患者的妊娠各个时期均不主张抗病毒治疗，其母体的免疫系统已经产生抗HSV抗体，并可经脐血传递给胎儿，故其对胎儿或新生儿的传染性低。

（6）新生儿的处理：如孕妇产道有 HSV－2 感染，分娩后可给新生儿立即注射丙种球蛋白预防，用碘苷（IUDR）、阿糖胞苷眼水等滴眼，治疗疱疹性角膜炎有效，但不能防止复发。对接触了 HSV 的新生儿的处理：酌情选用阿昔洛韦每天 30～60mg/kg，静脉滴注，连续 10～21 天。

【预防与调摄】

1. 避免不洁性交是预防本病的关键；树立正确的性观念、性道德，预防感染。

2. 无症状排毒期，阴茎套可能减少疾病的传播；但出现生殖器损害时，使用阴茎套也不能避免传播，此时应避免性生活。

3. 避免受凉感冒和过度疲劳等复发诱因；加强营养，增强体质，提高抵抗力。

第三十五章 软下疳

软下疳（chancroid）是由杜克雷嗜血杆菌（*Haemophilus ducreyi*）引起的经典性病之一，其以生殖器处的痛性溃疡和腹股沟淋巴结化脓性病变为临床特征。本病属中医学“疳疮”、“横痃”范畴。

【病因与发病机理】

1. 中医病因病机 本病多由外感毒邪，或素体湿盛，郁久化热、化毒，或者相火妄动，败精蕴结成毒，循经侵犯前阴而成。

2. 西医病因与发病机制

（1）病因：杜克雷嗜血杆菌是一种革兰阴性链杆菌，（1～2）μm×0.5μm，菌体呈短棒状，两端钝圆，大多数寄生于细胞外，常呈链状生长。培养后细菌排列呈鱼群游泳状（图35－1），无芽孢；兼性厌氧，需要氯高铁血红素（hemin）－X因子才能生长。本菌在低温下可长期生存，但耐热性差，65℃即可迅速将其杀死。

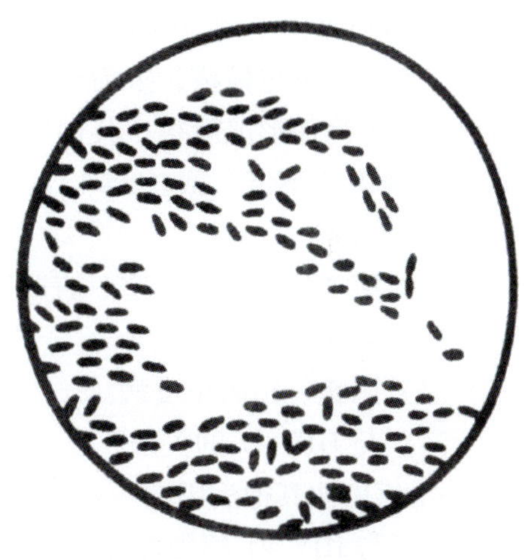

图35－1 链杆菌呈鱼群状排列

（2）致病：创伤和擦伤是细菌进入表皮的必备条件，皮损处的杜克雷嗜血杆菌通常在巨噬细胞和中性粒细胞中，亦可见于间质组织中。

（3）免疫介导：软下疳组织病理显示其特征性的巨噬细胞、$CD4^+$和$CD8^+$淋巴细胞，这种现象与延迟型的高敏状态、细胞介导的免疫应答相一致。$CD4^+$细胞和巨噬细胞在溃疡部位的存在，可以解释患有软下疳病人易于感染和传播HIV的原因。

（4）传播途径：为性接触传播，杜克雷嗜血杆菌通过微小损伤进入机体。有外伤和破损是进入条件，在包皮处做感染实验时必须划破皮肤。

【临床表现】

1. 潜伏期 短，为3～7天，HIV感染者潜伏期较长。

2. 症状

（1）初发损害：为外生殖器部位的炎性小丘疹，24～48小时后迅速形成脓疱，3～

5 天后脓疱破溃后形成溃疡（图 35－2），疼痛明显。

（2）溃疡：圆形或卵圆形，边缘不整，可潜行穿凿，周围皮肤潮红。溃疡基底见颗粒状肉芽组织，易出血，覆以浅黄色脂样苔或有脓性分泌物。溃疡大小不一，单个溃疡为 3～20mm 不等。软下疳溃疡基底柔软，可明显区别于硬下疳。

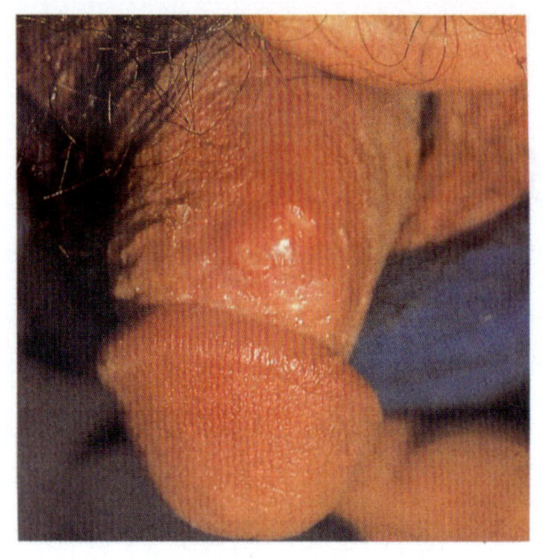

图 35－2　软下疳

（3）数目：通常仅 1～2 个，因可自体接种而形成多发的卫星状溃疡，曾有多达 10 个损害的报道。

（4）隐匿病灶：女性的症状常常不明显，可有小便疼痛、大便疼痛、直肠出血、交媾困难和阴道溢液。

3. 好发部位　皮疹好发于男性的包皮、冠状沟、龟头、阴茎、肛周等处，女性多见于大小阴唇、阴蒂、阴道口、子宫颈、尿道内、会阴等处；亦可出现于手、乳房、股部、腹部、口唇、口腔内、眼睑等非生殖器部位。

4. 急性化脓性尿道炎　在内罗华 STD 诊所中，1%～2%的急性化脓性尿道炎男性患者感染了杜克雷嗜血杆菌。

5. 淋巴结炎　约 50%的病例发生急性疼痛性腹股沟淋巴结炎。常于发病 1 周左右出现，称为软下疳横痃，多为单侧性，为单房性、无疼痛、多有触痛。红肿的淋巴结最后化脓，破溃而形成溃疡，其创口外翻成唇状，中医称为“鱼口”。

6. 异型软下疳　见表 35－1。

7. 并发症

（1）尿道瘘、尿道狭窄、直肠阴道瘘。

（2）阴茎干淋巴管炎。

（3）阴囊、阴唇象皮病。

（4）与 HIV－1 的关系：已知软下疳是传播 HIV 的一个重要危险因子，软下疳引起 HIV－1 感染比其他病因的生殖器溃疡更多见。软下疳促使 HIV－1 疾病传播。溃疡面可能增加了与 HIV－1 感染性分泌物的接触，杜克雷嗜血杆菌的感染导致 $CD4^+$ 淋巴细胞和巨噬细胞聚集到生殖器的浅表，而这些细胞是 HIV 最早侵袭的主要目标。

表 35－1　8 种异型软下疳特征

异型	特征
一过性软下疳	损害小，4～6 天内消失，2 周后发生腹股沟淋巴结病
丘疹性软下疳	像二期梅毒的扁平湿疣
矮小软下疳	像生殖器疱疹所致的糜烂，多个小的痛性溃疡
崩蚀性软下疳	溃疡发展迅速，大片坏死，外阴部破坏
毛囊性软下疳	原发为毛囊性丘疹，类似毛囊炎，不久形成毛囊深部小溃疡
匐行性软下疳	多个损害互相融合，形成长而窄的浅溃疡
巨大软下疳	溃疡向外扩展增大所致
混合性软下疳	初为软下疳，后感染梅毒螺旋体而发生硬下疳

【实验室检查】

1. 涂片检查　溃疡底部和潜行边缘取材进行革兰染色，可见革兰阴性单个球杆菌或“鱼群”（school of fish）状杆菌，后者在细胞或黏液碎片之间呈平行柱状排列。细菌培养证实这种典型染色结果的阳性率仅为5%～36%，故其诊断价值不大。

2. 细菌培养　取材后应在2小时内（最好在1小时内）接种。菌落在接种后24小时一般为针尖大小，48～72小时增加至1～2mm；呈灰黄色颗粒状，致密，隆起，非黏液样，大小不等。

3. 免疫荧光检查　用单克隆抗体行免疫荧光快速检测，敏感性为93%。

4. DNA探针　Parson等（1989年）用^{32}P标记的DNA探针检测此菌，特异性和敏感性均很高。

5. HIV检测　如首次梅毒及HIV检测结果为阴性，3个月后需重做检测。

【组织病理】

溃疡由三个炎症带组成：①浅层：有坏死组织、红细胞、纤维蛋白、变性的中性粒细胞和大量杜克雷嗜血杆菌；②中层：有许多新生的毛细血管、血管栓塞和继发性坏死；③深层：弥漫性浆细胞和淋巴细胞浸润。

【诊断要点】

软下疳的临床诊断经常不可靠，应用实验室检查可对疑似病例进行证实。

1. 诊断依据　仅凭溃疡特点诊断的准确率只有33%～53%，涂片检查阳性率不高。唯一可靠的诊断方法是细菌培养，但细菌培养困难，敏感性仍≤80%。PCR检测杜克雷嗜血杆菌DNA序列敏感度高。

2. 推理诊断　为临床及监测目的，如果：①有一个或多个疼痛性生殖器溃疡；②溃疡渗出物做暗视野检查，或在溃疡出现7天后做梅毒血清学试验，未发现苍白螺旋体感染证据；③临床表现如溃疡的外观及局部淋巴结肿大，符合软下疳；④溃疡渗出液HSV检测阴性，则可作出软下疳的可能诊断；⑤约1/3的患者出现疼痛性溃疡及腹股沟淋巴结肿大触痛。符合以上两者即提示软下疳的诊断。如伴有化脓性腹股沟淋巴结肿大，几乎可作为软下疳确定诊断的条件。

3. 美国诊断CDC标准

（1）临床描述：由杜克雷嗜血杆菌感染引起的性传播疾病，特点为疼痛性生殖器溃疡和炎症性腹股沟淋巴结病。

（2）实验室诊断标准：从临床标本中分离出杜克雷嗜血杆菌。

（3）病例分类

①可能报告的病例：临床上符合下列两项：用暗视野显微镜检查溃疡渗出物或在溃疡发生≥7天做梅毒血清学试验无梅毒螺旋体感染的证据；临床上溃疡不是单纯疱疹病毒（HSV）引起的典型表现，或HSV培养阴性。

②确诊病例：临床上符合且经实验室检查证实的病例。

【鉴别诊断】

应与本病鉴别的疾病包括单纯疱疹、梅毒、腹股沟肉芽肿、性病性淋巴肉芽肿、

Behcet 病、肠外 Crohn 病和固定性药疹。软下疳与硬下疳鉴别见表 35 -2。

表 35 -2 软下疳与硬下疳鉴别

	软下疳	硬下疳
潜伏期	2~3 天	21 天
数目	常多发	75% 单发
溃疡	基底软，表面污秽，分泌物多，脓性	基底硬，表面清洁，分泌物少，浆液性
疼痛	显著	无
局部淋巴结	肿大，软，痛，化脓，易破溃	肿大，硬，不痛，不化脓
病原体	杜克雷嗜血杆菌	梅毒螺旋体
梅毒血清试验	阴性	阳性

【治疗】

治疗原则：中医根据临床表现进行辨证论治；西医以抗生素治疗为主，结合局部治疗。

1. 中医治疗

［辨证论治］

①湿热下注证

证候 外生殖器发红肿胀，灼热疼痛或轻度糜烂；或兼有发热恶寒，小便短赤；苔腻，脉滑数。

治法 清热，利湿，解毒。

方药 龙胆泻肝汤加减。便秘者加大黄。

②毒热蕴结证

证候 龟头、阴茎或大小阴唇圆形溃疡，脓汁臊臭，局部红紫或有灼痛；小便热痛，大便秘结，心烦口干；舌质红，苔黄，脉弦数。

治法 泻火解毒。

方药 黄连解毒汤合五味消毒饮加减。

③阴虚火炽证

证候 患部红肿溃烂，午后发热，口干咽燥，大便秘结，小便短赤，局部灼热刺痛；舌质红，苔薄黄或少苔，脉细数。

治法 滋阴降火。

方药 知柏地黄汤加减。血分瘀热加赤芍、丹参。

2. 西医治疗 抗生素治疗可使皮肤损害在 7~14 天内消退，约 5% 病例可复发。所有的性伴侣均应同时诊治。有效的治疗可治愈感染，消除临床症状，预防传染给他人。较晚期患者，尽管治疗有效，仍可形成瘢痕。

（1）全身治疗

①推荐方案：阿奇霉素 1g，口服，单次给药；或头孢曲松 250mg，肌注，单次给药；或环丙沙星 500mg，口服，1 日 2 次，共 3 日；或红霉素 500mg，口服，1 日 3 次，

共 7 日。

②注意事项：环丙沙星禁用于孕妇及哺乳期妇女。阿奇霉素和头孢曲松的优点是单次给药即起效。在世界范围内，已有环丙沙星或红霉素中度耐药菌株的报告。

（2）*局部治疗*

①溃疡：1∶5000 高锰酸钾或过氧化氢冲洗，外用红霉素软膏或聚维酮碘敷料覆盖。

②淋巴结脓肿：一般不应切开，可通过正常部位皮肤进针进行抽吸，亦可全身使用抗生素时切开引流。

③包皮环切术：未做包皮环切者，疗效不及已做环切者。包茎患者在活动性损害愈合后应行包皮环切术。

④合并 HIV 感染：治疗方案中的短疗程或单剂用药方法，可能需要延长，其愈合可能较 HIV 阴性者缓慢。有报告 HIV 感染者对治疗反应较差，虽经有效治疗，淋巴结化脓仍可发展。

【预防与调摄】

1. 洁身自好，杜绝不洁性交，提倡使用避孕套。
2. 明确诊断后应及时正规治疗，未愈前禁止性生活。
3. 便前便后洗手；注意洗浴卫生，尽量避免池浴，提倡淋浴。

第三十六章　性病性淋巴肉芽肿

性病性淋巴肉芽肿（lymphogranuloma venereum，LGV）是由沙眼衣原体（*Chlamydia trachomatis*，CT）L1、L2、L3 血清型引起的性传播疾病。主要累及淋巴系统，以外生殖器溃疡，腹股沟淋巴结肿大、坏死、破溃，晚期发生外生殖器象皮肿或直肠狭窄为临床特征。本病属中医学“横痃”、“鱼口”、“便毒”的范畴。

世界各地均可发病，以热带和亚热带地区多见。发病高峰年龄为 20～40 岁，男女之比为 5∶1；女性感染可无症状。

【病因与发病机理】

1. 中医病因病机　本病是由于交合不洁，外感毒邪，郁久化热，热蕴成毒而发；或湿热下注，壅遏不行，阻于经脉而成；也可由湿热蕴阻，气滞血凝所致。

2. 西医病因与发病机制

（1）病因

①分型：性病性淋巴肉芽肿（LGV）的病原由沙眼衣原体 19 个血清型中的 L1、L2、L3 血清型引起，其中大多数为 L2 所致。在 LGV 患者尤其是男性同性恋患者的直肠黏膜可分离出衣原体的新亚型，鉴定出了 La、Da、L2a、D、I 等沙眼衣原体血清型，并认为男性同性恋患者，特殊型别（D、G、L1、L2 型）与直肠感染有关。

②抵抗力：沙眼衣原体抵抗力较低，一般消毒剂可将其杀死。在体外可存活 2～3 日，于 50℃、30 分钟或 90℃～100℃、1 分钟即可被灭活。70% 乙醇、2% 来苏水、2% 氯胺、紫外线及干燥室温中均可将其杀灭。

（2）传播途径：性接触和直接接触感染分泌物均能引起播散。人是此病的唯一自然宿主。

（3）发病机制及免疫

①发病机制：沙眼衣原体的吸附入侵细胞是女性子宫颈黏膜的扁平、柱状上皮细胞，男性的附睾和前列腺以及女性和男性的眼结膜、直肠、泌尿道的上皮和新生儿呼吸道的柱状上皮通常也会受感染。L 血清型毒力和侵袭性大于其他沙眼衣原体血清型。沙眼衣原体通过微小裂伤或擦伤进入皮肤后，感染单核细胞或巨噬细胞，并在其内复制，通过二分裂方式增殖，48～72 小时内引起细胞溶解，并进入局部淋巴结繁殖，可引起全身播散，导致局部淋巴结病变和系统病变。

②免疫：细胞免疫和体液免疫可以限制但不能完全消除局部和全身感染炎症。即使

到了晚期或病程长达20年，仍可以从感染组织中分离出有活力的衣原体。

【临床表现】

本病潜伏期为10～30天，也可迟至4～6个月。临床表现分为三个阶段（三期）：第一阶段表现为可以自愈的无痛性丘疹或溃疡；第二阶段为直肠炎或淋巴结病；第三阶段为淋巴水肿和肛门狭窄。

1. 早期（Ⅰ期） 原发损害（初疮）有丘疹、溃疡或糜烂、小疱疹样病损或非特异性尿道炎。

（1）无痛性小损害：生殖器上出现无痛性小损害（直径5～6mm），如表浅丘疹、糜烂、溃疡或疱疹样损害。原发损害常在数天内痊愈，不形成瘢痕；偶尔可持续2～4周。60%以上的患者会忽略这些损害，而溃疡在就诊时大多数已消失。

（2）发生部位：男性好发于龟头、冠状沟、阴囊和尿道口，女性多见于阴唇、阴道后壁和宫颈；极少数病例的原发性损害位于生殖器外，如手指、舌。原发性直肠肛门感染可见于肛交的患者，表现为脓性或血性腹泻和里急后重。

（3）非特异性尿道炎或宫颈炎：如果病损位于尿道内，可出现溃疡或糜烂，引起非特异性的尿道炎，伴有稀薄的黏液脓性分泌物。

2. 中期（Ⅱ期） 淋巴结病。

（1）腹股沟淋巴结肿大：异性恋中男性最常见，常在原发性损害出现后2～6周（10天～6个月）内发生。一般为单侧，占2/3；双侧者占1/3。腹股沟淋巴结的炎症和肿大，初为分散的触痛性皮下结节，可推动；以后融合成坚实的梭形肿块，拳头大小，不活动。表面皮肤在初期常有轻微水肿和发红，以后出现皮肤增厚，呈淡紫色。出现沟槽征（groove sign）（图36－1），系肿大的淋巴结被腹股沟韧带上下分开而形成，具有诊断意义，见于15%～20%的病例。脓肿穿破后形成多发性瘘管，似“喷水壶状”。

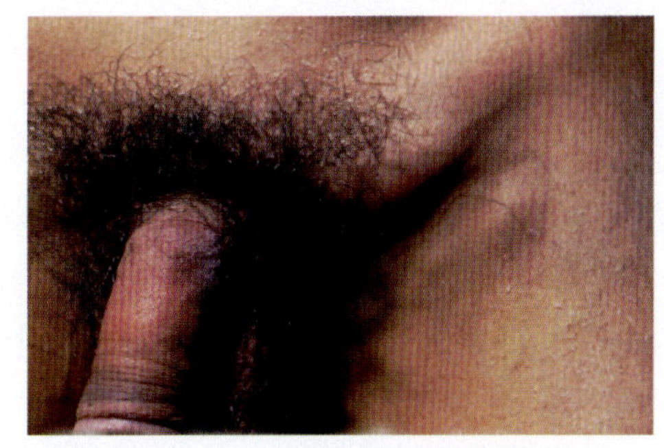

图36－1 性病性淋巴肉芽肿

大多数男性患者出现典型的Ⅱ期病变，而女性发病者仅占1/3。

（2）直肠周、髂深淋巴结病：见于女性和男性同性恋。女性生殖器部位淋巴结回流和男性不同，外阴及阴道下1/3回流于腹股沟淋巴结，可以引起与男性相同的局部腹股沟淋巴结受累的症状和体征；但女性阴道上2/3段及宫颈淋巴液回流至直肠淋巴结，因此女性病变常累及盆腔深处的淋巴结，引起直肠炎或直肠周围炎。男性同性恋的肛交引起直肠炎，则髂深淋巴结受累。

（3）其他部位淋巴结病：生殖器外原发性感染者，可发生腋窝、锁骨上、颈或颌下淋巴结炎。

（4）常有全身症状：如发热、关节痛、肌痛及无菌性脑膜炎、结膜炎、肺炎、心包炎、结节性红斑、多形红斑、猩红热样疹、荨麻疹、光敏疹等，可能系衣原体的全身播散所致。有学者曾从患者的血液和脑脊液中分离出 LGV 病原体。

3. 晚期（Ⅲ期） 表现为生殖器－直肠－肛门综合征（genitoanorectal syndrome），较常见于女性。

（1）直肠结肠炎：①导致发热、疼痛、里急后重、黏液脓血便及肛周脓肿、溃疡、瘘管。②肛门周围淋巴组织增生，称淋巴痔。③直肠炎性肉芽肿。④直肠狭窄。

（2）生殖器象皮肿：由淋巴管慢性纤维化和淋巴水肿引起。男性出现阴茎阴囊象皮肿和下肢象皮肿，女阴象皮肿指阴唇的明显肿大。

【实验室检查】

1. 微量免疫荧光试验（MIF） 抗衣原体 IgG 抗体的存在表明有衣原体既往感染，而高滴度的 IgM 抗体说明为衣原体的首次感染。

2. 酶联免疫吸附试验 检测沙眼衣原体属特异性抗原的血清抗体，敏感性较高。

3. 单一抗原全包涵体免疫荧光试验 阳性者可在感染细胞中见到呈绿色荧光的小体（包涵体）。

4. 沙眼衣原体 LGV 株细胞培养 敏感性不太高。

5. 补体结合试验 补体结合试验滴度≥1∶256 则为支持 LGV 的有力诊断，其滴度≤1∶32则可排除 LGV，其滴度≥1∶64 即符合 LGV。

6. PCR 法 检查临床标本中的沙眼衣原体 DNA。

【组织病理】

1. 初疮为非特异性炎症。

2. 淋巴结有星状脓疡形成的肉芽肿，中央为坏死组织，有多形核白细胞及巨噬细胞浸润。脓肿为三角形或四角形，于诊断有参考意义。

3. 后期为广泛纤维化及大面积凝固性坏死。

【诊断要点】

患者有不洁性交史，生殖器部位有“初疮”，随后出现腹股沟疼痛性肿大淋巴结，男性有“沟槽征”，瘘管呈“喷水壶状”及瘢痕形成；女性病人有直肠周围炎，外阴象皮肿及直肠狭窄。结合实验室检查结果可作出诊断。

美国 CDC 性病性淋巴肉芽肿诊断标准（1996 年）：

1. 临床描述 沙眼衣原体 L1、L2 或 L3 血清型感染引起以生殖器溃疡、化脓性局部淋巴结病或出血性直肠炎为特点的疾病。此感染通常为性传播。

2. 实验室诊断标准

（1）从临床标本中分离出 L1、L2 或 L3 血清型沙眼衣原体。

（2）从腹股沟淋巴结（横痃）抽取物的白细胞用免疫荧光法显示包涵体。

（3）沙眼衣原体性病性淋巴肉芽肿株微量免疫荧光血清学试验阳性。

3. 病例分类

（1）可能报告的病例：临床上符合一个或以上的触痛性波动的腹股沟淋巴结或特征性的直肠生殖器损害，有单一沙眼衣原体补体结合试验滴度＞1∶64 的实验室支持结果。

(2) 确诊病例：临床上符合且经实验室检查证实的病例。

【鉴别诊断】

1. LGV 主要应与性传播疾病中梅毒、软下疳、腹股沟肉芽肿、单纯疱疹等鉴别。

2. LGV 各期病变应鉴别的疾病见表 36－1。

表 36－1 LGV 鉴别诊断

分类	鉴别疾病
早期 LGV	梅毒、软下疳、单纯疱疹、瘰疬性皮肤结核、何杰金氏病、化脓性汗腺炎
中期 LGV	腹股沟肉芽肿、腺鼠疫、输卵管卵巢脓肿（深部盆腔淋巴结受累）
晚期 LGV	皮肤肿瘤、丝虫病象皮肿、直肠癌、直肠结肠炎、淋巴瘤等

【治疗】

治疗原则：①西医原则：诊断明确；尽早治疗；治疗规范，用药足量，完成规定疗程；治疗后定期随访；性伴侣同时接受检查治疗；治疗前及治疗期间避免性生活。②中医以清热祛湿、解毒散结为原则。

1. 中医治疗

(1) 初疮期

证候 阴部出现丘疹，水疱，不久糜烂溃疡，少量滋水渗液；可伴微热，倦怠，纳差；舌质淡红，苔薄黄，脉弦数。

治法 清热利湿解毒。

方药 五味消毒饮合二妙散加减。

(2) 蕴毒期（淋巴结病）

证候 腿胯缝间肿痛，横痃，初如杏核，渐如鹅卵，增大融合，推之不动；伴发热，倦怠，身痛，胸胁胀闷；舌质红，苔黄，脉弦数。

治法 清热解毒，软坚散瘀。

方药 仙方活命饮加减。

(3) 溃脓肉芽肿（生殖器－直肠肛门综合征）期

证候 皮色暗红，按之波动，溃破出脓，可形成瘘管、窦道，伴直肠结肠炎，肛周淋巴痔及象皮肿；舌红少苔，脉细数。

治法 益气养阴生肌，化瘀解毒散结。

方药 内托生肌散加减。

2. 西医治疗

(1) 多西环素 100mg，每日 2 次，连服 21 天；或四环素 500mg，每日 4 次，连服 14～28 天；或米诺环素 100mg，每日 2 次，连服 10 天；或阿奇霉素，1.0g，每周 1 次，连用 2～3 周；司巴沙星，0.2g，每日 1 次，连续 14 天。

(2) 横痃可能需从完好皮肤处进针抽吸或切开引流，以防形成腹股沟（股部）溃疡。

(3) HIV 感染：LGV 合并 HIV 感染者应按前述方案治疗。为数不多的证据表明，

HIV 阳性者的 LGV 感染常需延长疗程，消退也缓慢。

（4）晚期并发症需手术治疗。

【预后与调摄】

1. 初次疗程结束后，随访 LGV 补体结合试验的滴度，每 3 个月复查 1 次，至少复查 1 年。如果血清学滴度增高 4 倍或有复发的临床依据，应该重新治疗。

2. 判愈与预后：经正规治疗后，患者活动性症状和体征消失。早期治疗预后良好，晚期可发生后遗症。

3. 坚持查出必治、治必彻底的原则。强化精神文明建设，净化社会风气，加强防治。

第三十七章 艾滋病

艾滋病是获得性免疫缺陷综合征（acquired immunodeficiency syndrome，AIDS）的简称，由人类免疫缺陷病毒（human immunodeficiency virus，HIV）感染引起的致命性慢性STD。主要通过性接触、血液或血制品传染及母婴传播。本病应归属于中医学“疫毒”、“虚劳”、“瘰疬”的范畴。

从1981年美国首次正式报道起，艾滋病（图37－1）以异常迅猛之势在全球范围内进行传播。

【病因与发病机理】

1. 中医病因病机 本病总因疫毒侵袭，正气虚亏所致；基本病机为疫毒入侵，内舍脏腑，五脏皆虚，脏腑功能失调，化生乏源，气血俱亏，导致五脏气血、阴阳兼虚，呈现全身虚劳之证。正如《素问》所云：“五疫之至，皆相染易，无问大小，病状相似。”这都是因为“正气存内，邪不可干”，而“邪之所凑，其气必虚”。

2. 西医病因与发病机制

（1）病因

①分型：HIV属于反转录病毒科慢病毒属，可分为HIV－1和HIV－2两个型。其中HIV－1是艾滋病的主要流行型，HIV－2主要在非洲的少数国家呈局限性流行。

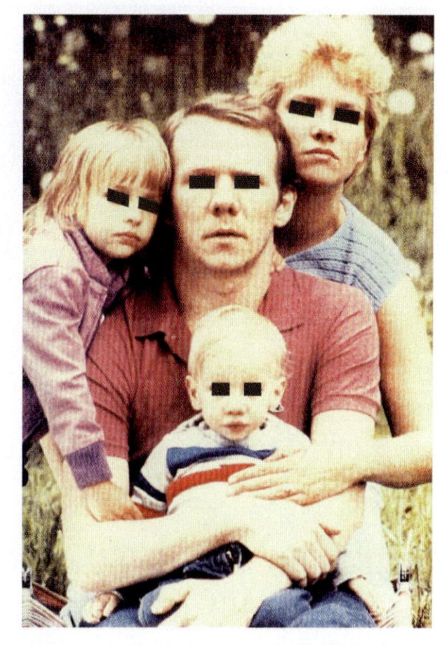

图37－1 艾滋病（一家四口同患）

②结构：成熟HIV为球形颗粒，二十面体立体对称，直径为100～140nm，外包72个规则排列的刺突镶嵌的病毒包膜，由外膜gp120蛋白和跨膜gp41蛋白组成。病毒含一个圆锥形核心，位于中央，它由核蛋白包裹的两个单股RNA链、Mg^{2+}依赖性反转录酶、蛋白酶和整合酶组成。核蛋白有4种，分别为P17、P24、P7、P9（图37－2）。

③同源性：HIV－1和HIV－2核苷酸有60%的同源性，但两者感染性并不同。HIV－1是引起感染的主要毒株；HIV－2感染的潜伏期长，致病性也较低。

④抵抗力：HIV抵抗力较弱，对热敏感，56℃经30分钟灭活，但在室温下可存活7

天。许多化学消毒剂处理 10 分钟可完全灭活 HIV，如 0.5% 次氯酸钠、10% 漂白粉、70% 乙醇、35% 异丙醇、5% 来苏水和 0.3% 过氧化氢等。但对紫外线、γ 射线不敏感。

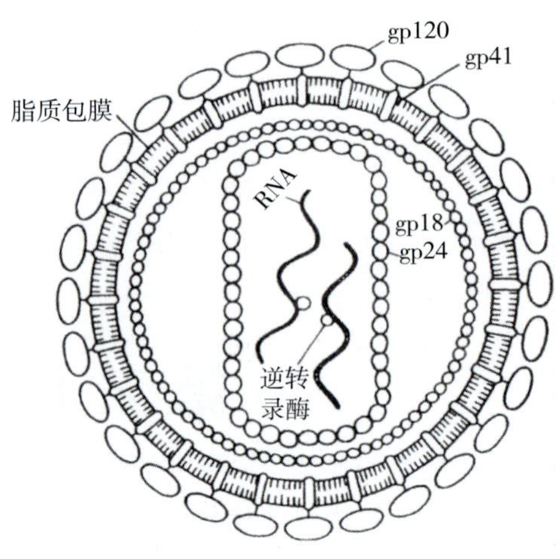

图 37－2　HIV 横断面结构示意图

（2）发病机制

①入侵：HIV 进入人体后主要侵犯 T 淋巴细胞，特别是 $CD4^{+}$T 细胞（图 37－3），此外还能感染 B 淋巴细胞（特别是 EB 病毒感染的 B 淋巴细胞）、单核细胞、巨噬细胞、朗格汉斯细胞和胶质细胞等。人类免疫缺陷病毒Ⅰ型（HIV－1）通过它的包膜糖蛋白表面 gp120 亚基与靶细胞上 CD4 和辅助受体分子/黏附分子受体（趋化因子受体 CXCR4 和 CCR5 等）先后发生结合而进入靶细胞。随后包膜糖蛋白跨膜亚基 gp41 构象发生改变，其 N－末端的融合肽插入到宿主细胞膜内，启动病毒包膜和靶细胞膜融合，完成病毒进入宿主细胞的感染过程。

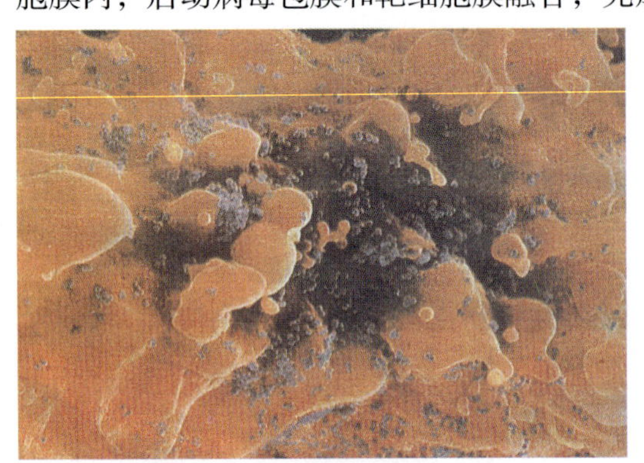
图 37－3　艾滋病
受 HIV（蓝色颗粒）感染的 T 淋巴细胞残核

② 复制－潜伏：核心蛋白 HIV/RNA 进入细胞质后，在反转录酶的作用下，第一条 RNA 转化为 DNA，继而以第一条为模板将第二条转化为 DNA。当 RNA 转化为 DNA 之后，RNA 酶立即破坏原有的 RNA，由此形成前病毒 DNA。然后在整合酶的作用下，新形成的双股 DNA 整合到宿主细胞的 DNA 中，这样感染就持续存在并进行。复制完成的新病毒颗粒在排出时将留在宿主细胞上的外壳蛋白进行包装，再感染别的细胞，而原先感染的细胞则死亡。部分整合于细胞 DNA 中成为潜伏型，机体细胞免疫和体液免疫对 HIV 的抵抗作用使感染初期的 HIV 处于低水平复制状态。

③ 发病：HIV 在繁殖过程中，不断杀伤宿主细胞，使 $CD4^{+}$T 淋巴细胞数目减少，单核吞噬细胞、B 淋巴细胞、$CD8^{+}$T 淋巴细胞和 NK 细胞等发生损伤，造成整个免疫功能缺陷，最终导致一系列顽固性机会感染和肿瘤的发生。

（3）传染源与传播途径

①传染源：包括艾滋病患者及 HIV 携带者。

②传播途径：HIV 可存在于患者的血浆、精液、唾液、尿液、汗液、泪液、乳汁、脑脊液、淋巴结、骨髓、脑组织、阴道分泌物、宫颈黏液和羊水中，但已证实具有传播作用的为血液、精液、阴道分泌物和乳汁。

性接触传播：目前是主要传播途径，包括同性与异性之间的性接触。

血液传播：输入 HIV 污染的血液、血液成分或血液制品（如第Ⅷ因子）；共用 HIV 污染的注射器或针头；接受 HIV 感染者的器官、组织或精液；医源性感染，在治疗、护理艾滋病患者的过程中，不慎发生针刺、手术器械损伤等事故而引起感染。

母婴传播：也称围产期传播，即感染 HIV 的母亲通过胎盘、产道、母乳哺养传染给新生儿。母婴传播几率为 15% ~30%。

【临床表现】

1. 窗口期和潜伏期

（1）窗口期：是指从感染 HIV 到形成抗体的时间，一般为 45 天。输血感染为 2 ~8 周，性交感染为 2 ~3 周。

（2）潜伏期：是指从感染 HIV 起至出现艾滋病症状和体征的时间。儿童平均 12 个月，成人平均 29 个月，个别可超过 5 年，最长达 14.2 年，最短仅 6 天（输血感染的急性病例）。最近研究表明，从 HIV 感染到发展为 AIDS 的时间为数月到 17 年（平均 10 年）。

2. 感染临床分期

（1）急性感染期：有非特异性的表现，如发热、皮疹、僵直、淋巴结肿大、关节痛、肌痛、斑丘疹、荨麻疹、腹痛、腹泻及罕见的无菌性脑膜炎，症状 2 ~3 周自行缓解。

（2）无症状 HIV 感染：无症状或少数可有持续淋巴结肿大。

（3）艾滋病相关综合征：发热、盗汗、乏力、腹泻、体重下降、全身表浅淋巴结肿大，$CD4^+$T 淋巴细胞下降至（0.2 ~0.4）$\times 10^9$/L。

（4）艾滋病：$CD4^+$T 淋巴细胞数明显下降，低于 0.2×10^9/L；伴有各种机会感染和恶性肿瘤。

3. AIDS 各系统临床表现

（1）神经系统

①HIV 对大脑原发性感染：急性无菌性脑炎、脑膜炎、艾滋病痴呆综合征。

②机会性感染：弓形虫病、隐球菌病。

③中枢神经系统的肿瘤：如淋巴瘤和 KS（Kaposi 肉瘤）。

④外周神经病：多发性单神经炎、远端对称性多发性神经病。

（2）呼吸系统

①肺部机会性感染：如卡氏肺孢子虫肺炎、细菌性肺炎、肺结核、白色念珠菌肺炎等。

②卡氏肺孢子虫肺炎（Pneumocystis carinii pneumonia，PCP）是艾滋病的标记性机会感染、主要的致死病因，占艾滋病例 50% 左右。病因为卡氏肺囊虫。PCP 最常见于既往有 PCP 病史和 $CD4^+$T 细胞计数 $<0.2\times 10^9$/L 的患者。HIV 相关的 PCP 进展可能非常缓和，表现为数周的非典型症状，如低热，伴有严重缺氧、发绀和呼吸急促，干咳、少痰，成人为双肺弥散性浸润、两肺偶有痰鸣音。实验室检查以肺孢子虫涂片检查为主，但咳出的痰液检出率很低。雾化引导痰液可提高检出率（达 50% ~90%），支气管 - 肺泡灌洗液（BAL）阳性率可达 90% 以上。经支气管活检或开放肺活检可发现卡氏肺囊虫滋养体或包囊（图 37 -4）。

③与艾滋病相关的肺肿瘤，如 KS、非霍奇金淋巴瘤。

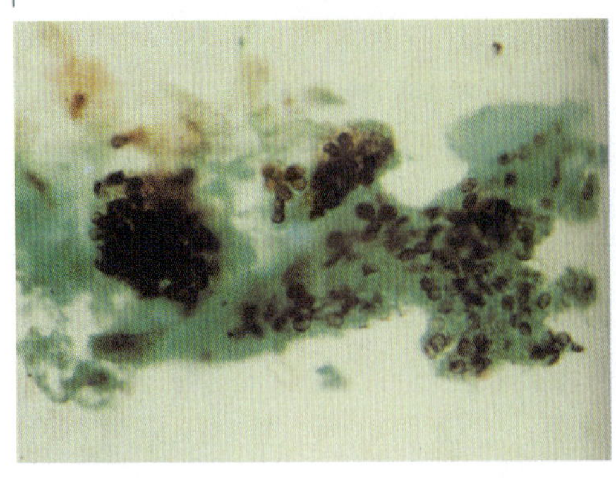

图 37－4　艾滋病 ADSL 卡氏肺囊虫

（3）消化道：50%～93%的患者有消化症状。

①口腔、肛周及食道念珠菌病。

②胃肠道感染常见，病因包括病毒（巨细胞病毒和 HIV）、细菌（沙门菌、志贺菌、弯曲菌属和分枝杆菌）和原虫等。

③消瘦综合征：排除 HIV 感染以外的其他病因，体重下降的幅度超过原有体重的 10%，并伴有腹泻（至少每天 1～2 次，持续 1 个月以上）、吸收不良或慢性衰弱症状和发热（持续 30 天以上）。

（4）血液系统病变：HIV 复制对骨髓有致病作用。80%艾滋病人伴有贫血、血小板减少、粒细胞减少。

（5）淋巴结、脾脏的临床表现

①淋巴结肿大见于颈后、腋窝及腹股沟，全身均可累及。

②脾高度肿大，有自发破裂死亡者。

4. 艾滋病的皮肤表现　表现多样，常见的有：①单纯疱疹，常常复发，累及唇及口周，严重者肛周环形溃疡可达 20cm；②带状疱疹，同性恋者易出现，有可能发生艾滋病；③传染性软疣，特点是好发于面颊、前额，短期内迅速发展；④尖锐湿疣，同性恋肛门易发生大的难治的尖锐湿疣；⑤口腔毛状黏膜白斑，有稍隆起的白膜，表面毛状，可检出 EB 病毒、HSV、HPV 及白色念珠菌；⑥口腔念珠菌病，舌和黏膜上白斑，最常见于 AIDS 患者，并可感染食道；⑦隐球菌感染，常为疱疹样损害；⑧严重泛发的毛囊炎、脓疱疮和皮肤真菌感染；⑨反应疹，多为 0.2～5cm 的肤色丘疹，几个至数百个，好发于头颈和躯干，瘙痒，可能是对 HIV 感染的反应；⑩药疹，使用复方新诺明治疗卡氏肺囊虫肺炎时，药疹发生率高达 50%～78%；⑪脂溢性皮炎，发生率为 22%～67%，可出现中度至重度的皮损；⑫黄甲：甲板远端变黄色；⑬干皮病。

5. 常见各种恶性肿瘤　有 30%～40%艾滋病患者可并发各种肿瘤。KS 在 HIV 感染中最常见，非霍奇金淋巴瘤是 AIDS 患者中仅次于 KS 的常见肿瘤。

KS 是艾滋病的标记性病之一，30%的艾滋病患者合并本病。KS 临床表现为皮肤有青红色或紫色的斑块结节（图 37－5，图 37－6），AIDS－KS 与经典 KS 有许多不同（表 37－2）。此外，尚有淋巴瘤，占 5%～10%。

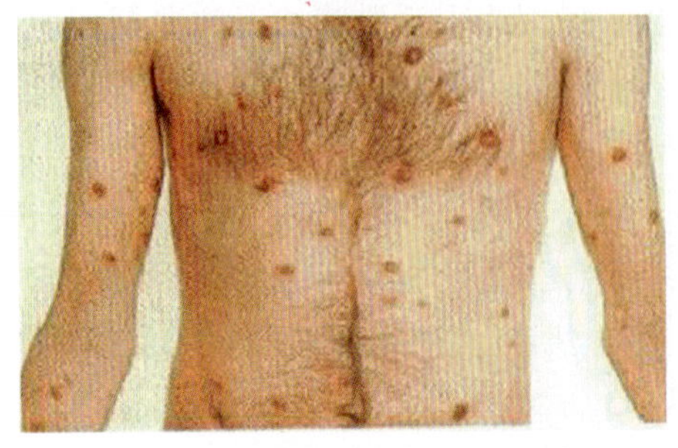

图 37－5　艾滋病 Kaposi 肉瘤（A）

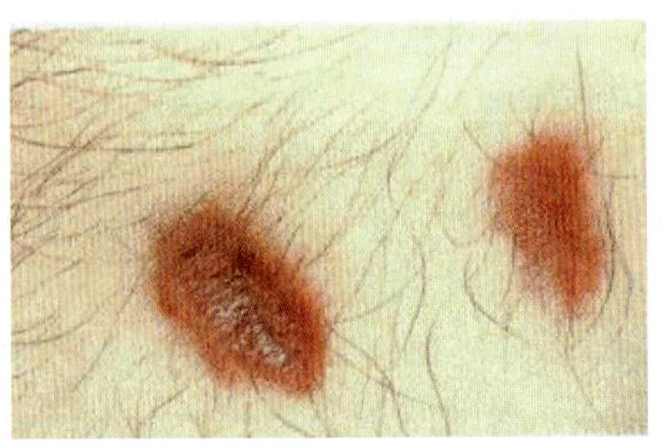

图 37－6　艾滋病 Kaposi 肉瘤（B）

表 37-2 AIDS-KS 与经典 KS 区别

	AIDS 型	经典型
儿童或童年（平均 39 岁）	年龄	老年（平均 65 岁）
皮肤黏膜、淋巴结、内脏	好发部位	四肢
有	条件感染	无
化疗效果不一	放疗/化疗	效果都好
1.5~2.5 年	存活时间	8~13 年

【实验室检查】

1. HIV 检查

（1）病毒分离培养：目前分离病毒的技术尚不完善，且费时费力，一般不作为常规检查。

（2）HIV 抗体的检测：分初筛试验和确证试验两类。首次用 ELISA（酶联免疫吸附试验）做单份标本检测，结果阴性即报告阴性；阳性者再作同一标本双份重复 ELISA 法测定，结果均阴性者报阴性，一阴一阳或二阳性结果者再用蛋白印迹试验（Westen blot，WB）证实，若 WB 为阳性报阳性，阴性者报阴性，必要时需对患者随访一段时间再作最后决定。目前大部分试剂盒的生产厂家和血库采用 HIV-1 和 HIV-2 抗体联合测定。

①初筛试验　包括 ELISA、明胶颗粒凝集试验、间接免疫荧光法、间接血凝法等。ELISA 是最早、最常用的检测方法，可作为 HIV 感染的基本诊断试验；此法敏感、快速，可用于大批人群的筛选，但假阳性较高且不能检测早期感染。

②确证试验　包括 WB 试验、免疫沉淀试验等。WB 的灵敏度和特异性均较强，假阳性率 $<1/2$ 万，假阴性率约为 1/25 万。

（3）抗原检测：一般检测 P24 抗原，用 ELISA 间接法最普遍，但其敏感性仅为 30%~40%。用于早期 HIV 感染检测。

（4）病毒载量（viral load，VL）测定：常用方法是采用 RT-PCR 法、bDNA 法或 NASBA 法定量测定单位血浆中 HIV RNA 的拷贝数。病毒载量是观察药物疗效、筛选抗 HIV 药物和疾病发展的重要指标。

2. 免疫功能缺陷的检查

（1）外周血淋巴细胞计数：外周血淋巴细胞减少已作为 HIV 感染进展的标志之一，并按计数结果分为 3 组：$>2\times10^9/L$、$(1\sim2)\times10^9/L$ 和 $<1\times10^9/L$。

（2）$CD4^+$T 细胞计数：可根据 $CD4^+$T 细胞数目将 HIV 感染分为 3 组：$\geq0.5\times10^9/L$、$(0.200\sim0.499)\times10^9/L$ 和 $<0.2\times10^9/L$。

（3）$CD4^+/CD8^+$T 细胞比值：<1（由于 $CD4^+$T 细胞减少所致），而正常人比值为 1.75~2.1。

（4）β_2-微球蛋白测定：AIDS 患者明显增高。

（5）NK 细胞活性：常下降。

（6）皮肤迟发型变态反应试验：常无反应。

（7）B 细胞功能：常被激活，表现为血清 IgG 和 IgA 水平增高及循环免疫复合物形成、自身抗体形成、淋巴结中 B 细胞区增生。

【诊断要点】

本病主要依据流行病学、临床表现及实验室检查进行诊断。

1. HIV 感染 受检血清初筛试验阳性、确证试验阳性者。

2. 艾滋病确诊患者

（1）HIV 抗体阳性，又具有下述任何 1 项者，可确诊为艾滋病患者。①近期内（3～6 个月）体重减轻 10% 以上，且持续发热达 38℃1 个月以上。②近期内（3～6 个月）体重减轻 10% 以上，且持续腹泻（每天 3～5 次）1 个月以上。③卡氏肺囊虫肺炎（PCP）。④Kaposi 肉瘤（KS）。⑤明显的真菌或其他条件致病菌感染。

（2）若 HIV 抗体阳性者体重减轻、发热、腹泻症状接近上述前 2 项标准，且具有以下任何 1 项时，可为实验确诊艾滋病患者。①$CD4^+/CD8^+$ 淋巴细胞计数比值 <1，$CD4^+$ 细胞计数下降。②全身淋巴结肿大。③明显的中枢神经系统占位性病变的症状和体征，出现痴呆、辨别能力丧失或运动神经功能障碍。

3. HIV 感染分类及 AIDS 诊断标准 1991 年美国疾病控制中心（CDC）与州和地区的流行病学专家委员会（CSTE）联合建议扩增艾滋病监测病例的诊断标准（表 37－3），从 1993 年元旦起生效并用于美国的艾滋病病例报告。

表 37－1 HIV 感染分类系统及在青少年和成人中扩增监测艾滋病病例的诊断标准

$CD4^+$ T 细胞分类（$\times10^9$/L）	临床分类		
	（A）无症状的，急性（初期）HIV 或持续的全身性淋巴结肿大	（B）有症状，但无 A 或 C 的情况	（C）有艾滋病指征
①≥0.5	A1	B1	C1
②0.200～0.499	A2	B2	C2
③<0.2（T 细胞计数中的艾滋病指征）	A3	B3	C3

（1）分类 A：凡有下列 3 种情况之一者，即可归入 A 类。①无症状的 HIV 感染者；②持续的全身性淋巴结肿大；③有急性（初期）HIV 感染的疾病或病史者。

（2）分类 B：有下列 11 种情况之一者，归入 B 类。①杆菌引起的血管瘤病；②口咽部的念珠菌病（鹅口疮）；③持续、经常或治疗反应差的外阴阴道念珠菌病；④宫颈发育异常（轻度/严重）或宫颈原位癌；⑤持续 1 个月以上的全身性症状，如发热（38.5℃）或腹泻；⑥口腔有毛状黏膜白斑病；⑦包括至少 2 次明显的突发或 1 处以上皮区的带状疱疹；⑧特发的血小板减少性紫癜；⑨李司忒菌病；⑩骨盆腔的炎症性疾病，特别是并发输卵管卵巢脓肿；⑪周围神经病。

（3）分类 C：包括 25 种艾滋病指征疾病。凡有其中之一者，不论 $CD4^+$ T 淋巴细胞计数高低，即可诊断为艾滋病。①支气管、气管或肺的念珠菌病；②食道念珠菌病；③侵袭性宫颈癌；④弥漫性或肺外的球孢子菌病；⑤肺外的隐球菌病；⑥引起慢性肠炎（病程 >1 个月）的隐孢子虫病；⑦除肝、脾、淋巴结外的巨细胞病毒性疾病；⑧导致失明的巨细胞病毒性视网膜炎；⑨HIV 相关性脑病；⑩单纯疱疹引起的慢性溃疡（病程 >1 个月）或支气管炎、肺炎和食道炎；⑪弥漫性或肺外的组织胞浆菌病；⑫隐孢子虫病引起的慢性肠炎（病程 >1 个月）；⑬Kaposi 肉瘤；⑭伯基特淋巴瘤；⑮免疫母细胞淋巴瘤；⑯脑的原发淋巴瘤；⑰弥漫性或肺外鸟型结核分枝杆菌复合症或堪萨斯分枝杆菌；⑱任何部位（肺部或肺外）的结核分枝杆菌；⑲弥漫性或肺外其他种别或未鉴定种别的分枝杆菌；⑳卡氏肺囊虫肺炎；㉑反复发作的肺炎；㉒进行性多病灶脑白质病；㉓反复发作的沙门氏菌败血症；㉔脑弓形体病；㉕由 HIV 引起的消瘦综合征。

美国 CDC 1993 年修订的 HIV 感染分类系统和艾滋病诊断标准说明：上述分类有前提，必须是 HIV 感染者。

【鉴别诊断】

本病应与原发性和继发性免疫缺陷病、传染性单核细胞增多症、血液病之肺部真菌感染和中枢神经病变相鉴别。

【治疗】

治疗原则：治疗本病目前尚无特效疗法，基本倾向联合用药，并结合中医辨证施治。

1. 中医治疗　艾滋病作为一种特殊的疾病，在治疗中必须以中医辨证与西医辨病相结合才能做到诊断明确、灵活治疗。艾滋病中医辨证的基本点在于病机的判断，而正虚在病机中始终居于主导地位。治疗艾滋病的关键是遵循标本兼顾、虚实并治、以补虚为主的原则。一般早、中期可按温病卫气营血进行辨证施治；晚期多见虚劳表现，宜扶正为主、兼以驱邪。

2. 西医治疗

（1）抗病毒治疗：抗 HIV 药物主要有三类：①核苷类反转录酶抑制剂，如齐多夫定、拉米夫定、扎西他滨等。②非核苷类反转录酶抑制剂，如奈韦拉平、台拉维定等。③蛋白酶抑制剂，如沙奎那韦、英地那韦、瑞托那韦、尼非那韦等。目前常采用 2 种反转录酶抑制剂加 1 种蛋白酶抑制剂的联合化疗方案。实验研究表明：抗 HIV 治疗能抑制反转录酶，能阻止 HIV 在体内复制、繁殖，但不能杀灭病毒。

联合治疗：应用 2 种反转录酶抑制药和 1 种蛋白酶制药的三联疗法可取得最佳疗效。

（2）免疫调节剂：常用有干扰素（IFN）、白细胞介素、粒细胞巨噬细胞集落刺激因子（GM－CSF）等，均可调节机体免疫功能。

（3）条件致病性感染治疗：卡氏肺囊虫病，可用复方新诺明（TMP/SMZ）每日20～100mg/kg，分 4 次服用；或羟乙基磺酸喷他脒（pentamidine isothionate）每日 4mg/kg，肌肉注射或静脉滴注。上述药物可单用或联合使用。

（4）肿瘤治疗：Kaposi 肉瘤可试用 α－干扰素等免疫调节剂，同时采用放射治疗、化学治疗。

【预防与调摄】

1. 防止被可能污染的器械刺伤或割破皮肤，避免开放性皮肤伤口与污染性材料接触。

2. 宣传艾滋病的预防知识；加强道德教育，禁止滥交，取缔暗娼。

3. 禁止静脉药瘾者共享注射器、针头；接受输血时对供血者应严格检查；禁用进口血制品，必须用者须经 HIV 检测。

4. 女性艾滋病病人或处于艾滋病感染高危状态的妇女应避免妊娠，男性使用避孕套。

5. 不共享剃胡刀、牙刷等；加强入境检疫，严防艾滋病传入。

6. 应发挥中医食疗的优势，注意顾护艾滋病患者脾胃，使其增强抗病能力以战胜疾病。

附录一　皮肤性病中医方剂

一、内服方

1. 一贯煎（《柳州医话》）

北沙参　麦冬　当归　生地黄　枸杞子　川楝子

功用：养肝阴，疏肝气。用于肝阴不足、肝气不舒之黄褐斑。

用法：水煎服。

2. 二陈汤（《太平惠民和剂局方》）

陈皮　半夏　茯苓　甘草

功用：燥湿化痰。用于痰浊凝结之皮肤疮疡病。

用法：水煎服。

3. 二妙散（《丹溪心法》）

苍术　黄柏

功用：清热化湿。用于湿疹、臁疮、结节性红斑等病位在下的皮肤病。

用法：碾为细末冲服或水煎服。

4. 二至丸（《证治准绳》）

女贞子　旱莲草

功用：滋补肝肾，调摄冲任。用于痤疮、红斑性狼疮、斑秃、脂溢性脱发、黄褐斑等。

用法：水煎服。

5. 二仙汤（《经验方》）

仙茅　仙灵脾　当归　巴戟　知母　黄柏

功用：补肾壮阳。用于慢性荨麻疹、斑秃、全秃、慢性淋病等。

用法：水煎服。

6. 七宝美髯丹（《邵应节方》）

制首乌　牛膝　补骨脂　茯苓　菟丝子　当归身　枸杞子

功用：补肾养血，乌须生发。用于脱发病、白发病等。

用法：制成蜜丸服或水煎服。

7. 十全大补丸（《医学发明》）

党参　白术　茯苓　炙甘草　当归　川芎　熟地黄　白芍　黄芪　肉桂

功用：补益气血。用于气血虚所引起的各种皮肤病，如慢性荨麻疹、老年性皮肤瘙痒病和慢性小腿溃疡等。

用法：制为蜜丸或水煎服。

8. 八正散（《太平惠民和剂局方》）

木通　瞿麦　车前子　萹蓄　滑石　炙甘草　栀子　大黄

功用：清利湿热，通淋。用于下焦膀胱湿热所致的皮肤病和性病。

用法：水煎服。

9. 八珍汤（《丹溪心法》）

当归　赤芍　川芎　熟地黄　人参　白茯苓　甘草　砂仁

功用：和气血，理脾胃。用于虚损属气血两虚、脾胃不和者。

用法：上药加生姜3片、大枣2枚，水煎服。

10. 三妙丸（《医学正传》）

苍术　黄柏　牛膝

功用：清热化湿。用于湿疹、小腿溃疡、结节性红斑等属于湿热俱盛者。

用法：制成糊丸或水煎服。

11. 大补阴丸（《丹溪心法》）

黄柏　知母　熟地黄　龟板

功用：养阴清热。用于红斑性狼疮、皮肌炎、慢性湿疹、慢性淋病等属于肝肾阴虚内热者。

用法：水煎服。

12. 大黄牡丹汤（《金匮要略》）

大黄　牡丹皮　桃仁　冬瓜仁　芒硝

功用：清热通下祛瘀。用于急性荨麻疹、痤疮、多形红斑等属于胃肠积热、大便秘结不通者。

用法：水煎服。

13. 大分清饮（《类证治裁》）

茯苓　猪苓　泽泻　木通　栀子　车前子　枳壳

功用：清利湿热。用于湿疹、淋病、非淋菌性尿道炎等属于湿热困结所引起者。

用法：水煎服。

14. 大黄䗪虫丸（《金匮要略》）

大黄　黄芩　甘草　桃仁　杏仁　芍药　干地黄　干漆　虻虫　水蛭　蛴螬

功用：祛瘀生新。用于皮肤肿瘤。

用法：共为细末，炼蜜为丸；或作汤剂水煎服。

15. 六味地黄丸（《小儿药证直诀》）

熟地黄　山萸肉　淮山药　牡丹皮　茯苓　泽泻

功用：滋肾养阴。用于脱发病、黄褐斑、痤疮、红斑性狼疮、老年性皮肤瘙痒病属于肾阴不足者。

用法：水煎服。

16. 五神汤（《外科真诠》）

茯苓　金银花　牛膝　车前草　紫花地丁

功用：清热利湿。用于湿热蕴结所致的皮肤病。

用法：水煎服。

17. 五味消毒饮（《医宗金鉴》）

金银花　野菊花　紫花地丁　紫背天葵子　蒲公英

功用：清热解毒。用于毛囊炎、疖、痈、丹毒等属于热毒所致的皮肤病。

用法：水煎服。

18. 化斑解毒汤（《医宗金鉴》）

升麻　石膏　连翘　牛蒡子　人中黄　黄连　知母　玄参

功用：清热解毒化斑。用于丹毒、川崎病、药物性皮炎、多形红斑等热毒所致的皮肤病。

用法：水煎服。

19. 天麻钩藤饮（《杂病证治新义》）

天麻　钩藤　石决明　栀子　黄芩　川牛膝　杜仲　益母草　桑寄生　夜交藤　茯苓

功用：平肝潜阳。用于皮肤瘙痒病、慢性荨麻疹、带状疱疹等属于血虚肝旺者。

用法：水煎服。

20. 牛蒡解肌汤（《疡科心得集》）

牛蒡子　薄荷　荆芥　连翘　栀子　牡丹皮　石斛　玄参　夏枯草

功用：祛风清热，解肌透疹。用于急性荨麻疹、风疹等。

用法：水煎服。

21. 玉屏风散（《丹溪心法》）

黄芪　防风　白术

功用：益气固表。用于慢性荨麻疹、多汗症等。

用法：水煎服。

22. 龙胆泻肝汤（《李东垣方》）

龙胆草　栀子　黄芩　柴胡　生地黄　泽泻　当归　车前子　木通　甘草

功用：清泻肝胆实火和湿热。用于带状疱疹、淋病、外阴瘙痒病、外阴湿疹、丹毒等属于肝胆实火湿热者。

用法：水煎服。

23. 归脾汤（《济生方》）

人参　白术　黄芪　当归身　炙甘草　茯神　远志　酸枣仁　青木香　龙眼肉　生姜　大枣

功用：养心健脾，益气补血。用于皮肤瘙痒病、慢性荨麻疹、慢性淋病、红斑性狼疮、皮肌炎等属于心脾气血不足者。

用法：水煎服。

24. 四妙散（《外科精要》）

炙黄芪　当归　金银花　炙甘草

功用：托里排脓。用于皮肤疮疡肿痛排脓不畅者。

用法：水煎服。

25. 四苓散（《伤寒论》）

茯苓　泽泻　猪苓　白术

功用：利水渗湿。用于湿疹、结节性红斑、非淋菌性尿道炎等。

26. 四物汤（《太平惠民和剂局方》）

熟地黄　当归身　白芍　川芎

功用：养血补血。用于皮肤瘙痒病、慢性荨麻疹、小腿溃疡等属于血虚不足者。

用法：水煎服。

27. 四君子汤（《太平惠民和剂局方》）

人参　茯苓　白术　炙甘草

功用：补气健脾。用于慢性荨麻疹、多汗症、皮肌炎、单纯糠疹等属于气虚脾弱不足者。

用法：水煎服。

28. 四物消风饮（《医宗金鉴》）

生地黄　当归　荆芥　防风　赤芍　川芎　白鲜皮　蝉蜕　薄荷　独活　柴胡　红刺

功用：养血祛风。用于荨麻疹、皮肤瘙痒病、神经性皮炎、慢性湿疹等属于血虚风燥者。

用法：水煎服。

29. 生脉散（《内外伤辨惑论》）

太子参　麦冬　五味子

功用：益气养阴。用于红斑性狼疮、剥脱性皮炎、皮肌炎、慢性荨麻疹，慢性湿疹、白塞病等属于气阴两虚者。

用法：水煎服。

30. 仙方活命饮（《医宗金鉴》）

穿山甲　皂角刺　当归尾　甘草　金银花　赤芍　乳香　没药　天花粉　陈皮　防风　贝母　白芷

功用：消肿散结，活血化瘀。用于皮肤疖肿、痈疽疮疡。

用法：水煎服。

31. 右归饮（《景岳全书》）

熟地黄　枸杞子　杜仲　淮山药　炙甘草　肉桂　山茱萸　制附子

功用：补益肾阳。用于硬皮病、红斑狼疮、寒冷性多形红斑等属于肾阳不足的各种皮肤病。

用法：水煎服。

32. 左归饮（《景岳全书》）

熟地黄　山药　枸杞子　山茱萸　茯苓　炙甘草

功用：补益肾阴。用于肾阴不足的各种皮肤病。

用法：水煎服。

33. 地黄饮子（《黄帝素问宣明论方》）

地黄　巴戟　山茱萸　肉苁蓉　附子　茯苓　远志　菖蒲　麦冬　五味子　石斛　薄荷　生姜　大枣

功用：补肾精，开心窍。用于肾精不足所致的皮肤病。

用法：水煎服。

34. 竹叶石膏汤（《伤寒论》）

竹叶　石膏　半夏　麦冬　人参　甘草　粳米

功用：清热生津，益气和胃，用于红斑狼疮、药物性皮炎、剥脱性皮炎、银屑病等皮肤病属于余热未清、气津两伤者。

用法：水煎服。

35. 导赤散（《小儿药证直诀》）

木通　生地黄　生甘草　竹叶

功用：清热利水。用于湿疹、夏季皮炎、淋病、接触性皮炎等。

用法：水煎服。

36. 血府逐瘀汤（《医林改错》）

当归　生地黄　桃仁　红花　枳壳　赤芍　柴胡　甘草　桔梗　川芎　牛膝

功用：活血化瘀，通络止痛。用于带状疱疹、结节性红斑、银屑病、扁平苔藓、神经性皮炎、皮肤淀粉样变等。

用法：水煎服。

37. 防风通圣散（《黄帝素问宣明论方》）

防风 荆芥 连翘 麻黄 薄荷 川芎 当归 白芍 白术 栀子 大黄 芒硝 石膏 黄芩 桔梗 甘草 滑石

功用：解表通里，疏风清热，化湿解毒。用于急性荨麻疹、药物性皮炎、接触性皮炎、湿疹等。

用法：水煎服。

38. 当归饮子（《外科正宗》）

当归 川芎 白芍 生地黄 防风 白蒺藜 荆芥 何首乌 黄芪 甘草

功用：养血祛风。用于皮肤瘙痒病、神经性皮炎、湿疹、银屑病等。

用法：水煎服。

39. 当归四逆汤（《伤寒论》）

当归 桂枝 白芍 细辛 炙甘草 通草 大枣

功用：温经散寒，养血通脉。用于冻疮、寒冷型多形红斑等。

用法：水煎服。

40. 当归补血汤（《兰室秘藏》）

黄芪 当归

功用：补气生血。用于气血虚型皮肤病。

用法：水煎服。

41. 枇杷清肺饮（《医宗金鉴》）

人参 枇杷叶 甘草 黄连 桑白皮 黄柏

功用：疏风清肺。用于痤疮、酒渣鼻、脂溢性皮炎等。

用法：水煎服。

42. 参苓白术散（《太平惠民和剂局方》）

党参 茯苓 白术 山药 炙甘草 扁豆 莲子肉 薏苡仁 桔梗 砂仁

功用：健脾渗湿。用于湿疹、异位性皮炎、脂溢性皮炎等属于脾虚湿困者。

43. 肾气丸（《金匮要略》）

干地黄 山药 山茱萸 泽泻 茯苓 牡丹皮 桂枝 附子

功用：温补肾阳。用于硬皮病、红斑性狼疮、脱发病等。

用法：水煎服。

44. 神应养真丹（《外科正宗》）

当归 川芎 白芍 天麻 羌活 熟地黄 木瓜 菟丝子

功用：养血祛风。用于斑秃、全秃、早秃等脱发病。

用法：水煎服。

45. 知柏八味丸（《小儿药证直诀》）

熟地黄 山萸肉 淮山药 牡丹皮 茯苓 泽泻 知母 黄柏

功用：滋肾泻火，养阴清热。用于痤疮、脂溢性脱发、银屑病等属于阴虚火旺者。

用法：水煎服。

46. 茵陈蒿汤（《伤寒论》）

茵陈蒿 栀子 大黄

功用：清利湿热。用于粉刺、痤疮、脂溢性皮炎、急性湿疹、接触性皮炎等属于湿热困结者。

用法：水煎服。

47. 除湿胃苓汤（《医宗金鉴》）

苍术　厚朴　陈皮　猪苓　泽泻　赤茯苓　白术　滑石　防风　栀子　木通　肉桂　甘草　灯心草

功用：清热燥湿，理气和中。用于湿疹、异位性皮炎、小腿溃疡等。

用法：水煎服。

48. 独活寄生汤（《备急千金要方》）

独活　桑寄生　秦艽　防风　细辛　当归　芍药　川芎　地黄　杜仲　牛膝　人参　茯苓　桂枝　甘草

功用：祛风除湿，通络活血。用于关节炎型银屑病、结缔组织病等属于风寒湿痹者。

用法：水煎服。

49. 养阴清肺汤（经验方）

生地黄　玄参　川贝母　牡丹皮　白芍　麦冬　甘草　薄荷

功用：养阴清肺。用于鱼鳞病、白塞病、痤疮、脂溢性皮炎等。

用法：水煎服。

50. 桑菊饮（《温病条辨》）

桑叶　菊花　杏仁　桔梗　甘草　薄荷　连翘　芦根

功用　疏风清热。用于风热证型荨麻疹和玫瑰糠疹。

用法　水煎服。

51. 凉血四物汤（《医宗金鉴》）

当归　生地黄　川芎　赤芍　黄芩　赤茯苓　陈皮　红花　生姜　五灵脂　甘草

功用：凉血活血化瘀。用于酒渣鼻、结节性红斑、红斑肢痛症等。

用法：水煎服。

52. 凉血五根汤（《张志礼皮肤病医案选萃》）

白茅根　瓜蒌根　茜草根　紫草根　板蓝根

功用：凉血活血，解毒化斑。用于多形红斑、结节性红斑、过敏性紫癜、银屑病等病变在身体下部者。

用法：水煎服。

53. 凉血消风散（《朱仁康临床经验集》）

生地黄　当归　荆芥　蝉衣　苦参　白蒺藜　知母　生石膏　甘草

功用：凉血疏风，清热止痒。用于人工性荨麻疹。

用法：水煎服。

54. 凉血地黄汤（《外科证治全书》）

生地黄　黄连　当归　甘草　栀子　玄参　黄芩

功用：清热泻火，凉血止血。用于肛周红肿瘙痒等症。

用法：水煎服。

55. 消风散（《外科正宗》）

当归　生地黄　防风　蝉衣　知母　苦参　胡麻　荆芥　苍术　牛蒡子　石膏　木通　甘草

功用：疏风清热去湿。用于湿疹、接触性皮炎、皮肤瘙痒病、银屑病、神经性皮炎等。

用法：水煎服。

56. 消风导赤汤（《医宗金鉴》）

牛蒡子 黄连 白鲜皮 生地黄 茯苓 薄荷 金银花 灯心草 木通 甘草

功用：清热解毒，祛风利湿。用于多形红斑、药物性皮炎、荨麻疹、湿疹等。

用法：水煎服。

57. 桃红四物汤（《太平惠民和剂局方》）

地黄 当归 芍药 川芎 桃仁 红花

功用：养血，活血，祛痰。用于结节性红斑、扁平苔藓、神经性皮炎、慢性湿疹、结节性痒疹、银屑病等属于血瘀者。

用法：水煎服。

58. 桂枝汤（《伤寒论》）

桂枝 白芍 炙甘草 生姜 大枣

功用：疏风散寒，调和营卫。用于荨麻疹、寒冷型多形红斑等属于风寒型者。

用法：水煎服。

59. 通窍活血汤（《医林改错》）

赤芍 川芎 桃仁 红花 老葱 生姜 红枣 麝香 黄酒

功用：活血化瘀。用于白癜风、结节性红斑、硬皮病、瘢痕增生等属于血瘀者。

用法：水煎服。

60. 逍遥散（《太平惠民和剂局方》）

柴胡 白芍 当归 白术 茯苓 炙甘草 生姜 薄荷

功用：疏肝解郁，调和气血。用于痤疮、黄褐斑、斑秃等属于肝气郁结者。

用法：水煎服。

61. 海藻玉壶汤 （《医宗金鉴》）

海藻（洗） 陈皮 贝母 连翘（去心） 昆布 半夏（制） 青皮 独活 川芎 当归 甘草 海带（洗）

功用：化痰，消坚，开郁。用于肉瘿、石瘿。

用法：水煎，食前后服之。

62. 清营汤（《湿病条辨》）

犀角 生地黄 玄参 竹叶心 金银花 连翘 黄连 丹参 麦冬

功用：清营解毒，泄热养阴。用于药物性皮炎、红皮症、红斑性狼疮、中毒性红斑、急性荨麻疹等属于热入营分阴伤者。

用法：水煎服。

63. 清暑汤（《外科全生集》）

连翘 天花粉 赤芍 甘草 滑石 车前草 金银花 泽泻 淡竹叶

功用：清暑，解毒，利尿。用于暑疖、夏季皮炎、热痱、脓疱疮等。

用法：水煎服。

64. 清瘟败毒饮（《疫疹一得》）

生石膏 生地黄 犀角 黄连 栀子 桔梗 黄芩 知母 玄参 连翘 甘草 牡丹皮 鲜竹叶

功用：清热凉血解毒。用于药物性皮炎、剥脱性皮炎、红斑性狼疮、接触性皮炎、猩红热、川畸病等属于热毒炽盛者。

用法：水煎服。

65. 萆薢分清饮（《医学心悟》）

萆薢　石菖蒲　黄柏　茯苓　车前子　莲子心　白术

功用：清热，利湿，化浊。用于淋病、湿疹、非淋菌性尿道炎等。

用法：水煎服。

66. 萆薢化毒汤（《疡科心得集》）

萆薢　当归尾　牡丹皮　牛膝　防己　木瓜　薏苡仁　秦艽

功用：清利湿热。用于湿热所致的疮疡。

用法：水煎服。

67. 萆薢渗湿汤（《疡科心得集》）

萆薢　薏苡仁　黄柏　赤茯苓　牡丹皮　泽泻　滑石　通草

功用：清热利湿。用于湿热所致的湿疮、下肢丹毒。

用法：水煎服。

68. 银翘散（《温病条辨》）

连翘　金银花　牛蒡子　桔梗　薄荷　鲜竹叶　荆芥　淡豆豉　生甘草　鲜芦根

功用：疏风清热解毒。用于风疹、荨麻疹、疖、川崎病、多形性红斑等属于风热毒者。

用法：水煎服。

69. 犀角地黄汤（《备急千金要方》）

犀角（或用10倍量水牛角代）　生地黄　牡丹皮　芍药

功用：凉血，清热解毒。用于药物性皮炎、红斑性狼疮、银屑病、急性荨麻疹、重症型多形红斑等属于热入营血、热毒炽盛者。

用法：水煎服。

70. 增液汤（《温病条辨》）

玄参　麦冬　生地黄

功用：养阴增液。用于各种皮肤病属于阴液耗损不足者。

用法：水煎服。

71. 麻黄汤（《伤寒论》）

麻黄　桂枝　杏仁　甘草

功用：发汗解表，宣肺消疹。用于风寒型荨麻疹、多形红斑等。

用法：水煎服。

72. 清络饮（《温病条辨》）

鲜荷叶　鲜金银花　丝瓜皮　西瓜翠衣　鲜扁豆花　鲜竹叶

功用：祛暑清热。用于夏季皮炎、痱子等皮肤病。

用法：水煎服。

73. 新加香薷饮（《温病条辨》）

香薷　金银花　鲜扁豆花　厚朴　连翘

功用：祛暑解表，清热化湿。用于暑湿所致的皮肤病。

用法：水煎服。

74. 滋阴除湿汤（《外科正宗》）

川芎　当归　白芍　熟地黄　柴胡　黄芩　陈皮　知母　贝母　泽泻　地骨皮　生姜　甘草

功用：滋阴除湿。用于阴虚伴湿热困结所致的皮肤病。

用法：水煎服。

75. 解郁安神颗粒（《中华人民共和国药典》2010 年版一部）

柴胡 大枣 石菖蒲 姜半夏 炒白术 浮小麦 制远志 炙甘草 炒栀子 百合 胆南星 郁金 龙齿 炒酸枣仁 茯苓 当归

功用：舒肝解郁，安神定志。用于情志不畅、肝郁气滞所致的失眠、心烦、焦虑、健忘；神经官能症、更年期综合征见上述证候者。

用法：用开水冲服。1 次 1 袋，1 日 2 次。

76. 瘀血痹胶囊（《中华人民共和国药典》2010 年版一部）

乳香（制） 没药（制） 红花 威灵仙 川牛膝 香附（制） 姜黄 当归 丹参 川芎 炙黄芪

功用：活血化瘀，通络止痛。用于瘀血阻络所致的痹病，症见肌肉关节剧痛、痛处拒按、固定不移，可有硬节或瘀斑。

用法：口服。1 次 6 粒，1 日 3 次或遵医嘱。

二、外用方

1. 二矾汤（《外科正宗》）

明矾、皂矾各 120g，孩儿茶 15g，侧柏叶 250g，水煎为水剂备用。

功用：杀虫止痒。用于手癣和手部、足部湿疹。

用法：水煎浸泡患处。

2. 八宝丹（《疡医大全》）

珍珠 3g，牛黄 1.5g，象皮、琥珀、龙骨、轻粉各 4.5g，冰片 0.9g，炉甘石 9g，研细末用。

功用：生肌收口。用于皮肤溃疡脓水将尽，阴证、阳证都可用。

用法：掺于患处。

3. 九一丹（《医宗金鉴》）

熟石膏 9 份，升丹 1 份。

功用：提脓去腐。用于溃疡，瘘管流脓未尽者。

用法：掺于疮面，或制成药线插入疮口或瘘管。

4. 三黄洗剂（《药验方》）

大黄、黄柏、黄芩、苦参各等份，共研细末。每 10～15g 药粉加入蒸馏水 100ml、医用苯酚 1ml。

功用：清热解毒，消肿止痒。用于痤疮、疖、热痱、脓疱疮、脂溢性皮炎、夏季皮炎、湿疹皮炎等皮肤病。

用法：用时摇匀，涂搽患处。

5. 土槿皮酊（《经验方》）

土槿皮粗末 10g，80% 酒精 100ml，按渗漉法制成。

功用：杀虫止痒。用于皮肤癣病，如手癣、足癣、甲癣、花斑癣等。

用法：涂搽患处。

6. 马齿苋洗剂（《经验方》）

马齿苋 120g，黄柏 50g。

功用：清热解毒，燥湿止痒。用于急性渗出性皮肤病。

用法：水煎取液湿敷患处。

7. 太乙膏（《外科正宗》）

玄参、白芷、归身、肉桂、赤芍、大黄、生地黄、土木鳖各60g，阿魏9g，轻粉12g，柳、槐枝各100段，血余炭30g，东丹1200g，乳香15g，没药9g，麻油2500g。除东丹外，将余药入油煎，熬至药枯，滤去渣滓，再加入东丹，充分搅匀成膏。

功用：消肿清火，解毒生肌。用于一切疮疡已溃或未溃者。

用法：隔火炖烊，摊于纸上，随疮口大小敷贴患处。

8. 止痒扑粉（《经验方》）

绿豆50g，氧化锌5g，樟脑1g，滑石粉加至100g。将绿豆、氧化锌、滑石粉研细末，再加入樟脑，研匀即成。

功用：清热，收涩，止痒。用于痱子、夏季皮炎等。

用法：将粉扑于患处。

9. 平胬丹（《外科诊疗学》）

乌梅肉（煅存性）、月石各4.5g，轻粉1.5g，冰片0.9g，研极细末。

功用：腐蚀平胬。用治皮肤疮疡有胬肉突出者。

用法：将药用于疮口上，外盖膏药。

10. 白降丹（《医宗金鉴》）

朱砂、雄黄各6g，水银30g，硼砂15g，火硝、食盐、明矾各45g，先将雄黄、皂矾、火硝、明矾、食盐、朱砂碾匀。入瓦罐中，微火使其烊化，再和入水银调匀，待其干涸。然后用瓦盆一只，盆下有水，即以盛干涸药料的瓦罐置盆中，四周以赤石脂和盐卤层层封固，再以炭火置于倒置的瓦罐上，如有空隙漏气处，急用赤石脂盐卤加封，约过3炷香（约3小时）即成。待冷定后见盆中有白色晶片的药粉即为白降丹。

功用：腐蚀平胬。用于皮肤溃疡脓腐难去，或瘘管、疣、痣等。

用法：疮大者用0.15～0.18g，小者用0.03～0.06g。以清水调涂患处，亦可做成药线，插入疮口中，外盖膏药。

11. 生肌玉红膏（《外科正宗》）

当归60g，白芷15g，白蜡60g，轻粉12g，甘草36g，紫草6g，血竭12g，麻油500ml。先将当归、白芷、紫草、甘草4味，入油内浸3日，大勺内慢火熬微枯，细绢滤清，复入勺内煎滚，入血竭化尽，次入白蜡，微火化开。用茶盅4个，预炖水中，将膏分作4处，倾入盅内，候片时，下研细轻粉，每盅3g搅匀。

功用：活血化瘀，解毒镇痛，润肤生肌。用于疮疡溃破脓水将尽，肉芽生长缓慢者，亦可用于烫伤。

用法：将膏药匀涂在纱布上，敷贴患处，并依溃疡局部情况，可掺提脓、祛腐药于膏上同用，效果更佳。

12. 冲和膏（《外科正宗》）

紫荆皮（炒）150g，独活90g，赤芍60g，白芷30g，石菖蒲45g，研细末。

功用：疏风，消肿，活血祛寒。用于疮疡阴阳不和、冷热相凝者。

用法：葱汁、陈酒调敷。

13. 阳和解凝膏（《外科全生集》）

鲜牛蒡子根叶梗1500g，鲜白凤仙梗120g，川芎120g，川附、桂枝、大黄、当归、肉桂、草乌、地龙、僵蚕、赤芍、白芷、白蔹、白及、乳香、没药各60g，续断、防风、荆芥、五灵脂、木香、香橼、陈皮各60g，苏合油120g，麝香30g，菜油5000g。白凤仙熬枯去渣，次日除乳香、没药、麝香、苏合油外，余药俱入锅煎枯，去渣滤净，秤准分量，油 500g 加黄丹（烘透）210g，熬至滴水成珠，不黏指为度，撤下锅来，将乳、没、麝、苏合油加入搅和，半月后可用。

功用：温经和阳，行气活血，祛风散寒、化瘀通络。用于疮疡阴证。

用法：将膏药匀涂在纱布上，敷贴患处。

14. 阳毒内消散（《药蔹启秘》）

麝香、冰片各 6g，白及、南星、姜黄、炒甲片、樟脑、冰片各 12g，轻粉、胆矾各 9g，铜绿 12g，青黛 6g，研极细末。

功用：活血，止痛，消肿，化痰，解毒。用于一切阳证肿疡。

用法：将药散掺于患处。

15. 阴毒内消散（《药敛启秘》）

麝香 3g，轻粉 9g，丁香 6g，樟脑 12g，腰黄 9g，良姜 6g，肉桂 3g，川乌 9g，炒甲片 9g，川椒 3g，制乳香、没药各 6g，阿魏（瓦上炒去油）9g，牙皂 6g，研极细末。

功用；温经散寒，消坚化痰。用于一切阴证肿疡。

用法：掺膏药上敷贴。

16. 回阳玉龙膏（《外科正宗》）

草乌、干姜各 90g，赤芍、白芷、南星各 30g，肉桂 15g，研细末。

功用：温经活血，散寒化痰。用于皮肤疮疡阴证。

用法：热酒调敷，亦可掺于膏药内贴之。

17. 百部酊（《经验方》）

百部 25g，75% 酒精 100ml，浸泡 1 周后用。

功用：杀虫，止痒，用于阴虱，头虱等。

用法：直接外涂患处。

18. 补骨脂酊（《经验方》）

补骨脂 25g，75% 酒精 100ml，浸泡 1 周后用。

功用：祛风止痒。用于白癜风，斑秃等。

用法：直接外涂患处。

19. 青黛散（《经验方》）

青黛 60g，石膏 120g，滑石 120g，黄柏 60g，研细末和匀。

功用：收湿止痒，清热解毒。用于焮红肿痒及伴渗出性皮肤病。

用法：直接外扑，或将麻油调涂患处。

20. 青吹口散（《经验方》）

煅石膏 9g，煅人中白 9g，青黛 3g，薄荷 1g，黄柏 2g，川连 1.5g，煅月石 18g，三梅 3g。先将煅石膏、煅人中白、青黛各研细末，和匀，水飞（碾至无声为度），晒干，再研细，将其余五味各研细后和匀，用瓶装，封固不出气。

功用：清热，解毒，止痛。用于口舌、咽喉肿痛之证。

用法：用鹅毛管将药直接吹于患处。

21. 苦参汤（《疡科心得集》）

苦参 60g，蛇床子 30g，白芷 15g，金银花 35g，菊花 60g，黄柏 15g，地肤子 15g，大菖蒲 9g，水煎为水剂备用。

功用：祛风除湿，杀虫止痒。用于瘙痒性皮肤病。

用法：水煎微温外洗患处。

22. 金黄散（《医宗金鉴》）

大黄、黄柏、姜黄、白芷各2500g，南星、陈皮、苍术、厚朴、甘草各1000g，天花粉5000g，共研细末。

功用：清热解毒，除湿化痰，活血化瘀，止痛消肿。用于疖肿、丹毒，结节性红斑等。

用法：可用蜂蜜、油、酒等调敷患处。

23. 疤痕软化膏（《新医药学杂志》，1976，（8）：28）

氧化锌、明胶、甘油各500g，加水500～1000ml制成膏；另用五倍子800g，蜈蚣10条，冰片、樟脑适量，共碾成细末备用。

功用：软化疤痕。用于预防和治疗疤痕。

用法：取少量中药粉加入氧化锌膏中混匀，外敷患处，3～4天换药一次。

24. 复方土槿皮酊（《经验方》）

10%土槿皮酊40ml（由土槿皮粗末10g，80%酒精100ml，按渗漉法制成），苯甲酸12g，水杨酸6g。75%酒精加至100ml（将苯甲酸、水杨酸加酒精适量溶解，再加入10%土槿皮酊混匀，最后将酒精加至尽量）。

功用：杀虫止痒。用于皮肤癣病。

用法：涂搽患处，注意外阴黏膜部位和糜烂渗液者忌用。

25. 密陀僧散（《外科正宗》）

硫黄、雄黄、蛇床子各6g，石黄、密陀僧各3g，轻粉1.5g，共研细末。

功用：祛风，杀虫，止痒。用于白癜风、花斑癣、腋臭等。

用法：将药粉直接扑撒在患处，或用醋调药散搽患处。

26. 黄连膏（《医宗金鉴》）

黄连9g，当归15g，黄柏9g，生地黄30g，姜黄9g，麻油360g，黄蜡120g。上药除黄蜡外，浸入麻油内，1日后，用文火煎熬至药枯，去渣滤清，再加入黄蜡，文火徐徐收膏。

功用：润燥，清热，解毒，止痛。用于疮疡阳证者。

用法：将药膏摊纱布上，外敷疮面。

27. 黄柏溶液10%（《经验方》）

黄柏50g，硼砂7.5g。将黄柏切片浸于500ml蒸馏水中，经48小时，隔热煮沸30分钟，再加无菌蒸馏水至500ml，趁热加入硼砂，搅拌溶解，待冷。

功用：清热解毒，燥湿止痒。用于湿疹、接触性皮炎等疮面有糜烂渗液者。

用法：清洗创面或用作湿敷。

28. 梅花点舌丹（《外科全生集》）

没药、硼砂、熊胆、乳香、血竭、葶苈子、大冰片、沉香各3g，蟾酥、麝香各6g，大珍珠、朱砂、牛黄各9g。各制细末，以人乳化开蟾酥，入药末和捣为500丸，如绿豆大，金箔为衣。

功用：清热解毒，消肿止痛。用于皮肤疖疮、疖肿及咽喉肿痛等。

用法：每服1丸，和葱白打碎，酒吞，盖暖取汗，每天3次。或用醋化开，外敷患处。

29. 黑布药膏（《赵炳南临床经验集》）

黑醋2500g，五倍子78.5g，蜈蚣10条，蜂蜜187.5g，梅花冰片3g。将药和蜂蜜、黑醋放入砂锅内，置于炭火上煎，熬成黑色稠膏，并在熬膏时，用棒搅匀，不可放于金属器具内。

功用：收敛，止痒，散结，软坚。用于疮疡、创伤等形成的瘢痕疙瘩。

用法：先将患处用茶水洗净，将药涂于患处，2～3天换药1次，用黑布或厚布盖上。

30. **润肌膏（《外科正宗》）**

麻油 120g，当归 150g，紫草 3g，黄蜡 15g，前 3 味药同熬至药枯滤清，将油再煎，入黄蜡化尽，倾入碗内，待冷。

功用：润肤活血化燥。用于手足皲裂、进行性指掌角皮症等。

用法：外涂患处。

31. **硫黄膏 5% ~20%（《经验方》）**

硫黄 5 ~ 20g，凡士林 90 ~ 95g。将硫黄研细，与凡士林调匀即成。

功用：杀虫止痒。用于疥疮、黄癣等病。

用法：外涂患处。

32. **雄黄膏（《经验方》）**

雄黄 30g，氧化锌 30g，凡士林 300g。先将凡士林烊化，冷却，再将药粉徐徐调入即成。

功用：解毒杀虫。用于治疗毛囊炎、疖等感染性皮肤病。

用法：外涂患处。

33. **紫金锭（《外科正宗》）**

山慈菇、五倍子各 60g，千金子霜 30g，红芽大戟 45g，朱砂、雄黄、麝香各 18g，制成锭剂。

功用：清热解毒，消肿止痛。用于脓疱疮、暑疖、带状疱疹、丹毒等。

用法：磨水外涂患处。

34. **鹅掌风浸泡方（《经验方》）**

大枫子肉 9g，花椒 9g，皂荚 15g，土槿皮 15g，地骨皮 6g，藿香 18g，明矾 12g，鲜凤仙花 9g，浸泡于米醋 1000ml 中。

功用：杀虫止痒。用于手足癣。

用法：水煎取液浸泡患处。

35. **锡类散（《金匮翼》）**

象牙屑 0.9g，珍珠 0.9g，青黛 1.8g（水飞），冰片 0.09g，壁钱 20 个，西黄 0.15g，人指甲 0.15g，各研为极细末和匀。

功用：祛腐生新。用于咽喉、口舌糜烂。

用法：将散外扑于患处。

36. **麝香祛痛搽剂（《中华人民共和国药典》2010 版一部）**

人工麝香 0.33g，红花 1g，樟脑 30g，独活 1g，冰片 20g，龙血竭 0.33g，薄荷脑 10g，地黄 20g，三七 0.33g。

功用：活血化瘀，舒经活络，消肿止痛。用于各种跌打损伤，瘀血肿痛，风湿痹阻，关节疼痛。

用法：外用。涂搽患处，按摩 5 ~ 10 分钟至患处发热，1 日 2 ~ 3 次；软组织损伤严重或有出血者，可将药液浸湿的棉垫敷于患处。

附录二 皮肤性病西药外用处方

一、溶液

1. 3%硼酸溶液

硼酸 3.0
蒸馏水加至 100.0

用途：用于消毒、湿敷、洗涤伤口等。常用于急性皮炎有糜烂渗出者。

2. 0.02%呋喃西林溶液

呋喃西林 0.02
氯化钠 0.9
蒸馏水加至 100.0

用途：用于消毒、湿敷或冲洗。常用于皮肤糜烂、渗液伴有细菌性感染者。

3. 复方硫酸铝溶液

硫酸铝 16.0
醋酸 16.0
碳酸钙 7.0
水加至 100.0

用途：加水1:20稀释后，局部浸泡或湿敷。常用于汗疱疹、手足多汗症、皮炎、湿疹等急性渗出性皮肤病。

二、酯剂及酊剂

1. 复方樟脑酯

樟脑 2.0
薄荷脑 2.0
液化酚 1.0
70%乙醇加至 100.0

用途：用小棉刷或棉签蘸药涂皮损表面，勿用于外阴及黏膜等处。主要用于皮肤瘙痒症、神经性皮炎等瘙痒性皮肤病。

2. 复方水杨酸酯

水杨酸 6.0
苯甲酸 12.0

2.5% 碘酊　　8.0
樟脑　　1.0
95% 乙醇加至　　100.0

用途：用法同上。主要用于手癣、足癣等。

3. 水氯酊

水杨酸　　2.0
氯霉素　　2.0
95% 乙醇加至　　100.0

用途：用棉签蘸药外涂皮损。主要用于毛囊炎、头皮糠疹、皮脂溢出及皮肤瘙痒。

4. 生发擦剂

斑蝥酊　　10.0
苯酚　　2.0
水杨酸　　5.0
蓖麻油　　10.0
75% 乙醇加至　　100.0

用途：取水杨酸，加部分乙醇溶解，依次加斑蝥酊、苯酚、蓖麻油，最后加乙醇至全量，搅匀即得。外用涂擦，用时摇匀。主要用于斑秃、脂溢性脱发等。

5. 复方甘油擦剂（手洗剂）

甘油　　15.0
95% 乙醇　　15.0
水加至　　100.0

用途：外用涂擦。主要用于皮肤干燥、老年瘙痒症。若要加强止痒作用可加入 10% 复方樟脑酯，称手樟洗剂。

三、粉剂

1. 扑粉（单纯粉剂）

（1）氧化锌　　50.0
　　滑石粉　　50.0
（2）硼酸粉　　10.0
　　氧化锌　　20.0
　　滑石粉　　70.0

为粉剂的单方，可根据不同症状，加入适当药物，如加入黄连粉 3.0，即为黄连扑粉。

用途：共研细末，充分混合，外用撒布。适用于急性皮炎、间擦疹及尿布皮炎等无渗液的皮肤病。

2. 足粉

（1）水杨酸　　5.0
　　氧化锌　　20.0
　　硼酸　　10.0
　　樟脑　　2.0
　　薄荷脑　　1.0

滑石粉加至	100.0
（2）水杨酸	2.0
乌洛托品	5.0
硼酸	10.0
滑石粉加至	100.0

用途：共研细末，充分混合，外用撒布。适用于间擦性足癣。

3. 痱子粉

氧化锌	10.0
升华硫	2.0
樟脑	0.5
滑石粉加至	100.0

用途：共研细末，充分混匀，外用撒布。主要用于痱子。

4. 腋臭粉

氧化镁	10.0
碳酸氢钠	25.0
薰衣草油	0.3
淀粉	1.5
滑石粉加至	100.0

用途：共研细末，充分混匀，外用撒布，用于臭汗症。

四、洗剂（振荡剂）

1. 炉甘石洗剂

炉甘石	15.0
氧化锌	5.0
甘油	5.0
水加至	100.0

用途：用前振荡，涂于患部。为常用的洗剂基方，可根据不同症状加入适当药物，如1%苯酚，麝香草酚或薄荷脑等止痒剂。适用于荨麻疹、急性皮炎和急性湿疹等无渗出的损害及多形红斑、丘疹性荨麻疹、虫咬皮炎等。

2. 白色洗剂

硫酸锌	4.0
硫酸钾	10.0
升华硫	10.0
水加至	100.0

用途：用前摇匀，外擦患部。用于痤疮、酒渣鼻。

3. 复方硫黄洗剂

沉降硫黄	5.0
10%樟脑醑	10.0
甘油	10.0
硫酸锌	1.0

水加至	100.0

用途：用前摇匀，外擦患部。适用于痤疮、酒渣鼻、痒疹、虫咬皮炎等。

五、油剂

1. 氧化锌油

氧化锌	50.0
植物油加至	100.0

用途：用时混匀，涂于患部。适用于急性、亚急性湿疹、皮炎等。

2. 复方黑豆馏油

冰片	2.0
新霉素	1.0
黑豆馏油	10.0
氧化锌	47.0
植物油加至	100.0

用途：用时混匀，涂于患部。适用于亚急性湿疹、皮炎等。

3. 头虱油

煤油	50.0
植物油加至	100.0

用途：外擦头部。用于头虱。

六、乳剂

1. 单纯霜

三乙醇胺	0.3
甘油	10.0
硬脂酸	12.0
羟苯乙酯	0.05
液状石蜡	15.0
月桂硫酸钠	0.1
白凡士林	5.0
水加至	100.0

用途：多作乳剂型基质。

2. 冷霜

玫瑰油	0.5
白蜡	6.0
羊毛脂	8.0
鲸蜡醇	10.0
白凡士林	14.0
液状石蜡	30.0
司盘-80	1.0
硼砂	0.7

蒸馏水加至 100.0

用途：用作霜剂基质和用于护肤。

3. 尿素霜

尿素 20.0

冷霜加至 100.0

用途：用于鱼鳞病、掌跖角化症、毛发红糠疹及皮肤皲裂。

4. 氢醌霜 3.0

氢醌 3.0

冷霜加至 100.0

用途：外涂患处，每日1～2次。适用于黄褐斑、雀斑等。

5. 硫黄霜

硫黄 5.0～20.0

硬脂酸 12.0

司盘库 6.0

吐温 6.0

水加至 100.0

用途：用于治疗疥疮、痤疮及脂溢性皮炎。

6. 地塞米松霜

地塞米松 0.1

单纯霜加至 100.0

用途：用于神经性皮炎、单纯糠疹、玫瑰糠疹等。

7. 达克罗宁霜

达克罗宁 1.0

鲸蜡醇 16.0

白凡士林 40.0

吐温 50.0

水加至 100.0

用途：用于神经性皮炎、局限性瘙痒症等。

七、糊剂

1. 氧化锌糊剂

氧化锌 15～25.0

淀粉 15～25.0

凡士林加至 100.0

为糊剂的基方，可根据需要加入不同的药物。

用途：局部涂擦或涂于纱布上，于皮损处贴敷。适用于亚急性皮炎、湿疹。

2. 脓疱疮糊膏

呋喃西林 0.5

硫黄 10.0

鱼石脂 10.0

氧化锌	20.0
滑石粉	20.0
凡士林加至	100.0

用途：局部厚涂，外扑滑石粉。主要用于脓疱疮。

3. 硫黄煤焦油糊剂（2%或5%）

硫黄	2.0 或 5.0
煤焦油	2.0 或 5.0
樟脑	2.0
苯酚	1.0
氧化锌糊剂加至	100.0

用途：外涂。用于亚急性皮炎（湿疹）。

八、软膏

1. 硫黄鱼石脂软膏

硫黄	10.0
鱼石脂	10.0
醋酸铝	5.0
羊毛脂	35.0
凡士林加至	100.0

用途：具有消炎作用。用于疖肿。

2. 复方苯甲酸软膏

水杨酸	6.0
苯甲酸	12.0
凡士林加至	100.0

用途：外用涂擦。用于治疗手足癣等。

3. 水杨酸乳酸软膏

水杨酸	12.0
乳酸	5.0
凡士林加至	100.0

用途：外用涂擦。用于甲癣（软化甲板等）、掌跖角化症等。

4. 芥子气软膏（牛皮癣素软膏）

芥子气	0.005～0.01
凡士林加至	100.0

用途：外用涂擦。主要用于治疗银屑病。

5. 冻疮软膏

樟脑	5.0
硼酸	5.0
甘油	5.0
凡士林加至	100.0

用途：用于治疗未破的冻疮。

6. 鱼肝油软膏

鱼肝油	20. 0
羊毛脂	5. 0
凡士林加至	100. 0

用途：用于治疗鱼鳞病、慢性湿疹。

7. 硼酸软膏

硼酸	10. 0
凡士林加至	100. 0

用途：用于软化痂皮、润滑及保护皮肤等。

8. 脱甲软膏

水杨酸	12. 0
乳酸	6. 0
凡士林加至	100. 0

用途：用于甲癣、掌跖角化症、角化型手足癣。

附录三 主要参考和推荐阅读书目

1. 吴志华．临床皮肤性病学［M］．北京：人民军医出版社，2011.

2. 王侠生，杨国亮．皮肤病学［M］．上海：上海医科大学出版牡，2003.

3. 赵辩．中国临床皮肤病学［M］．南京：江苏科学技术出版社，2010.

4. 王光超．皮肤病及性病学［M］．北京：科学出版社，2002.

5. 陈德宇．中西医结合皮肤性病学［M］．北京：中国中医药出版社，2005.

6. 方洪元，朱德生．皮肤病学［M］．北京：人民卫生出版社，2009.

7. William DJ ，Timothy GB，Dirk ME. Andrews´Diseases of the Skin－Clinical Dermatology. 10th Ed. London；Harcourt Publishers Limited，2008.

8. 张学军．皮肤性病学［M］．第7版．北京：人民卫生出版社，2008.

9. 中华人民共和国中医药行业标准．病证诊断疗效标准．ZY/T001. 1－94.

10. 国家基本药物领导小组．国家基本药物［M］．北京：人民卫生出版社，1999.

11. 袁兆庄．实用中西医结合皮肤性病学．北京：中国协和医科大学出版社，2007.

12. 陆德铭．实用中医外科学［M］．第2版．上海：上海科学技术出版社，2010.

13. 张学军．现代皮肤性病学基础［M］．第2版．北京：人民卫生出版社，2010.

14. 吴志华．皮肤性病学［M］．第2版．广州：广东科技出版社，2008.

15. 郑志忠．皮肤病学［M］．北京：人民卫生出版社，2009.

16. 徐宜厚．皮肤病中医诊疗学基础［M］．第2版．北京：人民卫生出版社，2007.

17. 陈达灿．皮肤性病科专病中医临床诊治［M］．北京：人民卫生出版社，2005.